普通高等教育"十二五""十一五""十五"国家级规划教材

新世纪（第二版）全国高等中医药院校规划教材

新世纪全国高等中医药优秀教材

中医妇科学

（供中医类专业用）

主　编　张玉珍（广州中医药大学）

副主编　谭万信（成都中医药大学）

　　　　尤昭玲（湖南中医药大学）

　　　　孙卓君（上海中医药大学）

　　　　罗颂平（广州中医药大学）

主　审　刘敏如（成都中医药大学）

U0305891

中国中医药出版社

·北　京·

图书在版编目（CIP）数据

中医妇科学/张玉珍主编 . —北京：中国中医药出版社，2017. 3（2019.10 重印）

全国中医药行业高等教育经典老课本

ISBN 978 - 7 - 5132 - 4008 - 6

Ⅰ. ①中…　Ⅱ. ①张…　Ⅲ. ①中医妇科学 - 中医学院 - 教材　Ⅳ. ①R271.1

中国版本图书馆 CIP 数据核字（2017）第 020061 号

中国中医药出版社出版

北京经济技术开发区科创十三街 31 号院二区 8 号楼
邮政编码　100176
传真　010 64405750
保定市西城胶印有限公司印刷
各地新华书店经销

开本 850 × 1168　1/16　印张 27.5　字数 636 千字
2017 年 3 月第 1 版　2019 年 10 月第 3 次印刷
书　号　ISBN 978 - 7 - 5132 - 4008 - 6

定价　69.00 元
网址　www. cptcm. com

如有印装质量问题请与本社出版部调换　（010-64405510）
版权专有　侵权必究

社长热线　010 64405720
购书热线　010 64065415　010 64065413
微信服务号　zgzyycbs

书店网址　csln. net/qksd/
官方微博　http：// e. weibo. com/cptcm
淘宝天猫网址　http：// zgzyycbs. tmall. com

全国高等中医药教材建设
专家指导委员会

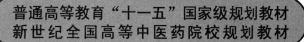

出版说明

"新世纪全国高等中医药院校规划教材"是全国中医药行业规划教材，由"政府指导，学会主办，院校联办，出版社协办"，即教育部、国家中医药管理局宏观指导，全国中医药高等教育学会和全国高等中医药教材建设研究会主办，全国26所高等中医药院校各学科专家联合编写，中国中医药出版社协助管理和出版。本套教材包含中医学、针灸推拿学和中药学三个专业共46门教材。2002年相继出版后，在全国各高等中医药院校广泛使用，得到广大师生的好评。

"新世纪全国高等中医药院校规划教材"出版后，国家中医药管理局、全国中医药高等教育学会、全国高等中医药教材建设研究会高度重视，多次组织有关专家对教材进行评议。2005年，在广泛征求、收集全国各高等中医药院校有关领导、专家，尤其是一线任课教师的意见和建议基础上，对"新世纪全国高等中医药院校规划教材"进行了全面的修订。"新世纪（第二版）全国高等中医药院校规划教材"（以下简称"新二版"教材）语言更加精炼、规范，内容准确，结构合理，教学适应性更强，成为本学科的精品教材，多数教材至今已重印数十次，有16门教材被评为"'十二五'普通高等教育本科国家级规划教材"。

当今教材市场"百花齐放""百家争鸣"，新版教材每年层出不穷，但仍有许多师生选用"新二版"教材。其中有出于对老主编、老专家的敬仰和信任，当时的编者，尤其是主编，如今已经是中医学术界的泰斗；也有些读者认为"新二版"教材的理论更为经典；还有部分读者对"绿皮书"有怀旧情结，等等。为更好地服务广大读者，经国家中医药管理局教材建设工作委员会、中国中医药出版社研究决定，选取"新二版"中重印率较高的25门教材，组成"全国中医药行业高等教育经典老课本"丛书，在不改动教材内容及版式的情况下，采用更优质的纸张和印刷工艺，以飨读者，并向曾经为本套教材建设贡献力量的专家、编者们致敬，向忠诚的读者们致敬。

热忱希望广大师生对这套丛书提出宝贵意见，以使之更臻完善。

国家中医药管理局教材建设工作委员会

中国中医药出版社

2017 年 2 月

再版前言

"新世纪全国高等中医药院校规划教材"是全国唯一的行业规划教材。由"政府指导，学会主办，院校联办，出版社协办"。即：教育部、国家中医药管理局宏观指导；全国中医药高等教育学会及全国高等中医药教材建设研究会主办，具体制定编写原则、编写要求、主编遴选和组织编写等工作；全国26所高等中医药院校学科专家联合编写；中国中医药出版社协助编写管理工作和出版。目前新世纪第一版中医学、针灸推拿学和中药学三个专业46门教材，已相继出版3~4年，并在全国各高等中医药院校广泛使用，得到广大师生的好评。其中34门教材遴选为教育部"普通高等教育'十五'国家级规划教材"，41门教材遴选为教育部"普通高等教育'十一五'国家级规划教材"（有32门教材连续遴选为"十五"、"十一五"国家级规划教材）。2004年本套教材还被国家中医药管理局中医师资格认证中心指定为执业中医师、执业中医助理医师和中医药行业专业技术资格考试的指导用书；2006年国家中医、中西医结合执业医师、执业助理医师资格考试和中医药行业专业技术资格考试大纲，均依据"新世纪全国高等中医药院校规划教材"予以修改。

新世纪规划教材第一版出版后，国家中医药管理局高度重视，先后两次组织国内有关专家对本套教材进行了全面、认真的评议。专家们的总体评价是："本次规划教材，体现了继承与发扬、传统与现代、理论与实践的结合，学科定位准确，理论阐述系统，概念表述规范，结构设计合理，印刷装帧格调健康，风格鲜明，教材的科学性、继承性、先进性、启发性及教学适应性较之以往教材都有不同程度的提高。"同时也指出了存在的问题和不足。全国中医药高等教育学会、全国高等中医药教材建设研究会也投入了大量的时间和精力，深入教学第一线，分别召开以学校为单位的座谈会17次，以学科为单位的研讨会15次，并采用函评等形式，广泛征求、收集全国各高等中医药院校有关领导、专家，尤其是一线任课教师的意见和建议，为本套教材的进一步修订提高做了大量工作，这在中医药教育和教材建设史上是前所未有的。这些工作为本套教材的修订打下了坚实的基础。

2005年10月，新世纪规划教材第二版的修订工作全面启动。修订原则是：①有错必纠。凡第一版中遗留的错误，包括错别字、使用不当的标点符号、不规范的计量单位和不规范的名词术语、未被公认的学术观点等，要求必须纠正。②精益求精。凡表述欠准确的观点、表达欠畅的文字和与本科教育培养目的不相适应的内容，予以修改、精练、删除。③精编瘦身。针对课时有限，教材却越编越厚的反应，要求精简内容、精练文字、缩编瘦身。尤其是超课时较多的教材必须"忍痛割爱"。④根据学科发展需要，增加相应内容。⑤吸收更多院校的学科专家参加修订，使新二版教材更具代表性，学术覆盖面更广，能够全面反应全国高等中医药教学的水平。总之，希冀通过修订，使教材语言更加精炼、规范，内容准确，结构合理，教学适应性更强，成为本学科的精品教材。

根据以上原则，各门学科的主编和编委们以极大的热情和认真负责的态度投入到紧张的修订工作中。他们挤出宝贵的时间，不辞辛劳，精益求精，确保了46门教材的修订按时按质完成，使整套教材内容得到进一步完善，质量有了新的提高。

教材建设是一项长期而艰巨的系统工程，此次修订只是这项宏伟工程的一部分，它同样要接受教学实践的检验，接受专家、师生的评判。为此，恳请各院校学科专家、一线教师和学生一如既往关心、关注新世纪第二版教材，及时提出宝贵意见，从中再发现问题与不足，以便进一步修改完善或第三版修订提高。

全国中医药高等教育学会

全国高等中医药教材建设研究会

2006 年 10 月

修订说明

　　新世纪全国高等中医药院校规划教材《中医妇科学》(新世纪第一版),自2002年出版以来,在全国各高等中医药院校广泛使用。本教材丰富和发展了中医妇科病因病机学说,补充了经、带、胎、产的辨证要点和辨病与辨证的关系。对治法做了较大的改革,根据临床实际分为内治法、外治法和妇科急症治疗三大类。删除了子悬、子痨、阴吹、阴肿等病种,增加了中医治疗有特色和有前景的新病种,如妊娠身痒、妊娠贫血、产后抑郁、产后血劳等病证。注重构思新体例来发展自身的优势,充实了鉴别诊断、应急处理和现代诊断新技术,以提高学生临床诊疗能力。选方用药注重实用性,精选疗效确切的方剂和现代中医的经验方,以反映方剂的发展应用。教材增设"临证参考",提出临证中的重要问题、待研究的问题和已研究的成果、动态,以及在临床中应提醒注意的问题,能反映本学科的学术进展与技术进步,时代性强。2004年国家中医药管理局组织全国高等中医药教材建设专家指导委员会专家和一线教师,对本教材进行了函评和专家评议。专家一致认为:"《中医妇科学》总结了历版教材的成功经验和不足之处,按教学大纲和新世纪教材的总体要求进行编写。本教材能准确阐述中医妇科的学科理论及基本概念,定义准确、理论有据、层次分明、条理清晰、通俗易懂,有一定学术思想创新,做到了继承与发展的统一。能结合临床实际,注重解决临床棘手问题的论述。临床针对性强,有中医妇科临床特色。编校、装帧、印刷质量亦佳。"专家们也指出了不足之处。为了进一步提高规划教材的质量,以适应时代的发展,教材建设研究会决定对该套教材进行全面修订,于2006年3月11～12日在北京主持召开了修订46门本科教材的主编会。《中医妇科学》(新世纪第二版),就是根据教育部《关于进一步加强高等院校本科教学工作的若干意见》的精神和全国高等中医药教材建设研究会提出的修订原则进行修订的,主要供中医药类专业使用。本版教材已列入"普通高等教育'十一五'国家级规划教材",被国家中医药执业医师资格认证中心指定为中医执业医师、执业助理医师资格考试和中医药行业专业技术资格考试的主要参考书。

　　《中医妇科学》(新世纪第二版)教材以"普通高等教育'十五'国家级规划教材"、"新世纪全国高等中医药院校规划教材"《中医妇科学》(第一版)为基础,按修订原则适当增加了编委、完善了内容、纠正了差错。编委会由原13所全国高等中医药院校,又增加了香港中文大学等。编者由原来15人增至22人,大都是在教学、医疗、科研第一线工作有较高知名度的专家、教授。二版教材主要做了如下的修订:①深化了本学科基础理论。尤其是在妇女的生理特点及其产生的机理、病因、病机、诊断、辨证、治法、预防与保健等相关理论方面,进一步强化系统性、完整性、科学性,在继承历版教材的基础上完善内容,介绍新进展,较一版有所发展和创新。首次对冲任督带、胞宫,从生理、病机、诊断、辨证、治法、方药的相关理论进行系统的发掘、整理和提高,在一定程度上填补了历版教材在病机、辨证和治法方药中的某些空白,完善了妇科临床以脏腑辨证、气血辨证为主,辅以经络辨证、胞宫或子宫辨证的辨证体系,拓展多种辨证结合的方法,更适应临床应用。②章节内容适度合并与扩展。将月经病中第11节至21节共11个病合并为"月经前后诸证"，先综合归纳各病的发病特点、病因病机及治疗大法的共性，然后分述各病的病名概念、诊断、因证辨治，最后总结"临证参考"及介绍典型病案，较一版"缩编瘦身"；在"预防与保健"章中补充了女性性养生保健理论知识，在杂病中增加了相关疾病"阴冷"，发掘了蕴藏在中医古籍中的性健康教育的理论与实践，为现代临床服务。③进一步规范各病证的理、法、方、药，涵盖了国家中医药管理局中医师资格认证中心制订的中医执业医师、执业助理医师资格考试大纲的全部内容。加强了调经、种子、安胎与相关疾病治疗特色与优势的编写。④注意增加教材启发式内容。目的在于强化学生认识能力、实践能力、思维能力、创新能力的培养，调动学生的学习积极性，激发学生的学习兴趣。⑤附论中根据西医妇产科新版教材，精选了基础理论、基本知识、基本技能和最新临床常用检查内容。⑥纠正差错。对第一版的差错进行纠正。尤其对本教材中历代著作引文全部与原著进行了核对，尽力纠正差错。

本教材实行主编负责制，在编写过程中，得到全国十几家中医药院校领导的大力支持，尤其是聘请了全国著名的中医妇科专家、博士生导师、成都中医药大学刘敏如教授为主审，她在百忙中自始至终给予指导。同时，广州中医药大学博士生邓海霞、骆世存、陈丽霞、桑霞及硕士生倪张俊，在对古籍引文的查核中，清样核对时协助主编做了许多具体工作，在此一并深表谢意。此外，还须感谢历版《中医妇科学》教材的主编及编著，奠定了《中医妇科学》教材的基础。

教材的编写、修订是一项长期的系统工程，尽管我们全体编者肩负重任，同心协力，竭尽所能，希望能奉上一本适应我国高等中医药教育改革和发展，培养高素质本科人才所需要的高质量的《中医妇科学》教材进课堂，但由于我们的水平和能力有限，经验不足，书中肯定还会有错漏或不妥之处，殷切希望使用本教材的广大师生、参加执业中医师、医师资格考试的全体同仁，以及关心本教材的中西医妇产科同道，多提出宝贵意见，以便今后纠正和改进。

《中医妇科学》编委会

2007 年 7 月

目　录

总　论

各　论

附 论

总论

第一章

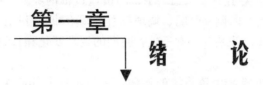

绪　　论

第一节　中医妇科学的定义、范围与特点

一、中医妇科学的定义

中医妇科学是运用中医学基础理论与方法，认识和研究妇女解剖、生理、病因病机、诊治规律，以防治妇女特有疾病的一门临床学科。它是中医临床医学的重要组成部分，是高等中医药院校主干课程之一。

二、中医妇科学研究的范围

男女脏腑、气血、经络的活动规律基本相同，由于妇女有胞宫等特殊的生殖器官和月经、带下、妊娠、产褥与哺乳等特殊生理以及相应的疾病，故中医妇科学研究的范围主要是女性生殖器官解剖、生理、病因、病机、诊断、辨证、治法和经、带、胎、产、杂病的防治。《医宗金鉴·妇科心法要诀》概括云："男妇两科同一治，所异调经崩带癥，嗣育胎前并产后，前阴乳疾不相同。"

本教材在继承历版《中医妇科学》教材的基础上，加强了学科理论的系统性、完整性，并有所发扬和创新。随着自然环境的变化和社会的发展，妇科疾病谱也发生了一些变化，本教材根据妇科临床实际，收编病种也有相应增删。为便于学生学习、参照。本教材还设了"附论"，系统介绍西医妇科学的基础理论、基本知识和诊断技术。

三、中医妇科学的特点

中医妇科学在长期的诊疗实践中，形成了鲜明的理论独特、病种特有、内治重"调"、节欲防病的学科特点。

1. **理论独特**　中医妇科学以中医基础理论为指导，在认识和研究妇女特殊的生殖器官解剖、生理、病理、诊治规律和防治妇科疾病的过程中，逐步形成了中医妇科学自身独特的理论体系，即重视肾、肝、脾及天癸、气血、冲任督带、胞宫、胞脉、胞络与妇女生理、病理的关系，尤其是创立了肾-天癸-冲任-胞宫轴的新理论。其理论独特的核心是：生理基础突出"肾主生殖"、"妇人以血为基本"；治疗中突出"调"字，以处处顾护精血为宗旨。

2. 病种特有　中医妇科学研究妇女特有的疾病，归纳为经、带、胎、产、杂病，并注重发挥调经、种子、安胎的特色与优势，开创对以西医命名的疑难疾病采用辨病与辨证相结合的中医论治。

3. 内治重"调"　中医妇科学认为妇科病多为脏腑、天癸、气血、冲任督带及胞宫的功能失调性疾病，故内治法突出一个"调"字，即按《黄帝内经》"谨察阴阳所在而调之，以平为期"的宗旨进行调治。以调补脏腑、调理气血、调治冲任督带、调养胞宫、调控肾－天癸－冲任－胞宫轴为主线，并结合妇女一生各时期的生理变化和月经各期的生理特点综合调治。

4. 节欲防病　妇科病主要是生殖系统的疾病，多与房室所伤有关，尤其是月经期、妊娠期、产褥期房事不禁或平时房事不洁、房劳多产常可导致相关疾病的发生，故中医妇科学强调节欲防病。

第二节　中医妇科学发展简史

中医妇科学是中医学的重要组成部分，有着悠久的历史、深厚的理论和丰富的经验，几千年来，对中华民族的繁荣昌盛，保障母子健康，防治妇科病作出了巨大的贡献。学习中医妇科学的发展史，以史为鉴，是为了继承、发扬和创新。本节参考《中国医学通史》相关史料，分为十个历史时期予以介绍。

一、夏商周时期

夏商周时期，已有妇科学的萌芽。

早在四五千年以前，远古殷周时代的甲骨文中就记载了有关生育疾患和预测分娩时间的卜辞，所记载的 21 种疾病中，"疾育"就是妇产科病。《史记·楚世家》记载的"陆终（妻女嬇）生子六人，坼剖而产焉"，是迄今有记载的最早的剖腹产手术。公元前 11 世纪左右已有妇科用药的记载，如《山海经》曰："青要之山……中有鸟焉，名曰鹕……食之宜子"，"嶓众之山……中有草焉……名曰蓇蓉……食之使人无子"等。当时成书的《周易》在《易经·爻辞》中最早记载了不孕不育症，如"妇孕不育，凶"、"妇三岁不孕"，已明确提出不孕的病名和不育的概念。夏商周时期，已认识到同姓多为同族，血缘近亲结婚不利繁殖后代，如《曲礼》指出："娶妻不娶同姓"，认为"男女同姓，其生不蕃"。古代"胎教"受到围产医学的高度重视，认为是胎儿的早期教育，而在我国周朝就有关于"胎教"的记载，如《烈女传》就有关于"胎教"的记载："太任者，文王之母也，及其有娠，目不视恶色，耳不听淫声，口不出傲言。"周朝的"胎教"具有最早的"母子医学"观点，有优生优育意义。夏商周时期的记载，说明当时已很重视婚、孕、产，并已有一定水平的治疗方法，可以说是妇科学的萌芽。

二、春秋战国时期

春秋战国时期，出现了妇科医生和医学专著，是中医妇科学的奠基时期。

据春秋《史记·扁鹊仓公列传》记载："扁鹊，过邯郸，闻贵妇人，即为带下医。""带下医"即指妇科医生。《左传》隐公元年："（郑）庄公寤生，惊姜氏。"是关于难产的最早记载。其后《左传》僖公17年载有："梁赢孕过期，卜，招父与其子卜之，其子曰：将生一男一女。"这是诊断过期妊娠和双胎妊娠的最早记载。马王堆帛书《胎产书》是我国最早的以胎产命名的产科专著，该书较详细地记述了胎儿在母体中的发育变化，这在人体胚胎发育史上是最早的论述，后被北齐徐之才《逐月养胎方》引录。

我国现存的医学巨著《内经》，确立了中医学的基础理论，也为妇科学的形成和发展奠定了基础。如解剖方面，记载了内生殖器有女子胞、子门等；外生殖器有毛际、阴器、廷孔。生理方面，《素问·上古天真论》提出了女子从七岁到"七七之年"（49岁）的生长、发育、生殖和衰老的规律，至今视为妇科经典理论。病因病机方面，突出正邪相争的发病观和体质因素，首先提出任脉为病、督脉损伤导致带下病和不孕症，以及肾、心、脾功能失常导致闭经等病机，尤其强调"妇人之生，有余于气，不足于血，以其数脱血也"，揭示了妇人以血为本的生理特点和容易发生"气血失调"的病因病机。可见，《内经》里已蕴藏了脏腑功能失常、气血失调、冲任督带损伤的妇科三大病机特点。诊断方面，已明确男女诊法有异的观点和四诊的应用，如以脉候胎的妊娠诊断，以及"面王以下者，膀胱子处也"的特殊望诊。治疗方面，载有因"天时而调血气"，以及石瘕、肠覃"可导而下"的治疗原则。并对崩漏、闭经、带下病、胎病癫疾、子痈、胎死、产后发热、产后失血、不孕、石瘕、肠覃等经、带、胎、产、杂病的病机、治则作了初步论述。提出了孕期用药原则："有故无殒，亦无殒也。"《素问·腹中论》中已有了历史上第一首妇科方剂"四乌贼骨一藘茹丸"，用以治疗妇女血枯经闭，至今仍有临床治疗价值。《内经》对妇科从基础理论到临床病证的认识，奠定了妇科学的理论和临床基础，所以说春秋战国时期是中医妇科学的奠基时期。

三、秦汉时期

秦汉时期，已具中医妇科学的雏形。

据《史记·扁鹊仓公列传》记载，太仓公淳于意首创诊籍，其中"韩女内寒月事不下"（闭经）及"王美人怀子而不乳"（司马贞索隐："乳，生也"；不乳，指过期妊娠），是最早的妇产科病案记录。秦汉时期成书的《难经》创立了左肾右命门学说，首论命门功能，该书系统地论述了冲、任、督、带脉的循行、功能和病证。《难经》关于肾与命门及冲任督带的理论成为妇科学重要的基础理论。《神农本草经》是我国现存最早的药物专著，该书所载365种药物中，直接指明治疗妇产科疾病的药物有88种，成为后世妇科用药的重要依据。该书紫石英条下还首见"子宫"之名，禹余粮条下首见"癥瘕"之名。

汉代张仲景《金匮要略》设有"妇人妊娠病脉证并治"、"妇人产后病脉证治"、"妇人杂病脉证并治"三篇，是现存中医古籍中最早设妇产科专篇的医著。其中：妊娠病有妊娠恶阻、妊娠腹痛、胞阻、妊娠小便难、妊娠水肿、妊娠眩晕、癥痼伤胎等病证的诊断、鉴别诊断与证治，并创立养胎、安胎的治法方药，共11条经文，10首方；产后病有新产妇人"三病"：产后发热、产后腹痛、产后中虚烦呕及热痢伤阴的病机及证治，共11条经文，8首方，揭示了产后病多虚多瘀的特点；妇人杂病论述病因、证候、诊治原则和月经先期、痛经、月经后期、月经过多、崩漏、闭经、带下病、阴寒、阴疮、梅核气、脏躁、转胞、阴吹、癥瘕证治，共计22条经文，16首方。《金匮要略》妇人三篇所论病种包括了经、带、胎、产、杂病五大类，共44条经文，载方34首，剂型多样，大多数方剂仍为今天临床所常用，开创了妇产科辨证论治和外治法治疗妇科病的先河。所以，《金匮要略》妇人三篇被称为妇产科学之源头。与仲景同时代的杰出医家华佗，也对妇产科有很深的造诣，在《华佗传》中记录了他诊治死胎、双胎的病案。汉代还出现了"女医"义姁（《汉书·义纵传》）和淳于衍（《汉书·外戚传》），她们都是宫廷中的妇产科医生。《汉书·赵皇后传》中首次记载了药物堕胎的情况："饮药伤堕者无数。"至隋代《诸病源候论》已将堕胎设专篇论述，设"妊娠欲去胎候"，并记载了治疗性堕胎法。

秦汉时期，中医经典分别从理论、辨证论治和药物等方面对妇科学进行论述，尤其是《金匮要略》妇人三篇，已基本形成对经、带、胎、产、杂病的辨证论治体系，具备了中医妇科学的雏形。

四、三国两晋南北朝时期

三国两晋南北朝时期，妇科有了进一步发展，出版了较多综合性著作和妇科专著。

晋王叔和撰《脉经》，在第九卷中，首先提出"月经"之名：如"今月经当下"、"妇人月经一月再来者"。"月经"较前人所称"月事"、"月水"、"月信"更为恰当，一直沿用至今。王叔和还将闭经的病因病机分为虚实两类，首先提出了根据脉象变化推断崩漏的预后；还总结了妇女脉诊的新经验，如"尺中肾脉也，尺中之脉，按之不绝，法妊娠也"，以及临产的"离经脉"；又提出了"居经"、"避年"、"激经"等特殊月经和"五崩"的证候，其学术观点多被后世医家所接受。陈延所著《小品方》，是南北朝时期的一部学术价值较高的医学方书，该书卷一讨论妇女经、带、胎、产病，并保存了大量方药。在其序文内，引用的参考书目有《治妇人方》13卷。又据《隋书·经籍志》记载南北朝时有《范氏疗妇人药方》11卷和徐文伯《疗妇人瘕》1卷。由于当时战乱连绵，上述著作未见流传下来。北齐徐之才著《逐月养胎方》，论述了胎儿逐月发育的情况以及孕妇各月饮食起居应注意的问题和针灸禁忌，成为中医人体胚胎理论知识的主要内容，被宋代陈自明记载在《妇人大全良方·求嗣门》中得以保存下来。南齐《褚氏遗书·求嗣门》反对早婚早育，提出："合男女必当其年。男虽十六而精通，必三十而娶。女虽十四而天癸至，必二十而嫁。皆欲阴阳气完实而交合，则交而孕，孕而育，育而为子坚壮强寿。今未笄之女，天癸始至，已近男色，阴气早泄，未完而伤，未实而动，是以交而不孕，孕而不育，育而子脆不寿"。这在当时和今天提倡晚婚和优生优育都是十分可贵的。《隋书·经籍志》还记载了应用大补气血促使子宫收缩加强、配合针刺成功治疗滞产的一个病案，对后世治疗滞产有所启迪。

五、隋唐五代时期

隋唐时代，妇科开始从内科范围内分化，趋向专科发展。

隋代《诸病源候论》，是综合性的中医病因病理学巨著，其中37~44卷共8卷突出介绍了损伤胞内、子宫、冲任是妇科疾病的主要病机。书中还首次出现不少妇科病名，而且在

《妊娠欲去胎候》中专论治疗性堕胎法。唐大中七年，昝殷著《经效产宝》，是我国现存理论和方药较完备的产科专著，本书分上中下三卷及续编二卷，内有妊娠病12论、难产4论、产后病25论……全部内容均围绕妊娠、分娩和产后病加以论述，并有临证处理方法和治疗方药，不但有重要的学术价值，其中不少精辟见解还有重要的历史价值。此时，在一些综合性医著中，也都收集和保存了丰富的妇产科内容，并设立妇科专篇、专卷。如著名的医药学家孙思邈，在《备急千金要方》中专设"妇人方"3卷，并列于卷首。孙思邈对妇科疾病有深入而独到的见解，如将不孕症概括为"全不产"（原发性不孕症）和"断绪"（继发性不孕症）两大类，对不孕症的病因提出了男女双方的"劳伤痼疾"均可导致不孕，已认识到不孕不只是女方的原因，具有十分重要的意义。而且，孙思邈已认识到产褥卫生的重要意义，他在《备急千金要方》中指出："妇人产讫，五脏虚羸，……凡产后满百日，乃可合会，不尔，至死虚羸，百病滋长，慎之。"体现了重视产褥期卫生，积极预防疾病的思想。此外，孙氏还认识到"产褥众"是导致妇科疾病的重要原因之一，主张节制生育，这是优生优育思想的体现。历史发展至唐代，中医妇科学趋向专科发展的框架已基本形成，为以后妇科的独立分科创造了条件。

六、两宋时期

两宋时期，最突出的成就是妇产科独立分科。

宋代设"太医局"培养专门人才，在其规定设置的九科之中有产科。据《元丰备对》载："太医局九科学生，额三百人，……产科十人……"并设有产科教授。这是世界医事制度上产科最早的独立分科。由于设立了专科，对产科的发展起到了积极的促进作用，妇产科专著增多。如杨子建的《十产论》，详细记载了各种异常胎位的助产方法；朱端章的《卫生家宝产科备要》收集了宋以前的产科论著，还明确记述产后"三冲"，即冲心、冲胃、冲肺的证候和治疗方法；齐仲甫的《女科百问》，将妇产科的内容归纳为100个问题逐一解答。尤其突出的是三世业医的陈自明，家中收藏历代大量医籍，保存了不少祖传经验方，他在担任医学教授时，博览群书，深入研究，深感当时传世的妇产科书"纲领散漫而无统，节目谆略而未备，医者尽于简易，不能深求遍览"（《妇人良方·序》），于是"採撮诸家之善，附以家传验方"，结合自己的临床经验，汇集和系统总结了南宋以前40余种医籍中有关妇产科的理论和临证经验，于公元1237年，编成妇产科专著《妇人大全良方》。全书分9门，共260余论，首先提出"妇人以血为基本"的学术观点，并继承发展了《诸病源候论》突出冲任和胞内损伤的病机，该书是妇产科史上的划时代著作，后经明代薛立斋校注刊行，流传更广。后世王肯堂《女科证治准绳》也以此作为主要蓝本，可见其对妇科影响之深远。宋代妇产科专著的大量出版，尤其是《妇人大全良方》的问世，以及太医局产科及产科教授的设置，把妇产科推上了新的历史时期，标志着中医妇产科学已基本形成。

七、辽夏金元时期

金元四大医家刘完素、张子和、李东垣、朱丹溪的独特见解和临床体验，从不同角度丰富了中医妇科学。

刘完素倡导"火热论",提出"女子不月,先泻心火,血自下也。"其在《素问病机气宜保命集·妇人胎产论》中提出:"妇人童幼天癸未行之间,皆属少阴;天癸既行,皆从厥阴论之;天癸已绝,乃属太阴经也。"率先提出妇人不同年龄阶段应分别重视肾、肝、脾论治的理论,颇有临床指导价值。

张子和"贵流不贵滞"的学术思想,以祛邪为主。在《儒门事亲》中常用汗、吐、下三法以祛邪,同样以汗、吐、下逐痰以通经。他还提出"凡看妇人病,入门先问经"的精辟见解。其著作中记载了"一妇人临产,……子死于腹,……急取秤钩,续以壮绳,……钩其死胎"的病案,是古代近取诸物、牵引助产的成功案例。

李东垣倡导内伤学说,在《兰室秘藏》中指出:"妇人血崩,是肾水阴虚,不能镇守胞络相火,故血走而崩也"。继承了《内经》"阴虚阳搏谓之崩"的理论,又为后世医家提出以"滋阴固气"止崩奠定了理论根据。李东垣重视脾胃,在《脾胃论》中提出论治带下病以益脾胃、升阳泻火、清除湿热以扶脾治虚为主的理论。其所创制的补中益气汤不但多用于治气虚不摄、脾胃虚弱的妇科病证,而且成为治疗"子宫脱垂"的经典方剂。

朱丹溪对妇科的贡献尤多,在《格致余论·受胎论》中指出:"阴阳交媾,胎孕乃凝。所藏之处,名曰子宫,一系在下,上有两歧,一达于左,一达于右",较明确地描述了子宫的形态。他对真假阴阳人也有深入的认识:"以女函男有二:一则遇男为妻,遇女为夫;一则可妻而不可夫。"朱丹溪还指出"男不可为父"、"女不可为母"的不孕不育病因。朱丹溪倡导的"阳有余阴不足"论亦涉足妇科领域,在《格致余论·论秦桂丸》中说:"今妇人之无子者,率由血少不足以摄精也……然欲得子者,必须补其阴血,使无亏欠,乃可推其有余以成胎孕。"并认为"肥胖饮食过度之人而经水不调者,乃属痰湿。"丹溪痰湿论为妇科奇难病证如肥胖患者闭经、不孕症的治疗开辟了新的途径。对妊娠安胎朱丹溪提出"产前当清热养血","产前安胎,黄芩、白术为妙药也"。此说对后世影响颇大。对于妊娠转胞,创"丹溪举胎法"以救其急;对子宫脱垂,创立了以五倍子作汤洗濯下脱之子宫,以皱其皮使其缩复的"皮工"疗法;对难产引起"膀胱阴道瘘"的治疗,提出补气血"令气血骤长,其胞自完"的学术观点。

八、明代

明代,已设立妇人科,并对肾主生殖的理论研究予以深化。

明代《明史·百官志》记载有"妇人科"。此期出现了许多妇科专著,在大型综合性医著中妇科也占有重要地位。比较著名的有王肯堂的《证治准绳·女科》、万全的《万氏妇人科》、张景岳的《景岳全书·妇人规》、薛立斋的《女科撮要》等。明代,房劳伤肾在社会上较突出,促进了医家对肾与命门学说的研究,提倡聚精寡欲和优生,直接影响着妇科学术理论的深化。如万全《养生四要》提出:"养生之法有四,曰寡欲、曰慎动、曰法时、曰却疾。"在《广嗣纪要·择偶篇》又指出"五不女"(螺、纹、鼓、角、脉),即生殖器畸形者不能婚配、生育。《景岳全书·妇人规》是张景岳妇科专卷,有较强的理论性、系统性、科学性、实用性,学术上突出肾主生殖,体现了中医妇科学在调经、治带、种子、安胎、产后调护以及性养生保健及中年再振根基的学术优势和特色。张景岳对天癸的认识也十分精辟,《景岳全书·

阴阳篇》中说:"元阴者,即无形之水,以长以立,天癸是也。"并根据阴阳水火之论和阴阳互根学说创制了左归丸、右归丸传之于世,成为妇科沿用至今的著名方剂。赵献可所著《医贯》,是历史上第一部研究肾的专著。强调"命门为十二经之主",指出命门在两肾之中,认为命门的功能有一水一火:"其右旁有一小窍……是其臣使官,禀命而行,周流于五脏六腑之间而不息……此先天无形之火;……其左旁有一小窍,乃真阴,真水气也,亦无形。上行脊,至脑中为髓海;泌其津液,注之于脉,以荣四末;内注五脏六腑……故曰五脏之真,惟肾为根。"张景岳与赵氏所指的"无形之水"的产生及功能,与西医内分泌的概念颇为相似。明代医家对肾命学说的研究和阐述,发前人所未发,对今天研究肾与生殖内分泌的关系颇有启迪。

明代医家的进步还表现在要求四诊务求详尽。如《产科百问》序中说:"盖医之候病止于四术,而切脉为下。望、闻、问三事,可施诸丈夫婴儿,而每穷于女妇。某事曾否有无?某处如何痛痒?某物若何色状?问之则医危,不问则病危。"《证治准绳·女科》还记述了女性生殖器动情时的变化。

总之,明代在妇科理论,尤其在肾藏精、主生殖方面的理论及临床病证的研究更为深化,促进了妇科学的发展。

九、清代、民国时期

清代出版了几十种妇科专著,并改称"女科"或"妇人科";出现了中西医汇通派;开创了中医教育的新局面。

清代影响较大的妇科著作首推《傅青主女科》。傅氏博学,多才多艺,又精于医学,并具高尚医德。其治疗妇产科病重视培补气血,养肝肾,健脾胃,调理奇经。临床注重辨证,理法严谨,创制的方剂如完带汤、易黄汤、清经散、两地汤、定经汤、固本止崩汤、安奠二天汤、养精种玉汤、开郁种玉汤、温胞饮、傅氏生化汤等,这些方剂实用有效,用药简易平和,形成了独自的风格,正如《傅青主女科·序言》中说:"其立方与仲景异……谈症不落古人窠臼,制方不失古人准绳,用药纯和,无一峻品,辨证详明,一目了然。"

清代乾隆年间,吴谦等奉政府之命编成一部医学教科书《医宗金鉴》,全书共90卷,其中《妇科心法要诀》6卷,是一本较好的医学入门书,也是我国最早由政府组织编写的妇产科教科书,流传甚广。

成书于1715年,由亟斋居士撰写的《达生编》,主要叙述了胎前调护、临产、难产救治及产后护理。内容简明扼要,通俗易懂,颇具影响。如临产六字真言"睡、忍痛、慢临盆",临床实用,广为流传,也符合今天临产调护原则。

鸦片战争给中华民族带来灾难,在民族虚无主义思想影响下,"中华民国"政府通过了"废止旧医以扫除医事障碍"的决议,排斥、压制、歧视中医,严重地限制阻遏了中医事业的发展,甚至关乎中医存亡的命运。有幸的是此期有一批有识之士,他们对中医事业的生存,呕心沥血,魂牵梦系,为振兴中医团结合作,在全国各地创办中医专科学校,培育中医药人才以继承中医药学遗产,开创了近代中医教育的新局面,在艰难的条件下推动中医事业前进。

这一时期中医妇科的发展也受到了严重影响。此期较有影响的有：张锡纯治疗妇科疾病重视调理脾肾和活血化瘀的学术思想，他在《医学衷中参西录》一书中创制了防治流产的寿胎丸、治疗月经过多的安冲汤、固冲汤、理冲汤等，为后世医家所常用，尤其是寿胎丸成为现代防治自然流产的基础方，随证加减疗效卓著。另有张山雷《沈氏女科辑要笺正》，强调辨证论治，他说："相体裁衣，本是医家真谛。"并勇于吸收新知识，在书末附"泰西诸说"，对女性内生殖器官予以介绍，并以子宫、子核、子管名之。

十、中华人民共和国成立后

中华人民共和国成立后，党和政府十分重视中医，制定了中医政策，中医药事业成为国家卫生事业的重要组成部分，形成了现代医教研体系。1955 年成立了中国中医研究院，1956 年在全国首先创办了 4 所中医学院。以后相继在全国各省开办了中医学院、中医研究院（所）。高等中医药院校和中医药研究院（所）创办后，表现了强大的生命力，开展中医药科研工作、培育人才、探求学术，成为现代医教研行列的主力，不断继承、发扬和创新，促进了中医药学的发展并逐步走向世界。

在中医妇科医疗方面：提高临床疗效是中医妇科之根本。中医妇科学调经颇具特色与优势，对痛经、崩漏、子宫内膜异位症、多囊卵巢综合征、经断前后诸证、闭经等的研究广泛而深入。如确定了宫外孕的病机是"少腹血瘀"，以活血化瘀为主的中药治疗宫外孕取得突破性的成就；以寿胎丸加味进行临床和实验研究，证明其安胎有明显优势，疗效高、无毒副作用；经验方滋肾育胎丸防治流产，获卫生部和国家教委科研成果奖；艾灸至阴穴矫正胎儿臀位及其机理研究获卫生部甲级成果奖；中医药防治妊娠高血压综合征；中医药治疗子宫肌瘤，减低化疗、放疗毒副反应；中药制剂"三品一条枪"做宫颈锥切，治疗早期宫颈癌等均取得显著的疗效。尤其是近 30 多年来，对不孕症的广泛研究积累了丰富的经验，并获取了有价值的关于肾主生殖的实验数据。中医药提高辅助生殖技术的成功率，已得到国内外关注。此外，对许多疑难病采用辨证与辨病结合，中西医优势互补共进，成果卓著。

在中医妇科学的教育方面：中医妇科的教育发展迅速。全国高等中医药院校本科教材《中医妇科学》已出版了第七版，即将出版第八版。中医妇科教育为国家培养了大批人才，包括本科生、硕士生、博士生和博士后，培养了一批全国著名妇科专家的学术继承人。这些人才不少已成为当今中医妇科的骨干、学科带头人、学术带头人，成为中医妇科的中流砥柱。此外，中医妇科成人教育也发展迅速，补充了不同层次医疗机构的人才需求。中医妇科招收各层次的学生生源广，质量高，显示了中医妇科教育的新局面。此外，中医妇科医疗和教育还辐射到境外、国外，中医妇科学正走向世界。

在基础研究方面：分别整理、校勘、注释、语译了几十部古代妇科名著，整理出版了中医四大经典中有关妇产科的论述，全国各地整理出版了数十部当代中医妇科名家著作和一大批妇科专著，由刘敏如、谭万信主编的《中医妇产科学》，2004 年获中华中医药学会科技进步一等奖，为继承、发展和创新中医妇科学作出了贡献。在理论研究中较突出的是月经机理、带下机理、"肾主生殖"实质研究、肾－天癸－冲任－胞宫轴、补肾促排卵机理、安胎机理、产后多虚多瘀机理以及活血化瘀机理等的研究，均取得有价值的实验数据，部分研究结论达到了国内外先进水平。

在中医妇科的研究成就中，尤其值得总结的是，不少成果在科研思路、科研方法上体现了中医学术特色和手段的进步。特色在于始终把握中医药临床疗效的优势和特色，提出课题，进行研究；进步在于采用现代科技方法和手段，来论证中医药理论的科学性、实践性与临床疗效的客观性。当然中医妇科学的基础研究仍比较薄弱，研究的方法和手段还有待不断改进，不少难治之症的临床疗效还有待提高。

回顾历史，展望未来，中医妇科学持续发展，任重而道远，有待全国中医妇科界同仁共同努力，共创未来。

第二章
女性生殖器官解剖

解剖一词，最早见于《灵枢经》，《灵枢·经水》篇云："若夫八尺之士，皮肉在此，外可度量切循而得之，其死可解剖而视之。"虽然中医学对人体的认识略于解剖而详于功能，但解剖对阐述生理、病机都有重要的临床指导意义。古人对女性生殖器官的解剖名称、位置及其功能的认识，散载于历代医著中，现归纳为内生殖器和外生殖器予以介绍。

第一节　内生殖器官

内生殖器是指生殖器官内藏部分，包括阴道、胞宫等。

一、阴道

阴道，又称产道，意指胎儿分娩时所经之道路，位于子宫与阴户之间。阴道之名最早见于《诸病源候论》，本书列有"产后阴道痛肿候"和"产后阴道开候"。"阴道"是中医固有的名称，与西医解剖学中的阴道名称、位置及功能相一致。

阴道是防御外邪入侵的关口，是排出月经、分泌带下的通道，是阴阳交合的器官，又是娩出胎儿，排出恶露的路径，故亦称产道。阴道可反映妇女脏腑、精气津液的盛衰，如肾、肝、脾功能正常，则阴道正常发育，阴中润泽；若肝肾不足，可引起阴道发育不良，或阴道干涩。

二、胞宫

胞宫，据现有文献循查，最早见于北宋·朱肱撰《活人书·卷十九》："热入胞宫，寒热如疟。"其后南宋齐仲甫《女科百问》、陈自明《妇人大全良方》和元代·罗天益《卫生宝鉴·妇人门》均原文引用。全国历版教材《中医妇科学》多把"胞宫"定为女性内生殖器名称。卵巢和输卵管（附件）在中医古籍中没有相应的命名。随着学术的发展和中西医之间的互相渗透，现代中医妇科学术界根据《内经》相关经文提出的"肾－天癸－冲任－胞宫轴"新理论已被认同。为了结合临床实用，便于阐述，本教材对胞宫和子宫的概念作了如下修订：

胞宫，是女性特有的内生殖器官的概称，胞宫的功能涵盖内生殖器官的功能。胞宫除与脏腑、十二经脉互相联系外，与冲任督带的关系更为密切。胞宫受肾、天癸主宰，汇通冲任督带，以"出纳精气"通脑髓、联五脏、主司子宫，使子宫具有行经和种子育胎的正常功能。此外，还有胞脉、胞络，是附于胞宫并联属心肾的脉络。《素问·评热病论》曰："胞脉者，属心而络于胞中。"《素问·奇病论》又曰："胞络者系于肾。"胞脉、胞络使心气下达胞宫和肾精营血输注胞宫以发挥其功能作用。

子宫，是女性特有的生殖器官。"子宫"一词，最早见于《神农本草经·紫石英》条下"女子风寒在子宫，绝孕十年无子。"《内经》称子宫为"女子胞"、"子处"，属"奇恒之府"。子宫位于带脉以下，小腹正中，膀胱之后，直肠之前。张景岳在《类经附翼》中描述："子宫，……居直肠之前，膀胱之后。"在《类经》中指出子宫的功能为："女子之胞，子宫是也，亦以出纳精气而成胎孕者为奇。"在《妇人规》中进一步描述子宫的形态为"形如合钵"。金元时期著名医家朱丹溪在《格致余论·受胎论》中也描述了子宫的功能和形态：为"阴阳交媾，胎孕乃凝，所藏之处，名曰子宫。一系在下，上有两歧，一达于左，一达于右。"明确指出子宫是胎孕所藏之处。

子宫在未孕的状态下呈前后略扁的倒梨形，壁厚而中空。子宫下部呈圆柱状，暴露于阴道部分的为子宫颈口，中医称子门，出自《灵枢·水胀》："石瘕生于胞中，寒气客于子门，子门闭塞，气不得通，恶血当泻不泻。"《类经》注释说："子门，即子宫之门也。"子宫包括了形如合钵而中空的子宫体和呈圆柱状的子宫颈。子宫的功能是主行月经、分泌带下、种子育胎、发动分娩、排出恶露。子宫的特性是在胞宫的主司下具有明显的周期性月节律。子宫又是奇恒之府，由于它的功能不同于一般的脏腑，脏藏精气而不泻，腑传化物而不藏，而子宫能藏能泻，藏泻有序，故子宫的又一个特性是：非脏非腑，亦脏亦腑，能藏能泻。

本书新界定后的子宫与西医所指子宫之名称、位置相同，功能相近。

新界定的胞宫与子宫的概念虽有所不同，但二者互相联系，不可分割。在阐述妇女生理、病机时，对妇科疾病进行诊断、辨证、确定病位和治法时，胞宫、子宫各有其义，应互为补充。

第二节　外生殖器官

外生殖器是指生殖器官外露部分，包括毛际、阴户、玉门。《灵枢·经脉》称为"阴器"，《素问·厥论》称"前阴"。汉代《养生方》中的"女阴图"，是现存最早的女性外生殖器图。

一、毛际（阴阜）

毛际，主要指前阴隆起的脂肪垫，即阴阜。青春期开始生长阴毛，与月经初潮时间大致同步。《灵枢·经脉》云："胆足少阳之脉……绕毛际"，第一次出现了毛际的解剖名称。阴毛，亦称之为"性毛"，具有男女性别的特征，成熟女性的阴毛呈尖端向下的倒三角形。阴毛在一定程度上能反映肾气的盛衰，阴毛异常也是部分疾病的特征。

二、阴户

阴户，又称四边。最早见于《校注妇人良方·求嗣门》："登厕风入阴户，便成痼疾。"《医学入门》有"阴户肿痛不闭"的病证。《外科正宗》有"阴户忽然肿突作痛。"四边，即前起阴蒂，后至阴唇系带，左右大、小阴唇之间，阴道口外的前后左右，故称之为"四边"，出自《诸病源候论·卷三十八》。后世很少用"四边",多用"阴户"之名称。

三、玉门

玉门,古称廷孔,即阴道口。廷孔出自《素问·骨空论》:"督脉者,起于少腹以下骨中央,女子入系廷孔。"张志聪注:"廷孔……妇人之产门也。"可见廷孔,是玉门的最早名称。玉门的位置,《素问·骨空论》谓:"……其孔,溺孔之端也……"指出阴道口的位置在尿道口(溺孔)之端。《备急千金要方》记述玉门的位置"在玉泉下,女人入阴内外之际。"同时也记载了"妇人阴阳过度,玉门疼痛"和"产劳玉门开而不闭"的病证。可见玉门即西医解剖学中的阴道口处女膜的部位。古人也有根据婚嫁、产与未产的不同,对阴道口又冠以不同的命名,如《诸病源候论·卷三十七》说:"已产属胞门,未产属龙门,未嫁属玉门。"

玉门是防御外邪入侵之门户,是行月经、泌带下之出口,是合阴阳之入口,又是娩出胎儿、胎盘、排出恶露之产门。

中医学认为外生殖器与脏腑的关系密切。《素问·金匮真言论》说:"肾开窍于二阴。"《灵枢·经脉》云:"肝足厥阴之脉……过阴器。"《诸病源候论》又说:"肾荣于阴器。"说明女阴的发育能反映肝肾功能,女阴的病证在脏腑辨证也多从肝肾论治。

第三章

女性生殖生理

第一节 女性一生各期的生理变化

妇女一生各时期具有不同的生理特点，其中以生殖系统的变化最为显著。《素问·上古天真论》明确指出："女子七岁，肾气盛，齿更发长；二七而天癸至，任脉通，太冲脉盛，月事以时下，故有子；三七，肾气平均，故真牙生而长极；四七，筋骨坚，发长极，身体盛壮；五七，阳明脉衰，面始焦，发始堕；六七，三阳脉衰于上，面皆焦，发始白；七七，任脉虚，太冲脉衰少，天癸竭，地道不通，故形坏而无子也。"这是以七岁为律，按女性各年龄阶段生理变化分期的最早记载，指出肾气的盛与衰，天癸的至与竭，主宰着女子的生长、发育、生殖与衰老的过程；还指出了"阳明脉衰"、"三阳脉衰于上"在衰老的过程中也起着重要的作用。其中最突出的是从"二七"至"七七"之年这35年左右的生殖生理活动时期所表现的经、带、胎、产、乳的生理特点。由于古代和现代生活条件不同，分期的时间划分上略有差异，本教材结合现代认识将女性一生分为胎儿期、新生儿期、儿童期、青春期、性成熟期、围绝经期、老年期，并按此七期论述其生理变化。

一、胎儿期

父母精卵结合成受精卵是妊娠的开始。《灵枢·决气》曰："两神相搏，合而成形。"从受精后及受精卵在子宫内种植、生长、发育、成熟的时期为胎儿期。需10个妊娠月，即280天。胎儿期为人生之始，中医有"慎始"、"胎教"理论，是胎儿期的早期教育。

二、新生儿期

婴儿出生后4周内称为新生儿期。女婴在母体内受性腺和胎盘所产生的性激素影响，有的女婴出生时乳房可略呈隆起或有少许泌乳，外阴较丰满；出生后脱离胎盘，血中女性激素水平迅速下降，极少数女婴可出现少量阴道出血，这是生理现象，短期内会自然消失。

三、儿童期

出生4周以后至12岁左右为儿童期。儿童期又可分为儿童前期和后期。儿童前期即7岁之前，是肾气始盛的时期，齿更发茂，身体持续增长和发育，但生殖器官仍为幼稚型；在儿童后期，约8～12岁始，第二性征开始发育，逐渐呈现女性体态特征。

四、青春期

从月经初潮至生殖器官逐渐发育成熟的时期称青春期。世界卫生组织规定青春期为10～19岁，约为"二七"至"三七"之年，可作为中医妇科学青春期的参考。此期显著的生理特性为：

1. **体格发育** 身高、体形已渐发育为女性特有的体态。
2. **生殖器官发育（第一性征）** 生殖器从幼稚型变为成人型。
3. **第二性征发育** 呈现女性特有的体态。
4. **月经来潮** 月经来潮是青春期开始的一个重要标志。初潮1～2年内，月经可或迟或早，或多或少，或停闭几月等，此属生理现象。
5. **具有生育能力** 此时期整个生殖系统的功能虽尚未完善，但已有生育能力。

五、性成熟期

性成熟期又称生育期。是卵巢生殖机能与内分泌机能最旺盛的时期。一般自18岁左右开始，历时30年。即中医从"三七"至"七七"之年（21～49岁）。此期女性肾气、脏腑、天癸、冲任、气血具有相应的节律性变化，月经有规律地、周期性来潮。生殖功能经历成熟、旺盛及开始衰退的生理过程。

在性成熟期，女性乳房亦发育成熟。中医认为"乳头属肝"，"乳房属胃"，足少阴肾经行乳内。孕期乳房充分发育，以适应产后哺乳的需要。

六、围绝经期

"七七"之年为围绝经期，肾气渐虚，冲任二脉虚衰，天癸渐竭，生殖器官及乳房也逐渐萎缩，中医称"经断前后"或"绝经前后"。1994年WHO召开有关绝经研究进展工作会议，推荐采用"围绝经期"，即包括绝经前期、绝经期、绝经后期三个阶段。

绝经前期，有的妇女会出现月经失调，如周期或提前或推后，经量或多或少，甚者可患崩漏。有些妇女也可同时出现腰膝酸软、夜尿频多、烘热汗出、烦躁易怒、失眠健忘、发枯易脱、牙齿酸软等。

绝经期妇女年龄80%在44～54岁之间。自然绝经通常是指女性生命中最后一次月经后，停经达到1年以上者。据现代调查，中国妇女平均绝经年龄为49.5岁，与两千多年前《内经》提出的"七七"（49岁）经断年龄是一致的。此期大多数妇女能自我调节，平稳渡过。但由于体质、社会、家庭、心理、工作环境等复杂因素的影响，一部分妇女会出现"经断前后诸证"，即现在所称"围绝经期综合征"。

绝经后期，是指绝经后至生殖功能完全消失时期，绝经后行将步入老年期。

七、老年期

老年期一般指60～65岁以后的妇女。此期肾气虚，天癸已衰竭，生殖器官萎缩老化，骨质疏松而易发生骨折，心、脑功能亦随之减退，全身功能处于衰退期。

第二节 女性生理特点

女性生理特点包括月经、带下、妊娠、产褥与哺乳。认识女性的生理特点及其产生的机理，才能知常达变，有效地防治经、带、胎、产、杂病。

一、月经生理

月经是指有规律的周期性的子宫出血，月月如期，经常不变，故有"月信"、"月事"、"月水"之称，以示月经有"月节律"的周期性。"月经"之名首见晋代《脉经》。月经是女性最显著的生理特点，月经初潮标志着青春期的到来，已初具生殖功能。初潮后 30 ~ 35 年间，一般每月行经一次，信而有期。李时珍《本草纲目·妇人月水》中指出："女子，阴类也，以血为主，其血上应太阴，下应海潮，月有盈亏，潮有朝夕，月事一月一行，与之相符，故谓之月水、月信、月经。经者，常也，有常轨也。"张景岳《妇人规·经脉类》也说："月以三旬而一虚，经以三旬而一至，月月如期，经常不变，故谓之月经，又谓之月信。"

西医认为月经是指伴随卵巢周期性排卵，卵巢分泌雌、孕激素的周期性变化所引起子宫内膜周期性脱落及出血。规律月经的建立是生殖功能成熟的主要标志。

（一）月经的生理表现

1. **月经初潮** 第 1 次月经来潮称月经初潮。月经初潮年龄多在 13 ~ 14 岁，即"二七"之年。可早至 11 ~ 12 岁，迟至 16 岁。月经初潮的迟早受各种内外因素的影响，如体弱或营养不良者，初潮可推迟，而体质强壮及营养良好者，月经初潮正常或提早。

2. **月经周期** 月经有月节律的周期性，出血的第 1 天为月经周期的开始，两次月经第 1 天的间隔时间称为一个月经周期，一般 21 ~ 35 天，平均 28 天。周期长短因人而异。"经贵乎如期"，每个妇女的月经周期有自己的规律性，一般不应提前或推后 1 周以上。

3. **经期** 即月经持续时间，正常经期为 3 ~ 7 天，多数为 3 ~ 5 天。第 1 天经量不多，第 2、3 天经量最多，第 3 日后渐少，持续时间不超过 7 天。

4. **月经的量、色、质** 月经量的多少难以准确统计，一般以每月月经量约 30 ~ 50ml 为适中，超过 80ml 为月经过多。经色暗红，经质不稀不稠，不凝固，无血块，无特殊臭气。

5. **月经期表现** 行经前，可出现胸乳略胀，小腹略坠，腰微酸，情绪易波动，这是由于经前冲任气血充盛，气血变化较剧，子宫血流量增加，气机易于郁滞的结果，一般经来自消，不作病论。

6. **绝经** 妇女一生中最后 1 次行经后，停闭 1 年以上，称为绝经。年龄一般为 45 ~ 55 岁。

此外，尚有身体无病而月经定期两个月来潮一次者，称为并月；三个月一潮者，称为"居经"或"季经"；一年一行者称为"避年"；还有终生不潮而却能受孕者，称为"暗经"；受孕初期仍能按月经周期有少量出血而无损于胎儿者，称为"激经"，又称"盛胎"或"垢胎"，均是特殊生理现象，若无不适，不影响生育，可不作病论。若伴有子宫发育不良，或影响生育者，则要及早诊治。

（二）月经产生的机理

月经的产生，是女子发育成熟后，脏腑、天癸、气血、经络协调作用于胞宫的生理现象。《素问·上古天真论》曰："女子七岁，肾气盛，齿更发长；二七而天癸至，任脉通，太冲脉盛，月事以时下，故有子。"《妇人大全良方》指出"妇人以血为基本"。《女科撮要》也说"夫经水，阴血也，属冲任二脉主，上为乳汁，下为月水。"这是对月经产生机理的基本阐释。因此，月经产生的机理，须运用中医学的基础理论，从脏腑、天癸、气血、冲任督带、胞宫与月经的关系进行阐述。

1.脏腑与月经

五脏的生理功能是化生和贮藏精、气、血、津液，六腑的功能是受盛和传化水谷，脏腑互为表里。五脏之中，肾藏精，肝藏血，脾生血，心主血，肺主气，气帅血，在月经产生中各司其职。如肾气旺盛，使天癸泌至，任通冲盛；肝血充足，气机条达，血气调畅；脾胃健运，则血海充盈，血循常道。月经的产生，肾起主导作用，与肝、脾关系尤为密切。

（1）肾：月经的产生以肾为主导。肾藏精，主生殖：精，是禀受于父母的生命物质与后天水谷精微相融合而形成的一种精华物质。《素问·金匮真言论》曰："精者，身之本也。"《素问·上古天真论》曰："肾者，主水，受五脏六腑之精而藏之。"《素问·六节藏象论》又曰："肾者主蛰，封藏之本，精之处也。"肾藏精，是指肾具有生成、贮藏和施泄精气的功能。精藏于肾，依赖于肾气的贮藏作用和施泄作用发挥其主生殖的生理功能。如肾气盛，天癸至，月经来潮。

肾为天癸之源：肾气盛，天癸至，则月事以时下；肾气衰，天癸竭，则月经断绝。在特定的年龄阶段内，肾气初盛，天癸尚微；肾气既盛，天癸蓄极泌至，月事以时下。此后，随肾气的充盛，每月天癸泌至，呈现消长盈亏的月节律，经调而子嗣；其后又随肾气的虚衰，天癸亦渐竭，经断无子。可见肾为天癸之源。

肾为冲任之本：冲为血海，广聚脏腑之血，使子宫满盈；任脉为阴脉之海，使所司之精、血、津液充沛。任通冲盛，月事以时下，若任虚冲衰则经断而无子，故冲任二脉直接关系月经的潮与止。肾经与冲脉下行支相并，与任脉交会于关元，冲任的通盛以肾气盛为前提，故冲任之本在肾。

肾为气血之根：血是月经的物质基础，气为血之帅，血为气之母。然"血之源头在于肾"（李士材《病机沙篆》），气血久虚，常须补肾益精以生血。《冯氏锦囊秘录》说："气之根，肾中之真阳也；血之根，肾中之真阴也。"阐明了肾有阴阳二气，为气血之根。

肾与胞宫相系：胞宫司月经，肾与胞宫相系。《素问·奇病论》云："胞络者，系于肾。"《难经》曰："命门者……女子以系胞。"肾与胞宫相系，肾司开阖，亦主子宫的藏泻有常。

肾与脑髓相通：肾主骨生髓通脑，脑为元神之府，主宰人体的一切生命活动，月经的产生，亦离不开脑的调节。

肾为五脏阴阳之本：肾气调节机体的代谢和生理功能活动，是通过肾中阴阳来实现的。《景岳全书·命门叙》说："命门为精血之海……为元气之根。……五脏之阴气，非此不能滋；五脏之阳气，非此不能发。"《医贯》指出："五脏之真，惟肾为根。"说明肾在机体中的重要作用和肾与他脏的关系。肾阴阳平衡协调，才能维持机体生理正常。

肾通过多渠道、多层次、多位点对月经的产生发挥主导作用，所以《傅青主女科》谓"经本于肾"，"经水出诸肾"。

(2) 肝：肝藏血，主疏泄，喜条达，恶抑郁。肝具有储藏血液、调节血量和疏泄气机的作用。脏腑所化生之血，除营养周身外，则储藏于肝。在月经的产生中，肝血下注冲脉，司血海之定期蓄溢，参与月经周期、经期及经量的调节。

肝经与冲脉交会于三阴交，与任脉交会于曲骨，与督脉交会于百会，肝通过冲任督与胞宫相通，而使子宫行使其藏泻有序的功能。

肝肾同居下焦，乙癸同源，为子母之脏。肾藏精，肝藏血，精血同源而互生，同为月经的物质基础；肝主疏泄，肾主闭藏，一开一合共同调节子宫，使藏泻有序，经候如常。

(3) 脾（胃）：脾胃为后天之本，气血生化之源。又脾主运化，主中气，其气主升，具有统摄血液，固摄胞宫之权。脾气健运，血循常道，血旺而经调。胃主受纳，为水谷之海，乃多气多血之腑，足阳明胃经与冲脉会于气街，故有"冲脉隶于阳明"之说。胃中水谷盛，则冲脉之血盛，月事以时下。

此外，月经的产生与心肺功能也有一定的关系。

(4) 心：心主血脉，心气有推动血液在经脉内运行的作用。《素问·评热病论》指出："胞脉者，属心而络于胞中"，心又通过胞脉与胞宫相通。《石室秘录》指出胞宫为"心肾接续之关"，心气下通于肾，心肾相交，血脉流畅，月事如常。

(5) 肺：肺主气，朝百脉而输精微，如雾露之溉，下达精微于胞宫，参与月经的产生与调节。

又肾主作强出伎巧，肝主谋虑，脾主思虑，心主神明，肺主治节，脑为元神之府。在脑主宰下，五脏所主的精神活动，对月经的产生均有调节作用。

2. 天癸与月经

天癸，男女皆有，是肾精肾气充盛到一定程度时体内出现的具有促进人体生长、发育和生殖的一种精微物质。天癸来源于先天，为先天之阴精，藏之于肾，受后天水谷精气的滋养而逐渐趋于成熟泌至，此后又随肾气的虚衰而竭止。如马玄台注释《素问》时说："天癸者，阴精也。盖肾属水，癸亦属水，由先天之气蓄极而生，故谓阴精为天癸也。"《景岳全书·阴阳篇》说："元阴者，即无形之水，以长以立，天癸是也，强弱系之。"又在《类经》中指出"天癸者，言天一之阴气耳，气化为水，名曰天癸。……其在人身，是为元阴，亦曰元气……第气之初生，真阴甚微，及其既盛，精血乃旺，故女必二七，男必二八而后天癸至。天癸既至，在女子则月事以时下，在男子则精气溢泻，盖必阴气足而精血化耳。"说明天癸源于先天，藏之于肾，在肾气旺盛时期，肾中真阴不断充实，在后天水谷之精的滋养下化生并成熟泌至。对妇女来说，"天癸至"，则"月事以时下，故有子"，"天癸竭，地道不通，故形坏而无子也"，说明它使任脉所司的精、血、津液旺盛、充沛、通达，并使冲脉在其作用下，广聚脏腑之血而血盛，冲任二脉相资，血海满溢，月经来潮。《血证论》曰："故行经也，必天癸之水至于胞中，而后冲任之血应之，亦至胞中，于是月事乃下。""七七"之年后，又随肾气的虚衰而天癸竭，导致经断，形坏而无子。故天癸主宰月经的潮与止。天癸是"肾主生殖"的精微物质与功能的统一体。

3. 气血与月经

妇人以血为基本,月经的主要成分是血。然气为血之帅,血为气之母,血赖气的升降出入运动而周流。气血均来源于脏腑。气血和调,经候如常。气血"和调五脏,洒陈六腑"、"灌溉一身",维系机体脏腑、经络的正常生理功能,也是脏腑、经络行使在月经产生中功能活动的基础。

4. 经络与月经

经络是运行全身气血,联络脏腑形体官窍,沟通上下内外,感应传导信息的通路系统。与妇女的生理、病理关系最大的是肾、肝、脾三经,尤其是奇经八脉中的冲、任、督、带。其生理功能主要是通过起源、循行路线和各自的功能对十二经脉气血运行起蓄溢和调节作用,并联系子宫、脑、髓等奇恒之府发挥作用。

(1)循行路线:冲、任、督三脉同起于胞中,一源而三歧。带脉环腰一周,络胞而过。冲、任、督在下腹部的循经路线正是女性生殖器官所在部位,冲、任、督、带经气参与月经产生的活动。

(2)功能作用:冲、任、督、带四脉具有如湖泽一样的蓄存功能。如《难经·二十八难》曰:"奇经八脉者……比于圣人图设沟渠,沟渠满溢,流于深湖。"李时珍《奇经八脉考》更明确地指出:"盖正经犹夫沟渠,奇经犹夫湖泽,正经之脉隆盛,则溢于奇经。"即十二经脉中气血旺盛流溢于奇经,使奇经蓄存着充盈的气血发挥各自的功能:"冲为血海",为"十二经之海",广聚脏腑之血;"任主胞胎",为"阴脉之海",总司精、血、津、液等一身之阴;督脉为阳脉之海,总督一身之阳。督脉属肾络脑;任督相通,调节一身阴阳脉气的平衡协调;带脉约束诸经,使经脉气血循行保持常度。在天癸的作用下,冲、任、督、带脉各司其职,调节着月经的产生和维持其正常的生理状态。

5. 子宫与月经

在肾、天癸调节下,冲任二脉广聚脏腑之精血津液,受督带调约,协调作用于胞宫。胞宫主司子宫,子宫为血海,血海由盛而满,由满而溢;子宫主行月经,血溢子宫,月经来潮。

综上所述,肾气盛,天癸至,任通冲盛,督带调约,协调作用于胞宫,使子宫血气满盈,应时而下,是月经产生的主要机理。月经产生的过程是女性生殖生化的过程,月经生理现象是生殖功能正常的标志,月经周期是女性生殖周期。其中肾、天癸、冲任、胞宫是产生月经的中心环节,各环节之间互相联系,不可分割,调节月经的产生。现代中医称之为"肾-天癸-冲任-胞宫轴"。

(三)月经周期的调节

1. 月经周期节律

月经具有周期性、节律性,是女性生殖生理过程中肾阴阳消长、气血盈亏规律性变化的体现。月经有行经期、经后期、经间期、经前期四个不同时期的生理节律形成月经周期。现以28天为一月经周期阐述如下:

行经期:周期第1~4天,子宫血海由满而溢,泻而不藏排出经血,月经来潮既是本次月经的结束，又是新周期开始的标志，呈现"重阳转阴"特征。

经后期：周期第5~13天，指月经干净后至经间期前，此期血海空虚渐复，子宫藏而不泻，呈现阴长的动态变化。阴长，是指肾水、天癸、阴精、血气等渐复至盛，呈重阴状态。重阴，是指月经周期阴阳消长节律中的阴长高峰时期。

经间期：周期第14~15天，也称氤氲之时，或称"的候"、"真机"期（即西医所称的"排卵期"）。此期正值两次月经中间，故称之为经间期，是重阴转阳、阴盛阳动之际，正是种子之的候。《证治准绳·女科》引袁了凡曰："凡妇人一月经行一度，必有一日氤氲之候……顺而施之，则成胎也。"

经前期：周期第15~28天，即经间期之后，此期阴盛阳生渐至重阳。重阳，是指月经周期阴阳消长节律中阳生的高峰时期，此时阴阳俱盛，以备种子育胎。若已受孕，精血聚以养胎，月经停闭不潮；如未受孕，阳盛则开，去旧生新，血海由满而溢泻，月经来潮，又进入下一个周期。月经周期中四个不同时期的循环往复，周而复始，形成了月经周期的月节律。月经各期中阴阳转化及气血盈亏变化的规律，是指导调经的基础理论之一。

2. 月经周期的调节

《素问·上古天真论》关于月经产生的理论是经典之说。中医学对月经周期的形成和调节的论述，目前有几种学术见解可供参考。

（1）天人相应说：《素问·八正神明论》认为月经的节律与月相盈亏的节律一致。妇女的性周期以月为节律，故明代李时珍、张介宾取类比象以此推论月经调节为：上应月相，下应海潮，是天人相应的现象。《血证论》也指出："月有盈亏，海有潮汐。女子之血，除旧生新，是满则溢、盈必亏之道。女子每月则行经一度，盖所以泄血之余也。"

（2）肾阴阳转化说：月经周期性的藏泻，是肾阴、肾阳转化，气血盈亏变化的结果。经后期血海空虚，肾阴增长，阴中有阳，此时表现为"藏而不泻"；经间期，是肾之阴精发展到重阴转阳的转化时期；经前期，是肾阳增长，阳中有阴，阳气渐趋充旺时期；行经期，"重阳则开"，在阳气的转化下推动经血的排出，子宫表现为"泻而不藏"，除旧生新，出现新的周期。

（3）肾－天癸－冲任－胞宫轴说：现代有中医学者根据《内经》理论和西医学相关观点，从肾气、天癸、冲任、胞宫之间的关系及其调节指导了调经、助孕、安胎等系列研究，逐渐形成了中医学的肾－天癸－冲任－胞宫轴概念，月经周期由此轴进行调节。

（4）脑－肾－天癸－冲任－胞宫轴说："中医天癸古今论"者提出："根据古今对天癸的认识及'脑为元神之府'和肾主髓通脑的理论，提出脑－肾－天癸－冲任－胞宫（女）、睾丸（男）轴为性生殖机能调节系统"的新概念，由这一轴心主司月经生理。

（5）心、肾、子宫轴的主调作用说：现代有学者根据长期的临床实践，以及推导阴阳运动的太极八卦理论认识而提出心、肾、子宫生理生殖轴。

上述学术观点，从不同的角度认识或阐述了月经周期性节律的形成，丰富和发展了妇科理论，其中肾－天癸－冲任－胞宫轴说，目前得到较普遍的认同。该轴根据中医学理论认识月经产生的主要环节是肾、天癸、冲任、胞宫彼此互相联系不可分割的，是中医妇科学在继承传统理论基础上创新与发展的新理论。是中、西医妇科学在月经和生殖机理中重要的结合点，又是调经法的理论依据之一，具有重要的临床意义。

（四）绝经机理

《素问·上古天真论》提出："女子……七七，任脉虚，太冲脉衰少，天癸竭，地道不通，故形坏而无子也。""七七"之年，肾气虚，三阳脉衰，任虚冲衰，天癸竭，最终导致自然绝经。

二、带下生理

带下是健康女性从阴道排出的一种阴液，无色透明如蛋清样，或黏而不稠如糊状，其量适中，无腥臭气，称生理性带下，俗称白带。如《沈氏女科辑要》引王孟英说："带下，女子生而即有，津津常润，本非病也。"

（一）带下的生理现象及作用

1. 带下属阴液　津液广泛地存在于脏腑、形体、官窍等器官的组织之内和组织之间，起着滋润、濡养作用。也是维持人体生命活动的基本物质之一。津和液虽不尽相同，但津和液同源而互生，故常津液并称。就生理性带下的性状（黏而不稠，流动性小）和作用（濡养）而言，带下属液为多，故有称"带液"。

2. 妇女一生各期的带下变化　随着肾气和天癸的调节，妇女一生中带下呈现不同的变化：青春期前肾气未盛，天癸未至，带下量少；十四岁左右，肾气盛，天癸至，带下明显增加；青春期肾气平均，发育成熟，带下津津常润。在经间期，重阴转阳，带下的量增多，质清晶莹而透明，具有韧性可拉长；妊娠期，阴精下聚冲任、子宫以养胎，带下略多而稠厚；绝经前后，肾气渐虚，天癸渐竭，真阴渐亏，带下减少，阴中失润。显示了带下随肾气的盛衰和天癸至与竭而变化，在一定程度上反映了女性的生殖生理状况的一个侧面，正如《血证论·崩带》云："胞中之水清和……乃种子之的候，无病之月信也。"

3. 带下的作用　带下润泽胞宫、阴道、外阴，提示种子之的候，反映阴液的充盛与亏虚。

（二）带下产生的机理

1. 脏腑与带下　带下属阴液，与阴液关系最大的脏腑是肾、脾。《素问·逆调论》曰："肾者水脏，主津液。"《景岳全书·妇人规》："盖白带……精之余也。"指出生理性带下，由肾精所化。又脾主运化，行津液，布精微，脾气健运，传输津液各走其道，其渗灌于前阴空窍，与精之余和合而为带下。

2. 经络与带下　带下的产生与任督带奇经的功能直接相关。任脉源于胞中，为阴脉之海，主一身之阴液，与带下的生理、病理直接相关。如《素问·骨空论》曰："任脉为病……女子带下瘕聚。"又《素问玄机原病式》曰："故下部任脉湿热甚者，津液涌而溢，已为带下。"带脉环腰一周，约束诸经，通于任督。带脉约束带液，使带液的量泌之有常。督脉贯脊属肾，为阳脉之海。任脉所司之阴液，若失去督脉的温化，则化为湿浊之邪，伤于带脉则为带下病。

3. 胞宫与带下　《景岳全书》曰："盖白带出自胞宫。"《血证论》又说："带脉下系胞宫。"均认为带下受任脉所司，带脉约束，由胞宫渗润阴道，并能防御外邪入侵。

综上所述，生理性带下的产生，是肾精旺盛，津液充沛，天癸泌至，脾气健运，任带司约，督脉温化，协调作用于胞宫，渗润于阴道外阴的生理现象。

三、妊娠生理

妊娠是从受孕至分娩的过程。"两神相搏，合而成形"是妊娠的开始，"十月怀胎，一朝分娩"是妊娠的结束。

（一）妊娠机理

早在《周易》已经认识到"男女媾精，万物化生"创造人的生命。《灵枢·决气》指出"两神相搏，合而成形，常先身生是谓精。"这分别是人类认识生命起源的最早的经典之说。《女科正宗·广嗣总论》说："男精壮而女经调，有子之道也。"概括了受孕的条件。男精壮包括正常的性功能及正常的精液；女经调包括正常的月经及排卵等。对于受孕的时机，《证治准绳·女科·胎前门》引袁了凡言则一语道破："凡妇人一月经行一度，必有一日氤氲之候，于一时辰间，……此的候也，……顺而施之，则成胎也。"由此可见，受孕的机理在于男女肾气充盛，天癸成熟，任通冲盛，精壮经调，适时和合，便成胎孕。胎孕在脏腑、天癸、气血、冲任的协调和滋养下，蕴藏在"子处"即子宫内逐渐发育成熟至足月分娩。

（二）妊娠期生理现象

1. 月经停闭 生育期有性生活史的健康妇女，月经一贯正常而突然停经，首先应考虑妊娠。宜作相关检查以助诊。妊娠后，阴血下聚冲任、子宫以养胎，上营乳房以化乳，子宫藏精气而不泻，月经停闭不潮。

2. 早孕反应 孕后常出现胃纳不香或不思饮食或恶心欲呕、择食的早孕反应。孕后气血下注子宫以养胎，机体气血相对不足，则易出现倦怠、思睡、头晕等不适。一般不影响工作，3个月内逐渐消失。

3. 妊娠滑脉 妊娠后出现脉滑，是中医候胎重要依据之一。早在《素问·阴阳别论》就指出："阴搏阳别，谓之有子。"尺脉候肾，肾藏精主生殖，妊娠以后，肾旺荫胎，故肾脉应指有力。《胎产心法》说："凡妇人怀孕，其血留气聚，胞宫内实，故尺阴之脉必滑数。"妊娠脉，轻取流利，中取鼓指，重按不绝。但若肾气虚弱，气血不足，或年岁已高的妇女有孕，滑脉常不明显。若精血不足者，孕后可出现沉涩或弦细脉。因而切脉固可作为妊娠诊断之一助，但必须结合临床表现及妊娠检查方能确诊。

4. 乳房变化 乳房自孕早期开始增大、发胀。乳头增大变黑易勃起。乳晕加大变黑。如《生生宝录》云："妇人乳头转黑，乳根渐大，则是胎矣。"

5. 子宫增大 孕后子宫变化最大，早孕40多天，可扪及子宫增大变软，子宫颈呈紫蓝色而质软。妊娠8周时，子宫增大如非孕时的2倍。妊娠12周，子宫增大如非孕时的3倍，可在耻骨联合上方触及。

6. 下腹膨隆 妊娠3个月以后，宫底随妊娠进展逐渐增高。手测子宫底高度可候胎之长养。

7. **胎动胎心**　胎儿在子宫内冲击子宫壁的活动称胎动。一般在妊娠 4 个月开始自觉有胎动，有时在腹诊时可以触到或看见胎动。孕 5 个月后，可用一般听诊器在孕妇腹壁听到胎心。

8. **胎体**　妊娠 20 周后可经腹壁触到子宫内的胎体。随妊娠进展胎体各部分日益明显，可通过四步触诊查清胎儿在子宫内的位置。

每次妊娠一般一胎。若一孕二胎者称"双胎"或"骈胎"，一孕三胎称"品胎"。

四、产褥生理

产育包括分娩、产褥和哺乳，是与妇女生育密切相关的三个阶段。由于哺乳颇具妇女生理特点，另列讨论。

妊娠全程 40 周，即 280 天。夏商周甲骨文有记载预测产期之法；隋唐时期又有《推产妇何时产法》1 卷，可惜已失散。明代李梴《医学入门》指出："气血充实，可保十月分娩。……凡二十七日即成一月之数。"十个月为 270 天，与现代预产期计算已相当接近。现代推算预产期的公式是：从末次月经的第一天算起，月数加 9（或减 3）日数加 7（阴历则加 14）。

（一）分娩

分娩是指成熟胎儿和胎衣从母体全部娩出的过程。分娩过程的处理，属专科性很强的产科。必须对临产、正产以及影响正产的因素有所了解。

1. **临产先兆**　在分娩发动前数周，孕妇可有一些临产先兆征象出现。

释重感：妊娠末期胎头入盆后，孕妇骤然释重，呼吸变得轻松，但可能感到行走不便和尿频。《胎产心法》载有"临产自有先兆，须知凡孕妇临产，或半月数日前，胎胚必下垂，小便多频数。"

弄胎（假临产）：《医宗金鉴·妇科心法要诀》云："若月数已足，腹痛或作或止，腰不痛者，此名弄胎。"即在产程正式发动的前一段时间内，可出现间隔与持续时间不恒定、强度不增加的"假阵缩"，有的产妇感到痛苦不适甚至喊叫，影响休息和饮食，有时与真阵缩不易鉴别，临床上应仔细观察以区分真假。

2. **正产现象**

见红：接近分娩发动或分娩已发动时，阴道少量血性分泌物和黏液。如果血量多则应考虑有否异常情况。

阵痛：从有规律的宫缩开始至宫口开全的腹部阵发性疼痛，称阵痛。开始时阵痛间隔时间约 15 分钟，逐渐缩短为 5～6 分钟，最后为 2～3 分钟，持续 30 秒钟以上，这一现象称开口期，分娩正式发动。《十产论》云："正产者，盖妇人怀胎十月满足，阴阳气足，忽腰腹作阵疼痛，相次胎气顿陷，至于腰腹痛极甚，乃至腰间重痛，谷道挺进，继之浆破血出，儿遂自生。"即指此阶段的表现。

离经脉：临产时可扪得产妇中指本节有脉搏跳动，称为离经脉。《产孕集》认为"尺脉转急，如切绳转珠者，欲产也。"说明尺脉转急是临产的征兆之一。《脉经》指出："妇人欲生，其脉离经。夜半觉，日中则生也。"可见离经脉具有一定的参考价值。

分娩过程：即产程，划分为四期，是产科助产的重要时期（详见附论）。

3.影响分娩的因素 分娩能否顺利，取决于产力、产道、胎儿、精神因素四者的相互协调。若产力异常，如宫缩过频、过强、过短、过弱或失去节律；或胎儿发育异常、胎位异常；或产道异常，均可影响分娩的进程，造成难产。除此以外，还有一些因素也能直接或间接地影响分娩顺利进行，如产妇的精神状态对正常分娩的进展有着直接影响；产妇的素体状态、产妇的年龄、产次、分娩间隔、胎盘的大小、破膜过早均在一定程度上影响分娩及易发生并发症（详见附论）。《达生篇》总结出临产六字真言曰："睡、忍痛、慢临盆"，对产妇的顺利分娩具有一定指导意义。

（二）产褥

分娩结束后，产妇逐渐恢复到孕前状态，约需6~8周，此期称为"产褥期"，又称"产后"。产后一周称"新产后"，产后一月称"小满月"，产后百日称"大满月"。即所谓"弥月为期"，"百日为度"。由于分娩时的产创与出血和产程中用力耗气，使产妇气血骤虚，因此，新产后可出现畏寒怕冷、微热多汗等"虚"象；又分娩后子宫缩复而有腹痛及排出余血浊液等"瘀"候，故产褥期的生理特点是"多虚多瘀"。国内有学者所进行的相关研究，基本证实了分娩后产妇存在"虚、瘀"状态，服用"补虚化瘀"生化汤加减的中药复方，"虚、瘀"状态明显改善，能提高产褥生理复旧功能。

恶露是产后自子宫排出的余血浊液，先是暗红色的血性恶露，也称红恶露，约持续3~4天；后渐变淡红，量由多渐少，称为浆液性恶露，约7~10天；继后渐为不含血色的白恶露，约2~3周干净。如果血性恶露持续10天以上仍未干净，应考虑子宫复旧不良或感染，当予以诊治。

五、哺乳生理

顺产者，产后30分钟即可在产床上首次哺乳，令新生儿吮吸乳头，以刺激乳头尽早泌乳，促进母体宫缩，减少产后出血，提倡实行母婴同室，建立母子亲密的感情。并让婴儿吸吮免疫价值高的初乳，增强抗病能力，促进胎粪排出。推荐母乳喂养，按需哺乳，废弃定时哺乳，指导正确哺乳方法。

乳汁由精血、津液所化，赖气以行。如《景岳全书·妇人规》说："妇人乳汁，乃冲任气血所化。"精血津液充足，能化生足够的乳汁哺养婴儿，哺乳次数按需供给。哺乳时间一般以8个月为宜。3个月后婴儿适当增加辅食。哺乳期大多月经停闭，少数也可有排卵，月经可来潮，故要采取工具避孕法避孕。断乳以产后8个月至10个月为宜。必须指出的是，在停止哺乳后，务必用药物回乳，以免长期溢乳发生月经病、乳病。

月经、带下、妊娠、产育和哺乳都是妇女的生理特点，妇女各期的生理特点，不但使女性一生多姿多彩，经、带、孕、产、乳更是女性一生中阴阳气血自我调节不可缺少的健康环节。其产生的机理都与脏腑、天癸、气血、经络、胞宫有密切关系，而且各生理特点之间也存在着一定的内在联系。女性生殖生理特点及其产生机理如图3-1。

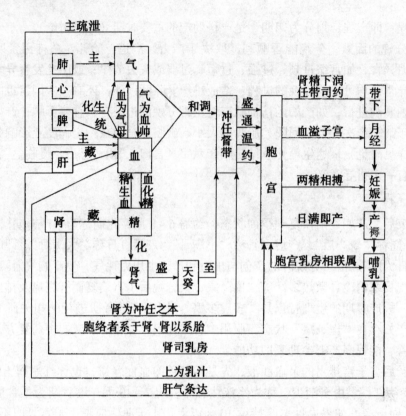

图 3-1 女性生殖生理特点及其产生机理示意图

第四章
妇科疾病的病因病机

第一节　病　因

　　病因，就是指导致疾病发生的原因。中医学认为，任何证候和体征都是在病因作用下，引发患者机体产生的一种异常反应。因此认知病因是临床治疗和提高疗效的重要环节。了解病因除详细询问病史外，主要是依据各种病因的致病特点、规律和疾病的临床证候和体征来推求，称之为"审证求因"，是中医学特有的认识病因的方法。中医病因学的另一特点是在病因与非病因之间具有一定相对性。妇科病因与其他学科不尽相同的是妇女经、孕、产、乳的特殊生理均以血为用，寒、热、湿邪易与血相搏而发病；又因妇女常受情志因素和生活因素的困扰以及体质因素的前因后果而发病。常见的妇科病因有寒热湿邪、情志因素、生活因素和体质因素等。

一、寒、热、湿邪

　　风、寒、暑、湿、燥、火（热），在自然界气象正常的情况下称六气。当自然界气候反常，六气出现异常变化，即成为致病因素，合称为"六淫邪气"。由于六淫是致病邪气，故又称其为"六邪"。淫，有太过和浸淫之意。六淫致病为外感病范围。

　　此外人体阴阳的盛衰，气血津液，脏腑功能的失常，五行的胜复，也表现出类似六淫邪气的特点。这种邪从内而生，又以五脏病变为主，故称之为"内生五邪"。妇科疾病多属内伤脏腑、天癸、气血、经络，进而影响生殖系统的病变，故"内生五邪"，较外感六邪更为多见。为区分二者，常冠"内""外"二字以别。六淫与五邪中与妇科关系密切的是寒、热、湿邪，因寒、热、湿邪易与血相搏而发生妇科病。

　　1. **寒邪**　寒为阴邪，易伤阳气；寒性收引，主凝滞，易使气血阻滞不通。寒邪致病，有外寒、内寒之分。外寒是指寒邪由外及里，伤于肌表、经络、血脉，或经期、产后血室正开，寒邪由阴户上客，入侵冲任、子宫，进而发生经行发热、经行身痛、痛经、月经后期、月经过少、闭经、产后身痛、不孕症等病证。内寒，是机体阳气虚衰，命火不足，或阴寒之气不散，故内寒的产生，与肾脾阳虚关系最大。内寒致病一是由于失于温煦，因而出现各种虚寒之象和血脉收缩、血流迟滞之征象；二是由于气化功能减退，阳不化阴，代谢障碍，产生阴寒性病理产物，如水湿、痰饮。阳气的温煦和气化功能减退，常导致闭经、多囊卵巢综合征、月经后期、痛经、带下病、子肿、宫寒不孕。

　　2. **热邪**　热为阳邪，其性炎上，故热邪伤人，以高热扰乱神明等上部症状多见；又热邪易耗气伤津，损伤正气，津液亏乏，故出现机能减退之证；热邪易生风动血，所谓"热极生风"，可出现抽搐；热迫血行，故可出现出血之证。热邪致病，也有外热、内热之异。外热为外感火热之邪，尤其是月经期、孕期、产褥期，热邪易乘虚而入，损伤冲任，发为经行发热、经行头痛、妊娠小便淋痛、产后发热等病证；热邪结聚冲、任、胞中，使气血壅滞，"热盛则肿"、"热盛肉腐"，则发为产褥热、盆腔炎或盆腔脓肿、阴疮、孕痈等病证。内热又称"火热内生"，若伤及冲任，迫血妄行，可发为月经先期、月经过多、崩漏、经行吐衄、胎漏、产后恶露不绝、阴疮等病证。

3. **湿邪**　湿为阴邪，其性黏滞，患部重着，病情缠绵；湿性趋下，易袭阴位。湿邪致病，也有内湿、外湿之分，外湿多与气候环境有关，如气候潮湿，阴雨连绵，或久居湿地，或经期、产后冒雨涉水，湿邪内渗致病。湿留体内日久，又可随体质的阴阳盛衰而发生寒化或热化，导致带下、阴痒或盆腔炎等。内湿，又称湿浊内生，主要是由脾的运化和输布津液的功能下降引起的水湿痰浊在体内蓄积停滞致病。《素问·至真要大论》指出："诸湿肿满，皆属于脾。"湿浊既停，极易困阻脾阳，而形成脾生湿，湿困脾，脾伤及肾，或湿聚成痰的病机转归。湿为有形之邪，随着湿邪留滞的部位、时间不同，分别发生经行浮肿、经行泄泻、闭经、多囊卵巢综合征、带下病、子肿、子满、产后身痛、不孕症等。

二、情志因素

七情，是指喜、怒、忧、思、悲、恐、惊七种情志变化。情志是对包括七情在内的所有情志特征与属性的抽象和概括。是人类对外界刺激因素在精神情志的反映，也是脏腑功能活动的情志体现。五脏化五气，以生喜、怒、悲、忧、恐，适度的情志，能舒发情感有益健康。七情太过，如突然、强烈、持久地作用于人体，超过了机体抗御或自我调节范围，则导致脏腑、气血、经络的功能失常，属病理上的七情内伤。情志因素的病机复杂，关键为"气机逆乱"。气为血之帅，血为气之母，气病又可及血。肝藏血，主疏泄，情志因素最易导致气血失调和肝的功能失常而发生妇科疾病。《素问·阴阳别论》曰："二阳之病发心脾，有不得隐曲，女子不月。"最早指出了七情内伤可导致闭经。汉代《金匮要略·妇人杂病脉证并治》指出："妇人之病，因虚、积冷、结气"，把"结气"列为三大病因之一。《妇人秘传》又指出"七情过极，肝气横逆，木强土弱，脾失健运，因而带下绵绵，色黄或赤。"《傅青主女科》更全面地论述了因于情志因素，导致经、孕、产、乳、杂病，列有"郁结血崩"、"多怒堕胎"、"大怒小产"、"气逆难产"、"郁结乳汁不通"、"嫉妒不孕"等证治。这些认识至今为中医学所沿用。

情志因素导致妇科病，以怒、思、恐为害尤甚。

1. **怒**　抑郁忿怒，使气郁气逆，可致月经后期、闭经、痛经、不孕、癥瘕；

2. **思**　忧思不解，每使气结，发为闭经、月经不调、痛经；

3. **恐**　惊恐伤肾，每使气下，可致月经过多、闭经、崩漏、胎动不安、不孕。

妇科病或脏腑功能失常也可导致情志异常。例如：闭经、崩漏、习惯性流产、不孕症等常引起情绪低落，焦虑，悲伤；妇人脏阴不足导致喜悲伤欲哭。

社会心理因素对人的精神和身体造成的危害日益增多。良好的心理素质和平静的心理状态在疾病的发生、发展和转归上的积极作用，也越来越为人们所认识，中医七情学说阐明了心身统一的整体观，并较客观地、科学地反映了情志与心身的辩证关系及情志致病的相对性和个体差异。由于情志因素可使人致病，或使病情反复甚至恶化，尤其是妇人易为情所伤，故《景岳全书·妇人规》云："妇人之病不易治也……此其情之使然也。"女子情志内伤的特点反映在女性一生各个不同的生理时期中，因青春期、月经期、妊娠期、产褥期、围绝经期以及老年期的特殊内环境，更易产生情志异常，如经行情志异常、产后抑郁、脏躁等。

三、生活因素

中医学历来重视养生防病益寿。生活因素导致的妇科疾病主要是房室所伤、饮食失宜、劳逸失常、跌仆损伤等。

1. **房室所伤**　包括房劳多产、房事不禁、房事不洁等方面。房劳是指因房室不节，淫欲过度或过早结婚，耗精伤肾所产生的病理状态。多产是指过多的产育，足以耗气伤血，损伤冲任、胞宫、胞脉、胞络以及耗精伤肾。精、气、神乃"人生三宝"，三者各司其职，但以精为根基。如《灵枢·本神》曰："是故五脏主藏精者也，不可伤，伤则失守而阴虚，阴虚则无气，无气则死矣。"《景岳全书·妇人规》又说："妇人因情欲房室，以致经脉不调者，其病皆在肾经。"房事不禁如孕期可致流产、早产或感染。经期产后余血未净而阴阳交合，精浊与血相结为邪，影响冲任、胞宫，可发生妇科疾病。《女科经纶》云："若经适来而不禁房室，则败血不出，积精相射，致有诸证，此人之最易犯者。"此外，房事不洁，虫邪或邪毒入侵外阴、阴道、胞宫，易发生经、带、胎、产、杂病，尤其是房事不洁，多性伴侣更容易发生性传播疾病，危害健康及社会。

2. **饮食失宜**　包括饮食不节（过饥、过饱）、饮食不洁和饮食偏嗜等，均可导致脏腑功能失常。尤其在青春期、月经期、产褥期、围绝经期、老年期，这些特殊的时期有不同的生理特点和内环境，需要有不同的饮食要求，若饮食失宜，易发生月经过少、闭经、痛经、崩漏、胎萎不长、妊娠贫血、绝经妇女骨质疏松症等。现时行的节食太过的减肥法，亦可致月经过少、月经后期、闭经。

3. **劳逸失常**　妇女在月经期、孕期、产褥期特别要注意劳逸结合。《素问·举痛论》说："劳则气耗"，劳力、劳神过度，足以伤气，损伤心、脾、肾的功能，导致月经过多、经期延长、崩漏；孕期过劳可致流产、早产；产后过劳可导致恶露不绝、缺乳和子宫脱垂。过于安逸又影响气血的运行，"逸则气滞"，发生月经不调或难产。

4. **跌仆损伤**　妇女在月经期、尤其是孕期生活不慎跌仆损伤，如撞伤腰腹部，可致堕胎、小产或胎盘早期剥离；若撞伤头部，可引起经行头痛、闭经或崩漏；若跌仆损伤阴户，可致外阴血肿或撕裂。多次手术、术后创伤、感染，可直接损伤子宫、胞脉、胞络，发生经、带、胎、产诸病。

此外，嗜烟酗酒或经常夜生活均影响生物钟的调节，导致月经失调、闭经、流产、不孕。不健康、不科学的生活方式和环境因素所造成的疾病，被现代人称为"生活方式病"。因此，养成良好的生活习惯，对防治妇科病有重要意义。

四、体质因素

体质形成于胎儿期，受之于父母。明代张景岳称之为"禀赋"。到了清代的《通俗伤寒论》才出现了"体质"一词。历代名称虽异，但所指相同，已经认识到体质受之于先天父母，并受后天影响。体质在疾病的发生、发展、转归以及辨证论治中有着重要的地位。肾主先天，又主生殖，体质体现了中医形神统一观，精神面貌、性格、情绪等对体质的识别具有重要的意义。作为病因学说之一的体质因素在妇产科疾病中甚为重要，因女性有特殊的体质特点。《灵枢·五音五味》说："妇人之生，有余于气，不足于血，以其数脱血也。"宋代《妇人大全良方》强调："妇人以血为基本"。这是对女性体质特点的高度概括。故治疗需时时顾护精血即属其例。

妇科疾病与体质关系密切。如妇女先天肾气不足，在青春期常发生肾虚为主的子宫发育不良、月经后期、闭经、崩漏、痛经、月经过少、多囊卵巢综合征；在生育期容易发生月经后期、闭经、崩漏、胎动不安、滑胎、不孕症；更年期易出现早发绝经现象。又如素性忧郁，性格内向者，易发生以肝郁为主的月经先后不定期、月经前后诸证、痛经、经断前后诸证、子晕、子痫、不孕、阴痛等。如素体脾虚气弱，又常导致脾虚为主的月经先期、月经过多、崩漏、带下病、子肿等病证。虽感同样的湿邪，体质不同，可以寒化或热化，表现为不同的证型。可见体质因素实际上对某些致病因素存在极大的易感性和患病证型的倾向性。妇女的体质因素又可影响后代。

此外，在现代社会中又出现了一些新的病因，如免疫因素、生物因素、环境因素等都可导致妇科疾病。同时一些病理产物如瘀血、痰饮在一定条件下又转变为致病因素，从而导致妇科疾病的发生和发展。

第二节 病 机

病机，即疾病发生、发展与变化的机理。由于妇女特殊的生殖器官解剖，其月经、妊娠、分娩和哺乳等特殊生理活动均以血为主，以血为用，并受肾－天癸－冲任－胞宫轴的调控。因此，妇科疾病的主要病机，最终必须直接或间接损伤冲任督带、胞宫，才能导致妇科疾病的发生。《医学源流论》说："凡治妇人，必先明冲任之脉……冲任脉皆起于胞中，上循背里，为经脉之海，此皆血之所从生，而胎之所由系，明于冲任之故，则本源洞悉，而候所生之病，则千条万绪，以可知其所从起。"可以说以脏腑、天癸、气血、经络为主体，强调奇经之冲、任、督、带和胞宫、胞脉、胞络的重要性，是妇科不同于其他学科的病机特点。现代中医病机学得到较大发展，也促进了中医妇科学病机的深化研究，妇科疾病的主要病机是：脏腑功能失常，气血失调，冲任督带损伤，胞宫、胞脉、胞络受损，以及肾－天癸－冲任－胞宫轴失调。

一、脏腑功能失常

人体是以五脏为中心的有机整体，脏腑生理功能的紊乱和脏腑气血阴阳的失调，均可导致妇产科疾病，其中关系最密切的是肾、肝、脾三脏。

1. 肾的病机　肾藏精、主生殖，胞络系于肾。肾有阴阳二气，为水火之宅。五脏的阴阳，皆以肾阴肾阳为根本。肾阴肾阳又互相依存，互相制约，以保持相对的动态平衡，维持机体的正常功能。若先天肾气不足或房劳多产，或久病大病"穷必及肾"，导致肾的功能失常，冲任损伤，致发生妇产科疾病。临床上分为肾气虚、肾阳虚、肾阴虚及阴阳两虚。

（1）肾气虚：肾气，乃肾精所化之气，概指肾的功能活动。肾气虚，是指肾的气化封藏、摄纳功能减退的病理状态。肾气的盛衰与天癸的至与竭，直接关系到月经与妊娠。冲任之本在肾，若先天肾气不足或后天损伤肾气，致精不化血，冲任血海匮乏，可发生闭经、月经后期、月经过少、不孕等；肾气虚，封藏失职，冲任不固，可致月经先期、月经过多、崩漏、产后恶露不绝；肾气虚，胎失所系，冲任不固，可致胎漏、胎动不安、滑胎；肾气虚，摄纳或系胞无力，则致胎动不安、子宫脱垂。

（2）肾阳虚：肾阳，即命门之火。肾阳虚是指全身机能低下，温煦、气化及兴奋施泄作用减弱的病理状态。肾阳虚，命门火衰，冲任失于温煦，下不能暖宫，胞宫虚寒，可致妊娠腹痛、产后腹痛、宫寒不孕；肾阳虚，命门火衰，上不能暖土，水湿下注，发为经行浮肿、经行泄泻、子肿、子满；肾阳虚，气化失司，水液代谢失常，湿聚成痰，痰浊阻滞冲任、胞宫，可致月经后期、闭经、不孕；肾阳虚，气化失常，水湿下注任、带，使任脉不固，带脉失约，发为带下病；肾阳虚，兴奋施泄功能减退，可出现性冷淡、闭经、排卵障碍性不孕症；肾阳虚，血失温运而迟滞成瘀，血瘀阻碍生机加重肾虚，而发生肾虚血瘀，导致子宫内膜异位症、多囊卵巢综合征等更为错综复杂的妇产科病证。

（3）肾阴虚：主要指肾所藏的阴精不足及由此发生的病理变化。多因先天不足，素体阴虚或青春期天癸初至或更年期天癸将竭，或房劳多产，或久病、热病、大病耗伤肾阴。肾阴虚精血不足，冲任血虚，血海不能按时由满而溢，可致月经后期、月经过少、闭经；肾阴虚，冲任、胞宫胞脉失养，可致痛经、妊娠腹痛或不孕症；若阴虚生内热，热伏冲任，迫血妄行，发为崩漏、经间期出血、胎漏、胎动不安；若肾阴虚，孕后阴血下聚冲任以养胎元，致令阴虚益甚，肝失所养，肝阳上亢，发为妊娠眩晕，甚或子痫等。

阴损可以及阳，阳损可以及阴，若病程日久，往往可导致肾阴阳两虚，上述病证可以夹杂出现。

2. 肝的病机　肝藏血，主疏泄。性喜条达，恶抑郁。肝体阴而用阳，具有贮藏血液和调节血流、血量的生理功能，肝又有易郁、易热、易虚、易亢的特点。妇人以血为基本，若素性忧郁，或七情内伤，或他脏病变伤及肝木，则肝的功能失常，表现为肝气郁结、肝郁化火、肝经湿热、肝阴不足、肝阳上亢或肝风内动，影响冲任，导致妇产科疾病。

（1）肝气郁结：肝气郁结，则血为气滞，瘀阻冲任，发生痛经、经行乳房胀痛、闭经、妊娠腹痛、缺乳、不孕症、盆腔炎；肝气郁结，疏泄失司，冲任失调，血海蓄溢失常，则可发生月经先后无定期。肝郁化热化火，热扰冲任血海，迫血妄行，可致月经先期、月经过多、崩漏、胎漏、产后恶露不绝；气火上炎，则发为经行头痛、经行吐衄、经行情志异常、乳汁自出；肝郁犯胃，胃失和降可发生妊娠恶阻。

（2）肝经湿热：肝郁乘脾，脾失健运，湿从内生，湿郁化热，湿热之邪下注任、带，使任脉不固，带脉失约，可发生带下病、阴痒。湿热蕴结胞中，或湿热瘀结，瘀阻冲任，冲任不畅，发生盆腔炎、癥瘕、不孕等。

（3）肝阴不足：肝藏血，体阴而用阳。若素体肝肾阴虚，或失血伤阴，或热病伤阴，肝阴不足，冲任亏虚，血海不盈，可致月经过少、闭经、不孕症等；肝血不足，经前、经时、孕期阴血下注冲任血海，阴血益虚，血虚生风化燥，发生经行风疹块、妊娠身痒。

（4）肝阳上亢：肝血素虚，经前或孕后阴血下聚冲任、胞宫，阴血益亏，肝阳偏亢，出现经前头痛、经行眩晕、子晕；阴虚阳亢，阳化风动，肝火愈炽，风火相煽，发为子痫。

3. **脾的病机** 脾为后天之本，气血生化之源，脾主中气而统血。脾的病机主要是脾失健运、脾失统摄及脾虚下陷。

（1）脾失健运：脾气素虚，或饮食失宜、劳倦过度伤脾，或木郁侮土，脾虚气弱，健运失常，气血生化不足而脾虚血少，冲任亏虚，血海不盈，可出现月经后期、月经过少、闭经、胎萎不长、产后缺乳；或素体阳虚，或过食寒凉生冷，或膏粱厚味损伤脾阳，脾阳不振，运化失职，水湿流注下焦，湿聚成痰，痰湿壅滞冲任、胞宫，可出现月经过少、闭经、不孕、癥瘕、多囊卵巢综合征等；脾失健运，湿邪内生，损伤任、带，任脉不固，带脉失约，发生带下病。

（2）脾失统摄：脾气虚弱，中气不足，统摄无权，冲任亏虚而不固，可出现月经过多、经期延长、崩漏、胎漏、产后恶露不绝、乳汁自出。

（3）脾虚下陷：脾气虚而下陷，则可见月经过多、崩漏、阴挺。

脾与胃互为表里，如脾胃虚弱，孕后经血不泻，冲气偏盛，循经上逆犯胃，胃失和降，发为恶阻。

4. **心的病机** "心主神明"、"心主血脉"、"胞脉者属心而络于胞中"。若忧愁思虑，积郁在心，心气不得下通于肾，胞脉闭阻，可出现闭经、月经不调、不孕；心火偏亢，肾水不足，则水火失济，出现脏躁、产后抑郁等。孕后血聚养胎，阴血愈虚，阴不济阳，心火偏亢，扰动心神，可致妊娠心烦，心火偏亢，移入小肠，传入膀胱，发为子淋。

5. **肺的病机** 肺主气、主肃降，朝百脉而输精微，通调水道。若阴虚火旺，经行阴血下注冲任，肺阴益虚，虚火灼伤肺络，则出现经行吐衄；若肺失宣降、不能通调水道，可引起子嗽或妊娠小便异常、产后小便异常。

人是一个有机的整体，脏腑是相生相克互相影响的，与妇科关系最密切的肾、肝、脾之间更是难以分割，常出现肾虚肝郁、肝郁脾虚、肾脾两虚、肾虚血瘀、肾虚肝郁脾虚等复杂的病机，故应在错综复杂的正邪斗争中抓住主要的病机并作动态的因果转化的观察。

二、气血失调

妇女经、孕、产、乳的生理活动均以血为本又需耗血，致使机体处于血常不足，相对气常有余的状态。如《灵枢·五音五味》篇所说："妇人之生，有余于气，不足于血，以其数脱血也。"说明 气血失调是妇产科疾病的重要病机。由于气和血是相互依存，相互滋生的，气为血之帅，血为气之母，气病可以及血，血病可以及气，所以临证时既要分清在气在血的不同，又要注意气和血的相互关系。

1. **气分病机** 气分病机有气虚、气陷、气滞、气逆的不同。

(1) 气虚：是指气的能量不足及由此引起气的功能减退的病理状态。素体虚弱，或劳倦过度伤气，或久病大病正气受损，或肺、脾、肾的功能失常，影响气的生成，而发生妇科诸疾。如肺气虚，卫外不固，易出现经行感冒、产后自汗、产后发热；中气虚或肾气虚，均可致冲任不固，发生月经先期、月经过多、崩漏、胎漏、乳汁自出。

(2) 气陷：是指中气虚而下陷的病理，可发生子宫脱垂、崩漏。

(3) 气滞：是指气推动血和津液的运行不畅，导致相应脏腑、气血、经络的生理功能失常的病理状态。如肝气郁结，疏泄失调，则冲任血海阻滞，可发生痛经、闭经、月经先后无定期、不孕等；气行不畅，津液停滞，可致水湿不化，痰湿内生，发生经行浮肿、子肿、闭经、不孕症；气郁化火，火热之邪上扰神明，下迫冲任血海，可发生经行情志异常、产后抑郁、脏躁、月经先期、月经过多、崩漏、胎漏等。

(4) 气逆：是指气升降失常，上升太过的病理。肺主气主肃降，肺气上逆，可发生子嗽。胃气宜降，若胃气上逆，可致经行呕吐、恶阻。

2. **血分病机** 病在血分，有血虚、血瘀、血热、血寒之分。

(1) 血虚：血虚是指阴血匮乏、血的营养与滋润功能不足的病理状态。导致血虚的原因常见三个方面：一是耗血出血过多，尤其是月经过多、血崩或孕期、产时、产后大出血，致使机体处在血虚状态；二是气血生化不足，脾胃虚弱或营养不良，可致气血来源匮乏；三是肾精不足，精化血、血生精，精血同源而互生，精亏则血少。各种原因导致的血虚，足以影响妇女健康。《妇人大全良方》指出："妇人以血为基本。"经、孕、产、乳均以血为用，血虚可致冲任血海匮乏，不能由满而溢，或失于濡养，可发生月经后期、月经过少、闭经、痛经、妊娠腹痛、胎动不安、滑胎、胎萎不长、产后缺乳、产后身痛、产后血劳、不孕等诸多妇科病。

(2) 血瘀：是指血液停积、血流不畅或停滞，血液循环障碍的发生、发展及继发变化的全部病理过程。血寒、血热、血虚、气滞、气虚、出血、久病、肾虚等均可导致血瘀，进而发生痛经、闭经、崩漏、月经过多、经期延长、胎动不安、异位妊娠、产后腹痛、恶露不绝、产后发热、不孕、癥瘕等。

(3) 血热：是指血分伏热，使脉道扩张，血流加快，甚至迫血妄行的病理状态。若因素体阳盛血热，或过食辛热或误服助阳暖宫之品，或外感热邪，热扰冲任，迫血妄行而出现月经过多、月经先期、崩漏、经行吐衄、胎漏、产后发热；若肝郁化热，热性炎上，可致经行头痛、经行情志异常；若素体阴虚，经、孕、产、乳数伤于血，阴血益亏，阴虚生内热，热扰冲任，冲任不固，发生月经先期、崩漏、胎动不安、产后恶露不绝。

(4) 血寒：是指血脉凝滞收引、机体功能减弱的病理状态。血寒常因经期、产后正气不足，感受寒邪，寒凝冲任、胞宫，或素体阳虚，寒从内生，血为寒凝，冲任失畅，功能减退，发生痛经、月经后期、月经过少、闭经、妊娠腹痛、产后腹痛、产后身痛、宫寒不孕症等。

气血互相滋生、互相依存，故在病机上往往气病及血，血病及气，血气不和，气血同病，虚实错杂，常见气滞血瘀、气虚血瘀、气血两虚等病机。

三、冲、任、督、带损伤

妇产科疾病的病理机制与其他各科的区别，在于必须直接或间接的损伤冲、任、督、带、胞宫、胞脉、胞络或生殖轴。《内经》首先指出了任、督为病可致"带下瘕聚"和"不孕"等妇科病机，《诸病源候论》强调了冲任和胞内损伤的妇科病机。冲任督带损伤的常见病机是冲任损伤、督脉虚损和带脉失约。

1. **冲任损伤**　任通冲盛才有正常的月经与妊娠。冲、任二脉皆起于胞中，环绕唇口。"冲为血海"、"为十二经脉之海"，能调节十二经的气血；"任主胞胎"，为阴脉之海，与足三阴经肝、脾、肾会于曲骨、中极、关元，因此任脉对人身的阴经有调节作用；天癸对人体的生长、发育与生殖及衰老的影响，主要通过冲任二脉以实施，因此冲任损伤必然导致妇产科诸疾。冲任损伤有寒热虚实和不调之异。主要表现为冲任亏虚、冲任血热、冲任寒凝、冲任阻滞、冲任不调等。

(1) 冲任亏虚：先天肾气不足，或房劳多产，或失血伤阴，导致冲任亏虚，血海不盈，发生月经后期、月经过少、闭经、胎漏、胎动不安、胎萎不长、不孕。

(2) 冲任血热：素体阳盛血热，或过食辛热助阳之品，或感受热邪。亦有肝郁化热或阴虚生内热者。热扰冲任，迫血妄行，可致月经先期、月经过多、崩漏、胎漏、产后恶露不绝等。

(3) 冲任寒凝：素体阳虚，寒从内生。或经期冒雨涉水，寒邪从肌肤客于冲任。寒主收引，主凝滞。寒凝冲任，影响气血生化及运行，发为月经后期、痛经、妊娠腹痛、不孕等。

(4) 冲任阻滞：素体脾虚湿盛，痰湿内生，流注冲任，或经期、产后余血未净而合阴阳；或气滞、寒凝、热灼致瘀均可阻滞冲任、胞宫，发为痛经、月经后期、闭经、癥瘕、不孕。

(5) 冲任失调：先天肾气不足或房劳多产伤肾，封藏失司。抑郁恚怒伤肝，疏泄无度。若肾虚肝郁，则开合失宜，冲任失调，血海蓄溢失常，发为月经先后无定期。

2. **督脉虚损**　督脉与肾、心、肝的关系密切，督脉行背，与足太阳相通，"贯脊属肾"，得命火温养；"上贯心入喉"，得心火之助；又与肝脉"会于巅"，得肝阳以为用。故称督脉为"阳脉之海"，总督诸阳。督脉与任脉同起于胞宫，交会于"龈交"穴，二脉协同调节人身阴阳脉气的平衡，维持胞宫的生理功能。如外感六淫邪毒，内伤脏腑气血，损伤督脉，致督脉虚损，则发生妇科病，如《素问·骨空论》所言："督脉……此生病……其女子不孕。"以及阴阳平衡失调所致的闭经、崩漏、经断前后诸证、绝经妇女骨质疏松症。

3. **带脉失约**　带脉束腰一周，约束诸经。《血证论》指出："带脉下系胞宫……属于脾经。"从循行路径看，横行之带脉与纵行之冲、任、督间接相通并下系胞宫。带脉的功能主要是健运水湿，提摄子宫，约束诸经。故带脉失约可导致带下病、胎动不安、滑胎、子宫脱垂等。

四、胞宫、胞脉、胞络受损

胞宫借经络与脏腑相连，完成其生理功能。胞宫或子宫、胞脉、胞络受损的病机，主要有形质异常、藏泻失司、痰瘀闭阻、手术创伤。

1. **形质异常** 是指子宫的形态、位置及质地的异常变化导致妇科疾病的机理。子宫形质异常由先天发育不良和后天损伤所致，可出现幼稚子宫、子宫畸形、子宫过度屈曲、子宫肌瘤等，还有手术或炎症损伤子宫、胞脉、胞络，导致月经不调、闭经、痛经、滑胎、癥瘕、不孕等病证。

2. **藏泻失司** 子宫具有似脏"藏"的功能，又具有似腑"泻"的功能，且藏泻有序。若先天肾气不足或房室所伤，久病大病失血伤精，精血不充，使冲任不能通盛，子宫蓄藏阴精匮乏，藏而不泻可发生月经后期、闭经、带下过少、胎死不下、滞产、难产、过期妊娠；若肾气不固，肝气疏泄太过，或脾虚不摄，导致子宫藏纳无权，泻而不藏，可发生经期延长、月经过多、崩漏、带下病、流产、早产、恶露不绝。

3. **痰瘀闭阻** 是指病邪客于胞宫后，使胞宫或子宫闭塞或阻滞而产生妇科疾病的病机。《金匮要略》首先提出："妇人经水闭不利，脏坚癖不止，中有干血"及"血结胞门"等妇科特有的病机；《诸病源候论》认为："妇人月水不通……风冷邪气客于胞内，伤损冲任之脉……致胞络内绝，血气不通故也"；朱丹溪有"躯脂满溢，闭塞子宫"以致不孕的论述；《傅青主女科》论肥胖不孕时亦指出："肥胖者多气虚，气虚者多痰涎……且肥胖之妇，内肉必满，遮隔子宫，不能受精，此必然之势也。"此外，子宫内膜息肉、黏膜下肌瘤、输卵管阻塞或不畅，瘀阻生化之机，均可导致月经过少、闭经、崩漏、不孕等病证。

4. **手术创伤** 宫腔各种手术都有创伤的可能。如子宫穿孔、宫腔粘连可导致妇科急腹症、月经过少、闭经、盆腔炎、不孕等病证。

胞脉、胞络是脏腑联系胞宫的脉络。若胞脉、胞络受损，同样可发生闭经、痛经、崩漏、不孕等病。胞宫或子宫、胞脉、胞络虽各有自身受损的病机，但它们之间又是互相联系不可分割的整体，常相互影响。

五、肾－天癸－冲任－胞宫轴失调

肾－天癸－冲任－胞宫轴，以肾为主导，由天癸调节，通过冲任的通盛、相资，督带的调约，在胞宫主司下由子宫表现出经、带、胎、产的生理活动特点。其中任何一个环节障碍，尤其是"五脏之伤，穷必及肾"时，都会引起生殖轴功能失调，发生崩漏、闭经、不孕症等。所以肾－天癸－冲任－胞宫轴失调又是妇科疾病的主要发病机理。

综上所述，妇科疾病的病机是错综复杂的，既有脏腑功能失常和气血失调的病机间接损伤冲任督带、胞宫、胞脉、胞络或生殖轴为病；又有冲任督带、胞宫、胞脉、胞络直接损伤，或肾－天癸－冲任－胞宫轴失调发为妇科病证，这是妇科病区别于其他科病的病机特点。同时又要认识病因与病机之间、各病机之间不是孤立的，而是相互联系、相互影响的。临证时，必须"辨证求因"、"审因论治"，"谨守病机，各司其属"，把握该病病因病机的关键所在，才能作出正确的诊断，为论治提供可靠的依据。妇科病因病机及其关系示意如图4－1：

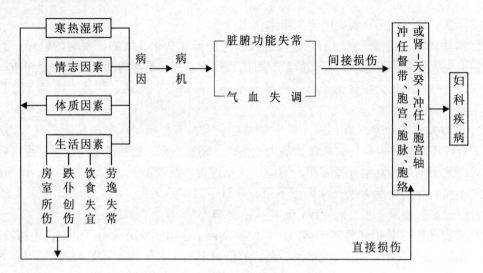

图 4 - 1　妇科病因病机特点示意图

第五章 妇科疾病的诊断与辨证

诊断与辨证是疾病治疗中极为重要的一环。只有正确地诊断与辨证，才能拟定正确的治疗方案。妇科疾病的诊断和其他各科一样，运用中医诊察疾病的方法，通过问、望、闻、切四诊以及必要的辅助检查获得有关病情资料，供辨证和辨病参考。但由于妇女有经、带、胎、产、乳等特殊的生理特点和相应的病理特点，故妇科在诊断与辨证方面又有其侧重之处。

第一节 四 诊

四诊是妇科疾病诊断的重要方法之一，即医生通过问、望、闻、切四种方法，分别从不同侧面了解病情和收集临床资料。而这四方面临床资料各有其临床意义。同时由于病变部位、病种不尽相同，四诊重点也有不同，因此辨证辨病时应四诊合参。

一、问诊

问诊是医生通过询问，了解患者的主观感觉以及有关疾病发生、发展、治疗的情况，这是作出诊断不可缺少的第一步。因此必须详细问诊，才能了解病情和获得临床资料。《景岳全书·传忠录》"十问篇"将问诊视为"诊治之要领，临证之首务"。清代医家赵晴初在《存存斋医话稿续集》中也曾言道："脉居四诊之末，望、闻、问贵焉。其中一问字，尤为辨证之要。"可见问诊在四诊中占有重要地位。但在具体问诊时，医生应围绕主诉耐心询问，避免暗示，这样才能获得真实而有价值的临床资料。

1. **问年龄** 在初诊时先要询问患者年龄，因为妇科疾病与年龄有密切关系。妇女在不同年龄阶段，其生理状况有所不同。如青春期女子肾气初盛，天癸始至，冲任功能尚未稳定；中年妇女因经、孕、产、乳耗伤气血，使肝失血养，情志易伤；老年妇女肾气渐衰、冲任衰少、脾胃易虚。年龄差异所导致疾病也不同，如青春期女子易患月经失调；中年妇女易患带下、崩漏及胎产诸疾；老年妇女易患经断前后诸证，肿瘤亦相对高发等。同患崩漏，不同年龄的复旧目的和方法也不相同。由此可见询问年龄在诊断和治疗上具有重要意义。

2. **问主诉** 了解患者最感痛苦的症状、体征及持续时间，这是患者求诊的原因。如月经推迟、发热、腹痛、带下异常、阴痒、腹部包块、阴疮、胎孕异常、不孕、经行不适、产后异常等。这既可以估计疾病的范围、类别和病情的轻重缓急，也是认识分析和处理疾病的重要依据，因此描述应重点突出、高度概括、简明扼要。注意不能把病名作为主诉记录，如患者因月经量多5天求诊，不能写成"月经过多5天"，而应写成"月经量多5天"。

3. 问现病史　围绕主证询问发病诱因，疾病发生发展过程，检查、治疗情况和结果，目前自觉症状等。如主诉腹痛3天，需了解腹痛诱因，发生时间（月经前后、经期、月经中期或孕期产后时日），腹痛是突发性还是循序性，腹痛部位（妇科疾病之腹痛大多位于下腹），腹痛程度是剧痛还是隐痛，腹痛性质是绞痛还是刺痛、是冷痛还是胀痛等。

4. 问月经史　需询问月经初潮年龄，月经周期、月经持续时间、经量多少、经色、经质稀或稠或有无血块、气味，末次月经日期及伴随月经周期而出现的症状（如乳房胀痛、头痛、腹痛、腹泻、浮肿、吐衄、发热等）。中老年妇女应了解是否绝经和绝经年龄以及绝经后有无阴道出血、骨质疏松症状。

5. 问带下史　了解带下量多少，带下颜色（如白色、淡黄、黄色、赤色或脓性等），带下性质（稀薄、黏稠），气味以及伴随症状。如带下量多，需询问带下量多出现时间，若在月经前或月经中期或妊娠期出现白带增多，而色质无异常、无臭味亦无不适，此为生理现象。

6. 问婚育史　未婚、已婚或再婚史。若未婚者，在某些特殊情况下或病情需要，应了解有无性生活史、人工流产史；对已婚者，需了解性生活情况、妊娠胎次、分娩次数、有无堕胎、小产、人工流产。孕妇应了解妊娠过程，有无妊娠疾病（如胎漏、胎动不安、妊娠肿胀、子晕、恶阻、子痫等）。

7. 问产后　询问分娩情况，有无难产、产后出血量多少，输血与否。若有产后大出血昏厥史，可使气血亏损而影响月经，甚则闭经。了解恶露量多少、颜色、性质、气味，有无产后疾病史，以及避孕情况。

8. 问既往史　有针对性地了解与现在疾病有关的以往病史，个人与家族史。如继发性痛经患者，应询问有无人工流产术、剖宫产术、盆腔炎史。对原发性痛经者应询问家族史，其母系有无痛经史（因部分痛经可能与遗传有关），个人饮食嗜好，居住环境。对不孕者需了解有无盆腔炎、人工流产史、腹部手术史。对闭经、月经过少者，需询问有无结核史、产后大出血史，工作环境、生活、饮食嗜好、环境迁移等个人史。

9. 问家族史　有些疾病与家族史有关，需选择性询问，如闭经、滑胎等。

二、望诊

"有诸内必形诸外"，当人体内部发生病变时，多反映于体表的相关部位。通过望诊，运用视觉对病人有目的地观察，可获得临床诊断的重要依据。由于妇女生理和解剖特点，妇科望诊除望全身、舌诊外，还需观察外生殖器官、经血、带下、恶露和乳汁量、色、质的变化。

1. 望神形　神为形之主，形乃神之舍，两者关系密切，故神形应合参。神是人体生命现象的体现，望神可以了解其精气的盛衰，判断病情的轻重和预后，妇科疾病亦然。如头晕眼花，神疲泛恶，汗出肢冷，神志淡漠，甚至昏不知人，可见于崩漏、胎堕不全等妇科失血重证。妇科痛证如异位妊娠、急性盆腔炎、痛经、卵巢囊肿蒂扭转等，常伴见形体蜷曲，两手捧腹，表情痛苦、辗转不安之态。若见高热烦躁甚至神昏谵语，多为妇科热证，如急性盆腔炎、产后发热等。妊娠晚期或产时、产后突发手足搐搦、全身强直、双目上视、昏不知人或四肢抽搐、项背强直、角弓反张等多为妇科痉证，如子痫、产后痉病。

2. **望面色** 《四诊抉微》云："夫气由脏发，色随气华。"凡脏腑的虚实、气血的盛衰，皆可通过面部色泽的变化而反映于外。妇科临证常通过望面色来了解患者脏腑、气血盛衰和邪气消长的情况。若见面色淡白无华，多属血虚证或失血证，如月经过多、产后出血、崩漏、堕胎等；面色㿠白，多属气虚、阳虚证；㿠白虚浮，多属阳虚水泛，可见于妊娠肿胀、经行浮肿、经行泄泻等；面色青而紫黯，多属瘀血停滞；若面色萎黄，多属脾虚，可见月经后期、月经过少、带下、闭经等；面赤，属实热证，可见月经先期、月经过多、经行吐衄、经行情志异常、产后发热等证；面色白而两颧发红，多属阴虚火旺；面黯黑或面颊有黯斑，多属肾虚，可见闭经、绝经前后诸证、崩漏、滑胎、不孕等。此外，尚须注意患者面部色泽的动态变化，以推测疾病的发展变化与转归。

3. **望体形** 重在观察形体的发育，体质的强弱，体形的胖瘦。正常女子 14 岁左右，月经来潮，第二性征发育，如乳房隆起、臀部丰满等。如年逾 14 岁，月经未来潮，第二性征尚未发育，身材矮小，多为先天肾气未充。若成熟女子，虽然月经已来潮，但身材瘦长或瘦小，第二性征发育不完善，乳房平坦，多为肾虚。若形体肥胖，皮肤粗糙，毛发浓密，多为脾虚痰湿阻滞，可见闭经、月经不调、癥瘕、不孕症、多囊卵巢综合征等。

4. **望舌** 通过观察舌象了解人体生理功能和病理变化，包括舌质、舌苔。舌质淡为气血两虚，可见于月经过多、月经后期、崩漏、闭经。舌质红为血热，可引起崩漏、月经先期、月经过多、产后恶露不绝等。舌质黯或瘀点多有血瘀。观察舌苔厚薄可测邪气的深浅，苔的颜色可察病变之寒热，苔的润燥提示体内津液盈亏和输布情况。苔白主寒，薄白腻而润多为寒湿凝滞，苔白厚腻多属痰湿阻滞。苔黄主热，薄黄为微热，苔黄厚而干燥多为热重，黄厚而腻为湿热。苔薄而舌燥为伤津，苔灰黑而润为阳虚有寒，苔黑而燥为火炽伤津。

5. **望月经** 观察月经量、月经颜色、性质是妇科望诊特点之一。一般而论，经量多、经色淡红、质稀，多为气虚；经量少、色淡黯、质稀，多为肾阳虚；经量少、色淡红、质稀，多为血虚；若经量多、色深红、质稠，多为血热；经色鲜红、质稠，多为阴虚血热；经色紫黯有血块，多为血瘀；经量时多时少，多为气郁。

6. **望带下** 观察带下量多少、颜色、性质是带下病诊断及辨证的主要依据。若带下量多，色白质清多为脾虚、肾虚；带下量少，阴道失润，多为肝肾不足；带下色黄，量多质黏稠，多为湿热；带下色赤或赤白相兼，或稠黏如脓，多为湿热或热毒。

7. **望恶露** 产后望恶露量之多少、颜色、性质亦是产后病辨证的重要内容。若恶露量多、色淡红、质稀，多为气虚；色红、质稠为血热；色紫黯、有血块，多为血瘀。色暗若败酱，应注意是否感染邪毒。

8. **望阴户、阴道** 主要观察阴户、阴道形态、色泽。若见解剖异常者，属先天性病变。若有阴户肿块，伴红、肿、热、痛，黄水淋沥，多属热毒；色素减退，多属寒凝。阴户皮肤发红、甚至红肿，多属肝经湿热或虫蚀；阴户肌肤色白，或灰白、粗糙增厚或皲裂，多属肾精亏损、肝血不足或寒凝血瘀。若阴户中有块脱出，常见于子宫脱垂或阴道前后壁膨出。

9. **望乳房和乳汁** 青春期、生育期妇女乳房平坦，乳头细小，乳晕浅淡多为先天肝肾不足；孕期胀大的乳房突然松弛缩小，可能为胎死腹中；哺乳期以乳房胀、软及乳汁清稀或稠浓辨虚实；闭经伴溢乳为垂体性闭经；乳头挤出血性物或溢液，要注意乳房恶性肿瘤。

三、闻诊

闻诊是医生通过听觉、嗅觉来诊察病人的方法。妇科闻诊包括听声音、听胎心、闻气味三个方面。

1. 听声音 主要听患者的语音、气息的高低、强弱，以及呼吸、咳嗽、嗳气、太息等声音。如语音低微，多为气虚；语音洪亮有力，多属实证；时时叹息，多为肝郁气滞；妇女孕后嗳气频频、甚则恶心呕吐，多为胃气上逆；妊娠后期声音嘶哑或不能出声，多为肾阴虚。分娩时不断呵气，为脱血、夺气之兆。

2. 听胎心 妊娠20周后，运用听诊器可在孕妇腹壁相应部位听到胎心音，胎心强弱、快慢是判断胎儿发育及有无胎儿宫内窘迫的重要依据。

3. 闻气味 主要了解月经、带下、恶露的气味。如月经、带下、恶露秽臭，多为湿热或瘀热；若腐臭气秽，多为热毒；恶臭难闻，需注意子宫颈癌的可能性；妊娠剧吐致酸中毒，患者口腔有烂苹果味，多属气阴两虚。

四、切诊

妇科切诊包括切脉、按肌肤和扪腹部三部分。

1. 切脉 《素问·脉要精微论》曾提出："诊脉常以平旦"，平旦就是清晨，因此时人体受外界影响最少，诊脉最为准确。故现在要求切脉应在病人和医生都比较平静的情况下进行，时间至少1～2分钟。妇人之脉在一般情况下稍弱于男子，略沉细而柔软，尺脉稍盛。逢月经期、妊娠期、临产之际及新产后脉象均有所变化。

（1）月经脉：月经将至或正值月经期，脉多显滑象，为月经常脉。若脉滑数而有力者，多为热伏冲任，常见月经先期、月经过多、崩漏。脉沉迟而细多为阳虚内寒、生化不足，常见于月经后期或月经过少。脉细数为虚热伤津、阴亏血少，可见于月经先期、闭经。脉缓弱无力多为气虚，尺脉微涩多为血虚，尺脉滑多为血实。崩中下血或漏下不止，脉应虚小缓滑，反见浮洪而数者，多属重证。

（2）妊娠脉：女子怀孕6周左右易见脉滑有力或滑数，尺脉按之不绝，因月经停止，阴血下注以养胎，冲任气血旺盛之故，此为妊娠常脉。若脉细软或欠滑利或沉细无力，常见于胎动不安、堕胎、胎萎不长、胎死腹中等病之虚证。若妊娠晚期，脉弦滑劲急多为阴虚肝旺、肝风内动之象，当警惕发生子晕、子痫等。

（3）临产脉：《产孕集》云："尺脉转急，如切绳转珠者，即产也。"描述了孕妇在临产前脉象的变化。若孕妇双手中指两旁从中节至末节，均可扪及脉之搏动，亦为临产之脉，如《景岳全书·妇人规·产要》云："试捏产母手中指本节跳动，即当产也。"有一定临床意义。

（4）产后脉：因分娩之际，失血耗气伤津，新产血气未复，故此时脉常滑数而重按无力。三五日后，脉渐平和而呈虚缓之势，此属产后常脉。若产后脉见浮大虚数，应注意是否气虚血脱；脉浮滑而数，可能是阴血未复，阳气外浮或为外感之征。

2. 按肌肤 医生通过用手直接触摸肌肤可以了解局部冷热、润燥、有无浮肿等情况，在辨证时有一定意义。如肌肤寒冷，特别是四肢不温，多为脾阳虚；四肢厥冷、大汗淋漓，多属亡阳危候。如手足心热多为阴虚内热。头面四肢浮肿，按之凹陷不起为水肿；按之没指，随按随起为气肿。

3. **扪腹部** 了解腹壁冷热、软硬、胀满、压痛以及有无包块及包块之部位、大小、性质等情况。若腹痛喜按多为虚证，拒按多为实证，喜温多为寒证。下腹包块质坚、推之不动多为癥疾；若腹块时有时不明显、按之不坚、推之可动，多属瘕证。通过扪孕妇腹部可了解子宫大小与孕周是否相符合，以初步推测胎儿状况。如腹形明显小于孕周，胎儿存活，可能为胎萎不长；如腹形明显大于孕周，可能为胎水肿满、多胎妊娠等。

以上是中医妇科常用的诊断方法。临诊时除掌握这些特征外，必要时尚须结合妇科检查（详见附论）作出正确诊断。

第二节 辨 证 要 点

妇科疾病辨证，也是以中医诊断理论为基础进行八纲、脏腑、气血、经络辨证。但由于妇女有经、带、胎、产、乳病，因而妇科疾病辨证有其独特之处，除需辨全身症状外，必须结合经、带、胎、产、乳生理、病机特点进行辨证。

一、常用辨证方法

中医辨证方法较多，如脏腑辨证、气血辨证、八纲辨证、六经辨证、卫气营血辨证、经络和三焦辨证等。妇科常用辨证方法主要为脏腑辨证、气血辨证，辅以冲任督带辨证和胞宫或子宫辨证等。只有在特殊情况下如急性盆腔炎、产后发热感染邪毒时才运用卫气营血辨证。

（一）脏腑辨证

脏腑辨证是中医辨证体系中的重要内容，脏腑生理功能及病机变化是脏腑辨证的理论依据。熟悉各脏腑的生理功能及其病变特点是脏腑辨证的基础，脏腑辨证中与妇科最为密切的是肾、脾、肝脏的辨证。现将妇科常用脏腑辨证方法简述如下：

1. **肾病的辨证** 肾有阴阳和精气方面的病理表现。临床肾病以虚为主，主要表现为肾精不足、生殖机能减退、水液代谢与排泄障碍。由于肾为先天之本、元气之根，肾藏精、主生殖，人体的形成、生长发育、生殖主要靠精的化生来实现。精血同源，血是月经、胎孕的物质基础，因而肾在妇科疾病中占头等重要的地位。肾病可导致经、带、胎、产中大部分疾病，如闭经、崩漏、绝经前后诸证、带下病、胎动不安、堕胎、滑胎、妊娠肿胀、产后小便异常、不孕症、阴挺等。临床上肾病有肾气虚、肾阳虚、肾阴虚、阴阳两虚之别，因而导致的妇科证候也随之而异。如肾气虚，主要表现月经初潮延迟，月经周期或提前，或延后，经量少或多，孕后阴道流血，腹痛，滑胎，婚后不孕，阴道有块物脱出等；若见月经周期提前，月经量多或少，经色鲜红、质稠，月经中期出血，月经前后发热，赤白带下，孕后心烦等妇科证候，则多为肾阴虚；如见经行前后或经期浮肿、或泄泻，带下量多，色清质稀，孕后浮肿、婚后不孕等妇科证候，则多为肾阳虚。由于肾阳与脾的关系密切，脾阳根于肾阳，肾主水液的功能与脾主运化功能相关。肾精与肝血互相滋养，肾阴与肝的关系最为密切，称为肝肾同源，因此妇科临床上脾肾阳虚、肝肾阴虚每多并见。

2. **脾病辨证**　脾以气和阳的病理表现为主，临床也以虚证为多。脾主运化，是气血生化之源，为经、孕、产、乳提供物质基础，是资养先天、健固任带二脉之本，因此脾之功能直接影响妇女生理。当其病变时可导致诸多妇科疾病。脾病辨证在妇科临床常有脾虚血少、脾阳不振、脾虚湿盛、脾失统摄等证。如脾虚血少，主要表现为月经周期延后，月经量少，色淡质稀，甚则月经停闭，胎儿发育迟缓，产后乳汁清稀，量少或全无。可导致月经后期、月经过少、闭经、胎萎不长、缺乳等疾病；若脾气虚弱进一步发展，可致脾阳不振，临床可见行经前后腹泻或浮肿，孕后面部、四肢乃至全身浮肿，孕中后期腹大异常、腹部胀满等；如脾虚湿盛，常致带下过多、不孕、闭经、月经后期、经行浮肿、经行泄泻、子肿、子满、不孕等病证；如脾失统摄，可致月经先期、月经过多、经期延长、崩漏、产后乳汁自出等妇科疾病。

3. **肝病辨证**　肝病辨证的范围很广，但概括起来不外乎肝的"疏泄"和"藏血"两方面的功能障碍。其病变的特点是肝阳、肝气常有余，肝阴、肝血常不足，因而肝病在妇科临床表现主要为实证，少数为虚或虚中夹实证。肝主疏泄、藏血、司血海，对妇女生理功能有着重要调节作用。当其发生病理变化，如肝郁气滞、肝郁化热、肝经湿热、肝阴不足、肝阳上亢、肝风内动时可导致月经先后无定期、月经先期、月经过多、痛经、闭经、崩漏、经行乳房胀痛、经行情志异常、经行吐衄和头痛等月经病，或妊娠腹痛、子晕、子痫等妊娠疾病，或产后痉病、缺乳等产后疾病，或不孕症、癥瘕、阴痒等妇科杂病。而肝郁气滞是最常见的肝失疏泄的一种表现，主要可表现在精神情志或气机不调两个方面。如月经周期时提前时延后，经量时多时少，经色紫红、有血块，行经前后乳房胀痛，情志异常，孕后小腹胀痛，产后乳汁甚少或全无，下腹部肿块，婚后不孕等妇科证；而肝热多是肝气郁结进一步发展所致。亦有肝阴不足之虚证，表现的妇科病证为月经周期提前，经量多，色红有血块，月经前后吐衄、头痛，产后乳汁自溢等证；若见带下量多，色黄、质稠，秽臭，外阴瘙痒等妇科病证，为肝经湿热；若见行经前后头痛，孕后眩晕、烦躁等妇科病证，为肝阳上亢；如见月经初潮延迟，月经周期延后，经行小腹隐痛，经量少，经色鲜红，质稠，甚至月经停闭，月经前后乳房胀痛，发热，带下色黄或赤白带下，外阴瘙痒等证，则为肝肾阴虚证。

此外，脏腑辨证中尚有心病辨证、肺病辨证、脑病辨证等，基本同于内科，临床时当参照运用。

（二）气血辨证

气血流行全身，是一切脏腑经络进行正常生理活动的物质基础，如果"气血不和，百病乃变化而生。"女子以血为本，气血是妇女生理活动的基础。气血辨证即根据临床表现，分析、判断疾病中有无气血亏损呈现的气虚、血虚、气血两虚证；有无气血运行障碍的气滞、血瘀、气滞血瘀；有无气逆、气陷、血热、血寒等病变。

1. **气虚证**　气虚证是气的功能减退，或脏腑组织的功能活动减退所表现的虚弱证候。而气虚的特点又与各个脏腑的生理功能有关。其在妇科临床可导致月经先期、崩漏、产后恶露不绝、产后自汗、产后小便异常等疾病。若气虚进一步发展，可出现气陷，发生阴挺，同时也可表现为月经周期提前、经量多、色淡质稀、漏乳、出汗多、妊娠期或产后小便异常等各种妇科症状。"气"属于"阳"，气损可以及阳，若在气虚证的基础上，见肢冷、怕冷、出冷汗、脉迟等，即是阳虚证。

2. **气滞证** 是指人体某一脏腑、经络的气机运行不畅、阻滞所表现的证候。所谓"初病在气"，主要是指气滞而言。临床主要以胀闷、疼痛为主要症状。当气滞于胞宫、胞脉、胞络、冲任督带诸脉时，可出现月经周期延后，月经量少，色暗或有块，经行小腹胀痛，经行乳房胀痛，妊娠肿胀，下腹部肿块等妇科病证，可导致月经后期、月经过少、闭经、癥瘕、不孕症、子肿等妇科疾病。若气机不调，升降失常，可引起恶阻等气逆之证。

3. **血虚证** 是以因血液亏少，不能濡养脏腑、经络而出现的虚弱证候为其特点。妇人以血为本，血是女子生理活动的物质基础，血虚可导致月经后期、月经过少、闭经、经行头痛、胎动不安、胎萎不长、产后缺乳、产后身痛和产后腹痛等妇科疾病。临床也可表现出各种妇科证候，如月经周期延后，甚至闭经，经量少，色淡红质稀，经行前后头痛，孕后阴道流血，腹痛，胎儿生长迟缓，产后下腹疼痛，乳汁少，色淡质稀等。血属于阴，血虚与阴虚有许多共同之处，但又有区别，血虚多无热象，当气血两虚时，还可表现为寒象，而阴虚常有燥热之象。另需注意血虚可与气虚、阴虚、血瘀等兼并存在而出现气血两虚、阴血亏虚、血虚夹瘀等证。

4. **血瘀证** 因离经之血滞留，或血液运行不畅而形成的瘀血内阻产生的证候为血瘀证。当瘀血阻于胞宫、胞脉、胞络时，可见月经周期延迟，甚至月经停闭，经量少或多，色暗红有血块，月经期腹痛或头痛，月经淋漓不净，月经中期出血，孕后腹痛、分娩后腹痛，恶露淋漓不净，下腹部肿块，婚后不生育等诸多证候，同时也可导致月经后期、月经过少、月经过多、崩漏、闭经、经行头痛、经行发热、异位妊娠、产后恶露不绝、癥瘕等妇科疾病。

5. **血热证** 由于火热炽盛，伏于血分，迫血妄行而出现的各种证候为血热证。热为阳邪，其性炎上，易迫血妄行。热扰冲任，可导致月经先期、月经过多、经期延长、崩漏、胎漏、产后恶露不绝、经期发热、产后发热。若热邪扰乱神明，可出现情志异常。然血热之病因有不同，故血热又有实热、虚热之分。就妇科病证来看，若经色深红，质稠为实热；经色鲜红，质稠为虚热。

6. **血寒证** 寒邪客于血脉，血行失畅，冲任、胞宫、胞脉损伤，功能失常而出现的全身或妇科证候者为血寒证。血寒凝滞经脉可导致痛经、月经后期、月经过少、妊娠腹痛、不孕症等妇科疾病。因血寒有虚、实之分，故其病证也有区别。如见月经周期延后，经量少，色黯有块，经行腹痛拒按，产后身痛等为实寒；而见月经周期延后，经量少，经色黯淡有块，带下量多，色清稀，婚后不生育，孕后小腹冷痛、喜按等妇科病证，则为虚寒。

（三）冲任督带辨证

冲任督带属奇经，在妇女生理、病机理论中具有重要的地位，也是妇科病诊治的纲领之一。无论是脏腑功能失常、气血失调、寒热湿邪，还是生活因素都可直接或间接影响冲任督带，出现生殖功能异常的病变，可从经络所过部位和所具有的特殊功能以及经络所属脏腑进行综合辨证，是脏腑辨证、气血辨证的补充。临床归纳为冲任损伤、督脉虚损、带脉失约。

1. **冲任损伤**　冲任二脉起于胞中，冲脉是十二经络之海，故谓"冲为血海"。任脉担任一身阴脉的妊养，又同妇女妊娠有关，故又有"任主胞胎"之说。由此可见冲任与月经、胎孕有直接的关系。但在脏腑方面其又与心、肝、脾、肾关系密切。在经络方面，冲任和足太阴、足阳明、足少阴、足厥阴等经相联系。故冲任病变可引起经、带、胎、产、杂诸病。冲任损伤有寒热虚实和失调之异，在妇科临床表现为冲任亏虚、冲任寒凝、冲任阻滞、冲任血热、冲任失调等。

（1）冲任亏虚证：临床有冲任不足和冲任失固之异。二者虽均属于虚证，但在临床表现有别，冲任不足为精血不足，以胞宫、胞脉失养为主；冲任不固以冲任制约无力为主。在临床上证候也不相同，冲任不足多为月经周期延后、月经量少，甚者闭经、滑胎、不孕育等病证。《妇人大全良方》说："乳汁资于冲任。"故冲任不足也可致缺乳。而冲任不固多为月经周期缩短、月经量多甚至崩漏、月经中期出血、孕后阴道流血、堕胎、小产、产后恶露淋漓不净、子宫脱出、阴挺等病证。

（2）冲任寒凝证：由于有内寒、外寒之分，故临床有冲任虚寒和冲任实寒两种。冲任虚寒因阳虚而寒从内生，主要是影响脾肾二脏，使其机能衰退，影响血的生化，水液代谢。冲任实寒则源于外感寒邪直客冲任而致。二者均可导致月经后期、月经过少、闭经、痛经、不孕等病证。但由于病因不同，在临床表现也有区别。若见小腹冷痛拒按，得热则解，月经或恶露艰涩不畅，经色黯，面色青白，肢冷畏寒，舌苔薄白，脉沉紧或沉迟者为冲任实寒；小腹冷痛喜按，得热则解，经色黯淡，质清稀，形寒肢冷，舌淡苔薄，脉沉细无力者为冲任虚寒。

（3）冲任瘀阻证：是指气血运行受阻而引起的冲任病变。临床证见月经延后，经量少，经色紫黑有块，小腹疼痛，块下痛减，可导致月经后期、月经过少、痛经、闭经。若冲任瘀滞，使血不归经可致崩漏、产后恶露不绝。瘀结日久则可渐成癥瘕、不孕症等病证。但因冲任瘀阻成因诸多，如气滞、气虚、寒、热等，因此临床表现有所不同，应结合具体证候而辨。

（4）冲任血热证：临床有冲任虚热和冲任实热二证，均可致月经先期、月经过多、经期延长、崩漏、经行吐衄、产后发热等病证。冲任虚热因阴虚内热而致，其经色鲜红，质稠，颧红，手足心热，舌红苔少，脉细数等。若病证加重，火逼水涸，津液不生可致闭经。若经色深红，质稠，或有血块，伴面红口干，溲黄便结，舌红苔黄，脉弦数或滑数，则为冲任实热。

（5）冲任失调证：源于肝失疏泄和肾失闭藏。因冲任二脉与肝经、肾经均有相会之穴。故肝气郁逆，疏泄失常，或肾气亏损，藏泄失司可致冲任失调，而致月经先后无定期、痛经、不孕症、经行乳房胀痛等病证。临床表现为月经周期先后不一，经量或多或少，经色淡或紫红，可伴有经行少腹胀痛，乳房胀痛，腰膝酸软，不孕育等证候。

2. **督脉虚损证**　督脉为阳脉之都纲，维系人身之元气，贯脊属肾，与命门关系密切，亦主孕育。督脉又与任脉交会于"龈交穴"，与任脉协同调节人身阴阳脉气的平衡。《辨证录·求嗣》指出："百计求子不能如愿……任督之困乎。"任督之困，常致阴阳不协调的排卵功能障碍。督脉为病，虚损较多，证见背寒脊痛，腰骶酸楚，下元虚冷，带下清冷，孕育障碍等症状，可导致带下病、不孕、闭经、崩漏、经断前后诸证等病。

3．**带脉失约**　带脉在所有的经络中，有它特殊的循行途经，不是上下周流，而是环腰一圈，总束诸脉，与纵行的冲、任、督相通，并下系胞宫。《难经·二十九难》曰："带之为病，腹满，腰溶溶若坐水中。"由此可见腰以下部分，需带脉的提系才能维持正常的位置。所以带脉辨证主要是辨其提系和约束功能的失常，如带脉虚弱，妇科临床主要表现为提系乏力，腹部胀满，腰部弛散无力，如坐在水中，从而影响任脉，使胎元不固，导致胎漏、胎动不安。也可产生下脱、下陷之证，如阴挺、阴肿等。若带脉约束功能失常，其失去约束阳明经脉的能力，则宗筋弛纵，见足部痿弱不用的证候，引起带下量色质的异常。由于痰、湿、寒、热等邪均可致带脉病变，故当参合带下颜色、气味、清浊来辨证。

（四）胞宫（或子宫）辨证

胞宫是女性特有的内生殖器的概称，其功能涵盖了内生殖器的功能。胞宫主司子宫，当胞宫或子宫功能失常或受损时，可发生诸多妇科疾病，故胞宫或子宫辨证是妇科辨证方法之一。可归纳如下：

1．**寒凝胞宫证**　是指胞宫或子宫寒冷发生的妇科病证，历代医家对本证的阐述为后世的辨治提供了理论依据。如《金匮要略·妇人妊娠病脉证并治》记载"附子汤温其脏"的阳虚妊娠腹痛证治。《神农本草经》指出紫石英能治疗"女子风寒在子宫"的宫寒不孕。《诸病源候论》重视"风冷之邪客于胞内"和"胞宿有冷"的病机证候。若寒凝胞中，临床表现为小腹冷痛，得热则解，月经周期延后，甚至月经停闭、月经量少等妇科证候。可导致月经后期、闭经、月经过少、妊娠腹痛、产后恶露不绝、不孕等病证。然寒凝胞宫有虚寒与实寒之分。胞宫虚寒证是因阳虚而生之寒，故以标本俱虚之证为主；胞宫实寒是因寒邪客之，以标实之证为主。临床证候也有不同，如二者虽同有小腹不温，疼痛，得热则减，月经延后，月经量少等，但胞宫虚寒以小腹隐痛、喜按、坠痛，经色淡黯，质稀薄为特点，胞宫实寒以绞痛拒按，经色黯如黑豆汁为特点。

2．**热伤胞宫证**　即胞宫蕴热而发生的妇科病证。《伤寒论》首论"热入血室"。对热伤胞宫作了规范证治。《傅青主女科》也有"血海太热血崩"和热灼子宫不孕的辨证。然从热邪损伤胞宫的证候而言，有实热、虚热、热毒之分。如素体阳盛血热，或热邪客于胞宫，使热扰胞宫，血海不宁，则有经行或月经前后发热，或发作有时，月经周期提前，经量增多，经色深红，心烦口渴喜饮，脉弦有力，舌质红等实热症状，导致月经先期、月经过多、经期延长、胎漏、经行发热、产后发热等病证。若热毒伤胞，可见发热腹痛拒按，甚则高热，月经量多，或淋漓不净，咽干口苦，舌红苔黄厚，脉滑数。若素体阴虚或伤阴灼液，虚火炎上，子宫满溢失常，证见月经周期延后，月经量少，经色鲜红，月经淋漓不净，日晡潮热，或五心烦热，脉弦细小数，舌红少苔等虚热证候，可引起月经过少、月经后期、闭经、不孕等病证。

3．**胞宫虚损证**　即子宫虚弱或发育不良而致的妇科病证。《诸病源候论》有"产后脏虚"、"子脏宿虚"等病机证候。《景岳全书》毓麟珠以及《傅青主女科》养精种玉汤均能充养子宫以调经种子。以上的记载均对本证的认识及诊治提供理论依据。子宫虚弱与子宫发育不良虽然都是虚证，在妇科临床均可致闭经、月经后期、月经过少、痛经、不孕症等病证。

但其病因有所区别，子宫发育不良为先天禀赋不足；子宫虚弱或为禀斌不足，或因脏腑、气血、经络等因素，使肾－天癸－冲任－胞宫轴功能紊乱，胞宫受累而致，因此临床表现也有不同。若见月经初潮迟，身材瘦长或瘦小，月经量少，色黯淡，质清稀渐至闭经，第二性征发育不良（如乳房平坦），多为子宫虚弱。若子宫发育不良则证见月经初潮延迟，或年已 14 岁，第二性征尚未发育，身材矮小等证。

4. **痰瘀阻胞证**　即痰瘀阻滞胞宫或子宫，使之闭塞或阻滞而产生的妇科病证。如《金匮要略·妇人杂病脉证并治》有"脏坚癖不止，中有干血，下白物"的证治。《千金要方》荡胞汤、经验方"启宫丸"、王清任"少腹逐瘀汤"等均是针对痰、瘀等有形之邪客于胞宫或子宫证而设。子宫位于小腹，肝经过阴器抵小腹，子宫乃肝之所司，是经行之所，孕育之地，且具有藏泻有序之功能。故痰、瘀阻滞子宫可导致月经后期、闭经、月经过少、带下、不孕及癥瘕诸病。若痰阻胞宫，证见形体肥胖，口淡纳呆，胸闷泛恶，带多稠黏等证。若痰湿蕴久化热，湿热伤胞，证见月经不调，经色暗或挟黏液，带下色黄，少腹痛，口干苦，头重胸闷。若瘀阻胞宫，证见小腹疼痛，经行加重，牵及腰骶及肛门，经色暗红有块，或经行不畅。若痰瘀郁结胞宫，证见经事延后，经色暗红，质黏腻或有块，嗳噫纳呆，小腹胀痛，脘腹胀痛，健忘倦怠，周身瘀胀，带下绵绵证候。

5. **手术创伤**　即因手术损伤胞宫或子宫而产生的妇科病证。一般而言妇科手术可因直接损伤胞宫或子宫，使肾虚精亏、气血两虚或肾虚血瘀而致月经过少、月经后期乃至闭经等病证。临床表现为月经量少，经色淡，质稀，小腹隐痛喜按，腰膝酸软，面色不华，倦怠乏力，白带极少，苔薄，脉沉细或细无力。然因手术创伤致瘀血阻于胞宫、胞脉，可发生闭经、痛经、不孕、盆腔炎等病证。证见周期性腹痛拒按，或肛门胀坠，或腰痛，或经常小腹胀痛，经量少或经闭不行，带多，舌黯或舌边瘀斑，苔薄，脉弦。

综上脏腑辨证、气血辨证、冲任督带与胞宫（或子宫）辨证是从不同侧面对妇科病进行辨证，各种辨证方法常互相参照，互相补充或联合辨证。但人是一个有机的整体，人体的功能活动以脏腑、气血、经络为核心，临证必须灵活地运用上述各种辨证方法而以脏腑辨证和气血辨证为主。

二、月经病、带下病、妊娠病、产后病的辨证要点

（一）月经病的辨证要点

月经病的辨证，以月经期、量、色、质的变化结合全身症状、舌脉作为辨证的依据。若月经提前、量多、色淡质稀，伴神疲乏力，多为气虚；月经延后、量少、色淡红质稀，伴头晕眼花，大多为血虚；月经量多或日久不止，色深红质稠，多为血热；月经延后、量少色黯，喜温畏寒，多为血寒；月经量多，色紫黯、质稠有血块，大多为血瘀；月经初潮年龄延迟，周期不定、量少色淡，常为肾气未充，冲任不盛或脾肾亏虚，气血生化不足；月经提前或延后、经量或多或少、色紫红有块，伴胸胁作胀，大多为肝郁；月经提前或延后，经量少、色淡黯质稀，伴腰酸大多为肾虚；月经延后，经行下腹冷痛，拒按、得热则减，大多为实寒；经行或经后下腹冷痛，形寒畏冷，喜按得热则减，大多为虚寒；经行下腹刺痛，经量多、色紫红有块、块下痛减，大多为血瘀。

（二）带下病的辨证要点

带下病的辨证，应以带下量、色、质、气味的变化结合全身症状、舌脉作为辨证依据。就带下性状来辨，一般而论，量多、色淡质稀为虚证；量多、色黄质稠、有秽臭者为实证；带下量多、色白、质清稀如水，多为阳虚；带下量少、色黄或赤白带下、质稠多为阴虚；若带下量多、色淡黄或白、质稀、如涕如唾，无气味，伴神疲乏力多为脾虚；带下量多、色黄或黄白、质黏腻、有臭味，多为湿热；赤白带下、五色带、质稠如脓样，有臭味或腐臭难闻，多为湿毒；带下量明显减少，甚至阴中干涩无带，大多为肾精亏虚、天癸早竭、任带虚损。

（三）妊娠病的辨证要点

因妊娠病涉及孕妇、胎儿两方面，故妊娠病的辨证，首先应分清是母病还是胎病。若因母病而胎不安者，孕后经常腰酸胀坠，有堕胎或小产史，大多属肾虚；孕后时有小腹绵绵作痛，大多属虚证。至于属何虚，则应结合妇科病证、全身证候及舌脉合参而辨。同时还应辨明胎儿情况，以明确是可安胎，还是当下胎益母。如孕后阴道流血量少，无腹痛或轻微腹痛，胚胎存活者，为可安之胎；若阴道流血量增多，腹痛阵阵，胚胎或胎儿已死，或异位妊娠，则应下胎益母。如为子满病证，还须辨清有无畸形胎儿再论治。

（四）产后病的辨证要点

多虚多瘀为产后病机特点，因此产后病辨证应四诊八纲结合"产后三审"，即根据恶露量多少、颜色、质和气味，乳汁多少、色质，饮食多少和产后大便、腹痛状况并结合全身证候、舌脉为辨证依据。如恶露量多或少、色紫红、有块、小腹痛拒按，多属血瘀；恶露量多、色红有臭味，多属血热；恶露量多、色淡质稀、神疲乏力，多属气虚；产后大便干涩难下，大多属津液不足；乳汁甚少、质稀薄，食少神疲，面色无华者，多属气血虚弱。

第三节　辨病与辨证

辨病是在中医理论指导下根据病人四诊病情资料，综合分析，诊断出病人所得何病。辨证则是根据病人临床资料结合辨证的基本方法，诊断所患属何证。辨病和辨证是两个密切相关的思维过程，也是中医诊断学的核心。

中医辨病与辨证施治历史久远，早在《内经》时期已经确立了辨病论治原则，产生了辨证论治的思想萌芽，东汉张仲景奠定了辨病论治体系的基础。妇产科在辨病基础上的辨证论治始于《金匮要略》妇人三篇，如"带下经水不利，少腹满痛，经一月再见者，土瓜根散主之。"根据其症状描述可能为痛经，然后提出方药治之。又如"少阴脉滑而数者，阴中即生疮。阴中蚀疮烂者，狼牙汤洗之。"提出病阴疮者，可用狼牙汤治疗。"主妇人中风，七八日续来寒热，发作有时，经水适断，此为热入血室，其血必结，故使如疟状，发作有时，小柴胡汤主之。"文中前部分辨热入血室之病，后部分提出用小柴胡汤主之。以上三条均充分体现了《金匮要略》妇人三篇辨病论治之法。但《金匮要略》妇人三篇并未停留在辨病论治，而是在此基础上又体现异病同治、同病异治的辨证施治之法。如"妇人有漏下者，有半产后因续下血都不绝者，有妊娠下血者，假令妊娠腹中痛，为胞阻，胶艾汤主之。"上述为妇人三种不同疾病的阴道出血，但均可用胶艾汤主之。这是因为它们同因、同机、同证，故用一方治疗，这是辨证论治的体现。

近代随着临床实践和实验研究的不断深入，中医学术界的有识之士对辨病论治以及病证结合论治进行了重新审视，认为辨病施治与辨证施治的完美结合才能显现中医优势。一般情况下辨病有助于提高辨证的预见性，辨证又是辨病的具体化，二者结合可使诊断更为全面、准确，使治疗更为有效。

病是整体，证是当前病位与病性的本质，病和证之间存在着千丝万缕的联系。由于致病因素不同，患者个体差异，环境和诊治情况等不同，一种疾病可存在几种证。如妊娠恶阻，可见脾胃虚弱、肝胃不和、痰饮停滞等证，但均从属于妊娠恶阻病。同时这些证也不是固定不变的，随着疾病的变化而变化，妊娠恶阻，无论何种证型，当呕吐不止，饮食少进而导致阴液亏损时，可出现气阴两亏的证候。然而同是一证，又可见于不同疾病中，如气虚证既可见于月经先期、月经过多，也可以见于崩漏、子宫脱垂等疾病。因此妇科临床有同病异治，异病同治等法。辨病与辨证，又可分中医辨病与辨证结合和中医辨证与辨西医病结合。

一、中医辨病与辨证结合

中医辨病与辨证结合是指先辨中医之病，后辨中医之证。如妇科临床诊治时，通过四诊所得到的临床资料，进行分析，以明确是什么病，然后根据中医辨证体系，运用脏腑辨证、气血辨证、冲任督带与胞宫辨证等方法，辨证明确后施以治疗。但有时在疾病发展过程中，病证可出现传变。如产后发热病之感染邪毒型，在治疗过程中，可出现温热病的发展过程，针对此变化可运用卫气营血辨证采用相应治法。一种症状在某些情况下既可单独作为一病，也可是其它疾病中的一个症状表现。如经前乳房胀痛，若作为一病则辨病以论治，若为他病之一证，则应辨病与辨证结合诊治。

二、中医辨证与辨西医病结合

随着西医学的逐步渗透，除了原有的中医辨病与辨证结合之外，还出现了一种中医辨证与辨西医病相结合的模式，这在妇科临床中得到了很好的运用和发展。中医辨证与辨西医病，虽然这是两个截然不同的理论体系和思维模式，但长期以来妇科临床在对某些疾病的分析处理时，把这二者有机地结合起来进行施治取得了一定的疗效。

1. **辨病基础上分型治疗**　先西医诊病，然后根据中医理论以中医学术体系为基础选择脏腑、气血、经络等辨证方法分型治疗。如不孕症辨证分肾虚、血瘀、肝郁、痰湿阻滞等型治疗；多囊卵巢综合征主要病因为肾虚、血瘀、肝经湿热、痰湿阻滞等，临床可按病因分型辨证治疗。由于西医之病有诸多症状，而其症状既可能是中医之病又可能是中医之证。如盆腔炎有发热、腹痛、白带增多、月经失调、炎性包块、不孕等症状，这些症状分属于中医"热入血室"、"带下病"、"月经不调"、"癥瘕"、"不孕"等病证，因此治疗可根据中医之病而辨证论治。

2. **按中医病因病机本质论治西医疾病**　子宫内膜异位症是由于部分有功能的内膜周期

性出血，蓄积于局部，引起周围组织纤维化而粘连。对此中医认为其病机本质是"离经之血"所致，因此血瘀是内异症之中医学论病析证的主因。由于血瘀成因不同，临床又有气滞血瘀、寒凝血瘀、气虚血瘀、瘀热互结、肾虚血瘀等证型，而分别采用理气活血、散寒活血、益气活血、清热活血、补肾活血等法治疗。又如《石室秘录》云："任督之间尚有癥瘕之证，则精不能施，因外有所障也。"中医认为瘀阻脉络，或兼气滞，或兼寒湿，或兼湿热是输卵管阻塞的基本病因病机，因而分别采用理气活血、清热化湿、通络行滞之法治疗输卵管阻塞性不孕。但中医辨证与西医辨病的结合需注意病与证之间的密切关系，既从整体调治，又从局部病损施治，特别要抓住该病的病机本质治其本。

3. 中医辨证论治与分阶段论治结合

由于疾病本身是多样的、多变的，所以临床往往根据疾病发展及演变特点进行分阶段辨证论治。如妊娠高血压疾病以妊娠 20 周后高血压、蛋白尿、水肿为其主症，并伴有全身多脏器的损害，本病分属于中医学的"子肿"、"子晕"、"子痫"范畴。子肿阶段分脾虚、肾虚、气滞三型辨证施治；子晕阶段分肝阳上亢、阴虚肝旺、脾虚肝旺三型辨证施治；子痫阶段分肝风内动、痰火上扰等型辨证治疗。

4. 辨西医病因病理专方论治

在子宫内膜异位症、多囊卵巢综合征、不孕症、妊娠高血压疾病等疑难疾病的中医辨证论治中，均有根据其病的特点及病因病理设专方治疗。如在多囊卵巢综合征、排卵障碍性不孕的辨证治疗中，因西医病因均为下丘脑–垂体–卵巢轴功能失调，中医辨证论治时常根据中医学对该轴功能失调的认识，确立治法，设置专方如天癸汤、促排卵汤等，并结合妇女月经周期阴阳消长的变化规律，于月经周期之不同时期在专方基础上采用周期给药方式。这样既扬中医之长，也是中医辨证论治在妇科疾病治疗中的发展和完善。又如对免疫性不孕的治疗中，有时患者无任何症状可辨，但是中医学也可从该病的病因病理以中医学理论入手，拟立专方施治。上述中医辨证与西医辨病结合的各种方法，有利于中医辨证的研究和发展，更有利于中医妇科学术精华的发挥，为现代妇科医疗服务。

第六章
妇科疾病的治疗

中医妇科学以药物内服为主要治疗手段。即遵循《内经》"谨察阴阳所在而调之"为治疗原则，目的在于"以平为期"，恢复机体正常功能。就学科领域而言，针对妇科主要的病因病机，调补脏腑、调理气血、调治冲任督带、调养胞宫、调控肾－天癸－冲任－胞宫轴，是中医妇科学内治法的主线。在这个充分突出"调"的治则下，又有相应的治法和方药。内治法体现了从《内经》发展至今形成的严谨的理、法、方、药4个层次的中医治疗思路与方法。但某些以局部证候为主要表现的疾病又应借助外治法，发挥药物从局部驱除病因的治疗优势，因而外治法亦是中医妇科学常用治法之一；"急则治其标，缓则治其本"又是中医治疗学基本原则之一，妇科疾病中，以血崩证、急腹痛证、高热证、厥脱证为代表的危急重证，应掌握"急则治其标"的原则，及时应用急治法以救死扶伤；同时，心理情志因素在妇科疾病的发生、发展、变化过程中有重大影响，在某些病证中反映尤为突出，因此调节情志，或针对性地合理应用心理疗法，可达到使患者情志和调的作用。此外，在调治虚证的妇科病中配合食疗，也有利于早期恢复健康。

第一节　常用内治法

一、调补脏腑

肾藏精，主生殖，为冲任之本而系胞；肝藏血，主疏泄，司血海；脾主中气统血、摄胞，又为血气生化之源而主司带脉；胃主受纳、腐熟，"谷气盛则血海满"；心主血脉，"胞脉者，属心而络于胞中"；肺主气、朝百脉、输精微。诸脏不仅分司气血的生化、统摄、储藏、调节与运行，而且协同维系女性肾－天癸－冲任－胞宫轴功能的正常发挥。若脏腑功能失常，易于导致经、带、孕、产、乳生理异常发为妇科疾病。此时，当辨明所属脏腑及何种病理表现而调补之。

（一）滋肾补肾

滋肾补肾是治疗妇产科疾病的重要方法之一，临证之要在辨明属肾气虚、肾阳虚、肾阴虚，甚而阴阳两虚，选用补益肾气、温补肾阳、滋肾益阴或阴阳双补等不同治法。

1. 补益肾气　肾气不足能影响天癸的成熟、泌至和冲任的充盈、通畅，呈现功能不足或减退的状态。其虚或因禀赋不足或因肾阳不能蒸腾肾阴化生肾气而起，故补益肾气常从肾阴阳两方面着手调补，阳生阴长，肾气自旺。或在调补肾阴阳之中适当加入黄芪、人参、白术、炙甘草等以养先天。常用方如寿胎丸、肾气丸、归肾丸、加减苁蓉菟丝子丸、补肾固冲丸等。若先天不足，天癸不能至期成熟、泌至，又常于补益肾气方药中，佐以健脾养血、益胃生津之品，先后天共养育之。

2. 温补肾阳 肾阳不足，命门火衰，阴寒内盛，治宜温肾暖宫，补益命门之火，所谓"益火之源，以消阴翳"。常用药如附子、肉桂、巴戟天、肉苁蓉、仙灵脾、仙茅、补骨脂、菟丝子、鹿角霜、益智仁、蛇床子等。代表方如右归丸、右归饮、温胞饮等。注意其性味辛热者不可过用，因"妇人之生，有余于气，不足于血"，恐有燥烈伤阴之虑。又阴寒内盛，易凝滞冲任血气，故温肾常与活血之品当归、川芎、益母草、桃仁等同用。若脾土失煦，肾脾同病，又当同治之。

肾为胃关，关门不利，聚水而从其类，可致子肿；气化失常，又可变生妊娠小便不通、产后小便异常（不通、频数等）诸疾，又当于温补肾阳之中，佐以行水渗利之品，如猪苓、茯苓、泽泻之属，代表方有真武汤、济生肾气丸、五苓散。

3. 滋肾益阴（滋肾填精） 肾阴不足，治宜滋肾益阴。常用地黄、枸杞子、黄精、女贞子、旱莲草、制首乌、菟丝子、桑椹子等。方如左归丸、补肾地黄汤、六味地黄丸。若先天禀赋不足肾精未实，或多产房劳耗损肾精而为肾精不足之证者，又当滋肾填精。治此之时，常在滋肾益阴基础上，继以血肉有情之品补养之，可酌选加紫河车、阿胶、鹿角胶、龟甲胶共奏填精益髓之功。

肾阴不足，阴不敛阳，可呈现阴虚阳亢之候，需佐以镇摄潜阳之品，如龟甲、龙骨、牡蛎、鳖甲、珍珠母、石决明之类。虚热内生，主以"壮水之主，以制阳光"，随机加入养阴清热药，标本同治之。肾水滋养肝木，上济心火，是以肾阴亏虚又易于继发肝肾、心肾同病之证；肝藏血，肾藏精，精血互生，乙癸同源，肾精不足可致肝血衰少，肾阴匮乏能使肝阴不足，如此等等，当两脏甚或三脏同治。

滋肾补肾时，临证用药应注意滋阴不忘阳，补阳不忘阴，阴阳双补要点在于分清虚实的主次关系而调治之，或滋肾益阴佐以温肾助阳，或温肾助阳佐以滋肾益阴，可于温滋两法方药权宜择之。《景岳全书》所论"善补阳者，必于阴中求阳，则阳得阴助而生化无穷；善补阴者，必于阳中求阴，则阴得阳升而泉源不竭。"即是滋肾补肾之要言，也是阴阳双补之要论。

（二）疏肝养肝

肝藏血，主疏泄，司血海，肝体阴而用阳，喜条达而恶抑郁。妇女有余于气不足于血，又容易情绪激动或多郁，每致肝失条达，疏泄无度，冲任不调，致经、带、胎、产、杂诸病由生。

1. 疏肝解郁 抑郁或忧思致肝失条达，治宜疏肝解郁。常用柴胡、郁金、川楝子、香附、青皮、橘叶、枳壳、白芍、佛手等药。代表方如柴胡疏肝散、逍遥散、乌药汤。因疏泄失常，冲任失调而致月经不调或诱发乳腺疾病常用本法治之。注意女性素体血常不足，而一般行气药多辛燥，用量不宜过重，以免耗散阴血；或于行气药中，酌佐山茱萸、麦冬、枸杞子、制首乌、地黄类滋阴养血药，预培其损或制其弊。

2. 疏肝清热 肝郁化火，治宜疏肝理气、清肝泄热。常用川楝子、丹皮、栀子、黄芩、桑叶、夏枯草、菊花等药，代表方如丹栀逍遥散、宣郁通经汤。尤宜配以生地、麦冬、天花粉、玉竹类养阴生津之品，理如前法所述。

3. **养血柔肝**　营阴不足，肝血衰少，肝脉乳络失于濡养，治宜养血柔肝。常用地黄、白芍、桑椹子、女贞子、枸杞子、玉竹、山茱萸、北沙参、制首乌、当归等药。代表方有一贯煎、杞菊地黄丸。肝体阴而用阳，若肝阴不足，肝阳上亢者，应于育阴之中，加入潜阳之品，如龟甲、鳖甲、珍珠母、石决明、天麻、牡蛎之类，常用方如三甲复脉汤。阳化则风动，急当平肝熄风，用羚角钩藤汤。

4. **疏肝清热利湿**　肝郁乘脾，运化失司，水湿内生，肝热与脾湿相合；或肝经湿热下注冲任或任带二脉，治宜疏肝清热利湿。常用龙胆草、车前子、柴胡、黄芩、黄柏、栀子、泽泻、茵陈等药。代表方如龙胆泻肝汤、清肝止淋汤、四逆散、四妙散。

（三）健脾和胃

1. **健脾法**　凡脾虚气弱者皆宜本法主之。脾虚气弱可表现脾失健运或脾失统摄的不同病机，脾失健运又可导致气血生化之源不足或水湿内生的不同病理结果；脾主升清而统血，脾虚失摄则可呈现血液流溢散失或气虚下陷的两类病变。基于此，健脾法又常分为健脾养血、健脾除湿、补气摄血、健脾升阳诸法。

(1) 健脾养血：脾虚运化失司，气血生化之源不足，常用人参、白术、茯苓、莲子肉、山药、黄芪等健脾益气，辅以熟地、当归、枸杞子、白芍、制首乌，共奏气血双补之功。常用方如八珍汤、人参养荣丸、圣愈汤等。

(2) 健脾除湿：脾虚气弱，津微不布，水湿内生，溢于肌肤或湿渗胞中或下注损伤任带，发为子肿、胎水肿满、带下病等，治当健脾益气与利水渗湿同施。常用药物：党参、茯苓、苍术、白术、陈皮、大腹皮、泽泻、薏苡仁、赤小豆、砂仁等。代表方如白术散、完带汤、参苓白术散。

(3) 补气摄血：适用于脾虚气陷，统摄无权所致的月经过多、崩漏、经期延长、胎漏、产后恶露不绝等以阴道异常出血为主证诸疾。于此之时，首当健脾益气以治其本，配伍止血之品，如炮姜炭、艾叶、赤石脂、乌贼骨、茜草、血余炭、仙鹤草等以治其标。代表方如固本止崩汤、安冲汤、举元煎等。

(4) 健脾升阳：脾虚气弱，气虚下陷，胎失所载或胞脉失系致胞宫从正常解剖位置下移等，均当健脾益气、升阳举陷。药用人参、黄芪、白术、升麻、柴胡、桔梗。代表方如补中益气汤、举元煎等。

2. **和胃法**

(1) 和胃降逆：凡胃气不和，失于顺降者均可选用此法。妇科中胃失和降常因脾虚胃弱或中宫虚寒或木郁横侮所致，其治虽均以和胃降逆为要，但需分清虚、实、寒、热而分调之。如因虚而逆以致妊娠恶阻，常用香砂六君子汤，偏寒以干姜人参半夏丸主之；因热而逆可选橘皮竹茹汤；肝胃失和而气逆作呕，则当抑肝和胃，并视其郁热之偏盛，以苏叶黄连汤或芩连橘茹汤分治之；至若久吐耗气伤阴，又当养阴和胃或益气养阴、降逆止呕合用。

(2) 清胃泄热：冲脉隶于阳明，胃热炽盛灼烁津液，谷气不盛，血海不满，甚而冲任津血无源变生经闭，治当清胃泄热、养阴润燥，方用瓜石汤；若胃热并冲气上逆，火载血上而病经行吐衄者，又当清热降逆、引血下行，以清肝引经汤、玉女煎类方药治之。

二、调理气血

《灵枢·五音五味》曰："妇人之生，有余于气，不足于血，以其数脱血也。"《妇人大全良方》更明确地指出："妇人以血为基本。"经、孕、产、乳均以血为用，女性机体常处于气血相对不平衡的状态之中，形成了致病因素易于侵扰气血的病理特点。再者脏腑功能失调、经络失畅又常影响气血，故调理气血成为治疗妇科疾病的常用大法。

调理气血首在分清病在气在血、属实属虚，以为立法依据。调气主要针对气虚、气滞、气逆、气陷等病变，有补气、理气、降气、升举诸法；理血则据血虚、血热、血寒、血瘀的不同病机而以补血养血、清热凉血、温经散寒、活血化瘀分治之。气血同病见诸气血两虚、气虚血瘀、气滞血瘀等，当根据气或血病变的轻重主次，决定治法的主从而治之。

（一）理气法

1. **理气行滞** 肝失条达，气机郁滞在妇产科中十分常见，因而理气行滞之法常与疏肝解郁法同用，其证治方药见前所述。此外，寒凝、痰湿、湿热、瘀血等亦可引起气机失畅而变生经、孕、产各类妇产科疾病。调治时，应在针对原发病因、确立治法的基础上（如寒凝者首主温经散寒，痰湿者先以化痰除湿）理气行滞。药用橘核、荔枝核、乌药、木香、香附、枳壳、陈皮、厚朴之类。

2. **调气降逆** 气逆者降之，此常也。因气逆而致妇科疾病，多涉及肝、胃及冲脉，表现为肝气（阳）上亢、胃失和降、冲气上逆，前两者已于肝、胃治法中论及，至若平降上逆之冲气，习惯上多遵循"冲脉隶于阳明"、"降胃气以平冲气"之经验，主以和胃降逆之品治之。

3. **补气升提** 气虚者补。妇科呈现气虚不足诸证，以脾、肾两脏为主；中气不足甚而气虚下陷者，又当佐以升提之品。具体治法方药，参前补益肾气、健脾和胃法相关内容。

（二）调血法

1. **补血养血** 月经以血为物质基础，孕期血以养胎，分娩赖气血化为产力，需阴血濡润产道，产后乳汁与血同源，是以血虚冲任不足可致经、孕、产、乳诸疾，治以补血养血。《景岳全书·妇人规》云："妇人所重在血，血能构精，胎孕乃成。欲察其病，惟以经候见之；欲治其病，惟于阴分调之。"强调治疗妇科病，需时时顾护精血。古人治妇科病，立方常以血药为主直接补血。历代医家把四物汤列为妇科病首选方，认为是妇人众疾之总司，常用当归、熟地、何首乌、枸杞子、阿胶、白芍、黄精、鸡血藤之类；结合血虚还可因脾胃虚弱气血生化不足和肾精不足以化血的病机，用补气健脾或补肾益精为主的间接补血法，如人参养荣汤、滋血汤、归肾丸、四二五合方等。

2. **清热凉血** 血热是导致妇产科疾病发生的常见致病因素之一，故清热凉血之法颇为常用，应用时注意分清热因、热势。素体阳盛、外感热邪、过食辛辣、过服温热药物、肝郁化热等属实热范围，法当清热凉血，以清经散、保阴煎诸方治之；阴虚血热者，主以养阴清热，常用玄参、生地、知母、黄柏、地骨皮、丹皮、白薇、青蒿等组方，如知柏地黄汤。"热为火之渐，火为热之极，火甚成毒"，清热又当辨明热、火、毒之势，分别主以清热、泻火、解毒各法。因女性"不足于血"，清热不宜过用苦寒，尤其是热扰冲任，迫血妄行，所致经、孕、产的异常出血病证，如崩漏、胎漏、产后恶露不绝等，更应注意。若热灼营血，煎熬成瘀，又当酌配活血化瘀之品，如赤芍、桃仁、丹参、益母草、泽兰之属。

3. 清热解毒　湿热蕴郁，日久不愈，可成湿毒；热淫于内，瘀热壅盛，亦可成毒；或直接感受湿毒、热毒、邪毒之邪，导致月经过多、带下病、产后发热、阴疮、阴痒、女性生殖器炎症、肿瘤、性传播疾病等，均宜以清热解毒法治之。常用银花、连翘、紫花地丁、野菊花、红藤、败酱草等药。代表方如五味消毒饮、银甲丸、银翘红酱解毒汤等。

4. 温经散寒　寒邪客于冲任、胞宫、胞脉、胞络，易引起经脉出现拘挛、踡缩类病理改变，影响血气运行，致瘀血形成或不通则痛，诱发月经后期、月经过少、闭经、痛经、妊娠腹痛、产后腹痛、恶露不下、癥瘕等病证，应以温经散寒法主之。常选用肉桂、桂枝、吴茱萸、小茴香、乌药、补骨脂、细辛、艾叶诸药，方如温经汤、少腹逐瘀汤、艾附暖宫丸等，其中均体现有温经散寒与化瘀止痛之品同用的治法。

寒之所生，亦有内外、虚实之别，妇科学中以阳虚而阴寒内盛者为多，故温经扶阳散寒法尤为常用。阳虚而寒者，又易导致脏腑生化功能下降，继发血气不足之证，即景岳所云"阳气不足则寒从中生而生化失期"之意，故温经扶阳散寒法中又常佐以补气、养血之品。

此外，寒邪又易与风、湿之邪合并为风寒、寒湿为患，治此之时，又当温经散寒与祛风、除湿法合用。

5. 活血化瘀　血液的稀稠度有所改变，呈现浓、黏、凝、聚状态，以致流行迟滞或渗出脉道之外而成离经之血，皆属于瘀。血瘀之因，常见寒凝、热灼、气滞、气虚或外伤（含金刃所伤）等。其病理改变可见：冲任瘀阻，子宫闭阻、胞脉胞络失畅。治宜活血化瘀，常用桃仁、红花、当归、川芎、丹参、益母草、泽兰、蒲黄、五灵脂、三七，甚而三棱、莪术、水蛭、虻虫、䗪虫等药。代表方：桃红四物汤、少腹逐瘀汤、生化汤、大黄䗪虫丸。

由于瘀血之生，与寒、热、气或外伤有关，因而血瘀常以继发病因的方式出现，故活血化瘀之法，常据其原发病因而相应拟立，如因寒而凝应温经散寒、活血化瘀；因热灼浓黏不畅，则宜清热凉血、活血化瘀；气机不利血行迟滞者，理气行滞、活血化瘀；气虚又当补气化瘀。

应用活血化瘀药物时，还应综合瘀血病变程度与机体素质情况筛选。一般而言，活血化瘀药常据其药物作用程度分为和血、活血、破血三类。和血类系指有养血活血作用的，如当归、赤芍、三七、鸡血藤；活血药类包括川芎、红花、蒲黄、五灵脂、益母草、泽兰、乳香、没药、王不留行、姜黄等具有活血、行血、通瘀作用之品；破血药指有破血消瘀攻坚作用的水蛭、虻虫、桃仁、血竭、三棱、莪术、䗪虫之类。体虚不足或需长期服用活血、破血类药，注意攻补兼施。

若瘀阻冲任新血不得归经而导致月经过多、崩漏、产后恶露不绝，宜佐用化瘀止血药以标本同治。其临床效应有的是通过兴奋子宫平滑肌，使子宫收缩而达到止血目的，如益母草；有的是通过增强凝血酶的活性、缩短凝血时间而止血，如三七、蒲黄等。

瘀积日久，结而成癥者，虽因有些活血化瘀药如水蛭、虻虫、三棱、莪术等有程度不同的破血消癥作用，可择而用之。但习惯上常与软坚散结之品同用以增其效，如牡蛎、鳖甲。

三、利湿祛痰

湿邪为患，既具其性重浊、黏滞，易阻遏气机致升降失常、经络阻滞的病理特征，又有病程缠绵经久难愈，呈现易于合邪及转化的特点。如与寒并，则成寒湿；与毒邪相合，则为湿毒；湿郁日久而化热，则为湿热；湿聚成痰，则属痰湿。当分别治以利水渗湿、清热利湿、化痰除湿各法。

湿邪同寒、热之邪一样，有内外之异。其生于内者，多与机体水液代谢活动相关的脏腑功能失常有关，亦可因气滞而津液环流受阻，聚而生湿。故利湿法又常与健脾、补肾法同施，组成健脾利湿、温阳化湿法则；气滞湿阻者则以理气行滞与利水渗湿药合用之。

属湿热为患，需析其本源而调治。伤于外，如带下病、阴痒的湿热证，以止带方、萆薢渗湿汤主之；因于内则有因肝经湿热下注，肝脾不调而肝热与脾湿相合，或因"脾胃有亏，下陷于肾，与相火相合，湿热下迫"所起，宜用龙胆泻肝汤、四逆四妙散、三妙红藤汤等分治之。

聚湿成痰，下注胞中，影响胞宫、胞脉、脉络，损及冲、任、带诸经，可致月经后期、闭经、不孕等，治宜燥湿化痰，利湿与化痰药同用。化痰药如南星、半夏、生姜、竹茹、橘皮、白芥子、莱菔子等，常用方如苍附导痰丸、启宫丸。

四、调治冲任督带

冲任督带，尤其是冲任二脉，不仅与女性生理密切相关，而且在妇产科疾病的发病机理中占有重要地位。因此，调治冲任督带应为施治妇科疾病的重要治法之一。徐灵胎《医学源流论》将其总结、升华到"凡治妇人……必先明冲任之脉……此皆血之所从生，而胎之所由系，明于冲任之故，则本源洞悉，而候所生之病，则千条万绪，以可知其所从起"的高度。

然而，因为本草学归经理论以及方剂学的功效作用均极少涉足冲任督带经脉作用部位的缘故，也由于妇科自身有关"肾为冲任之本"、"肝藏血，主疏泄，司血海"、"治肝、脾、肾即是治冲任"、"养血即可调冲任"等学术见解的影响，中医妇科学调治冲任督带治法至今尚未完整地独立形成，对冲任督带病位的治疗，多数仍依附于肝、脾、肾施治。例如冲任不固者，常以补肾固冲、健脾固冲法治之；冲任失调者，以疏肝调之；督脉虚寒者，以温肾助阳法主之；带脉失约之属虚者，又常用健脾摄带法治之等等。尽管如此，古今仍有不少医家，就如何调治冲任督带展开了研讨，并结合临床实践，提出了调治冲任督带的相应治法方药，本教材根据冲任督带损伤的病机归纳相应的方药如下：

1. 调补冲任　适用于因冲任亏虚或冲任不固所致的月经过多、崩漏、闭经、胎漏、胎动不安、滑胎、产后恶露不绝、不孕症等多种疾病。可选用菟丝子、肉苁蓉、鹿角胶、枸杞子、杜仲、人参、白术、山药、吴茱萸、蛇床子等补冲养冲；龟甲、覆盆子、白果、艾叶、紫河车、阿胶以补任脉。方如固冲汤、补肾固冲丸、鹿角菟丝子丸、大补元煎。

2. 温化冲任　冲任虚寒或寒湿客于冲任，以致月经过少、痛经、带下病、不孕症等，宜温化冲任。药如吴茱萸、肉桂、艾叶、小茴香、细辛、川椒、生姜等，代表方有温冲汤、温经汤、艾附暖宫丸。

3. 清泄冲任　热扰冲任，迫血妄行可致经、孕、产各生理时期中的异常出血，如月经过多、崩漏、胎漏、产后恶露不绝；热邪煎灼，冲任子宫枯涸能引发闭经、不孕。治需清泄冲任，药如丹皮、黄柏、黄芩、桑叶、生地、知母、地骨皮、马齿苋、蚤休等，代表方有清经散、保阴煎、清热固经汤、清海丸、解毒活血汤。

4. 疏通冲任　寒、热、痰、湿、瘀、郁气犯及冲任，致冲任阻滞，可诱发月经后期、痛经、闭经、难产、产后恶露不绝、癥瘕等证，均当疏通之。择用桂枝、吴茱萸、乌药、丹皮、赤芍、苍术、法半夏、生姜、枳壳、川芎、柴胡、香附、王不留行、莪术、桃仁、益母草等。代表方如少腹逐瘀汤、四逆四妙散、苍附导痰丸、桃红四物汤、柴胡疏肝散。

5. 和胃降冲　冲气上逆，既可犯胃致胃失和降，也可与血热相引为乱，引起倒经。治当抑降上逆之冲气。药用紫石英、紫苏、法半夏、代赭石、陈皮、竹茹、伏龙肝等，方如小半夏加茯苓汤、紫苏饮。

6. 扶阳温督,（温阳补督）　督为阳脉之海，督脉虚寒，胞脉失煦，可引起月经后期、闭经、绝经前后诸证、不孕等，治宜扶阳温督。常用鹿茸、补骨脂、仙茅、仙灵脾、巴戟天、附子、续断，方如二仙汤、右归丸。

7. 健脾束带　带脉失约或纵弛，不能约束诸经，可引起带下病、子宫脱垂等，治当束带摄带。然带脉属脾，故束摄带脉多通过健脾益气或健脾运湿法治之。药如党参、升麻、苍术、白术、茯苓、白果、芡实、莲子、莲须、五倍子等，代表方如完带汤、健固汤、补中益气汤。

五、调养胞宫

在前面解剖生理中已述，胞宫是女性特有的内生殖器官的概称。胞宫受病可直接影响女性的生殖生理，因此调养胞宫是治疗妇科疾病的一个重要措施。

胞宫的生理活动，是以脏腑、天癸、血气、经络的功能活动为基础，一方面，通过调理脏腑、血气、经络可达到调治胞宫之目的；另一方面直接调养胞宫，也是当今学者重视和善用的有效方法。

现根据胞宫与脏腑、血气、经络的相互关系，以及导致胞宫功能失常的主要机理，归纳调治胞宫的主要治法如下：

1. 温经暖胞　外寒或阳虚阴寒内盛，犯及胞宫，血行迟滞瘀阻不通发生月经后期、月经过少、痛经、胞衣不下、癥瘕、不孕症等。可选桂枝、吴茱萸、细辛、干姜、小茴香、乌药等散寒温胞，方如温经汤、少腹逐瘀汤。胞寒者，又以虚寒多见，肾为元气之根，有温煦胞宫或子宫之职，故温肾以暖胞为常法。可选紫石英、附子、肉桂、艾叶、蛇床子、补骨脂类，方如艾附暖宫丸、温胞饮。

2. 泻热清胞　无论血热、湿热、热毒、邪毒、瘀热诸邪直犯胞宫，致胞内蕴热，发生月经过多、经期延长、带下、胎漏、胎动不安、产后发热、癥瘕等证，均宜泻热清胞法治之。常用黄柏、黄芩、丹皮、赤芍、红藤、败酱草、马齿苋、蚤休、鱼腥草、连翘等，代表方如清经散、清热调血汤、清热固经汤、银翘红酱解毒汤。

3. 补养益胞　先天禀赋不足，子宫发育幼稚，或因产伤直损，或因肾－天癸－冲任－

胞宫轴功能紊乱，胞宫过早萎缩，而致月经过少、闭经、带下过少、滑胎、不孕等，治宜补肾益阴或滋肾填精以育宫。酌选熟地、制首乌、菟丝子、枸杞子、肉苁蓉、覆盆子、紫河车、鹿角胶、鹿茸等，代表方如加减苁蓉菟丝子丸、滋肾育胎丸、五子衍宗丸、育宫片、毓麟珠。产伤失血过多或哺乳过长耗血，血虚而胞失所养，发生闭经、产后血劳、不孕诸疾，法当补血养胞。药用枸杞子、菟丝子、当归、熟地、白芍、阿胶等，代表方如人参鳖甲汤、黄芪散、四二五合方。

4. 逐瘀荡胞 瘀阻胞宫发生经、孕、产、杂诸证，如月经过多、崩漏、堕胎、小产、难产、产后恶露不绝、产后腹痛、癥瘕等，治需逐瘀荡胞。常用益母草、莪术、桃仁、红花、川牛膝、丹参、大黄、䗪虫等，方如桂枝茯苓丸、朴硝荡胞汤、生化汤、桃红四物汤、脱花煎、逐瘀止崩汤、大黄䗪虫丸。

5. 益气固宫 "胞络者，系于肾"，肾主系胞，肾气不足，发为子宫脱垂，则需补肾固脱。方如大补元煎、寿胎丸。脾主升清，因产伤或产后操劳过度，劳则气耗，"气下冲则令阴挺出"，发为阴挺。当益气升阳托举子宫，方如补中益气汤、益气升提汤、升麻汤。

六、调控肾－天癸－冲任－胞宫轴

肾－天癸－冲任－胞宫轴，是中医妇科学有关女性生殖生理的新理论。在月经、妊娠、带下、分娩生理的全过程均发挥着重要作用。此轴中，肾为主导，肾气、天癸共同主宰，通过冲任二脉的通盛，相资为用，由胞宫具体体现其生殖生理功能。因而，在妇科疾病中，尤其是某些涉及与月经、妊娠有关的疑难病如崩漏、闭经、早发绝经、卵巢早衰、不孕等，常通过调控肾－天癸－冲任－胞宫轴取得治疗效果。

虽然本治法现阶段尚处于进一步的研究过程中，但实践证明，通过调补脏腑（肾、肝、脾）、调理气血、调治冲任督带、调养胞宫，直接或间接可达到调控生殖轴的作用。有关研究资料亦提示，运用以下方法，可调控肾－天癸－冲任－胞宫轴的功能。

1. 周期疗法 是按照中医妇科学的基础理论，结合月经周期中在经后期、经间期、经前期、行经期不同时期的肾阴阳转化、消长节律和气血盈亏变化的规律，采取周期性用药的治疗方法。目前各中药周期疗法的应用与药物选择虽不尽相同，但多遵循滋肾养血－补肾活血－调补肾阴肾阳－活血化瘀的序贯立法原则。用药思路在于月经（或阴道出血）后血海空虚，属于在肾气作用下逐渐积精血之期，治法上以滋肾益阴养血为主；经间期为重阴转化期，阴精盛，重阴转阳，冲任气血活动显著，主以活血化瘀以疏通冲任血气，并配合激发兴奋肾阳、补肾活血，使之施泻而促排卵；经前期又为阳长期，阴充阳长，以维持肾阴阳相对平衡状态，治宜阴中求阳，温肾暖宫辅以滋肾益阴之药或佐以疏肝；行经期为重阳转化期，重阳则开，血海满盈而溢下，冲任气血变化急骤，治宜活血调经，冀其推动气血运行，使子宫排经得以通畅。与传统采用"先补后攻"或"三补一攻"法以建立崩漏、闭经的月经周期，其治疗思路基本一致，也是从调控肾－天癸－冲任－胞宫轴着手的。

2. 针刺疗法 西医妇产科学认为：卵巢是女性具有生殖和内分泌功能的内生殖脏器，其产生和排出卵子及分泌性激素的周期性变化，直接作用并影响到子宫内膜的周期性脱落及出血以行经。因此在治疗月经紊乱的病证中，调整恢复卵巢功能是一种有效的治疗方法与途径。针刺促排卵，是通过针刺、电针或激光针等方法刺激某些穴位，引起排卵的一种方法。

针刺治疗月经不调，早在元代王国瑞《扁鹊神应针灸玉龙经》就有"女子经候不匀调，中极、子宫、气海与中髎"的记载。20世纪60年代之后，已有较多针刺关元、中极、子宫、三阴交、血海、大赫各穴以促排卵的临床与实验研究报道，并认为针刺在一定条件下可能通过调节中枢β－内啡呔水平而促进促性腺激素释放激素（GnRH）分泌引起排卵。基于有关月经产生及调节机理的理论中，西医妇产科学的丘脑下部－垂体－卵巢轴，与中医妇科学的肾－天癸－冲任－胞宫轴两者之间有着甚为相近的前提，既然针刺可能通过对生殖轴的作用而引起排卵，从中医妇科学的角度而言，也可以认为针刺促排卵具有一定的调整肾－天癸－冲任－胞宫轴的作用。

在理解、掌握了上述常用内治法的基础上，临证应用时对复杂疑难病证还应注意根据脏腑间的生克制化关系，注意脏腑、天癸、气血、冲任、胞宫间的密切联系，多脏或与气血、经络综合调治；并注意参照女性不同年龄阶段而治有侧重，以及经、孕、产、乳不同生理时期的生理特点而遣方用药的治疗经验，统筹立法施治。

第二节　常用外治法

外治法是中医治疗学的组成部分之一，也是治疗中医妇科疾病的一种常用方法，特别是对于某些局限于外阴、阴道、宫颈或乳房等外露病变部位的疾病，应用外治诸法，使药物直达病所，驱解病邪，常可获取良好临床疗效。

中医外治法历史悠久，早在《黄帝内经》中已有汤熨法、浴法、寒痹药熨法、豕膏膏法等记载。长沙马王堆汉墓出土的《五十二病方》亦有"傅（敷）法"、"封（涂）法"、"洒（喷撒）法"、"尾（冲洗）法"、"浴法"、"薰法"、"沃腫（灌肠）法"疗疾的应用。《金匮要略·妇人杂病脉证并治》所载"少阴脉滑而数者，阴中即生疮，阴中蚀疮烂者，狼牙汤洗之"，"蛇床子散方，温阴中坐药"，以及用矾石丸纳入阴中，治瘀血内着，郁而化热，久而腐化，湿热内蕴的带下病等，可谓开创了中医妇科学外阴冲洗、阴道纳药外治法之先河。后世不少妇科著作、本草方书也有大量治疗妇科疾病的外治方药与方法记载，丰富了妇科外治法的内容。至清，外治法专著《理瀹骈文》甚为精辟地论述了外用药疗法的理论依据、应用原则，如论病当先"察其阴阳，审其虚实"，"外治之理即内治之理，外治之药亦即内治之药，所异者，法耳"，"虽治在外，无殊治在内也"等，为外治法也是妇科外治法用药之准绳。

妇科外治法沿用至今，在理论研究、药物剂型、用药途径、施治方法、适应范围诸方面均有了长足发展。仅就方法而言，外阴熏洗、阴道冲洗、阴道纳药、贴敷、热敷、导肠、腐蚀、药物离子导入、中药穴位注射、中药宫腔内注入、介入疗法等渐为临床所习用。若局部病变影响或累及全身，或局部病变为全身病变在局部的反应时，又需外治用药与内服方药合用，进行整体调治。

一、坐浴

中药煎取汤液约 1000~2000ml，趁热置于盆器内，患者先熏后坐浸于药液中，起到清热解毒、杀虫止痒、消肿止痛及软化局部组织的治疗作用。适用于阴疮、阴痒、阴痛、外阴白色病变、带下量多、小便淋痛、子宫脱垂合并感染等。常以清热解毒药物如白花蛇舌草、大黄、黄柏、连翘、苦参、土茯苓、蛇床子、地肤子等为主，方如蛇床子散、塌痒汤、狼牙汤等。每日 1~2 次，每次 15~30 分钟，药液不可过烫，也不宜过浓。坐浴后一般不再用清水冲洗，亦无需拭干，待其自然吸收，以利药效的充分发挥。

凡阴道出血、或患处溃烂出血、月经期禁用，妊娠期慎用；注意浴具分开，以防交叉感染。

二、外阴、阴道冲洗

本法是以药液直接冲洗外阴、阴道达到治疗目的的方法。常用于外阴炎、阴道炎、宫颈炎、盆腔炎等引起的带下病、阴痒的治疗和阴道手术前的准备。

治疗性冲洗者，常用量为每次 500ml 左右，倾入阴道冲洗器具内，每日 1~2 次，可连续冲洗至自觉症状消失。所用药物据冲洗目的选用，阴道炎患者也可结合阴道分泌物检查结果，有针对性地选用。若为术前准备，可用 1‰苯扎溴铵（新洁尔灭）冲洗。

治疗期间应避免性生活，注意内裤、浴具的清洁消毒。月经期停用，妊娠期慎用。

三、阴道纳药

将中药研为细末或制成栓剂、片剂、泡腾剂、胶囊剂、涂剂、膏剂等剂型，纳入阴道，使之直接作用于阴道或宫颈外口等部位，达到清热解毒、杀虫止痒、除湿止带、祛腐生肌等治疗目的的治法。常用于带下病、阴痒、阴道炎、宫颈糜烂或肥大、宫颈原位癌、子宫脱垂等。须根据病证及病位辨证用药，选择相关剂型。如湿热型带下病，可选用黄柏、黄连、大黄、苦参、地肤子、白鲜皮、千里光、青黛、虎杖等清热除湿药，制成栓、片或泡腾剂阴道纳药；宫颈糜烂欲解毒祛腐，可酌加百部、白矾、蛇床子、硼砂；收敛生肌选用白及、珍珠粉、炉甘石等。

使用栓剂、片剂、泡腾剂、胶囊制剂等，患者可先行阴道冲洗后，自行上药。但粉、膏等涂剂类及宫颈上药，不便于自行操作，通常需医务人员操作，尤其是某些含有腐蚀性药品的制剂，更需直接由医务人员严格按操作程序执行。治疗注意事项同阴道冲洗法。

四、贴敷法

贴敷法是将外治用药的水剂或制成的散剂、膏剂、糊剂，直接或用无菌纱布贴敷于患处，取得治疗作用的方法。可用于外阴血肿、溃疡、脓肿切开，也可用于乳痈或回乳，还应用于痛经、产后腹痛、妇产科术后腹痛、不孕症、癥瘕等。常选用清热解毒、行气活血、温经散寒、消肿散结、通络止痛、生肌排脓类中药，随机辨证、辨病择之。

水剂者，多以无菌纱布浸透药液贴敷；散剂则可直接撒于创面；膏剂常先涂于无菌纱布，再敷贴患处；若属痛经膏、痛经贴、麝香壮骨膏等中药橡皮膏剂，则可直接贴于患处或经络穴位点；还有将药物制成粗末，加入致热物质，袋装密封，制成热敷剂；或以药物粗末制成湿药包，隔水蒸 15～20 分钟，趁热敷置患处或借用热水袋、电热器、理疗仪甚至食盐、砂土炒热作为热源起热敷作用的。贴敷时间、疗程则据组成药物、所疗病证、治疗目的综合考虑决定。

五、宫腔注入

将中药制成注射剂，常规外阴、阴道、宫颈消毒后，将药剂注入宫腔及输卵管腔内，以了解输卵管畅通情况，或治疗宫腔及输卵管粘连、阻塞造成的月经不调、痛经、不孕症等。治以活血化瘀为主佐清热解毒，药如丹参、当归、川芎、红花、莪术、鱼腥草等，常用复方丹参注射液、复方当归注射液等注射剂。

本法能使宫腔及输卵管腔内保持较高的药物浓度，有改善局部血液循环，抗菌消炎，促进粘连松解及吸收，以及加压推注的钝性分离等综合治疗作用，已成为目前治疗宫腔、输卵管阻塞或粘连的有效方法之一。

药量为 20～30ml，注射时观察有无阻力、药液回流、患者有无腹痛等情况。本法应在月经干净后 3～7 天内进行，可隔 2～3 天 1 次，经后至术前及注入治疗期间禁止性生活。

六、肛门导入

将药物制成栓剂纳入肛内，或浓煎后保留灌肠，达到润肠通腑、清热解毒、凉血活血、消癥散结等目的。本法可使药物在直肠吸收，增加盆腔血循环中的药物浓度，有利于盆腔、胞中癥积、慢性盆腔炎、盆腔淤血综合征、子宫内膜异位症，以及产后发热、大便秘结等病证的治疗。

若为中药保留灌肠，可用尿管或小口肛管或一次性灌肠袋，插入肛中 14cm 左右，将温度适中的药液 100ml 徐徐灌入，保留 30 分钟以上；临睡前注入，保留至次晨疗效更佳。每日 1 次，一般以 7～10 天为一疗程。给药前应尽量排空二便，给药后卧床休息 30 分钟，以利于药物的保留。如采用栓剂，可嘱病人每晚睡前自行放入肛内。

月经期、阴道出血时及妊娠期需慎用。

七、中药离子导入

此法是根据离子透入原理，运用中药药液，借助药物离子导入仪的直流电场作用，将药物离子经皮肤或黏膜导入盆腔或胞中，并在局部保持较高浓度和较长时间，使药效得以充分发挥，用以治疗慢性盆腔炎、输卵管阻塞、妇科术后盆腔粘连、子宫内膜异位症、陈旧性宫外孕、外阴炎等。

本法多选择清热解毒、活血化瘀类药组方，药味少而精，一般 2～3 味为宜，也可用 1% 小檗碱（黄连素）或复方丹参注射液导入。使用时用纸吸透药液，置于消毒的布垫上，放在外阴，接通阳极，另用无药的湿布垫放在腰骶部，接通阴极，开动治疗仪，电流为 5～10mA，药物离子从阳极导入。每次 20 分钟，每日 1 次，疗程据病情拟定。

八、介入疗法

介入疗法是近50余年来，随着新器材、新技术的不断发展与应用而出现的一种新的治疗方法。现主要是在医学影像设备（如放射、超声）的引导下，经皮穿刺或经自然孔道至靶器官局部给予介质进行治疗。介入疗法以其定位准确、微创性、见效快、疗效高、并发症发生率低和可重复应用的特点及治疗优势，在临床医学中应用日益广泛。妇科领域中现阶段主要开展有经阴道、子宫、输卵管注射药物，经阴道后穹隆穿刺术、经皮穿刺局部灌注或注射药物等。

此外，尚有采用超声介导下输卵管阻塞的诊断与治疗、超声介导下输卵管配子移植的助孕技术，应用于卵巢癌、绒癌等的治疗，以及介入联合放疗治疗中晚期宫颈癌的研究报道。在一定程度上显示了介入疗法或介入疗法与其他治法综合应用，在治疗某些妇科疾病中的疗效优势与应用前景。

九、手术疗法

早在夏商周时期《史记·楚世家》已有剖腹产手术的记载。今天，妇产科中的暴崩下血、异位妊娠、堕胎不全、子宫肌瘤、卵巢肿瘤、子宫脱垂、阴挺、人工流产并发子宫穿孔等病症，可有针对性地选择刮宫术、子宫修补术、子宫切除术、卵巢切除术、盆腔脓肿切开引流等，已成为妇科外治法的主要组成部分。

第三节　中医妇科急证治疗

血崩证、急腹证、高热证、厥脱证，是中医妇科病证中具有代表性的急证，由于其发病急骤，发展变化迅速，病情危重，常严重影响患者身体健康，甚而危及生命。因此，急证紧急处理的正确与否，是攸关病员生死存亡的大事。

急证的治疗，首先取决于快捷而正确的诊断，即依据患者的症状、体征，结合病史及相关检查，确定引起急证的疾病或原因，或急则治标，或标本同治，或辨证与辨病结合施治。

一、血崩证

妇科血崩证是指以阴道急剧而大量出血为主证者。可由崩漏、功能失调性子宫出血类月经病，或堕胎、小产、滋养细胞疾病、前置胎盘、显性出血性胎盘早剥等妊娠疾病，或产后血崩、晚期产后出血，或子宫肌瘤尤其是子宫黏膜下肌瘤、子宫颈癌、子宫内膜癌等多种中西医妇科疾病引起。此外，血液病所致的经期血崩，甚或外伤也可导致。治以止血为首务，同时注意采取相应措施，积极预防厥脱。

1. **辨证用药**　血热而崩，可选用牛西西注射液（《药剂学与制剂注解》）、贯众注射液（《药物制剂注解》）、断血流片。血瘀而崩，常选用三七注射液（《常用药物制剂》）。脾虚气弱或肾阳不足者，选用生脉注射液静脉注射或静脉滴注，或参附注射液静脉滴注。若属肾阴虚，可选用生脉或参麦注射液。内服中药时，佐用相应止血药也能起到减少或控制出血的作用。

2. 辨病施治　一般而言，经病血崩者，当固冲止血，可辨证结合相应止血方药治之；若属妊娠期、产后或妇科杂病引起的如崩中下血证，首应辨病识证，采取药物止血方法急治之。如堕胎、小产胞胎殒堕不全，应急以下胎益母，虽可用脱花煎类中药，但血崩势急，必要时当刮宫清除宫腔内残留之妊娠物。产后血崩者，需识别原因分别处理，属气虚、血瘀，可辨证急治，若因胎盘、胎膜部分残留，或软产道损伤所引起，应及时手术止血。若绒癌或恶性葡萄胎转移瘤或子宫颈癌引起血崩，可先采取压迫止血救急，方法是在直视下认准出血灶，用洒有止血粉或不带止血粉的无菌长纱条或纱布，有条不紊地填压出血灶，24 小时后取出，若仍有出血，可重新填压。至于外伤失血，又当查清部位、伤势，据伤情而处理。

二、急腹证

中西医妇科疾病范围中，能引起急性下腹痛的主要有原发性痛经、经间期（排卵期）腹痛、子宫内膜异位症、子宫腺肌病、流产、异位妊娠、隐性出血型胎盘早期剥离、卵巢破裂、卵巢囊肿蒂扭转、卵巢囊肿破裂、子宫破裂、急性盆腔炎、慢性盆腔炎等等。因而，对于急性下腹痛者，必须首先做好诊断与鉴别诊断，切不可随意使用镇痛剂，以免掩盖病情，造成误诊。

一般而言，原发性痛经、经间期腹痛、子宫内膜异位症或子宫腺肌病所致痛经，或慢性盆腔炎表现有经期腹痛者，能应用止痛的急治法，达到缓解或消除疼痛的作用。至于异位妊娠、隐性出血型胎盘早剥、卵巢破裂、卵巢囊肿蒂扭转、子宫破裂等引起的急腹证，则需迅速救治处理。

1. 辨证用药　血瘀而痛，可选用田七痛经胶囊、血竭胶囊口服，或丹参注射液、川芎嗪注射液静脉滴注，延胡索注射液肌内或穴位注射。寒凝致痛，可用当归注射液肌内或足三里、三阴交穴位注射，或参附注射液静脉滴注。湿热壅滞，可用野木瓜注射液肌肉注射或清开灵注射液静脉滴注。

在辨证论治的内服中药中，选择相应的止痛药随证加入，亦有助于减缓疼痛。寒痛：治以温经止痛，药用艾叶、小茴香、肉桂、乌药、吴茱萸、高良姜、荔枝核、细辛、白芷等。滞痛：治以行气止痛，药用香附、郁金、川芎、木香、青皮、沉香、九香虫、佛手等。瘀痛：治以化瘀止痛，药用川芎、延胡索、三七、当归、没药、乳香、五灵脂、王不留行等。热痛：治以清热止痛，药用川楝子、丹皮、赤芍、红藤、败酱草、雪胆等。

2. 针灸治疗　气滞者，针气海、太冲、血海、三阴交；寒凝者，取穴中极、地机、关元、水道，针灸并施；湿热者，针阳陵泉、行间、次髎。（《针灸治疗学》）。

三、高热证

高热，通常指体温升高达 39℃以上者。妇科疾病中可见高热证的有因经期或产褥期感受风热、暑热、湿热、湿毒、邪毒之邪而起，也有因生殖道感染病原微生物如细菌、病毒、支原体所致。对高热证的处治，首应明确诊断，辨证求因或尽快查出病原体或作出病原学诊断，但"退热"是当务之急，其治疗措施可采用：

感冒清热冲剂、重感灵等中成药口服；柴胡注射液、青蒿素注射液、板蓝根注射液等肌注；清开灵注射液、穿琥宁注射液静脉滴注解热。外用冷湿毛巾或冷袋冷敷，可配合使用25%～50%乙醇擦浴等物理降温法。

高热持续，体温达40℃左右，宜中西药结合治疗。

属乳腺炎已成乳腺脓肿者、确诊盆腔脓肿者，应及时切开引流；感染性流产者，可据阴道出血量及感染控制的情况，择时手术清除残留组织。

四、厥脱证

厥脱证，是指厥证并发脱证而并称者，是一种以突然昏倒，不省人事，面唇苍白，四肢厥冷或大汗淋漓，脉微欲绝为主要表现的危急重症，与西医学的休克相类。它常继发于妇科急性血崩、急性下腹痛或高热证之后。因此，临床诊治上述病证时，必须严密观察病员的神、色、脉象、血压、体温和尿量等的变化，若见烦躁不安或表情淡漠、面色苍白、口唇和指甲发白或轻微发绀、手足发凉、皮肤湿冷、脉细数而弱、脉压＜4.0kPa（30mmHg）、尿少时，就应在积极处治原发病证的同时，及时采取有效措施，预防厥脱的发生。

1. 中药治疗 因血崩而厥脱，可急用参附注射液、参附丹参注射液、生脉注射液、丽参注射液、枳实注射液等加入5%葡萄糖注射液中静脉注射或静脉滴注。因高热证而致厥脱，可用参附青注射液、升压灵注射液、清开灵注射液、醒脑净注射液等加入葡萄糖注射液或生理盐水中静脉滴注；也可用安宫牛黄丸鼻饲给药。

2. 针灸治疗

体针：常用次髎、内关、涌泉穴，备用水沟、足三里、十宣、百会、合谷穴。先取常用穴，如针后收缩压仍小于10.8kPa（80mmHg），适当增加备用穴，用平补泻手法。次髎穴持续运针30分钟，其他穴位可连续捻转提插3～5分钟，稍作间歇又继续运针，直至血压回升，留针1～12小时，留针期间间断运针。

耳针：常用肾上腺、皮质下、升压点、心穴，备用神门、肺、交感、肝穴。以常用穴为主，每次取1～2穴，效不显著酌加穴位。先以50次/分的频率捻转2分钟，中度捻力，然后接上电针仪继续刺激，并适当调节强度与频率，直至升压满意为止（详参《针灸治疗学》）。

3. 中西医结合治疗

对失血性休克或感染性休克，宜中西医结合积极有效地抢救，纠正休克。

第七章

预防与保健

预防与保健是我国卫生保健事业的重要组成部分。女性一生中除随着生殖系统的发育、成熟和衰退而经历不同年龄阶段的身体变化以外，在长达30余年的育龄期中，还要经历月经、带下、妊娠、分娩、产褥、哺乳以及围绝经期等特殊生理变化以及可能发生的相应疾病。随着社会经济的发展，参与社会工作的妇女日益增多，影响妇女生理和心理的因素亦随之增加。因此，重视妇女各时期的保健和性养生保健，对提高妇女身心健康与生活质量，对家庭幸福、子孙后代的健康、民族素质的提高和计划生育国策的贯彻执行都具有积极意义。

一、青春期与月经期卫生

青春期是女性生殖功能从开始发育到逐渐成熟的过渡时期。此期子宫发育成熟，第二性征渐趋明显，月经初潮。在行经期间，血海由满而溢，子宫泻而不藏，血室正开，机体气血变化急骤，若调摄不当，则每易致病。

（一）青春期

1. **进行卫生宣教**　使少女了解女性生殖器官的解剖特点和生理卫生知识。了解性的发育、月经等生理现象。

2. **普及性教育**　青春期已有性意识萌发、性兴趣产生，是性教育的关键时期。使青少年认识到性的自然发展规律，并能自觉遵守社会关于性的道德规范和法制规范。通过科学的性教育，消除他们对性的神秘感，避免不良影视书刊的影响。

3. **注意个人卫生**　内裤勤换勤洗。增加营养，以满足身体正常发育的需要。积极参加各种体育活动，促进新陈代谢，强健体魄。

4. **定期体检**　及早发现及处理少女月经病，或及早发现处理极少数少女妊娠和性传播疾病等。

（二）月经期

1. **保持外阴清洁**　卫生垫要清洁消毒。禁止盆浴、游泳、房事和阴道灌洗。经期一般不作妇科检查，如病情需要必须严格消毒外阴，用消毒手套，动作轻柔，尤勿用力挤压子宫。

2. **运动适度**　不宜参加剧烈运动和重体力劳动，以免导致月经过多或崩漏。也不宜久坐久卧，以免引起痛经或经期延长。

3. **注意保暖**　避免受寒，不宜洗冷水浴，避免淋雨涉水，以免发生月经不调、痛经等疾病。

4. **饮食有节**　不宜过食辛辣燥热及过食寒凉生冷之品，以免发生月经过多、痛经等。

5. 保持心情舒畅 月经期阴血偏虚，肝气偏旺，情绪容易波动，应保持心情舒畅，以免加重经期的不适或导致月经失调。

二、新婚期卫生

男女双方的身心健康是家庭幸福美满的基础，婚期卫生保健是围绕结婚前后，为保障婚配双方及其下一代健康所进行的一系列保健服务措施。

1. 婚前检查 婚前检查可以发现一些异常情况和疾病。通过病史及家族史的询问，可以发现一些遗传病，有助于决定婚育的决策，减少不适当的婚配和遗传病儿的产生，提高人口素质。如发现生殖器官发育缺陷或疾病，还可得到及时处理和治疗。

2. 婚前指导 对男女双方进行性生理和性知识的教育，讲授有关孕育的生理知识。指导计划生育的安排及避孕方法的选择。

3. 新婚卫生 初次同房，处女膜破裂会引起轻微疼痛和少量出血，一般无需特殊处理。同房前后要注意清洗外阴，防止感受外邪。欲受孕者，忌酒后同房。新婚也应节制房事。

三、孕、产、哺乳期卫生（围生期保健）

围生期保健是指一次妊娠，从妊娠前、妊娠期、分娩期、产褥期（哺乳期）到新生儿期，为孕母和胎婴儿的健康所进行的一系列保健措施。

（一）孕前期保健

选择最佳的受孕时机。女性生育年龄在 21~29 岁为佳。男性生育年龄在 23~30 岁为好。在这段年龄中，选择双方身体状态好，工作、生活、经济都较合适的时期受孕，有利于母儿身体健康。

（二）妊娠期卫生

妊娠以后，由于生理上的特殊情况，应注意摄生，以保障孕妇的健康和胎儿的正常发育，对优生优育及预防产科病证的发生都具有重要的意义。

1. 生活规律 不宜过度劳累或负重、攀高，慎防跌仆，以免伤胎。但也要适当活动，以免气滞难产。

2. 饮食健康 饮食宜清淡平和而富于营养，勿令过饥过饱，致伤脾胃。妊娠 7 个月后，饮食不宜过咸，以防子肿、子满。

3. 注意胎教 妇人怀孕，其思想、视听、言行，均应端正。

4. 节制房事 妊娠 3 个月以内和 7 个月以后，必须避免房事，以防引致流产或早产。如有流产史，尤其是反复自然流产史，整个孕期尤需禁房事。

5. 定期检查 可以及时发现和治疗妊娠合并症以及胎儿发育异常如畸形，并适时纠正异常胎位。指导孕妇乳头清洁护理方法。

（三）产褥期卫生

由于分娩时耗气失血，以致阴血骤虚，营卫不固，故产后最易受邪；恶露排出，血室已开，胞脉空虚，此期的调护尤为重要。

1. **充分休息** 不宜过早及过度操劳，以免产后血崩、子宫脱垂等。但亦应适当活动，促进身体的复原。居室应注意保暖和空气流通，不可当风坐卧，衣着厚薄适中，以防感冒。夏季室温不宜过高或过加衣被，以免中暑。饮食要富于营养而易消化，慎生冷、肥甘、辛辣之品。保持心情愉快，以免气结血滞，引起腹痛、缺乳等病变。

2. **保持清洁** 可用温开水擦洗外阴，勤换内裤和卫生垫。产后汗出较多，要经常擦浴及换洗内衣。

3. **严禁房事** 《千金要方》强调"产后满百日，乃可合会"是合理的，可减少产后病的发生。

4. **定期检查** 产后42天时应进行较详细的检查，包括饮食、睡眠、大小便、全身感觉等；体温、体重的变化；乳房、乳头的情况以及生殖器官的恢复情况。及早防治有关乳房、会阴、剖宫产腹部伤口及子宫恢复等的异常情况，以保证产妇健康的恢复。

（四）哺乳期卫生

哺乳期是指产妇用自己乳汁喂养婴儿的时期，通常为10个月。母乳营养丰富，最适合婴儿的营养、消化与吸收，而且含多种免疫物质，能增强婴儿的抗病能力，故应鼓励母乳喂养。提倡科学哺乳。

正常分娩的健康产妇产后半小时后即可哺乳。提倡按需哺乳。每次哺乳前要用温开水清洗乳房、乳头，母亲也要洗手，避免婴儿吮入不洁之物。蒸乳时，可作热敷或用吸奶器将乳汁吸空，以免壅积成痈。如出现乳头皲裂或已成乳痈，应及时处理。

乳母要保持情志舒畅，睡眠充足，劳逸适度，饮食营养丰富，饮量充足，以保证乳汁正常分泌。用药要慎重，避免有毒副反应的药物通过乳汁进入婴儿体内。

要落实避孕措施，不宜服用避孕药物。喂乳期为6～10个月。

四、中年期卫生

中年乃是人生的黄金时期，思维能力日趋完善，知识积累较丰富，精力充沛，然而从生理角度讲，这个时期正是机体功能开始走向衰减的时期。《素问·阴阳应象大论》曰："能知七损八益……不知用此，则早衰之节也。年四十，而阴气自半也，起居衰矣；年五十，体重耳目不聪明矣。"

（一）预防早衰

中年开始衰退的程度，除了自然衰退的种种原因外，还有人为的因素。青年时期若自恃体格强壮，或多次人工流产，不注意养身保健，到了中年时期则体弱多病甚至未老先衰。故中青年时期应对疾病防微杜渐，对月经稀发、闭经或月经涩少，性欲低下、带下过少、阴道干涩患者，应作 FSH、LH、E_2 测定，注意卵巢早衰的早诊断、早防治。

（二）重修生息

《景岳全书》提出："人到中年左右，当大为修理一番，则再振根基。"所以要高度重视中年养生的必要性和重要性，调摄饮食，起居有节，可根据自身的体质、生活环境及季节合理调摄，如冬令季节适当地进服补品，固护元阴元阳，调理气血，重修生息，即再振根基。

有学者提出妇女从中年始要补钙，早期预防绝经妇女骨质疏松症，比发病后治疗更重要。中医补肾壮骨、益气健脾是行之有效的治法。更要注意忙中不忘锻炼身体。

（三）防治疾病

要了解中年时期的多发病，如盆腔炎、子宫肌瘤等疾病的预防知识，并定期进行体格检查，做到未病先防、有病早治和病后防变的"三级预防"。

（四）调节情志

妇女在本时期多面临繁重的家庭及工作负担，常言"人到中年万事忧"，中年人容易发生焦虑和烦躁情绪，不良的情绪刺激可影响生理状态甚至导致疾病的产生。因而要加强社会宣传，使她们在家庭中受到丈夫和孩子的理解，在工作环境中得到足够的重视，但最重要的是自身要具有积极乐观的生活态度，保持良好的情绪和宽容的胸怀。

五、围绝经期与老年期卫生

（一）围绝经期卫生

围绝经期是指妇女接近绝经时至绝经 1 年内的期间，起点模糊，而终点明确。

此期前后肾气渐衰，天癸将竭，冲任二脉虚惫，每可致阴阳不相协调。应注意调护，使妇女顺利渡过这一时期，从而健康地进入老年期。

1. **宣传绝经期卫生** 使绝经期妇女消除不必要的思想顾虑，同时关心她们的工作和生活。

2. **定期防癌普查** 治疗绝经前后诸证等，提高生活质量。

3. **注意劳逸结合** 参加适当的劳动和活动，注意盆底肌肉的锻炼，打太极拳、练气功等以锻炼身体，分散注意力，顺利渡过绝经期。

4. **生活起居规律** 避免外邪侵袭。调节饮食，少食动物脂肪和内脏。调整心态，勿使大怒，勿令忧思。节制房事，以养精神。

（二）老年期卫生

绝经后妇女经过十多年逐渐进入老年期（60~65 岁为老年前期，65 岁以后为老年期）

随着年龄的增长，从体型、步态至生理功能、内部器官都逐渐衰老，整个机体均发生衰退变化，这时妇女要了解和适应这些变化，注意卫生保健，防病治病，延缓衰老。

1. **平静而乐观地看待社会** 保持自信心，力所能及地做些社会工作，不但有利于国家社会，还有利于自身的健康。

2. **重视饮食调理** 多吃粗粮饮食，可适当吃些补品。体育运动时要轻、慢、稳，要避免碰撞骨折。

3. **定期健康普查** 以便早期发现宫颈癌、子宫内膜癌、卵巢癌等疾病。对发生阴道流血、异常带下等情况，要早诊断，早治疗。

4. **劳逸、体位相宜** 老年避免过度劳力。保持大便通畅，以免发生子宫脱垂。注意外阴清洁，防治阴道和泌尿系统感染。老年各种体位姿势亦应相宜。

六、性养生保健

性是人类的生理本能之一，也是人类得以生存和繁衍的基础。人类的性不仅是生命实体的存在状态，同时也被赋予了精神和文化内涵。中医学含有丰富的性文化，十分重视性养生保健。孟子曰："食色，性也"。性欲为人体发育成熟后的生理现象和本能，不可无，亦不可纵。《医方类聚·养生门》言："房中之事，能杀人，能生人。故知而能用者，可以养生，不能用之者，立可致死。"临证中，妇科疾病或性传播疾病与"性盲"密切相关，妇科学以研究妇女生殖健康为核心，应宣教性养生保健知识。

1. 遵守道德规范 人类的性行为最重要的特征是受社会道德规范的约束，凡符合时代社会道德规范和有利于身心健康的性行为是正常性行为，反之属于异常性行为。

2. 适龄婚嫁 是女性性养生保健、优生优育的重要环节。《周礼·地官》记载："令男三十而娶，女二十而嫁。"《褚氏遗书》中明确地提倡晚婚有利于优生优育："女虽十四而天癸至，必二十而嫁。皆欲阴阳完实而交合，则交而孕，孕而育，育而为子，坚壮强寿。"

3. 房事适度与和谐 夫妻性生活是夫妇生活中重要的和不可缺少的。《周易》指出："天地不交而万物不兴"。不同年龄和不同人的性事贵在恰到好处，太过、不及都不利于男女双方的性养生保健。性生活和谐强调男女双方必先有"爱乐"然后行，做到"相感而相应"，阴阳和调，要达到"俱有悦心"的境界，要以保护和增进男女双方的身心健康和生育健康后代为最高准则。中医古籍中强调"神交"，如万全《广嗣纪要·协期篇》指出："男女情动，彼此神交，然后行之，则阴阳和畅，精血合凝，有子之道也。"

4. 房事禁忌

（1）经期禁房事：《备急千金要方》说："月事未绝而与交合，令人成病。"宋代《陈素庵妇科补解》进一步指出："经正行而男女交合，败血不出，精射胞门，精与血搏，入于任脉，留于胞中，轻则血沥不止，阴络伤则血内溢。重则瘀血积聚，少腹硬起作痛，小便频涩……皆由经行合房所致。"并指出"或年少经行交合，中年发病"。经期房事或经期产后余血未净而房事，最易发生崩漏、痛经、生殖系统炎症、不孕症等。故经期禁房事，主张经净3天后方可交合。

（2）孕期禁房事：胎元系于肾。《景岳全书·妇人规》指出："凡受胎之后，极宜节欲以防泛溢……如受胎三月、五月而每堕者，虽薄弱之妇常有之，然必由纵欲不节，致伤母气而堕者为尤多也。"《傅青主女科》专列"行房小产"论治。叶天士更强调"保胎以绝欲为第一要策"。尤其对于有自然流产病史者，整个孕期都要禁房事。

（3）产后禁房事：孙思邈《千金要方》指出："凡妇人非止临产须忧，至于产后，大须将慎，危笃之至，其在于斯。勿以产时无他，乃纵心恣意，无所不犯。犯时微若秋毫，感病广于嵩岳。……凡产后满百日，乃可合会，不尔，至死虚羸，百病滋长，慎之。"产后过早房事，多发生盆腔炎、阴道炎。

（4）醉酒禁房事：古人对酒后入房的危害论述最多，《素问·腹中论》中说："若醉入房中，气竭肝伤，故月事衰少不来也。"醉酒使性欲亢进，耗伤精血，损伤冲任而发生妇科病。

（5）内伤七情禁房事：《医心方》引《洞玄子》谓："若男摇而女不应，女动而男不从，非直损于男，亦乃害于女人。"唐孙思邈也在《千金要方》中说明："大喜大怒，……皆不可合阴阳。人有所怒，气血未定，因而交合，令人发痈疽。"

（6）体弱有病禁房事：病中及大病初愈，或体弱劳倦宜禁房事。唐代王焘在《外台秘要》中告诫女性"中间病未可，必不得近丈夫"；古人有"房劳复"、"女劳复"、"阴阳易"，并认为因此而复发的病较前更重，不易治愈。

5.房事卫生 夫妻房事不洁可致病，房事卫生可防病，这是常识。尤其是各种性传播疾病均可导致外阴、阴道、胞宫、胞脉的损伤，从而发生妇科病。因此，应注意夫妻房事卫生，尤其应洁身自爱，杜绝性乱，积极预防各种妇科疾病的发生。

各论

第八章

月经病

月经病是以月经的周期、经期、经量异常为主症，或伴随月经周期，或于经断前后出现明显症状为特征的疾病。月经病是妇科临床的常见病、多发病，被列为妇科病之首。

常见的月经病有：月经先期、月经后期、月经先后无定期、月经过多、月经过少、经期延长、经间期出血、崩漏、闭经、痛经、月经前后诸证、绝经前后诸证、经断复来、绝经妇女骨质疏松症等。

1．月经病的病因病机

病因主要是寒热湿邪侵袭、情志因素、房室所伤、饮食失宜、劳倦过度和体质因素。病机主要是脏腑功能失常，血气不和，间接或直接地损伤冲任督带和胞宫、胞脉、胞络，以及肾－天癸－冲任－胞宫轴失调。同时，痛经、月经前后诸证等疾病，其所以随月经周期而发，除致病因素外，又与经期及经期前后特殊生理状态有关。未行经期间，由于冲任气血平和，致病因素尚不足以引起疾病发生。经期前后，血海由满而溢，因泻溢而骤虚，冲任气血变化急骤，或经断前后，肾气渐虚，天癸将竭，冲任二脉虚衰，肾阴阳失调，致病因素乘时而作导致发病。此外，体质因素对月经病的发生和发展也具有重要的影响。

2．月经病的诊断

月经病的诊断多以四诊收集的临床表现为依据，以主要症状而命名。但应注意结合相关检查与有关疾病的鉴别，如月经后期、闭经等与生理性停经（如妊娠）相鉴别；经期延长、月经过多、崩漏等与妊娠病、产后病、杂病等引起的阴道出血症相鉴别；并要注意与发生在月经期间的内、外科病证相鉴别。同时要把握月经病与其他病的关系。

3．月经病的辨证

着重月经的期、量、色、质的异常及伴随月经周期或经断前后出现明显不适的症状，同时结合全身证候，运用四诊八纲辨其脏腑、气血、经络的寒热虚实。临证时还要根据月经周期不同阶段的阴阳转化和气血盈亏的变化规律进行综合分析。其具体辨证，将在有关章节中叙述。

4．月经病的治疗原则

一是重在治本以调经。《素问·阴阳应象大论》指出"治病必求于本"，"本"即病因病机。治本即是消除导致月经病的病因和病机。调经是针对病机运用各种治疗方法使月经恢复正常，即遵循《内经》"谨守病机"、"谨察阴阳所在而调之，以平为期"的宗旨。临证中首先要分清先病和后病。如因经不调而后生他病者，当先调经，经调则他病自除；若因他病而致经不调者，当先治他病，病去则经自调。正如萧壎在《女科经纶·月经门·调经莫先于去病论》按语云："妇人有先病而致经不调者，有月经不调而生诸病者。如先因病而后经不调，当先治病，病去则经自调。若因经不调而后生病，当先调经，经调则病自除。"在这个原则指导下，具体采用补肾、扶脾、疏肝、调理气血、调治冲任、调养胞宫，以及调控肾－天癸－冲任－胞宫轴等治法。"经水出诸肾"，月经的产生以肾为主导，调经以补肾为主。补肾在于益先天之阴精或补益肾气，以填补精血为主，并佐以助阳益气之品，使阴生阳长，肾气充盛，精血俱旺则月经自调。用药注意"阴中求阳"，"阳中求阴"。扶脾在于益血之源或统血，以健脾益气或健脾升阳除湿为主，脾气健运，生化有源，统摄有权，血海充盈，月经的期、量可正常。用药不宜过用辛温或滋腻之品，以免耗伤脾阴或困阻脾阳。疏肝在于通调气机，以开郁行气为主，佐以养肝柔肝，使肝气得疏，肝血得养，血海蓄溢有常，则经病可愈。用药不宜过用辛香燥烈之品，以免劫津伤阴，耗损肝血。调理气血当辨气病、血病。病在气者，当以治气为主，佐以理血；病在血者，当以治血为主，佐以理气。调理冲任，在于使任通冲盛，自无经病之患。对于先天肾虚的体质因素导致子宫发育不良发生的闭经或崩漏等，治当调养胞宫。二是本着"急则治其标，缓则治其本"的原则。如痛经剧烈，应以止痛为主；若经血暴下，当以止血为先。症状缓解后，则审证求因治其本，使经病得以彻底治疗。调经诸法，又常以补肾扶脾为要。如《景岳全书·妇人规》说："故调经之要，贵在补脾胃以资血之源，养肾气以安血之室，知斯二者，则尽善矣。"

此外，治疗月经病又要顺应和掌握规律：一是顺应月经周期中阴阳转化和气血盈亏的变化规律，经期血室正开，宜和血调气，或引血归经，过寒过热、大辛大散之剂宜慎，以免滞血或动血；经后血海空虚，宜予调补，即经后勿滥攻；经前血海充盈，宜予疏导，即经前勿滥补。二是顺应不同年龄阶段论治的规律，古代医家强调青春期重治肾，生育期中年重治肝，绝经后或老年期重治脾，对临床有一定的指导意义。三是掌握虚实补泻规律，月经病可分虚实两类论治，治疗虚证月经病多以补肾扶脾养血为主，治疗实证月经病多以疏肝理气活血为主。虚实夹杂者，又当攻补兼施。

总之，月经病多种多样，病证寒热虚实错杂，临证治疗月经病应全面掌握其治疗原则和治法，顺应和掌握一些规律，灵活运用，对于经期、周期、经量均严重失调的崩漏、闭经者，又当调控肾－天癸－冲任－胞宫轴，才能获得调经最佳疗效。

月经期的调护：重视经期调护，对于预防和减少月经病，保护妇女的生殖健康极为重要。《中国医学百科全书·中医妇科学》在"经行宜忌"中归纳为适寒温、调情志、慎劳逸、禁房事、保清洁，对防病于未然颇有意义。

第一节　月　经　先　期

月经周期提前7天以上，甚至10余日一行，连续两个周期以上者，称为"月经先期"，亦称"经期超前"、"经行先期"、"经早"、"经水不及期"等。

月经先期属于以周期异常为主的月经病，常与月经过多并见，严重者可发展为崩漏，应及时进行治疗。西医学功能失调性子宫出血和盆腔炎等出现月经提前符合本病证者可按本病治疗。

宋代《妇人大全良方·调经门》指出本病病机是由于"过于阳则前期而来",《普济本事方·妇人诸疾》进一步提出"阳气乘阴则血流散溢……故令乍多而在月前"。后世医家多宗"先期属热"之说，如元代朱丹溪有"经水不及期而来者，血热也"的见解。明代《万氏妇人科·调经章》分别将"不及期而经先行"、"经过期后行"、"一月而经再行"、"数月而经一行"等逐一辨证论治，为月经先期作为一个病证开创了先例。《景岳全书·妇人规》对本病的病因、辨证、论治作了较全面的阐述，提出气虚不摄也是导致先期的重要发病机理，指出"若脉证无火而经早不及期者，乃其心脾气虚，不能固摄而然。"清代《傅青主女科·调经》提出根据经血量的多少以辨血热证之虚实，有临证参考价值。

【病因病机】

本病的病因病机，主要是气虚和血热。气虚则统摄无权，冲任不固；血热则热扰冲任，伤及胞宫，血海不宁，均可使月经先期而至。

1. **气虚**　可分为脾气虚和肾气虚。

(1) 脾气虚：体质素弱，或饮食失节，或劳倦思虑过度，损伤脾气，脾伤则中气虚弱，冲任不固，经血失统，以致月经先期来潮。脾为心之子，脾气既虚，则赖心气以自救，久则心气亦伤，致使心脾气虚，统摄无权，月经提前。

(2) 肾气虚：年少肾气未充，或绝经前肾气渐虚，或多产房劳，或久病伤肾，肾气虚弱，冲任不固，不能约制经血，遂致月经提前而至。

2. **血热**　常分阳盛血热、阴虚血热、肝郁血热。

(1) 阳盛血热：素体阳盛，或过食辛燥助阳之品，或感受热邪，热扰冲任、胞宫，迫血下行，以致月经提前。《傅青主女科·调经》说："先期而来多者，火热而水有余也。"

(2) 阴虚血热：素体阴虚，或失血伤阴，或久病阴亏，或多产房劳耗伤精血，以致阴液亏损，虚热内生，热伏冲任，血海不宁，则月经先期而下。《傅青主女科·调经》说："先期而来少者，火热而水不足也。"

(3) 肝郁血热：素性抑郁，或情志内伤，肝气郁结，郁久化热，热扰冲任，迫血下行，遂致月经提前。

月经先期既有血热或气虚单一病机，又可见多脏同病或气血同病之病机。如脾病可及肾，肾病亦可及脾，均可出现脾肾同病；月经提前，常伴经血量多，气随血耗，阴随血伤可变生气虚、阴虚、气阴两虚或气虚血热等诸证；经血失约也可出现经水淋沥至期难尽。周期提前、经量过多、经期延长，三者并见有发展为崩漏之虞。

【诊断】

1. **病史**　有血热病史或有情志内伤、盆腔炎等病史。

2. **临床表现**　月经提前来潮，周期不足21天，且连续出现两个月经周期以上，经期基本正常，可伴有月经过多。

3. 检查

(1) 妇科检查：盆腔无明显器质性病变者，多属黄体功能不足之排卵性月经失调；有盆腔炎症体征者，应属盆腔炎所引起的月经先期。

(2) 辅助检查：因黄体功能不足而月经先期者，基础体温（BBT）呈双相型，但黄体期少于 12 天，或排卵后体温上升缓慢，上升幅度 < 0.3℃；月经来潮 12 小时内诊断性刮宫，子宫内膜呈分泌反应不良。

【鉴别诊断】

本病若提前至 10 余天一行者，应注意与经间期出血相鉴别。

经间期出血常发生在月经周期第 12～16 天，出血量较少，或表现为透明黏稠的白带中夹有血丝，出血常持续数小时以至 2～7 天自行停止，西医称排卵期出血。经间期出血量较月经期出血量少，临床常表现为出血量一次多、一次少的现象，结合 BBT 测定，即可确诊。月经先期则每次出血量大致相同，且出血时间不一定在排卵期内，持续时间一般与正常月经基本相同。

【辨证论治】

月经先期的辨证，着重于周期的提前及经量、经色、经质的变化，结合全身证候及舌脉，辨其属实、属虚、属热。一般以周期提前，或兼量多，色淡红，质清稀，唇舌淡，脉弱者属脾气虚；周期提前，经量或多或少，色淡黯，质清稀，腰膝酸软者属肾气虚；周期提前，经量多，色深红或紫红，质黏稠，舌质红，脉数有力者为阳盛血热；周期提前，经量少，色红，质稠，脉虚而数者为阴虚血热；周期提前，经量或多或少，经色紫红，质稠，或有血块，胸胁少腹胀满，脉弦者为肝郁血热。

本病的治疗原则，重在调整月经周期，使之恢复正常，故须重视平时的调治，按其证候属性，具体治法或补、或清。若脉证无火，则应补虚，或补中气，或固命门，或补益心脾，或脾肾双补。如为血热证，则应清热，清热又当"察其阴气之虚实"，或清热凉血，或滋阴清热，或疏肝清热。然不论实热虚热皆不宜过用寒凉，以免损伤阴血。

1. 气虚证

(1) 脾气虚证

主要证候：月经周期提前，或经量多，色淡红，质清稀；神疲肢倦，气短懒言，小腹空坠，纳少便溏；舌淡红，苔薄白，脉细弱。

证候分析：脾主中气而统血，脾气虚弱，统血无权，冲任不固，故月经提前而量多；气虚火衰，血失温煦，则经色淡，质清稀；脾虚中气不足，故神疲肢倦，气短懒言，小腹空坠；运化失职，则纳少便溏；舌淡红，苔薄白，脉细弱均为脾虚之征。

治法：补脾益气，摄血调经。

方药：补中益气汤（《脾胃论》）

人参　黄芪　甘草　当归　陈皮　升麻　柴胡　白术

原方治饮食劳倦所伤，始为热中之证。

本方以人参、黄芪益气为君；白术、甘草健脾补中为臣；当归补血，陈皮理气为佐；升麻、柴胡升阳为使。共奏补中益气，升阳举陷，摄血归经之效，使月经自调。

若经血量多者，经期去当归之辛温行血，酌加煅龙骨、煅牡蛎、棕榈炭以固涩止血。若心脾两虚，症见月经提前，心悸怔忡，失眠多梦，舌淡苔白，脉细弱。治宜补益心脾，固冲调经，方选归脾汤（《济生方》）。

（2）肾气虚证

主要证候：周期提前，经量或多或少，色淡黯，质清稀；腰膝酸软，头晕耳鸣，面色晦黯或有黯斑；舌淡黯，苔白润，脉沉细。

证候分析：冲任之本在肾，肾气不足，封藏失司，冲任不固，故月经提前，经量增多；肾虚精血不足，故经量少；肾气不足，肾阳虚弱，血失温煦，则经色淡黯、质清稀；外府失荣，筋骨不坚，故腰膝酸软；头晕耳鸣、面色晦黯、舌淡黯、脉沉细均为肾虚之征。

治法：补益肾气，固冲调经。

方药：固阴煎（《景岳全书》）。

菟丝子　熟地黄　山茱萸　人参　山药　炙甘草　五味子　远志

原方治阴虚滑泻、带浊淋遗及经水因虚不固等证。

方中菟丝子补肾益精气；熟地、山茱萸滋肾益精；人参、山药、炙甘草健脾益气，补后天养先天以固命门；五味子、远志交通心肾，使心气下通，以加强固摄肾气之力。全方共奏补肾益气，固冲调经之效。

2. 血热证

（1）阳盛血热证

主要证候：经来先期，量多，色深红或紫红，质黏稠；或伴心烦，面红口干，小便短黄，大便燥结；舌质红，苔黄，脉数或滑数。

证候分析：阳盛则热，热扰冲任、胞宫，冲任不固，经血妄行，故月经提前来潮、经量增多；血为热灼，故经色深红或紫红，质黏稠；热邪扰心则心烦；热甚伤津则口干，小便黄，大便燥；面赤，舌红，苔黄，脉数，均为热盛于里之象。

治法：清热凉血调经。

方药：清经散（《傅青主女科》）。

丹皮　地骨皮　白芍　熟地黄　青蒿　黄柏　茯苓

原方治月经先期量多者。

方中丹皮、青蒿、黄柏清热泻火凉血；地骨皮、熟地清血热而滋肾水；白芍养血敛阴；茯苓行水泻热。全方清热泻火，凉血养阴，使热去而阴不伤，血安则经自调。

若兼见倦怠乏力、气短懒言等症，为失血伤气，血热兼气虚，酌加党参、黄芪以健脾益气。若经行腹痛，经血夹瘀块者，为血热而兼有瘀滞，酌加益母草、蒲黄、三七以化瘀止血。

（2）阴虚血热证

主要证候：经来先期，量少或量多，色红，质稠；或伴两颧潮红，手足心热，咽干口燥；舌质红，苔少，脉细数。

证候分析：阴虚内热，热扰冲任，冲任不固，经血妄行，故月经提前；阴虚血少，冲任不足，故经血量少；若虚热伤络，血受热迫，经量可增多；血为热灼，故经色红而质稠；虚热上浮则两颧潮红；手足心热，咽干口燥，舌红，苔少，脉细数，均为阴虚内热之征。

治法：养阴清热调经。

方药：两地汤（《傅青主女科》）。

生地黄　地骨皮　玄参　麦冬　阿胶　白芍

原方治月经先期、量少，属火热而水不足者。

方中生地、玄参、麦冬养阴滋液，壮水以制火；地骨皮清虚热，泻肾火；阿胶滋阴补血；白芍养血敛阴。全方重在滋阴壮水，水足则火自平，阴复而阳自秘，则经行如期。

黄绳武先生在《傅青主女科评注》中对清经散、两地汤的方义作了精辟的论述。指出"清经散法在清热而不伤水，两地汤妙在壮水以制阳光。清经散……全方重在少少清火而水不伤，略略滋肾而火不亢。诚为清火良方、调经妙法。两地汤……全方不犯苦寒清热。重在甘寒养阴，育阴以潜阳，补阴以配阳，从而达到'水盛而火自平，阴生而经自调之目的'"。

（3）肝郁血热证

主要证候：月经提前，量或多或少，经色深红或紫红，质稠，经行不畅，或有块；或少腹胀痛，或胸闷胁胀，或乳房胀痛，或烦躁易怒，口苦咽干；舌红，苔薄黄，脉弦数。

证候分析：肝郁化热，热扰冲任，经血妄行，故月经提前；肝郁疏泄失调，血海失司，故经量或多或少；热灼于血，故经色深红或紫红，质稠；气滞血瘀，则经行不畅，或有血块；气滞肝经则胸胁、乳房、少腹胀痛；烦躁易怒，口苦咽干，舌红，苔薄黄，脉弦数均为肝郁化热之象。

治法：疏肝清热，凉血调经。

方药：丹栀逍遥散（《内科摘要》）。

丹皮　栀子　当归　白芍　柴胡　白术　茯苓　煨姜　薄荷　炙甘草

原方治肝脾血虚发热，或潮热、日晡所热，或自汗盗汗，或头痛目涩，或怔忡不宁，或颊赤口干，或月经不调，或肚腹作痛，或小腹重坠，水道涩痛，或肿痛出脓，内热作渴等证。

方中丹皮、栀子、柴胡疏肝解郁，清热凉血；当归、白芍养血柔肝；白术、茯苓、炙甘草健脾补中；薄荷助柴胡疏达肝气。唯煨姜辛热，非血热所宜，故去而不用。诸药合用，使肝气畅达，肝热得清，热清血宁，则经水如期。

【转归与预后】

本病治疗得当，多易痊愈，若伴经量过多、经期延长者，可发展为崩漏，使病情反复难愈，故应积极治疗。

【预防与调摄】

1. 节饮食　不宜过食肥甘滋腻、生冷寒凉、辛烈香燥之品，以免损伤脾胃，或生热灼血。

2. **调情志** 保持心情舒畅，避免忧思郁怒，损伤肝脾，或七情过极，五志化火，冲任蕴热，而引起月经先期。

3. **适劳逸** 经期不宜过度劳累和剧烈运动，以免损伤脾气，致统摄无权而引起本病。

4. **节房事和节制生育** 避免生育（含人工流产）过多、过频，及经期、产褥期交合，否则易损伤冲任，耗损精血，或感染邪毒导致月经疾患。

【临证参考】

月经先期是妇科常见病，是以月经周期异常为主的病证，辨证必须重视月经的量、色、质变化，结合脉证以辨虚、实、热。治疗重在调整月经周期，应重视平时调治，本着审证求因、辨证论治的原则，按其证候属性或补虚或清热。本病伴见经量过多者，治疗可分步论治，即除了平时辨证施治外，经期可酌用固冲止血之品，往往能够提高疗效。

西医学中月经频发黄体功能不足，一般表现为月经周期缩短，归属中医月经先期论治。近年来有学者从临床与实验研究入手，开展对月经先期患者黄体功能的观察、检测，并进行病因病机、治则及论治的研讨，以期深化对月经先期实质的认识。

近年来，多数医家从"肾"着手对本病进行研究。如成都中医药大学进行的黄体功能不足的中医病机学研究中，基于"月经周期之所以呈现月经期、经后期、经间期、经前期4个时期，乃是肾气消长、气血盈亏变化节律的体现"，提出"精亏血少是黄体功能不足的主要病机，补肾填精是其基本治则"的学术观点，用"补肾填精"方药进行临床试验，治疗后患者周期缩短及 BBT 维持天数、排卵后高低温度差和子宫内膜分泌机能不足现象均有了较显著改善，血清黄体酮、雌二醇含量有一定提高。动物实验提示，该补肾填精方药能升高实验兔下丘脑去甲肾上腺素水平，降低多巴胺和 5-羟色胺水平，能增加卵巢大卵泡数量，促进子宫腺体及血管增生，增加子宫内膜雌激素受体（ER）数量，并能增加子宫组织 β-内啡呔（β-EOP）含量。南京中医研究所采用补肾为主，辨证分为肾阴虚、肾阳虚、脾肾两虚、肾虚肝郁4型对本病进行治疗，疗效较好。

北京中医医院、北京市中医研究所采用疏肝调肝法，用坤宝Ⅲ号（柴胡、白芍、郁金、橘叶、黄芩、炒栀子、丝瓜络等）治疗黄体功能不足。研究结果提示，该方有显著改善 BBT，降低催乳素，调整 E_2 的作用趋势。

对中药治疗黄体功能不足进行较深入的临床及实验研究，注重辨病与辨证相结合，将丰富与发展中医学对月经先期的病机、论治的认识，提高本病的临床疗效。

【文献与病案选录】

《景岳全书·妇人规·经脉类》：凡血热者，多有先期而至，然必察其阴气之虚实。若形色多赤，或紫而浓，或去多，其脉洪滑，其脏气饮食喜冷畏热，皆火之类也。

先期而至，虽曰有火，若虚而挟火，则所重在虚，当以养营安血为主。矧亦有无火而先期者，则或补中气，或固命门，皆不宜过用寒凉也。

《傅青主女科·调经》：夫同是先期而来，何以分虚实之异？……先期者火气之冲，多寡者水气之验。故先期而来多者，火热而水有余也；先期而来少者，火热而水不足也。倘一见先期之来，俱以为有余之热，但泄火而不补水，或水火两泄之，有不更增其病者乎！

《中医妇产科学·当代中医妇科名家学术思想及临床经验集萃·曾敬光》：李某，女，24岁，已婚。1962年10月2日初诊。14岁月经初潮，过去周期正常，经量较多，色、质正常，每次5~6天即尽。两月前（8月15日）返乡省亲。因途中太热，月经超前8天来潮（8月19日），色深红，量更多。第一、二天时经血沿腿下流，出血8天始净，并伴口苦心烦。9月10日月经又来，经量仍多，小腹微胀，偶见小血块，月经9天干净，仍有头晕口苦。昨日（10月1日）晚上月经又潮，色红不深，经质较清，自觉头晕、口苦、心悸怔忡，精神疲倦，气短懒言，舌质微红，苔薄微黄而干，脉浮数无力。处以河间生地黄散加味：生地、熟地、白芍、泡参、黄芪、天冬、枸杞子、升麻、地骨皮、阿胶、乌贼骨。2剂后，出血大减，精神好转，口微苦，头仍晕。原方去地骨皮，加淮山药、山萸肉。续服2剂而血止，口不苦，头微晕，原方去升麻，加女贞子、旱莲草，续服4剂后停药。次月月经恢复正常。

按语：此例患者，曾先生辨属血热，其热邪之源，在于外感夏暑火热之邪。火当折之，热当清之。为何不直以泻火清热之剂，反以凉血滋阴之中加入补气之法？曾先生谓，此例虽火邪为患，但两次月经失血已多，热随血去，血随经耗，阴随血伤，气随血泄。故就诊之时已为血虚气弱，伏热未除。故经来色红而不深，质清，心悸怔忡，气短懒言，头晕口苦，舌质微红，苔微黄而干，为伏热上扰、伏热伤津。脉浮无力是气虚之候。故用河间生地黄散加味，有生地、熟地、白芍、天冬、枸杞子、阿胶、地骨皮等大队凉血滋阴养血之品，以培补其损；用泡参、黄芪、升麻助其气；佐以乌贼骨涩其血。使血生阴复，伏热得遏，气固血止，其病得除。再稍稍加减，而收全功。

《哈荔田妇科医案医话选》：韦某，31岁，1977年1月30日初诊。婚后3年，迄未孕育，常以嗣续为念。一年来，月事不经，一月二三至，颜色紫红，时夹血块，量一般。素多白带，间或色黄。刻诊正值经期，腰酸背楚，小腹胀坠，头晕，心烦，口干不欲饮，舌淡少津，脉弦细数。证属肝郁化热，蕴伏于血分，热迫血行，久损及肾。治拟清热凉血，兼益肝肾为法。处方：秦当归12g，粉丹皮12g，凌霄花4.5g，黄芩炭9g，细生地、东白薇各15g，刘寄奴12g，川茜草、香附米各9g，台乌药6g，海螵蛸12g，炒杜仲12g，3剂。嘱经期过后，即服加味逍遥丸、六味地黄丸，上、下午分服。白带多则以蛇床子9g、淡吴萸3g、川黄柏6g，布包，泡水坐浴熏洗，日两次。二诊（2月20日）：服上药后，诸证均感轻减，昨日月经来潮（距上次月经为20天），血块较既往减少，小腹胀坠亦较前为轻，白带已少，心烦、头晕悉减，惟血量仍多，膝胫酸软，舌红少苔，脉弦细。继守原意，并加重补益肝肾之品。处方：秦当归、厚杜仲、桑寄生各12g，川续断、粉丹皮、乌梅炭、白僵蚕、香附米、赤芍药、刘寄奴、川楝子各9g，元胡4.5g，川黄柏6g，4剂。药后仍服丸剂，并外用药，同前。三诊（3月21日）：月汛再潮，此次为28天，月经周期已趋正常，无须再服汤剂，所谓"衰其大半而止"。令其做妇科检查，诸无异常，嘱服丸剂1个月，药同前。1年后，其母以高血压病来诊，谈及其女，喜形于色，谓自服药后月经一直正常，而今珠胎已结，期将六月矣。

按：本例月经先期，色紫夹块，小腹胀坠，头晕心烦，显为肝郁化热，迫血妄行。血去频仍，不能归精于肾，肾精不充，致腰酸背楚；带脉失约，故带下量多。治用丹皮、生地、黄芩炭、东白薇、凌霄花等，清热凉血，正本清源；香附、陈皮、茜草、刘寄奴等，理气化瘀，以调经候；当归、杜仲养血补肾，兼顾其虚；海螵蛸固带止血，并以塞流。全方凉而不凝，止而不涩，调经养血，两为周全。二诊侧重补肝益肾，并以乌梅炭敛肝，僵蚕散肝，一敛一散，俾致和平。俟经期匡正，复以丸剂收功。治疗过程中，或疏或调，或清或补，悉随病机以赴，遂得如愿以偿矣。

第二节　月经后期

月经周期延后 7 天以上，甚至 3~5 个月一行者，称为"月经后期"。亦称"经行后期"、"月经延后"、"月经落后"、"经迟"等。一般认为需连续出现两个周期以上，若每次仅延后三五天，或偶然延后一次，下次仍如期来潮者，均不作月经后期论。此外，青春期月经初潮后 1 年内，或围绝经期，周期时有延后，而无其他证候者，亦不作病论。

月经后期如伴经量过少，常可发展为闭经。功能失调性子宫出血，出现月经延后征象者可参照本病治疗。

本病首见于汉代《金匮要略·妇人杂病脉证并治》温经汤条下谓"至期不来"。唐代《备急千金要方·妇人方》中有"隔月不来"，"两月三月一来"的记载。宋代《妇人大全良方·调经门》引王子亨所言："过于阴则后时而至。"认为月经后期为阴盛血寒所致。元代《丹溪心法·妇人》中提出"血虚"、"血热"、"痰多"均可导致月经后期的发生，并指出相应的方药，进一步丰富了月经后期的内容。明代《医方考·妇人门》论述月经后期为寒，为郁，为气，为痰。《万病回春·妇人科》认为过期而来，紫黑有块是气郁血滞。薛己、万全、张景岳等更提出了"脾经血虚"、"肝经血少"、"气血虚弱"、"气血虚少"、"气逆血少"、"脾胃虚损"、"痰湿壅滞"以及"水亏血少，燥涩而然"、"阳虚内寒，生化失期"等月经后期的发病机理，并提出补脾养血、滋水涵木、气血双补、疏肝理气、导痰行气、清热滋阴、温经活血、温养气血等治法和相应的方药，使本病在病因、病机、治法、方药等方面渐臻完备。

【病因病机】

本病的发病机理有虚实之别。虚者多因肾虚、血虚、虚寒导致精血不足，冲任不充，血海不能按时满溢而经迟；实者多因血寒、气滞等导致血行不畅，冲任受阻，血海不能如期满盈，致使月经后期而来。

1. **肾虚**　先天肾气不足，或房劳多产，损伤肾气，肾虚精亏血少，冲任亏虚，血海不能按时满溢，遂致月经后期而至。

2. **血虚**　体质素弱，营血不足，或久病失血，或产育过多，耗伤阴血，或脾气虚弱，化源不足，均可致营血亏虚，冲任不充，血海不能按时满溢，遂使月经周期延后。《丹溪心法·妇人》云："过期而来，乃是血虚"，即是指此而言。

3. **血寒**

(1) 虚寒：素体阳虚，或久病伤阳，阳虚内寒，脏腑失于温养，生化失期，气虚血少，冲任亏虚，血海不能如期满溢，遂致经行后期。此即《景岳全书·妇人规·经脉类》所谓"亦惟阳气不足，则寒从内生而生化失期"者是也。

（2）实寒：经期产后，外感寒邪，或过食寒凉，寒搏于血，血为寒凝，冲任阻滞，血海不能如期满溢，遂使月经后期而来。

4. 气滞 素多忧郁，气机不宣，血为气滞，运行不畅，冲任阻滞，血海不能如期满溢，因而月经延后。

综上各病因病机，不外虚实两端。然虚与实又常相互兼夹，或虚中兼实，或实中夹虚。如：肾阳虚血失温运，可血滞成瘀；血虚气弱，运血无力，可涩滞为瘀；肝郁气滞，子病及母，可致肾虚。临证须"谨守病机"，掌握因果之转化，病证之演变。本病若治疗不及时或失治，日久病深，常可发展为闭经。

【诊断】

1. 病史 禀赋不足，或有感寒饮冷、情志不遂史。

2. 临床表现 月经周期延后 7 天以上，甚至 3～5 个月一行，可伴有经量及经期的异常，一般认为需连续出现两个月经周期以上。

3. 检查

（1）妇科检查：子宫大小正常或略小。

（2）辅助检查：通过 BBT 测定、阴道细胞学、宫颈黏液结晶等检查及内分泌激素测定，以了解性腺功能。B 超检查以了解子宫、卵巢的发育和病变。先天不足者，多有发育不良的体征。

【鉴别诊断】

1. 与早孕的鉴别 育龄期妇女月经过期未来，应首先排除妊娠。早孕者，有早孕反应，妇科检查宫颈着色，子宫体增大、变软，妊娠试验阳性，B 超检查可见子宫腔内有孕囊。月经后期者则无以上表现，且以往多有月经失调病史。

2. 与妊娠期出血病证的鉴别 若以往月经周期正常，本次月经延后又伴有阴道流血，量、色、质异于平时，或伴小腹疼痛者，应注意与胎漏、胎动不安、异位妊娠相鉴别（详见妊娠病章）。

【辨证论治】

本病辨证，应根据月经的量、色、质及全身证候，结合舌脉辨其虚、实、寒、热。一般后期量少，色黯淡，质清稀，腰酸腿软为肾虚；后期量少，色淡质稀，头晕心悸为血虚；后期量少，色淡质稀，小腹隐痛，喜暖喜按为虚寒；后期量少，色黯或有块，小腹冷痛拒按为实寒；后期量少或正常，色黯红，或有块，小腹胀而痛为气滞。

本病治疗应重在平时以调整月经周期为主，按"虚者补之，实者泻之"的原则分别施治。虚证治以补肾养血，或温经养血；实证治以理气行滞；虚实夹杂者，分别主次而兼治之。本病属虚属寒者多，不宜过用辛燥及破血之品，以免劫阴伤津或损伤气血。

1. **肾虚证**

主要证候：周期延后，量少，色黯淡，质清稀，或带下清稀；腰膝酸软，头晕耳鸣，面色晦黯，或面部黯斑；舌淡，苔薄白，脉沉细。

证候分析：肾虚精血亏少，冲任亏虚，血海不能按时满溢，故经行后期，量少；肾气虚，火不足，血失温煦，故色黯淡，质清稀；肾虚失于温化，湿浊下注，任脉不固，带脉失约，故带下清稀；腰膝酸软，头晕耳鸣，面色晦黯，面部黯斑，舌淡苔薄白，脉沉细均为肾虚之征。

治法：补肾养血调经。

方药：当归地黄饮(《景岳全书》)。

当归　熟地黄　山茱萸　山药　杜仲　怀牛膝　甘草

原方治肾虚腰膝疼痛等证。

方中以当归、熟地、山茱萸养血益精；山药、杜仲补肾气以固命门；牛膝强腰膝，通经血，使补中有行；甘草调和诸药。全方重在补益肾气，益精养血。

若肾气不足，日久伤阳，症见腰膝酸冷者，可酌加菟丝子、巴戟天、仙灵脾、杜仲等以温肾阳，强腰膝。带下量多清稀者，酌加鹿角霜、金樱子温肾固涩止带。

2. **血虚证**

主要证候：周期延后，量少，色淡红，质清稀，或小腹绵绵作痛；或头晕眼花，心悸少寐，面色苍白或萎黄；舌质淡红，脉细弱。

证候分析：营血亏虚，冲任不充，血海不能如期满溢，故月经周期延后；营血不足，血海虽满而所溢不多，故经量少；血虚赤色不足，精微不充故经色淡红，经质清稀；血虚胞脉失养，故小腹绵绵作痛；血虚不能上荣于头面，故头晕眼花，面色苍白或萎黄；血虚不能养心，故心悸少寐，舌淡；血不充于脉则脉细弱。

治法：补血益气调经。

方药：大补元煎(《景岳全书》)。

人参　山药　熟地黄　杜仲　当归　山茱萸　枸杞　炙甘草

原方治男、妇气血大坏，精神失守，危剧等证。

方中人参大补元气为君，气生则血长；山药、甘草补脾气，佐人参以滋生化之源；当归养血活血调经；熟地、枸杞、山萸肉、杜仲滋肝肾，益精血，乃补血贵在滋水之意。诸药合用，大补元气，益精养血。

肾藏精，精生血，精血同源而互生。故上述二证型常可兼见，出现肾虚血少之月经后期时，又当补肾养血调经，上述二方加减运用。

3. **血寒证**

(1) 虚寒证

主要证候：月经延后，量少，色淡红，质清稀，小腹隐痛，喜暖喜按；腰酸无力，小便清长，大便稀溏；舌淡，苔白，脉沉迟或细弱。

证候分析：阳气不足，阴寒内盛，不能温养脏腑，气血生化不足，气虚血少，冲任不充，血海满溢延迟，故月经推迟而至，量少；阳虚血失温煦，故经色淡红，质稀；阳虚不能温煦子宫，故小腹隐痛，喜暖喜按；阳虚肾气不足，外府失养，故腰酸无力；小便清长，大便稀溏，舌淡，苔白，脉沉迟或细弱均为阳虚失煦，不能生血行血，血脉不充之象。

治法：扶阳祛寒调经。

方药：温经汤(《金匮要略》)

当归　吴茱萸　桂枝　白芍　川芎　生姜　丹皮　法半夏　麦冬　人参　阿胶　甘草

原方治妇人病下血数十日不止，瘀血在少腹不去，暮即发热，少腹里急，腹满，属阳虚不能胜阴者。亦主妇人少腹寒，久不受胎，兼取崩中去血，或月经过多，及至期不来。

方中吴茱萸、桂枝温经散寒暖宫，通利血脉；当归、川芎、白芍、阿胶养血活血调经；丹皮祛瘀；麦冬、半夏、生姜润燥降逆和胃；人参、甘草补气和中。全方针对寒热虚实错杂，而以冲任虚寒，瘀血阻滞为主的病机，治以温、清、补、消并用以温经散寒、养血祛瘀为主。古人誉本方为调经之祖方，临床常用。

(2) 实寒证

主要证候：月经周期延后，量少，色黯有块，小腹冷痛拒按，得热痛减；畏寒肢冷，或面色青白；舌质淡黯，苔白，脉沉紧。

证候分析：外感寒邪，或过食寒凉，血为寒凝，冲任滞涩，血海不能按时满溢，故周期延后，量少；寒凝冲任，故经色黯有块；寒邪客于胞中，气血运行不畅，"不通则痛"，故小腹冷痛；得热后气血稍通，故小腹痛减；寒邪阻滞于内，阳不外达则畏寒肢冷，面色青白；舌淡黯，苔白，脉沉紧均为实寒之征。

治法：温经散寒调经。

方药：温经汤(《妇人大全良方》)。

当归　川芎　芍药　桂心　丹皮　莪术　人参　甘草　牛膝

原方治经道不通，绕脐寒疝痛彻，其脉沉紧者。

方中桂心温经散寒，当归、川芎活血调经，三药配伍有温经散寒调经的作用；人参甘温补气，助肉桂通阳散寒；莪术、丹皮、牛膝活血祛瘀；白芍、甘草缓急止痛。全方共奏温经散寒，活血祛瘀，益气通阳调经之效。

《金匮要略》温经汤与《妇人大全良方》温经汤均有当归、川芎、芍药、丹皮、人参、肉桂、甘草等，有温经散寒、祛瘀养血之功以治疗冲任寒凝，瘀血阻滞之月经病、不孕症。然《金匮》温经汤中还配有吴茱萸、法夏、生姜、阿胶、白芍、麦冬，故以温经散寒、养血温补之功见长治虚寒证；良方温经汤则配以莪术、牛膝活血化瘀温通之功为强治实寒证。

4. 气滞证

主要证候：月经周期延后，量少或正常，色黯红，或有血块，小腹胀痛；或精神抑郁，经前胸胁乳房胀痛；舌质正常或红，苔薄白或微黄，脉弦或弦数。

证候分析：抑郁伤肝，疏泄不及，气机不畅，血为气滞，胞宫、血海不能按时满溢，故经行后期，经量减少，或有血块；内无寒热，则量、色、质正常；肝郁气滞，经脉壅阻，故小腹、胸胁、乳房胀痛；脉弦为气滞之征，若肝郁化热则舌红，苔微黄，脉弦数。

治法：理气行滞调经。

方药：乌药汤(《兰室秘藏》)。

乌药 香附 木香 当归 甘草

原方治妇人血海疼痛。

方中乌药理气行滞为君；香附疏肝理气，木香行脾胃滞气为臣；当归养血活血调经为佐；甘草调和诸药为使。全方共奏行气活血调经之效。

若经量过少、有块者，加川芎、丹参、桃仁以活血调经。若小腹胀痛甚者，加莪术、延胡索以理气行滞止痛。胸胁、乳房胀痛明显者，酌加柴胡、郁金、川楝子、王不留行以疏肝解郁，理气通络止痛。

【转归与预后】

本病常与月经量少兼见，治疗及时得当，预后较好，否则可发展为闭经。生育年龄，若月经后期、量少，常可导致不孕。

【预防与调摄】

1. **适寒温** 经前及经期注意调摄寒温，经期身体卫外能力差，应尽量避免受寒、冒雨、涉水等，以防血为寒湿所凝，导致月经病的发生。

2. **节饮食** 经期不宜过食寒凉冰冷之物，以免经脉壅涩，血行受阻。

3. **调情志** 经期要情绪稳定，心境安和，避免七情过度。

此外，尚须做好计划生育，选择切实可行的避孕措施，以防产育或行人工流产过多，导致耗伤精血，损伤冲任。

【临证参考】

关于本病之定义，以往教材多将月经周期延后的时间定在延后7天以上，3个月以内。近年来《西医妇产科学》继发性闭经的定义为月经周期已建立，又中断达6个月以上者。本教材闭经的定义与之相吻合，故本节定义指月经周期延后7天以上，甚至3~5个月一行者。然而后者常可发展为闭经，临证应引起高度重视，注重及早诊治。

月经后期是妇科常见病之一，是以周期异常为主的病证，治疗以调整周期为主，应重视平时的调治。临证有虚实之分，治法当根据虚实、寒热属性分别予以补肾、温阳、养血、益气、行气、活血等。虚实夹杂者宜攻补兼施。

有关月经后期的研究，现代文献散见报道，有学者认为，对本病的辨证虽多归之于血虚、血寒，但不可拘泥，从临床实际看，实证与热证也不少见，阴虚有热者尤多。对本病的治疗须不忘脾肾，无论有无脾虚或肾虚之证，主张酌加补肾健脾调补先后天之品，可提高疗效。通、补贯穿始终，虚者以补为主，佐以通脉；滞者以通为主，辅以养血。通剂多选用益母草、牛膝、桃红四物汤等，补药常用当归、白芍、首乌、熟地等，用药贵在择时，经后期开始用药最好，以促进月经周期恢复。

西医学功能失调性子宫出血其病理机制多由下丘脑－垂体－卵巢轴的功能紊乱所致，分为有排卵性和无排卵性两类。排卵性月经后期主要因为卵泡期卵泡刺激素（FSH）分泌相对不足而卵泡发育迟缓，不能届时成熟致排卵延后，月经后期而至。无排卵性月经失调则是在月经周期中不能形成黄体生成激素/卵泡刺激素（LH/FSH）高峰，卵巢不能排卵而致月经紊乱，可表现为月经周期延后。基于上述认识，近10余年来，有学者应用中药周期疗法对包括月经后期在内的月经失调进行调治，丰富和深化了中医调经的内容。

有学者应用阴阳消长理论进行调经。南京中医药大学认为：女子以血为本，经水出诸肾，经后期阴长阳消，是奠定周期演变物质基础的时期，这一时期应以滋阴养血、充实提高阴精为主；随着经后期的转移，滋阴助阳，阴阳并补，达到阴阳在低、中、高（重阴）水平上的生理波动；经间排卵期，应补肾调气血，促其重阴转阳的变化。亦有人主张在补肾基础上适当加用活血化瘀之品能促进卵巢排卵。

有报道用补肾药物调治35例月经失调患者，治疗前后进行了阴道脱落细胞检查，观察到成熟指数与角化细胞指数均显示雌激素水平呈低落状态者，经补肾药物治疗后，均可见雌激素水平明显升高，提示补肾药有促进卵泡发育的作用，认为中医理论中的肾－天癸－冲任－胞宫轴，实际上与西医下丘脑－垂体－卵巢内分泌系统极为相似，它们之间相互依存，相互制约而成为调节月经周期中的重要环节，提示肾阴阳互根消长，与性激素之间有密切的关系，通过补肾调节阴阳，也就是对卵泡发育、性激素进行调节，有助于调节月经周期。

【文献与病案选录】

《景岳全书·妇人规·经脉类》：后期而至者，本属血虚，然亦有血热而燥瘀者，不得不为清补；有血逆而留滞者，不得不为疏利。

凡阳气不足，血寒经迟者，色多不鲜，或色见沉黑，或涩滞而少。其脉或微，或细，或沉、迟、弦、涩。其脏气形气必恶寒喜暖。凡此者，皆无火之证。治宜温养血气，以大营煎、理阴煎之类加减主之。大约寒则多滞，宜加姜、桂、吴茱萸、荜茇之类，甚者须加附子。

《薛氏医案·女科撮要·经候不调》：其过期而至者有因脾经血虚，有因肝经血少，有因气虚血弱。主治之法……脾经血虚者，人参养荣汤；肝经血少者，六味地黄丸；气虚血弱者，八珍汤。

《朱小南妇科经验选》：吴某，23岁，已婚，工人。1961年7月初诊。婚后2年未育，身体素虚，经事常二月一转，头眩腰酸，肢软神弱，兼有白带。经水惯后，本次又二月一转，瘀下颇多，腰酸殊甚，精神疲乏，脉象沉细，舌淡苔薄白。证属肾气不足，血虚气滞。治拟固肾理气，调经养血。处方：当归6g、制香附9g、杜仲9g、大熟地9g、白芍6g、白术6g、陈皮6g、枳壳4.5g、狗脊9g、巴戟天9g、续断9g。二诊：经水已净，白带连绵，四肢酸痛，心悸气促，腰酸膝软，脉象沉细，舌淡少苔，此乃肾气虚弱，奇经不固，治拟固肾养血，健脾束带。处方：淮山药9g、菟丝饼9g、金樱子9g、杜仲9g、黄芪9g、白术9g、桑寄生9g、巴戟天9g、陈皮6g、樗白皮12g、海螵蛸9g。三诊：服药后白带已少，精力稍充，腰酸亦瘥，胃纳不佳，脉象虚细，舌质淡苔薄白。脾胃为后天之本，气血之源，纳谷不香，当以健脾为先。处方：潞党参9g、淮山药9g、焦白术6g、陈皮6g、茯苓9g、巴戟天9g、淡苁蓉9g、当归6g、金樱子9g、覆盆子9g、樗白皮9g。次年来复诊时告："去岁调理后，1年来月经已准，白带亦少。"

《哈荔田妇科医案医话选》：王某，女，24岁，未婚。1975年10月26日初诊。患者凤性质讷，寡于言笑，常有胁腹窜疼之候。年来经事不调，或五旬一至，或间月一行，量少有块，颜色深紫，少腹胀痛，不喜按揉。平日白带量多，质稠气秽。近两月来，每感日晡形凛，面热心烦，喜握凉物，体倦神疲，自试体温，腋下37.6℃~38℃，西医诊为"低烧待查"，予对症疗法，迄无显著效果。观其面色晦滞，舌质暗红少苔，按脉细弦略数，诊为气滞血瘀，营阴亏损。治拟养血调经，兼退蒸热。处方：秦当归、紫丹参、赤芍药、刘寄奴各12g，香附米、净苏木、怀牛膝各9g，川茜草9g，云茯苓9g，紫苏梗4.5g，青蒿12g，醋鳖甲18g，银柴胡6g，6剂，间日1剂。又予成药七制香附丸、加味逍遥丸各6付，每日各1付，上、下午分服。丸剂与汤剂交替服用。另以蛇床子9g，吴萸3g，黄柏6g，布包，泡水，坐浴，1日两次。二诊（11月9日）：服药8天，月汛来潮，此次距上次月经为32天，量仍少，所下多块。胁肋窜痛，腹部胀感，带下已少而未净，热势虽降而未清，腋下体温37.4℃。再依前意，原方出入予服。处方：怀牛膝、刘寄奴、秦当归各12g，赤芍药、川茜草、泽兰叶各9g，川芎片、淡青蒿、粉丹皮各9g，地骨皮12g，胡黄连6g，炒鳖皮4.5g，6剂。外用药同前。并嘱药后每日服丸剂同上，至月经来潮停药。三诊（12月8日）：诉上诊后，汤药服未尽剂，体温即已复常，一直稳定在36.8℃而未反复，自感精神体力有加。昨日月事届期来潮，色、量俱较前为好，略有小块。按脉弦细，舌质淡红，嘱服加味逍遥丸20天，每日上、下午各1付，以资调理。

按：本例患者，素禀沉郁，肝木难遂条达之性，故常有胁腹窜痛。气滞不能行血，经脉滞涩，久必成瘀，遂致经行后期，血下多块，腹痛拒按。瘀血内阻，延久不去，营阴暗耗，虚热内炽，因有低烧缠绵不已。《金匮要略》谓："病者如热状，烦满、口干燥而渴，其脉反无热，此为阴伏，是瘀血也。"殆即指此。故治以化瘀通经为主，方用当归养血和血，香附、苏木理气行血以止痛，丹参、刘寄奴、赤芍、茜草、牛膝等，活血化瘀以通经，又以青蒿、鳖甲、银柴胡滋阴清热，兼予除蒸。方中少用苏梗理脾胃之滞，而启运中焦，俾中州得持，自能斡旋有机。初诊获效后，由于瘀血伏匿，刘除未尽，故月事虽下而低热不清。再诊则专事搜剔，且汤、丸并投，缓急相济，病遂悉已。

第三节　月经先后无定期

月经周期时或提前时或延后7天以上，连续3个周期以上者，称为"月经先后无定期"。又称"经水先后无定期"、"月经愆期"、"经乱"等。本病以月经周期紊乱为特征，可连续两三个周期提前又出现一次延后，或两三个周期错后，又见一次提前，或见提前延后错杂更迭不定。如仅提前错后三五天，不作"月经先后无定期"论。

本病若伴有经量增多及经期延长，常可因经乱之甚发展为崩漏。西医学功能失调性子宫出血出现月经先后无定期征象者可按本病治疗。

本病首见于唐代《备急千金要方·月经不调》，云"妇人月经一月再来或隔月不来"。宋代《圣济总录·杂疗门·妇人血气门》则称为"经水不定"。明代万全《万氏妇人科·调经章》

始提出"经行或前或后"的病名，并指出应"悉从虚治，加减八物汤主之"。《景岳全书·妇人规·经脉类》则将本病称为"经乱"，分为"血虚经乱"和"肾虚经乱"，较详细地论述了病因病机、治法、方药、预后和调养方法，为后世医家所推崇。清代《医宗金鉴·妇科心法要诀·调经门》称本病为"愆期"，认为提前为热，延后为滞，淡少不胀者为虚，紫多胀痛者为实。《傅青主女科·调经》依据"经水出诸肾"及肝肾"子母相关"等理论，认为经水先后无定期为肝肾之郁所致，重在肝郁，由肝郁而致肾郁，治法主张"舒肝之郁即开肾之郁"，方用定经汤。以上诸家之说，为后世研究本病提供了理论和临床依据。

【病因病机】

本病的发病机理主要是肝肾功能失常，冲任失调，血海蓄溢无常。其病因多为肝郁和肾虚。

1. **肝郁**　肝藏血，司血海，主疏泄。肝气条达，疏泄正常，血海按时满盈，则月经周期正常。若情志抑郁，或忿怒伤肝，以致肝气逆乱，疏泄失司，冲任失调，血海蓄溢失常。如疏泄太过，则月经先期而至；疏泄不及，则月经后期而来，遂致月经先后无定期。

2. **肾虚**　肾为先天之本，主封藏。从经血而论，肾又主施泄，正如《景岳全书·妇人规·经脉类》所说"经血为水谷之精气……施泄于肾"。若素体肾气不足或多产房劳、大病久病伤肾，或少年肾气未充，或绝经之年肾气渐衰，肾气亏损，藏泄失司，冲任失调，血海蓄溢失常。若应藏不藏则经水先期而至；当泻不泻，则月经后期而来，以致月经先后无定期。

月经先后无定期的发生与肝、肾功能失常，冲任失调，血海蓄溢失常密切相关。然临证又要注意两脏同病或多脏受累的复杂病机，如肝为肾之子，肝之疏泄功能失常，子病及母，而致肾之封藏失司，故常发展为肝肾同病。肝与脾又为相克关系，肝病可以克脾土，使脾生化气血、统血摄血功能失常，发为肝脾同病。亦可见肝、肾、脾同病。若以提前为多见，又经量增多、经期延长者，可向崩漏转化；或以延后为多见，而又经量减少者，可向闭经转化，临证应予以注意。

【诊断】

1. **病史**　有七情内伤或慢性疾病等病史。

2. **临床表现**　月经不按周期来潮，提前或延后7天以上，并连续出现3个周期以上，一般经期正常、经量不多。

3. **检查**

（1）妇科检查：子宫大小正常或偏小。

（2）辅助检查：内分泌激素测定有助于诊断，常可表现为黄体不健或伴催乳素升高。

【鉴别诊断】

本病应与崩漏相鉴别。本病以月经周期紊乱为特征，一般经期正常，经量不多。崩漏是以月经周期、经期、经量均发生严重紊乱为特征的病证，除见周期紊乱，并同时出现阴道出血或量多如注，或淋漓不断。

【辨证论治】

本病辨证应结合月经的量、色、质及脉证综合分析。一般以量或多或少，色黯红，或有血块，少腹胀甚连及胸胁，舌苔正常，脉弦者，属肝郁。经量少，色淡质清，腰部酸痛，舌淡脉细弱者，属肾虚。量或多或少，色黯红或黯淡，或有血块，少腹胸胁胀满，腰膝酸软者，为肝郁肾虚。治疗以疏肝、补肾、调理冲任气血为法，或疏肝解郁调经，或补肾调经，或疏肝补肾调经，随证治之。总宜使肝肾开合正常，气血调和，则经自如期。

1. 肝郁证

主要证候：经来先后无定，经量或多或少，色黯红或紫红，或有血块，或经行不畅；胸胁、乳房、少腹胀痛，脘闷不舒，时叹息，嗳气食少；苔薄白或薄黄，脉弦。

证候分析：郁怒伤肝，疏泄失常，冲任失调，血海蓄溢无常，故月经周期先后不定，经量或多或少；气郁血滞则经行不畅、有血块；肝脉循少腹布胁肋，肝郁气滞，经脉不利，故胸胁、乳房、少腹胀痛；郁气欲舒，则叹息；肝气犯胃，则嗳气食少；气郁化火，可见经色紫红，苔薄黄等；脉弦为肝郁气滞之象。

治法：疏肝理气调经。

方药：逍遥散（《太平惠民和剂局方》）。

柴胡　白术　茯苓　当归　白芍　薄荷　煨姜

原方治血虚劳倦，五心烦热，肢体疼痛，头目昏重，心忪颊赤，口燥咽干，发热盗汗，减食嗜卧，及血热相搏，月水不调，脐腹胀痛，寒热如疟；又疗室女血弱阴虚，荣卫不和，痰嗽潮热，肌体羸瘦，渐成骨蒸。

方中柴胡疏肝解郁，薄荷助柴胡疏肝；当归、白芍养血调经；白术、茯苓、甘草健脾和中；煨姜温胃行气。全方重在疏肝理脾，肝气得舒，脾气健运，则经自调。

2. 肾虚证

主要证候：经行或先或后，量少，色淡黯，质清；或腰骶酸痛，或头晕耳鸣；舌淡苔白，脉细弱。

证候分析：肾气虚弱，封藏失司，冲任失调，血海蓄溢无常，以致月经先后无定期；肾气亏损，阴阳两虚，阴不足则经血少，阳不足则经色淡、质清稀；腰骶酸痛、头晕耳鸣、舌淡苔白、脉细弱均为肾气不足之征。

治法：补肾调经。

方药：固阴煎（方见月经先期）。

若肝郁肾虚，症见月经先后无定，经量或多或少，色黯红或黯淡，或有块；经前或经行乳房胀痛，腰膝酸软，或精神疲惫；舌淡苔白，脉弦细。治宜补肾疏肝调经，方用定经汤（《傅青主女科》）。

柴胡　炒荆芥　当归　白芍　山药　茯苓　菟丝子　熟地黄

方中当归、白芍养血柔肝调经；菟丝子、熟地补肾气，益精血，养冲任；柴胡、荆芥味清香以疏肝解郁；山药、茯苓健脾和中而利肾水。全方疏肝肾之郁气，补肝肾之精血，肝气舒而肾精旺，气血调和，冲任相资，血海蓄溢正常，则经水自能定期而潮。

【转归与预后】

本病如及时治疗，又能重视调护，可望治愈。若治不及时，或调护不当，则可转化为崩漏或闭经，故应及早积极治疗。

【预防与调摄】

1. **调情志**　避免强烈的精神刺激，保持心情舒畅，以利气血畅达和肝之疏泄功能正常。
2. **节房事、节生育**　实行计划生育，避免房劳多产伤肾，以利肾之封藏施泄功能正常。

【临证参考】

月经先后无定期以周期紊乱为临床特点，常伴不孕症。治疗重在平时调整月经周期，针对病情采用调肝、补肾等法以达到调理肝、肾、气血、冲任，使周期恢复正常，经调然后种子。

功能失调性子宫出血可致月经先后不定期，其发生或因卵泡早期 FSH 分泌相对不足，卵泡发育缓慢，不能届时发育成熟，排卵延后，而致月经后期而行；或虽有排卵，但 LH 分泌峰值不高，致使排卵后黄体发育不全，过早衰退，月经提前而至；或月经周期中不能形成 LH/FSH 高峰，不排卵致月经紊乱，可表现为月经先后不定。近年来有学者从调整性腺轴功能紊乱着手，对月经先后无定期进行临床及实验研究，以深化对本病的认识。

有报道以温肾疏肝为主，治疗肾虚肝郁型黄体功能不全和无排卵的月经先后无定期，或后期量少的不孕患者，认为肝主疏泄，"为肾行气"，肝郁气滞能阻碍肾阳活动，影响肾藏精的功能，而肾阳不足又加重肝郁，使疾病缠绵难愈。并认为：不仅肝肾精血互生，更要重视肝肾同源，用温补肾阳法可治疗本虚标实的肝郁证，而在燮理肾之阴阳的基础上，调理肝之气血，亦能有效地增强其疏泄机能，即"疏肝之郁即开肾之郁"。另有医者通过自主神经因子分析法和甲皱微循环的检测，发现温补阳气能明显促进血液循环，提示有必要重视阳气在微循环中的推动作用。

有学者根据肝之疏泄在调节情志与调节月经中具有极其重要作用的理论，对肝郁型月经病与血清催乳素（PRL）水平的关系进行探讨。发现肝郁型月经病（包括肝郁气滞型、肝郁肾虚型、肝郁血瘀型）患者血清 PRL 值明显升高，与正常人、肾气虚者及血瘀者相比，均有显著差异（$P < 0.001$）。从而认为：血清 PRL 水平异常升高，进而使性腺轴的功能紊乱，是肝气郁结，疏泄失常，导致冲任失调，月经紊乱的主要病理机制。对 31 例肝郁血瘀月经病患者，经疏肝活血法治疗后，月经异常得到纠正，血清 PRL 水平也明显下降。认为疏肝解郁法可降低高 PRL 水平，是疏肝法调经的一个重要机理。

另有学者根据"肾主藏精"的理论，认为行经之后的月经生理以阴精为基础，阳气逐渐生长，此期卵泡逐渐发育成熟，至经间排卵期，是整个月经周期的关键。故把调整月经的重点放在经行之后，意在使经后阴精渐复，重阴转阳，使阴阳得以按期消长转化，卵泡按时发育至成熟排卵，以达到调整月经周期而根治之目的。

【文献与病案选录】

《景岳全书·妇人规·经脉类》：凡欲念不遂，沉思积郁，心脾气结，致伤冲任之源，而肾气日消，轻则或早或迟，重则渐成枯闭。此宜兼治心、脾、肾，以逍遥饮、秘元煎之类主之。

《傅青主女科·调经》：夫经水出诸肾，而肝为肾之子，肝郁则肾亦郁矣；肾郁而气必不宣，前后之或断或续，正肾之或通或闭耳；或曰肝气郁而肾气不应，未必至于如此。殊不知子母关切，子病而母必有顾复之情，肝郁而肾不无缠绵之谊。肝气之或开或闭，即肾气之或去或留，相因而致，又何疑焉。治法宜舒肝之郁，即开肾之郁也，肝肾之郁既开，而经水自有一定之期矣。方用定经汤。

《朱小南妇科经验选》：刘某，女，34岁。初诊：多产体虚，已结扎输卵管。经期先后无定，本次迟10日而行，行则量少即止，隔10日又复行。胸闷腹胀，纳谷不香，周身骨节酸楚。按脉虚细而弦，舌苔薄白，证属肝郁脾虚，气血不调。治疗采用理气解郁，扶土益血法。方药：当归9g、川芎4.5g、白芍6g、制香附9g、郁金6g、枳壳4.5g、合欢皮9g、丹参9g、巴戟天9g、焦白术6g、汉防己6g、秦艽9g。复诊：用上方加减法治后，脉象虚细而数，舌质绛而苔薄黄。诊后认为多产伤肾，肾水不足以涵木，肝郁化火，阴虚内热，乃采用固肾疏肝，养血清热法。方药：当归9g、白芍9g、山萸肉9g、女贞子9g、玄参9g、合欢皮9g、制香附9g、白术6g、陈皮6g、柴胡4.5g、青蒿6g。服药后，阴虚火旺的症状日减，而经水已调。

按：月经不定期，病因不一，但以肝郁的因素占多数，上例即为典型的病例。忽早忽迟，参差不一，盖肝郁能影响气血，气为血帅，气行则血行。气郁则血滞，治疗用香附、郁金、合欢皮以疏肝理气，归、芎、丹参调经养血，能使郁滞的经水得以通畅，以消除量少而腹痛的征象，更用白术健脾，防己、秦艽疏通经络、活血镇痛，解除因气血不调而引起的骨节酸痛。服药后经水稍调，骨节疼痛已好，而阴虚火旺的脉象显著，因患者肝血虚亏，肾水不足，因而不能涵木，肝木郁而偏亢，发生咽干口燥现象，治疗以当归调经养血；白芍、山萸肉、女贞子以补肾阴；香附、合欢皮以理气解郁；白术、陈皮健脾胃以充气血之源，玄参养阴津以清热，柴胡舒肝郁以清热，青蒿清肝经郁热，标本并治。

第四节　月 经 过 多

月经量较正常明显增多，而周期基本正常者，称为"月经过多"。亦有称"经水过多"。一般认为月经量以30～50ml为适宜，超过80ml为月经过多。本病可与周期、经期异常并发，如月经先期、月经后期、经期延长伴量多，尤以前者为多见。

西医学排卵性功能失调性子宫出血、子宫肌瘤、子宫肥大症、盆腔炎、子宫内膜异位症等疾病及宫内节育器引起的月经过多，可参考本病治疗。

有关月经过多，早在《金匮要略·妇人杂病脉证并治》温经汤方下即有"月水来过多"

的记载。汉以后至金元以前的医籍，多将经量的乍多乍少，周期的或先或后，统称为"月水不调"。金·刘河间在《素问病机气宜保命集·妇人胎产论》中首先提出"经水过多"的病名，对本病病机以阳盛实热立论，治法重在清热凉血，并辅以养血调经。谓"治妇人经水过多，别无余证，四物内加黄芩、白术各一两"。元代《丹溪心法·妇人》将本病的病机分为血热、痰多、血虚，并列有相应的治疗药物，还有治妇人气弱不足摄血，月经来时多的验案。明代《证治准绳·女科·调经门》认为"经水过多，为虚热，为气虚不能摄血"。清代《医宗金鉴·妇科心法要诀·调经门》依据经血的色、质、气、味以及带下的特点，以辨虚实寒热云："经水过多，清稀浅红，乃气虚不能摄血也。若稠黏深红，则为热盛有余。或经之前后兼赤白带，而时下臭秽，乃湿热腐化也。若形清腥秽，乃湿瘀寒虚所化也。"清代《傅青主女科·调经》认为本病是血虚而不归经所致。《妇科玉尺·月经》提出"热血凝结"及"离经蓄血"可致经量过多，其特征是经血有块而腹痛。并认为体质不同，经水过多的病机不同，肥人多虚寒，而瘦人多火旺。治法一是温经固涩，一为滋阴清热。

以上各家对月经过多的论述，从病因病机、辨证及治法方面，为本病的研究提供了重要的文献资料。

【病因病机】

月经过多的主要病机是冲任不固，经血失于制约。常见的病因有气虚、血热、血瘀。

1. **气虚**　素体虚弱，或饮食失节，或过劳久思，或大病久病，损伤脾气，致使中气不足，冲任不固，血失统摄，以致经行量多。久之可使气血俱虚，又可导致心脾两虚，或脾损及肾，致脾肾两虚。

2. **血热**　素体阳盛，或肝郁化火，或过食辛燥动血之品，或外感热邪，热扰冲任，迫血妄行，因而经量增多。

3. **血瘀**　素多抑郁，气滞而致血瘀；或经期产后余血未尽，感受外邪或不禁房事，瘀血内停。瘀阻冲任，血不归经，以致经行量多。

本病在发展过程中，由于病程日久，常致气随血耗，阴随血伤，或热随血泄而出现由实转虚，或虚实兼夹之象，如气虚血热、阴虚内热、气阴两虚而夹血瘀等证。

【诊断】

1. **病史**　可有大病久病、精神刺激、饮食失宜、经期、产后感邪或房事不禁史，或宫内节育器避孕史。

2. **临床表现**　月经量明显增多，但在一定时间内能自然停止。月经周期、经期一般正常，也可伴见月经提前或延后，或行经时间延长。病程长者，可有血虚之象。或伴有痛经、不孕、癥瘕等病证。

3. **检查**

(1) 妇科检查：功能失调性子宫出血患者及宫内节育器致月经过多者，盆腔器官无明显器质性病变，而子宫肌瘤等导致月经过多多有阳性体征。

(2) 辅助检查：卵巢功能测定及子宫内膜病理检查，有助于功能失调性子宫出血的诊断；B超盆腔检查对盆腔器质性病变有参考意义；宫腔镜检查可明确子宫内膜息肉、黏膜下子宫肌瘤等导致月经过多的诊断。

【鉴别诊断】

与崩漏鉴别 崩漏在大量阴道出血时的症状与月经过多相似，但崩漏的出血无周期性，同时伴有出血时间长，淋漓日久不能自止，与月经过多而周期正常，或经期正常显然不同，结合病史及有关检查可以明确诊断。

【辨证论治】

本病辨证重在从经色、经质，结合脉证，辨其寒、热、虚、实。一般经量多，色淡，质清稀，气短乏力，舌淡脉虚，属气虚；量多，色鲜红或紫红，质黏稠，口渴便结，舌红脉数，属血热；量多，色黯有块，伴小腹疼痛，舌紫，脉涩，属血瘀。

本病治法应掌握经期与平时采取不同的治疗方法。经期以辨证止血固冲为主，目的在于减少血量，防止失血伤阴。平时应根据辨证，采用益气、清热、养阴、化瘀等法以治本。慎用温燥动血之品，以免增加出血量。

1. 气虚证

主要证候：经行量多，色淡红，质清稀；神疲肢倦，气短懒言，小腹空坠，面色㿠白；舌淡，苔薄，脉细弱。

证候分析：气虚则冲任不固，经血失于制约，故经行量多；气虚火衰不能化血为赤，故经色淡红，质清稀；气虚中阳不振，故神疲肢倦，气短懒言；气虚失于升提，故小腹空坠；面色㿠白，舌淡，脉细弱均为气虚之征。

治法：补气摄血固冲。

方药：举元煎(《景岳全书》)。

人参 黄芪 白术 升麻 炙甘草

原方治气虚下陷，血崩血脱，亡阳垂危等证。

方中人参、黄芪、白术、炙甘草补中益气；升麻助黄芪升阳举陷。全方共奏补气升阳，固脱摄血之效。举元煎实为补中益气汤之缩方，补气力专，又无当归辛温动血之弊。

若正值经期，血量多者，酌加阿胶、艾炭、炮姜、乌贼骨以固涩止血。如经行有块或伴下腹痛者，酌加益母草、三七、蒲黄、五灵脂以化瘀止血止痛。若兼见腰骶冷痛，大便溏薄者，为脾肾双亏，酌加补骨脂、炒续断、炒杜仲、炒艾叶以温补脾肾，固冲止血。

2. 血热证

主要证候：经行量多，色鲜红或深红，质黏稠，或有小血块；伴口渴心烦，尿黄便结；舌红，苔黄，脉滑数。

证候分析：热盛于里，扰及冲任、血海，乘经行之际，迫血下行，故经量增多；血为热灼，则经色鲜红或深红而质稠；血热瘀滞，经行不畅，故有小血块；热邪扰心则心烦，伤津则口渴、尿黄便结；舌红、苔黄、脉滑数均为热盛于里之象。

治法：清热凉血，固冲止血。

方药：保阴煎（《景岳全书》）加地榆、茜草、马齿苋。

生地黄　熟地黄　黄芩　黄柏　白芍　山药　续断　甘草

原方治男、妇带、浊、遗、淋，色赤带血，脉滑多热，便血不止及血崩血淋，或经期太早等阴虚内热动血证。

方中生地清热凉血；熟地、白芍养血敛阴；黄芩、黄柏清热泻火，直折热邪；山药、续断补肝肾，固冲任；甘草调和诸药；加地榆、茜草、马齿苋清热凉血，化瘀止血。全方共奏清热凉血，固冲止血之效。

若兼见气短懒言，倦怠乏力，或心悸少寐者，乃失血伤气，气虚血热之象，酌加黄芪、党参、白术以健脾益气。若外感热邪化火成毒，兼见发热恶寒，少腹硬痛拒按者，选加金银花、败酱草、虎杖、红藤以清热解毒。

3. 血瘀证

主要证候：经行量多，色紫黯，有血块；经行腹痛，或平时小腹胀痛；舌紫黯或有瘀点，脉涩。

证候分析：瘀阻冲任，新血不能归经，乘经行之际而妄行，故经量增多；瘀血凝结则色黯有块；瘀阻冲任，"不通则痛"，故经行腹痛，或平时小腹胀痛；舌紫黯，或有瘀点，脉涩，亦为瘀血阻滞之征。

治法：活血化瘀止血。

方药：失笑散（《和剂局方》）加益母草、三七、茜草。

蒲黄　五灵脂

原方治产后心腹痛欲死，百药不效。

方中蒲黄活血止血，五灵脂散瘀止痛，二药合用，有活血散瘀，止痛止血之效。加益母草、三七、茜草加强活血祛瘀止血之功。

上述三个证型可单独出现，又常兼夹发生虚实错杂的证型，如气虚血瘀证。临证中须详察，并灵活施治。

【转归与预后】

本病常因失血过多引起气血俱虚，严重影响身体健康，故应针对病因，积极治疗。如病程过长，可发展为崩漏，反复难愈。

【预防与调摄】

1. 调情志，避免精神刺激。
2. 注意饮食调理，少食辛辣温燥之品，饮食要富有营养，易于消化。
3. 经期要注意休息，避免过度劳累。

【临证参考】

月经过多是妇科常见病、多发病。临床应注意辨证与辨病相结合，本病在中医妇科学中是一个病证，在西医妇科学中仅仅是一个症状，可出现于功能失调性子宫出血、盆腔炎症、子宫肌瘤、子宫肥大症、子宫内膜异位症等疾病中，还可出现于全身性疾病，如血液病（血小板减少性紫癜病、再生障碍性贫血、白血病等）及其他内分泌疾病。因此，对月经过多的治疗，除辨证施治外，还应重视辨病，以采取最佳的治疗方法。对子宫肌瘤导致月经过多必须采取手术者，应及早进行手术治疗，以免延误病情。

近年来，有学者对月经过多进行临床研究及机制探讨。有报道通过研究表明，月经过多患者子宫内膜及经血中的 TXB_2（血栓素 A_2 的代谢产物）水平明显升高；子宫局部 PGE_2 的水平，阴虚者降低，气虚者升高；经血中的纤维蛋白裂解产物（FDP）明显升高。经用中成药宫泰（党参、地黄、槐花、茜草等）治疗后，子宫局部 TXB_2、FDP 水平降至正常，PGE_2 水平低者能升至正常，而高者亦能降至正常，呈双相反应。提示宫泰可降低子宫局部血小板凝聚和血黏度，并能改善血管内微血栓形成，从而影响子宫及血管壁平滑肌，使局部螺旋动脉等小血管断端的凝血块纤溶现象减少而止血。有学者认为，放环后月经过多主要与子宫内膜异常有关，应用三宝止血粉（三七、阿胶、白及）治疗能促进修复子宫内膜而达到止血的目的。

月经血量的测定是诊断月经过多及评定月经过多疗效的客观指标，肖碧莲等认为用碱性正铁血红素比色法测定月经血量较简便、准确、实用。该法灵敏度高，可测得 0.1ml 以下的经血，误差在 5% 以下，多种材料的回收率差别在 5% 左右，不受生殖道分泌物的影响，经血垫可在室温保存一个月，而测量结果不受影响。

【文献与病案选录】

《傅青主女科·调经》：妇人有经水过多，行后复行，面色萎黄，身体倦怠而困乏愈甚者，人以为血热有余之故，谁知是血虚而不归经乎！……血不归经，虽衰而经亦不少……惟经多是血之虚，故再行而不胜其困乏，血损精散，骨中髓空，所以不能色华于面也。治法宜大补血而引之归经，又安有行后复行之病哉！方用加减四物汤。

《中华名中医朱南孙治病囊秘》：陈某某，15 岁，学生。

初诊：1990 年 7 月 16 日。13 岁夏季初潮，经量偏多，伴轻微腹痛。末次月经 6 月 23 日，量多如注，5 天净止。经后头晕神疲。舌质红，苔薄少津，脉细，右弦数。证属肾气虚弱，肝旺血热，冲任不固。已临经前，治宜平肝清热，益肾摄冲。

生地 9g、白芍 9g、女贞子 12g、桑椹子 13g、钩藤（后下）12g、黄芩 6g、旱莲草 12g、芡莲须（各）9g、玉米须 20g、生黄芪 12g、桑螵蛸、海螵蛸（各）12g，7 剂。

二诊：7 月 23 日。经期已临未转，小腹隐痛，已有行经预兆，伴头晕神疲腰酸。舌质暗红，边有齿印，苔薄腻，脉细。再宜清肝益肾固冲。

归身 12g、白芍 9g、生地 12g、女贞子 12g、桑椹子 12g、玉米须 20g、川断 12g、桑寄生 12g、狗脊 12g、党参 9g，7 剂。

三诊：7 月 30 日。本月经水 24 日准期而转，量较前减少，上腹隐痛，尚未净止。经后无不适，舌淡苔腻，脉细。治守原法，清肝益肾。

当归 12g、白芍 9g、生地 12g、女贞子 12g、桑椹子 12g、白芍 12g、茯苓 12g、生甘草 6g、桑寄生 12g、狗脊 12g、川断 12g，7 剂。

　　四诊：8 月 20 日。经期将近，每转量多，无疾苦。舌质淡，苔薄腻，边有齿印，脉细。肾气虚弱，心肝火旺。再宜平肝清心，益肾调冲。

　　生地 12g、黄芩 6g、白芍 9g、女贞子 12g、桑椹 12g、旱莲草 12g、钩藤（后下）12g、夜交藤 15g、芡莲须（各）9g、玉米须 12g、太子参 12g，7 剂。

　　上诊之后 2 年经行量均为正常，1992 年 7 月又见经量过多，仍如前法调治 2 个月而瘥。

　　【按】患者初潮 2 年，肾气初盛未实，肾虚固摄无权，故经量向多，久之阴血亏耗。其舌质红，苔薄少津，右脉弦数是阴虚有热之象。阴血不足，肝热偏盛，热通冲任妄行，如此周而复始，热益盛阴更虚。故欲调其经事，经前清肝滋肾以制阳光，经净后补益肾气以固摄冲任，此是治本之道。

　　《名医类案·卷十一·经水》：一女年十五，脉弦而大，不数，形肥，初夏时倦怠，月经来时多，此裹受弱，气不足摄血也，以白术钱半，生芪、陈皮各一钱，人参五钱，炒柏三分（虚而挟热）。

　　一妇经血过多，得五心烦热，日晡潮热，诸药不效，以四物加胡黄连三服而愈。

第五节　月经过少

　　月经周期正常，月经量明显减少，或行经时间不足 2 天，甚或点滴即净者，称为"月经过少"。古籍有称"经水涩少"、"经水少"、"经量过少"。一般认为月经量少于 20ml 为月经过少。本病一般周期尚正常，但有时也与周期异常并见，如先期伴量少，后期伴量少，后者往往为闭经的前驱症状。

　　西医学中子宫发育不良、性腺功能低下等疾病及计划生育手术后导致的月经过少可参照本病治疗。

　　月经过少早在晋代王叔和《脉经·平妊娠胎动血分水分吐下腹痛证》中有"经水少"的记载，认为其病机为"亡其津液"。金代《素问病机气宜保命集·妇人胎产论》以"四物四两加熟地黄、当归各一两"，治疗"妇人经水少血色和者"。明代万全《万氏妇人科·调经章》根据体质虚实，提出"瘦人经水来少者，责其血虚少也，四物人参汤主之"，"肥人经水来少者，责其痰碍经隧也，用二陈加芎归汤主之。"李梴《医学入门·妇人门》认为因寒因热均可导致月经过少，处理也有差别，如"来少色和者，四物汤。点滴欲闭，潮烦脉数者，四物汤去芎、地，加泽兰叶三倍，甘草少许……内寒血涩来少……四物汤加桃仁、红花、牡丹皮、葵花"。《证治准绳·女科·调经门》指出："经水涩少，为虚为涩，虚则补之，涩则濡之"。以上诸家论述，从病因病机、治法、方药方面，提出了不同的见解，丰富了月经过少的内容。

【病因病机】

　　本病发病机理有虚有实。虚者多因精亏血少，冲任血海亏虚，经血乏源；实者多由瘀血内停，或痰湿内生，痰瘀阻滞冲任血海，血行不畅发为月经过少。临床以肾虚、血虚、血瘀、痰湿为多见。

1. **肾虚** 禀赋素弱或少年肾气未充,或房劳伤肾,以致肾气不足,精血不充,冲任血海亏虚,经血化源不足以致经行量少。

2. **血虚** 素体血虚,或久病伤血,营血亏虚,或饮食、劳倦、思虑伤脾,脾虚化源不足,冲任血海不充,遂致月经量少。

3. **血瘀** 感受寒邪,寒客胞宫,血为寒凝;或素多忧郁,气郁血滞,均使冲任受阻,血行不畅,经血受阻致经行量少。

4. **痰湿** 素多痰湿,或脾失健运,湿聚成痰,痰阻冲任,血不畅行而经行量少。

月经过少之病因病机虽有虚实之分,但临床以虚证或虚中夹实者为多,应掌握其病机转化,如肾阳虚、肾气不足均可致血瘀,即为肾虚血瘀;血虚气弱,亦可致瘀;肾阳不足,不能温煦脾阳,脾失健运,常可发为肾脾两虚夹痰湿。月经过少伴见月经后期者,常可发展为闭经,尤其要警惕卵巢早衰,临证应予以重视及早诊治。

【诊断】

1. **病史** 可有失血、结核病、反复流产等病史及刮宫术史。

2. **临床表现** 经量明显减少,甚或点滴即净,月经周期可正常,也可伴周期异常,如与月经后期并见。

3. **检查**

(1)妇科检查:盆腔器官基本正常或子宫体偏小。

(2)辅助检查:妇科内分泌激素测定对性腺功能低下引起月经过少的诊断有参考意义;B超检查、诊断性刮宫、宫腔镜检查、子宫碘油造影等,对子宫发育不良、子宫内膜结核、子宫内膜炎或宫腔粘连等有诊断意义。

【鉴别诊断】

1. **与经间期出血鉴别** 经间期出血的出血量一般较月经量少,发生在两次月经中间(即排卵期),结合BBT测定,多能鉴别。

2. **与激经鉴别** 激经是受孕早期,月经仍按月来潮,血量少,无损胎儿发育,可伴有早孕反应,妊娠试验阳性,B超检查可见子宫腔内有孕囊、胚芽或胎心搏动等。

【辨证论治】

月经过少应从月经的色、质、有无腹痛,结合全身症状及舌脉以辨虚实。属虚者一般经色淡,质清稀,小腹无胀痛。肾虚者大多经量素少,伴腰膝酸软,头晕耳鸣等;血虚者大多经量渐少,伴头晕眼花、心悸怔忡等。属实者经色多紫黯、有块或质黏,小腹胀痛或满闷不适,且多突见经量减少。血瘀者伴见腹痛,舌质紫黯等;痰湿者多见形体肥胖、带下量多黏稠等。并应结合病史综合分析。

本病治疗,虚者重在补肾滋肾,或濡养精血以调经,不可妄行攻破,以免重伤精血;实者宜活血通利,佐以温经、行气、祛痰,中病即止,不可过量久用。虚实错杂者,攻补兼施。

1. 肾虚证

主要证候：经量素少或渐少，色黯淡，质稀；腰膝酸软，头晕耳鸣，足跟痛，或小腹冷，或夜尿多；舌淡，脉沉弱或沉迟。

证候分析：禀赋素弱或后天伤肾，肾气亏虚，精血不足，冲任血海亏虚以致经量素少或渐少；肾阳虚，血不化赤，则经色黯淡，质薄；肾虚则腰膝酸软、足跟痛；精亏血少，脑髓不充，故头晕耳鸣；胞系于肾，肾阳不足，胞失温煦，故小腹冷；肾虚膀胱之气不固，故夜尿多；舌淡，脉沉弱或沉迟亦系肾气不足之象。

治法：补肾益精，养血调经。

方药：归肾丸（《景岳全书》）。

菟丝子　杜仲　枸杞　山茱萸　当归　熟地黄　山药　茯苓

原方治肾水真阴不足，精衰血少，腰酸脚软，形容憔悴，遗泄阳衰等证。

方中菟丝子、杜仲补益肾气；熟地、山茱萸、枸杞滋肾养肝；山药、茯苓健脾和中；当归补血调经。全方补肾兼顾肝脾，重在益精养血。

2. 血虚证

主要证候：经来血量渐少，或点滴即净，色淡，质稀；或伴小腹隐痛，头晕眼花，心悸怔忡，面色萎黄；舌淡红，脉细。

证候分析：营血衰少，冲任血海不盈，故月经量少；血虚赤色不足，精微不充故色淡，质稀；血虚胞脉失养，则小腹隐痛；面色萎黄、心悸怔忡，舌淡，脉细亦属血虚之象。

治法：养血益气调经。

方药：滋血汤（《证治准绳·女科》）。

人参　山药　黄芪　茯苓　川芎　当归　白芍　熟地黄

原方治妇人心肺虚损，血脉虚弱，月水过期。

方中人参、山药、黄芪、茯苓益气健脾，以资气血生化之源，使气生血长；四物汤补营养血调经。气充血足则经自调。

如经来点滴即止，属精血亏少，乃闭经之先兆，宜加枸杞、山茱萸、制首乌、丹参、香附，以滋养肝肾，填精益血，活血调经。

3. 血瘀证

主要证候：经行涩少，色紫黯，有血块；小腹胀痛，血块排出后胀痛减轻；舌紫黯，或有瘀斑、瘀点，脉沉弦或沉涩。

证候分析：瘀血内停，冲任阻滞，故经行涩少，色紫黑有血块，小腹胀痛；血块排出则瘀滞稍通，故疼痛减轻；舌紫黯，或有瘀斑瘀点，脉涩，为瘀血内停之征。

治法：活血化瘀调经。

方药：桃红四物汤（《医宗金鉴·妇科心法要诀》）。

桃仁　红花　当归　熟地黄　白芍　川芎

原方治月经先期，血多有块，色紫稠黏者。

方中桃仁、红花、川芎活血祛瘀；当归养血调经，活血止痛；白芍柔肝缓急止痛；熟地补血滋阴。全方有活血化瘀，养血调经之效。

4. **痰湿证**

主要证候：经行量少，色淡红，质黏腻如痰；形体肥胖，胸闷呕恶，或带多黏腻；舌淡，苔白腻，脉滑。

证候分析：痰湿内停，阻滞经络，气血运行不畅，血海不足，故经量减少，色淡质黏腻；痰湿内阻，中阳不振，则形体肥胖，胸闷呕恶；痰湿下注，伤及任、带二脉，故带下量多而黏腻；舌淡，苔腻，脉滑，为痰湿内停之象。

治法：化痰燥湿调经。

方药：苍附导痰丸（《叶天士女科诊治秘方》）。

茯苓　法半夏　陈皮　甘草　苍术　香附　胆南星　枳壳　生姜　神曲　当归　川芎

原方治形盛气虚，多痰，数月而经始行者。

方中二陈汤化痰燥湿，和胃健脾；苍术燥湿健脾；香附、枳壳理气行滞；南星燥湿化痰；神曲、生姜健脾和胃，温中化痰。全方有燥湿健脾化痰调经之功。亦可酌加当归、川芎、桃仁、鸡血藤以活血养血通经，川牛膝引血下行。

【转归与预后】

本病常与月经后期同时并见，如不及时调治，可发展为闭经、不孕。

【预防与调摄】

1. 经期应注意保暖，不宜冒雨涉水，不宜过食生冷寒凉，以免因寒而滞血。
2. 保持心情舒畅，避免情志刺激。
3. 节制房事，节制生育，避免手术损伤。
4. 及早积极治疗原发病，如子宫发育不良、子宫内膜结核等。
5. 如通过测定内分泌激素发现有卵巢储备功能不足者，应尽快治疗，防止发展为卵巢早衰；如已为卵巢早衰，更要尽早按该病治疗，力争尽快逆转。

【临证参考】

临床对月经过少的治疗除了辨证施治以外，尚应注意分平时与经期不同阶段论治，治法既有所侧重，又应有所联系。虚证者，平时重在濡养精血，或滋肾补肾养血调经，或养血益气调经；经期加用养血活血之品，如鸡血藤、丹参之类；实证者，平时宜攻宜通，或活血化瘀调经，或化痰燥湿调经；经期可加温通活血之品，如当归、川芎、川牛膝，阴柔酸收之品则少用。

现代研究表明，月经过少的发病原因主要有子宫发育不良、子宫内膜结核、子宫内膜炎等子宫因素；卵巢功能早衰或单纯性性腺发育不全等卵巢因素；下丘脑促性腺释放激素或垂体促性腺激素分泌下降或失调；人工流产术刮宫过深或宫腔电灼术等，损伤了子宫内膜的基底层或导致宫腔粘连等；长期服用避孕药可引起月经过少，甚则闭经，应即停用，改用其它方法避孕，并及时调经。近年来，对子宫发育不良所致月经过少，多采用中西医结合治疗，中药治以益肾填精，养血活血，配西药有关激素类，以促进子宫发育。因子宫内膜结核所致月经过少，则用抗结核治疗，或配合中药治疗。子官内膜粘连所致月经过少，先用手术分离后或即上节育环以防粘连，再用补肾活血化瘀类中药以善其后。因性腺功能低下所致者，有学者应用中药周期疗法对包括月经过少在内的月经失调进行调治，参见月经后期。

有报道采用补经合剂（覆盆子、菟丝子、枸杞子、肉苁蓉、当归、熟地、党参、黄芪等）治疗本病属肾虚证、血虚证者，疗效良好，动物实验结果表明该药能显著增加大鼠子官及卵巢重量，提高血清 E_2、P含量，使阴道上皮出现大量的角化细胞，增加大鼠卵巢的卵泡数、黄体数及卵泡直径。其作用机理可能是通过调节性腺轴的功能、促进卵泡发育和排卵，从而达到调经的目的。有医者采用"经少回春丹"贴脐疗法治疗月经过少疗效较好，其认为经少回春丹有补血养血，补肾养精的功效；神厥穴与全身经络相通，与脏腑相连，敷贴疗法可激发经络之气，调和气血，调整脏腑阴阳平衡而达到调理月经的目的。对于久治不愈的育龄期妇女月经过少、不孕症，亦可做治疗性上环，结合中医周期疗法治疗3个月，多能使经量增多。取环后调经助孕，可望治愈。

【文献与病案选录】

《普济本事方·妇人诸疾》：盖阴气乘阳，则胞寒气冷，血不运行，经所谓天寒地冻，水凝成冰，故令乍少而在月后。

《邯郸遗稿·经候》：经水涩少不快，宜四物加红花、葵花，如经水行微少，或胀或疼，宜四物加延胡索、白芷，醋煎。

《中国女科验案精华·张锡纯》：一少妇，身体羸弱，月信一次少于一次，寝至只来少许，询问治法，时愚初习医未敢疏方，俾每日单用当归八钱煮汁饮之，至期所来经水遂如常，由此可知当归生血之效也。

《哈荔田妇科医案医话选》：赵某，女，30岁，已婚，1972年2月28日初诊。3月来月经后期，量少不畅，颜色紫黑，夹有血块，少腹作胀，疼痛拒按，又兼下肢窜痛，血块既下，诸痛遂减。舌淡红，苔薄黄，脉弦紧。证属气滞血瘀，阻于经脉，经期将届即以行气活血，化瘀通经为治。处方：秦当归、赤芍药、刘寄奴、净苏木各12g，川茜草、怀牛膝、泽兰叶、香附米、川芎片、炒枳壳各9g，台乌药6g。4剂。二诊（3月10日）药后月经如期来潮，经量增多，初系紫黑血块，继则色转鲜红，腿痛，腹痛基本未作，行经5天而止。予七制香附丸10付，每日上午服半付；女金丹20付，临睡前服1丸。均白水送下，以资巩固。

按：本例经期落后，量少不畅，夹紫黑血块，腹痛拒按，诸系气滞血瘀，冲任不畅之征。《内经》云："血实宜决之。"方用香附、川芎、枳壳、乌药等理气疏肝，使气行血行；赤芍、当归、寄奴、苏木、泽兰等活血化瘀，通经止痛；牛膝引血下行，以通地道。古人谓：实证易治，虚证难疗，信也。

第六节　经　期　延　长

月经周期基本正常，行经时间超过7天以上，甚或淋漓半月方净者，称为"经期延长"。

有称"月水不断"、"经事延长"等。

西医学之排卵性功能失调性子宫出血病的黄体萎缩不全、盆腔炎、子宫内膜炎、子宫内膜息肉等疾病及宫内节育环所引起的经期延长符合本定义者可参照本病治疗。

早在隋代《诸病源候论·妇人杂病诸候》即有"月水不断"的记载,指出其病是由劳伤经脉,冲任之气虚损,不能约制经血所致。《校注妇人良方·调经门》认为"或因劳损气血而伤冲任,或因经行而合阴阳,以致外邪客于胞内,滞于血海故也。"指出本病有虚、实之异。治法主张"调养元气而病邪自去,攻其邪则元气反伤"。《叶天士女科证治·调经》谓"经来十日半月不止乃血热妄行也,当审其妇曾吃椒姜热物过度",提出用清热补肾,养血调经之金狗汤治疗。《女科证治约旨·经候门》认为本病乃因"气虚血热妄行不摄"所致。《沈氏女科辑要笺正·淋漓不断》提出本病的转归"须知淋漓之延久即崩漏之先机"。综上所论,历代医家认为本病病机或由冲任气虚不能约制经血,或因外邪客胞,或因血热妄行所致,治法或益气养血,或清热补肾,为治疗本病提供了法则。湖北中医学院主编第4版《中医妇科学》教材首先在月经病中编入了"经期延长"一节。此后历版教材均把它列入月经病中,并对其病因病机和证治不断加深认识,有所发展。

【病因病机】

本病的发病机理多由气虚冲任失约;或热扰冲任,血海不宁;或瘀阻冲任,血不循经所致,临床常见有气虚、血热、血瘀等。

1. **气虚** 素体虚弱,或饮食不节、劳倦、思虑过度伤脾,中气不足,冲任不固,不能制约经血,以致经期延长。

2. **血热** 素体阴虚,或久病伤阴,或多产房劳致阴血亏耗,阴虚内热,热扰冲任,血海不宁,经血妄行致经期延长。《沈氏女科辑要笺正》指出:"经事延长,淋漓不断……必当潜藏龙相,封固滋填,非仅清血热所能有济。"亦可初因阳盛血热,经量多,出血时间延长后,热随血泄,阴随血伤而渐至虚热者。

此外经期产后,血室正开,失于调摄,或不禁房事,或湿热之邪乘虚而入,湿热蕴结冲任,扰动血海,致经行时间延长。

3. **血瘀** 素性抑郁,或恚怒伤肝,气郁血滞;或外邪客于子宫,邪与血相搏成瘀,瘀阻冲任、子宫,经血难止。

经期延长的发生与脏腑经脉气血失调,冲任不固或冲任损伤,经血失于制约密切相关。临证须注意气血同病或多脏同病,如虚热扰血,经血妄行,气随血耗可致气阴两虚;气虚运血无力,可致气虚血瘀;瘀阻冲任,久则化热可致瘀热并见。脾病及肾可出现脾肾同病。经血失约,也可出现月经过多,若失治或误治,常可发展为崩漏。如疑盆腔炎、子宫内膜炎、子宫内膜息肉或节育环引起的经期延长,又当做各有关检查以诊治。

【诊断】

1. **病史** 可有饮食、起居、情志失调、盆腔炎症等病史,或有上环手术史。

2. **临床表现** 行经时间超过7天以上,甚至淋漓半月始净,月经周期基本正常,或伴有经量增多，慢性盆腔炎、子宫内膜炎、子宫内膜息肉、黏膜下肌瘤患者可伴有下腹痛、腰骶坠痛或白带增多或赤带、黄带等症。

3. **检查**

（1）妇科检查：功能失调性子宫出血者，妇科检查多无明显器质性病变；慢性盆腔炎者，妇科检查有宫体压痛，附件增粗、压痛等阳性体征。

（2）辅助检查：BBT测定，妇科内分泌激素测定，适时的宫腔镜、子宫内膜组织学检查等，均有助于诊断。

【鉴别诊断】

本病应与崩漏相鉴别。漏下者阴道流血淋漓不断，易与经期延长混淆，其鉴别要点是：漏下除阴道流血淋漓不断，甚者延续数十日或数月不等之外，尚有月经周期紊乱；本病行经时间虽在7天以上，但往往在2周之内自然停止，且月经周期正常。

【辨证论治】

本病辨证以月经量、色、质为主，结合全身证候、舌脉综合分析。一般行经时间延长，量多、色淡、质清稀，伴倦怠乏力，舌淡，脉弱，多属气虚；经行时间延长，量少、色红、质稀，无血块，舌红，脉细数，多属虚热；经行时间延长，经色黯如败酱夹有带下量多，或下腹热痛，舌红苔黄腻，脉弦数，多属湿热；行经时间延长，经色紫黯，有块，小腹痛，舌紫黯，脉涩，多属血瘀。

经期延长的治疗以固冲止血调经为大法，重在缩短经期，以经期服药为主。气虚者重在益气摄血；阴虚血热者宜滋阴清热，安冲宁血；瘀血阻滞者以通为止。不可概投固涩之剂，以犯虚虚实实之戒。如确与节育环位置异常有关，须换环或取环处理。

1. **气虚证**

主要证候：经血过期不净，量多，色淡，质稀；倦怠乏力，气短懒言，小腹空坠，面色㿠白；舌淡，苔薄，脉缓弱。

证候分析：气虚冲任不固，经血失于制约，故经行过期不净，量多；气虚火衰不能化血为赤，故经色淡质稀；中气不足，阳气不布，故倦怠乏力，气短懒言，小腹空坠，面色㿠白；舌淡，苔薄白，脉缓弱亦为气虚之征。

治法：补气摄血，固冲调经。

方药：举元煎（方见月经过多）加阿胶、炒艾叶、乌贼骨。

方中举元煎补气升提摄血；阿胶养血止血；炒艾叶暖宫止血；乌贼骨固冲止血。全方共奏补气升提，固冲止血之效。

若脾肾同病，兼见腰膝酸痛，头晕耳鸣者，酌加炒川断、杜仲、补骨脂、熟地以补肾益精，固肾止血。

2. **血热证**

（1）虚热证

主要证候：经行时间延长，量少，色鲜红，质稀，无血块；咽干口燥，或见潮热颧红，或手足心热；舌红，苔少，脉细数。

证候分析：阴虚内热，热扰冲任，冲任不固，经血失约，故经行时间延长；阴虚水亏，故经量少，质稀，无血块，火旺故经色鲜红；虚火灼津，津液不能上承则咽干口燥；潮热颧红，手足心热，舌红苔少，脉细数均为阴虚内热之象。

治法：养阴清热止血。

方药：两地汤（方见月经先期）合二至丸（《医方集解》）

女贞子　旱莲草

原方补腰膝，壮筋骨，滋肾阴，乌髭发。

方中两地汤滋阴壮水以平抑虚火；女贞子、旱莲草滋养肝肾而止血。全方共奏滋阴清热，止血调经之效，且滋阴不滞血，止血不留瘀。

若伴见倦怠乏力，气短懒言者乃气阴两虚，酌加太子参、黄芪、山茱萸、五味子气阴双补以止血。

（2）湿热证

主要证候：经行时间延长，量不多，或色黯如败酱，质黏腻，或带下量多，色赤白或黄。或下腹热痛，舌红苔黄腻，脉濡数。

证候分析：湿热之邪蕴结冲任，扰动血海，血海不宁，故经行延长；带下量多，下腹热痛，舌红苔黄腻，脉濡数，均为湿热蕴结冲任之征。

治法：清热祛湿，化瘀止血。

方药：固经丸（《医学入门》）加败酱草、鱼腥草。

龟甲　白芍　黄芩　椿根皮　黄柏　香附

方中　黄芩、黄柏、椿根皮清热泻火，加败酱草、鱼腥草加强清热祛湿之功；龟甲滋阴清热化瘀，以防苦寒伤阴化燥；白芍养阴止血；香附行气和血化瘀。诸药相合共奏清热祛湿，化瘀止血之效。

3. 血瘀证

主要证候：经行时间延长，量或多或少，经色紫黯，有块；经行小腹疼痛，拒按；舌质紫黯或有瘀点，脉弦涩。

证候分析：瘀血阻于冲任，新血难安，故经行时间延长，量或多或少；瘀阻冲任，气血运行不畅，"不通则痛"，故经行小腹疼痛，经色紫黯，有血块；舌黯或有瘀点，脉涩亦为血瘀之征。

治法：活血祛瘀止血。

方药：桃红四物汤（方见月经过少）合失笑散（方见月经过多）。

方中桃红四物汤养血活血祛瘀；失笑散祛瘀止痛止血。全方共奏活血化瘀止血之功。

若兼见口渴心烦，大便干结，舌黯红苔薄黄者为瘀热之征，酌加生地、黄芩、马齿苋、益母草以清热化瘀止血。

若诊为盆腔炎、子宫内膜炎、子宫内膜息肉、黏膜下肌瘤或宫内节育环位置下移等，则应配合上述各病的针对性治疗。

【转归与预后】

本病预后一般尚好，虽出血时间较长，但因出血量不多，故对身体健康影响不大。然行经时间较长，对生活造成不便，甚至影响受孕或发生自然流产。若合并月经过多，或持续半月不净者，有转为崩漏之势，应予重视。

【预防与调摄】

1. 经期避免重体力劳动和剧烈运动。
2. 经期、产褥期注意外阴卫生，禁止房事。
3. 调畅情志，避免七情过极。

【临证参考】

经期延长是以经期异常为主的病证，治疗重在缩短经期，宜在经期服药为主，经期须注意相应止血药物的合理使用，以达缩短经期之目的。然不可过用固涩，即使气虚证须配固涩止血之品，行经 1~3 天之内也不宜概用固涩，以免止血留瘀。平时按审因论治以治本。行经初期量少淋漓者，可参照中药周期疗法，于经前期加用温肾调经之品以促使重阳转阴，血海满盈，行经初期可予活血调气之剂，以祛瘀生新，使月经正常来潮。

现代研究认为，经期延长多为功能性病变，常因下丘脑－垂体－卵巢轴之间调节失衡，内分泌功能紊乱所致。如黄体萎缩不全型功能失调性子宫出血，是因黄体未能及时全面萎缩，孕酮分泌量不足，但分泌时间延长，子宫内膜不规则剥脱且剥脱时间延长而引起经期延长。或月经来潮后雌激素水平偏低，使子宫内膜修复迟缓而致经期延长。近年来对经期延长治疗的研究报道仍以辨证施治为主，如有学者认为，经期延长中以血瘀为多见者，采用桂枝茯苓丸加味治疗，疗效良好。亦有人则以益母生化汤治疗本病，也取得满意疗效，认为该方能通过收缩子宫以促进子宫内膜的脱落排出及子宫壁血管受压而止血，并可改善盆腔血液循环，促使子宫内膜修复。

临证时还须注意，如按常规治疗仍未愈，则要反思有无合并黏膜下肌瘤、子宫内膜息肉、盆腔炎或宫内节育环等因素所致，并根据需要选择相关的诊治方法。

【文献与病案选录】

《陈素庵妇科补解·经水淋沥不止方论》：妇人经行，多则六七日，少则四五日，血海自净。若迟至半月或一月，尚淋沥不止，非冲任内虚，气不能摄血，即风冷外感，使血滞经络，故点滴不已，久则成经漏，为虚劳、血淋等症。若经行合房，以致血漏，尤为难治。

《妇科玉尺·月经》：经来十数日不止者，血热也，宜止血药中加山栀、柴胡。经水来而不止者，气虚不能摄血也，宜补气固经丸。

夏桂成·《中医临床妇科学》：经期延长，以前曾纳入月经过多中。本病症的主要机理，在于肾虚血瘀。其经期之所以延长者，与瘀血有关，所以排除瘀血，乃为要着。但其血瘀常由肾虚所致，或者兼夹湿热。因此，在辨证时，必须细心观察和分析。

在辨证上，妇科特异性症状占有重要地位。凡经期延长，经血紫红，有血块者，属血瘀；经量偏多，经色红，有血块者，乃血瘀兼血热证；经期延长，色紫红，质黏腻，有痰状血块者，乃血瘀夹湿热也；仅见经色红质稀无血块者，乃属阴虚血热证也。

本病症除需与崩漏区别外，与经前期漏红也不可混淆。经前期漏红，绝大部分可与经期相连接。患者往往误认为经期延长而来诊治。由于经前期与行经期所具有的生理病理不同，处理上也是不同的。测量 BBT 有助于区别之，而且还有助于对肾虚本质的分析。

在治疗上，我们认为固经止血有一定的重要性，但排除子宫残存的瘀血尤为重要。只有瘀血排除后，子宫才能固藏。然而此残存的瘀血，不同于一般瘀血，有它的特点。第一，此血瘀与肾虚密切相关，单纯祛瘀药不能达到目的，相反，有时将会引起出血增多。第二，膜样性血瘀与肾的关系尤为密切，因此，化膜祛瘀必须与补肾相结合。我们常用临床验方加味失笑散（见血瘀证）加入川续断、桑寄生、补骨脂、女贞子、墨旱莲等，特别是经行末期，阴精已开始滋长，更要与补肾养阴药相结合，边滋阴边祛瘀，通补兼施，既控制了经期，又为经后期阴长奠定了基础。血热证型，有两种情况，一偏虚一偏实。偏虚者，阴虚火旺也，固经丸最合适，但需加女贞子、墨旱莲、干地黄、地骨皮，同时不宜过用止血药，因本证型常兼夹余瘀，故茜草、蒲黄、五灵脂、山楂、益母草等选用一二味即可。偏实者，湿热蕴结，常夹血瘀，因此选用清利法加入化瘀止血之品，四草汤加味，药用马鞭草、鹿含草、茜草、益母草、败酱草、薏苡仁、茯苓、川断、五灵脂等。若脾胃不和者，可加入炒白术、砂仁、党参、陈皮之类。血止后再调理整体，恢复正常经期。

第七节　经间期出血

两次月经中间，即氤氲之时，出现周期性的少量阴道出血者，称为经间期出血。

古医籍中对本病无专篇记载，明代王肯堂在《证治准绳·女科·胎前门》引袁了凡云："天地生物，必有氤氲之时。万物化生，必有乐育之时。……此天然之节候，生化之真机也……丹溪云：一月止有一日，一日止有一时。凡妇人一月经行一度，必有一日氤氲之候，于一时辰间气蒸而热、昏而闷、有欲交接不可忍之状，此的候也。于此时逆而取之则成丹，顺而施之则成胎矣。"可见在明代以前，已认识月经周期中有一日是受孕的"的候"，即现今所称之"排卵期"。关于此时期出血，前人虽无专论，但可参考月经先期、经漏、赤白带下等有关文献。罗元恺主编的五版教材《中医妇科学》把这一常见妇科病收入教材中。

西医学排卵期出血可参照本病治疗，若出血量增多、出血期延长、失治误治则常可发展为崩漏。

【病因病机】

前人早已经认识到女性月经周期的气血阴阳变化规律，与自然界的海潮和日月的阴晴圆缺等周而复始的规律活动相一致，是人体生物钟样周期节律的变化，符合阴阳消长转化的规律。具体来说经间期是继经后期由阴转阳，由虚至盛之时期；月经的来潮，标志着前一周期的结束，新的周期开始，排泄月经后，血海空虚，阴精不足，随着月经周期演变，阴血渐增，精血充盛，阴长至重，此时精化为气，阴转为阳，氤氲之状萌发"的候"（排卵）到来，这是月经周期中一次重要的转化。若体内阴阳调节功能正常者，自可适应此种变化，无特殊证候。若肾阴不足，或湿热内蕴，或瘀阻胞络，当阳气内动之时，阴阳转化不协调，阴络易伤，损及冲任，血海固藏失职，血溢于外，酿成经间期出血。

1. **肾阴虚**　禀赋不足，天癸未充，或房劳多产伤肾，或思虑过度，欲火偏旺，以致肾阴偏虚，虚火耗精，精亏血损，于氤氲之时，阳气内动，虚火与阳气相搏，损伤阴络，冲任不固，因而阴道出血。若阴虚日久耗损阳气，阳气不足，统摄无权，血海不固，以致出血反复发作。

2. **湿热**　常因情怀不畅，肝气郁结，克伐脾胃，不能化水谷之精微以生精血，反聚而生湿，下趋任带二脉，蕴而生热。复加经间阳气内动，引动内蕴之湿热，热扰冲任子宫，以致出血。

3. **血瘀**　体质素弱，复因经产留瘀，瘀阻胞络，或因七情内伤，气滞冲任，久而成瘀，值氤氲之时，阳气内动，血瘀与之相搏，瘀伤血络，血不循经，以致出血。

【诊断】

1. **病史**　青春期月经不调史，手术流产史。

2. **临床表现**　两次月经中间，约在周期的第 12～16 天出现规律性的少量阴道出血，出血持续 2～3 日或数日，可伴有腰酸，少腹两侧或一侧胀痛、乳胀，白带增多，质地透明如蛋清样，或赤白带下。

3. **检查**

(1) 妇科检查：宫颈黏液透明呈拉丝状夹有血丝或有赤白带下。

(2) 辅助检查：测量基础体温，多见高、低温相转变时出血，当基础体温升高，出血停止，亦有高相时继续出血；此期血中雌、孕激素测定水平偏低。

【鉴别诊断】

1. **月经先期**　月经先期的出血时间非经间期，个别也有恰在经间期这一时间段出现周期提前，经量正常或时多时少，基础体温由高温下降至低温时开始出血；而经间期出血月经量较少，出血时间规律地发生于基础体温低高温转变时。

2. **月经过少**　月经过少周期尚正常，仅量少，甚或点滴而下；经间期出血，常发生在两次月经的中间时期。

3. **赤带**　赤带排出无周期性，持续时间较长，或反复发作，可有接触性出血史，妇科检查常见宫颈糜烂、赘生物或子宫、附件区压痛明显；经间期出血有明显的周期性，一般 2～3 天可自行停止。

【辨证论治】

经间期出血的辨证，主要针对出血的量、色、质及全身症状进行辨别。若出血量少，血色鲜红，质黏属肾阴虚；若出血量稍多或少，赤白相兼，质地黏稠属湿热；若出血量少，血色黯红或夹小血块，属血瘀。临证还需根据体质、全身情况、舌苔、脉象以及基础体温曲线波动进行辨证，确立证型，拟定治疗方案。

本病治疗重在经后期，以滋肾养血为主，兼热者清之，兼湿者除之，兼瘀者化之，但必须认识到本病的病理生理特点，以及阴阳互根的关系，补阴不忘阳，选择适当的补阳药物。出血时在辨证论治前提下，适当加一些固冲止血药，使阴阳平和，气血和调。

1. 肾阴虚证

主要证候：两次月经中间，阴道少量出血或稍多，色鲜红，质稍稠；头晕腰酸，夜寐不宁，五心烦热，便艰尿黄；舌体偏小质红，脉细数。

证候分析：经间期氤氲之时，阳气内动，若肾阴偏虚，虚火内生，虚火与阳气相搏，损伤阴络，冲任不固，而发生阴道出血；阴虚阳动，故色鲜红、五心烦热；腰酸头晕难寐，舌红，脉细数，均为肾阴虚损之征。

治法：滋肾养阴，固冲止血。

方药：两地汤（方见月经先期）合二至丸（方见经期延长）。

若阴虚及阳或阴阳两虚，症见经间期出血量稍多，色淡红，无血块，头昏腰酸，神疲乏力，大便溏薄，尿频，舌质淡红，苔白，脉细。治宜益肾助阳，固摄止血。方用大补元煎（方见月经后期）加减。

2. 湿热证

主要证候：两次月经中间，阴道出血量稍多，色深红，质黏腻，无血块。平时带下量多色黄，小腹时痛；神疲乏力，骨节酸楚，胸闷烦躁，口苦咽干，纳呆腹胀，小便短赤；舌质红，苔黄腻，脉细弦或滑数。

证候分析：湿邪阻于冲任胞络之间，蕴蒸生热，得经间期重阴转阳，阳气内动，引动内蕴之湿热，而扰动冲任血海，影响固藏，而见阴道出血，湿热与血搏结，故血色深红，质黏腻；湿热搏结，瘀滞不通，则小腹作痛；湿热流注下焦，任带两脉失约，故带下量多色黄；湿热熏蒸，故胸闷烦躁，口苦咽干，湿邪阻络故神疲乏力，骨节酸楚；舌红，苔黄腻，脉弦或滑数，均为湿热之象。

治法：清利湿热，固冲止血。

方药：清肝止淋汤（《傅青主女科》）去阿胶、红枣，加小蓟、茯苓。

当归　白芍　生地黄　丹皮　黄柏　牛膝　制香附　黑豆　阿胶　红枣

原方治赤带。方中有阿胶、红枣，因湿热困脾，纳呆腹胀，苔腻，故去之。傅氏在本方后说："此方但主补肝之血，全不利脾之湿者，以赤带之为病，火重而湿轻也。夫火之所以旺者，由于血之衰，补血即足以制火，且水与血合而成赤带之症，竟不能辨其养血柔肝，丹皮清肝泻火，香附疏肝解郁，黄柏清热燥湿，小蓟清热止血，茯苓利水渗湿，牛膝引药下行。"

出血多时，宜去牛膝、当归，加侧柏叶、荆芥炭；带下多则加马齿苋、椿根皮；湿盛加薏苡仁、苍术等。

3. 血瘀证

主要证候：经间期出血量少或多少不一，色紫黑或有血块，少腹两侧或一侧胀痛或刺痛；情志抑郁，胸闷烦躁；舌质紫或有紫斑；脉细弦。

证候分析：瘀血阻滞于胞络冲任之间，经间期阳气内动，与之相搏，脉络损伤，血不循经，血海失固而出血。血色紫黯，夹有血块，瘀阻胞脉，故小腹疼痛拒按；瘀血内阻，气机不畅，故情志抑郁；舌紫黯或有瘀点，脉涩有力，均为瘀血之征。

治法：化瘀止血。

方药：逐瘀止血汤（《傅青主女科》）。

生地黄　大黄　赤芍　丹皮　归尾　枳壳　桃仁　龟甲

原方治经血淋沥不断。

方中生地、归尾、赤芍养血活血，桃仁、大黄、丹皮活血祛瘀，枳壳行气散结，龟甲养阴化瘀止血。全方有活血祛瘀，养阴止血之效。

若出血偏多时，宜去赤芍、当归，加失笑散；少腹痛甚则加延胡索、香附；夹湿热者，加薏苡仁、红藤、败酱草、延胡索；兼脾虚去生地、桃仁、大黄，加木香、陈皮、砂仁；兼肾虚加川断、寄生、山药、菟丝子。

【转归与预后】

经间期出血，由于阴精的不足，难以达到充盛，氤氲之时，重阴转阳，转化不顺利，影响子宫、冲任固藏，故出现经间期出血，若阳气不能恢复则出血可延续到经前期；反复出血，病情缠绵者，治疗不及时可引起月经周期紊乱，月经淋沥不尽，甚或崩漏、不孕症等。

【预防与调摄】

出血期间应适当休息，避免过度劳累，保持外阴局部清洁，严禁性生活，防止感染。饮食宜清淡富有营养之品，忌滋腻辛燥食物。注意调节情绪，保持心情舒畅，加强体质锻炼。

【临证参考】

经间期是继经后期，阴分充实，重阴转阳，阳气萌发，氤氲之状骤盛，排卵到来的重要转化期，与排泻月经不一样。因而，生理特点表现出分泌较多量的白色透明状的黏液，即生理性带下增多。若此期排出血液，可能有以下的原因：首先阴精不足，重阴不及。正常情况下经间期重阴必阳，若重阴有所不足，转化就不太顺利，子宫血海的固藏受到一定影响，故排卵的同时见有出血；其次，阴精较前更虚，不仅滋长缓慢，而且不能持续高涨，以致经后期延长，转化时阴阳交接不利，因此，出现反复出血；而且阴长至重不及，君相之火偏旺，如有心肝郁火，得阳气内动，其火益炽，旺则迫血伤络，络损血溢，故常致经间期反复出血；若阴虚日久，易损及阳气，因此转化时，一方面转化不利，另一方面阳气不足，不能行其统藏血液之职，故亦见此期出血。除此，在阴虚的病变过程中，常常有兼夹湿热、血瘀者，将更加引起阴阳转化不顺利，导致这一时期出血。

经间期出血，如果仅见点滴，1~2天即净，且偶见1~2次于月经周期中间出现者，病情尚轻；但如出血稍多，时间稍长，伴有明显的临床症状，或者已经影响 BBT 高温相，或者检验雌激素水平不能与周期后移相同步增长者，病情较重，均宜进行积极调治。

经间期出血的治疗，其重要意义并不在于止血，而是经后期尚未出血之前，以预防为主。当进入此期后，在于促进重阴转阳的顺利转化，亦即是促进顺利排卵，保证月经周期的正常规律。经常采用以下的方法：（1）血中养阴，结合补阳。补养肾阴，主要使"天癸至"能达到一定的水平，女子以血为主，天癸阴精亦与血有关。提高阴精水平，使之达到排卵的要求，首先与补血相结合，以补血药为基础，如《傅青主女科》养精种玉汤等，其以四物汤为基础，去川芎之辛温，加山萸肉之酸涩而成，补血还包含着血肉有情之意，补养天癸，应选择血肉有情之品为佳，如在归芍地黄汤方中加入鳖甲、紫河车等。其次与补阳相结合，治阴不忘阳，善补阴者，阳中求阴，在补阴方药中加入川断、菟丝子、巴戟天、肉苁蓉、锁阳、黄芪、党参等 1～3 味，阴阳互根，有利于阴精的恢复和提高。此外，经间期加入与补阴药等量的补阳药，如鹿角片、紫石英、蛇床子等，亦有利于重阴转阳的变化。所谓阳主动，动则精化为气，氤氲之状呈现，转化亦开始。（2）活血以促转化，止血以固冲任。经间期出血不同于其他出血病证，因为出血是由阴转化为阳时所带来的，活血化瘀的方法之所以有着促排卵的作用，就是推动阴精转化为阳气，使转化加快。或以温阳促转化的方法促排卵，其意义与之相同，必须在阴精有一定的基础而尚嫌不足的情况下，方能生效。但是临证亦确有用活血化瘀药后出血增多，影响转化者，或者少数阴虚者及有合并其他疾病易出血者，应与止血固冲药合用。前人在调治奇经方药中用通涩并施之法，如茜草、乌贼骨合用，《傅青主女科》之逐瘀止血汤中龟甲、大黄同用。（3）疏导心肝，解郁清火。临证中常见一些大龄未婚女子的经间期出血证，常反复发作，与心肝郁火有关。治疗宜清心肝之火，解忧郁，首在疏导，心理和药物疗法合而治之，并佐以滋阴养血助阳等药物，方药选丹栀逍遥散，加入黄连、莲子心、黛灯心、炒枣仁、青龙齿等宁心安神之品，配合心理疏导，可获取较好的临床效果。（4）利湿祛浊，有助转化。在经间期出血病人中，有部分患者，由于湿浊偏甚，蕴阻于胞脉、冲任之间，经间期重阴必阳的转化，阴精处于重的高水平，津液水分随着阴精的高涨而增多，不利于阴转化为阳，湿蕴较甚，势必阻遏转化时气血的流畅。另一方面湿甚易化热。湿热蒸腾，损伤胞脉、胞络，导致这一时期的出血。

【文献与病案选录】

《傅青主女科·带下》：妇人有带下而色红，似血非血，淋沥不断，所谓赤带也。夫赤带亦湿病，湿是土之气，宜见黄白之色，今不见黄白而见赤者，火热故也。……妇人忧思伤脾，又加郁怒伤肝，于是肝经之郁火内炽，下克脾土，脾土不能运化，致湿热之气蕴于带脉之间；而肝不藏血，亦渗于带脉之内，皆由脾气受伤，运化无力，湿热之气，随气下陷，同血俱下，所以似血非血之形象现于其色也。其实血与湿不能两分，世人以赤带属之心火误矣。治法须清肝火而扶脾气，则庶几可愈。方用清肝止淋汤。

《刘奉五妇科经验》：李某，女，24 岁，门诊简易病历。初诊日期：1974 年 12 月 25 日。主诉：阴道少量出血已 3 天。现病史：近 3 月来时值月经中期，阴道有少量出血。经某医院诊断为排卵期出血。经前半个月即感外阴明显瘙痒，口干渴，月经周期先后不定，经前腹痛，行经第一天腹痛较为剧烈，会阴及肛门部发胀。舌象：舌尖红，苔薄黄。脉象：弦滑。西医论断：排卵期出血。中医辨证：湿热下注，热伤血络。治法：清热利湿，行气活血。方药：瞿麦12g，萹蓄9g，木通3g，车前子9g（包），赤白芍各3g，萆薢12g，延胡索6g，川楝子9g，黄芩6g，柴胡3g，荆芥穗4.5g。治疗经过：本方共服4剂，阴道出血已止。以后随访观察，未再发现月经中期出血现象。

第八节 崩 漏

崩漏是月经的周期、经期、经量发生严重失常的病证，是指经血非时暴下不止或淋漓不尽，前者谓之崩中，后者谓之漏下。崩与漏出血情况虽不同，然二者常互相转化，交替出现，且其病因病机基本相同，故概称崩漏。本病属妇科常见病，也是疑难急重病证。可发生于从月经初潮后至绝经的任何年龄，足以影响生育，危害健康。

西医学中"无排卵性功能性子宫出血"，属于"崩漏"范畴，可互参。

历代医著对崩漏论述不断深化。春秋战国时期成书的《内经·素问·阴阳别论》首先指出："阴虚阳搏谓之崩。"是泛指一切下血势急之妇科血崩证。

汉代《金匮要略·妇人妊娠病脉证并治》曰："妇人宿有癥病，经断未及三月，而得漏下不止者，……其癥不去故也，当下其癥，桂枝茯苓丸主之。"首先提出"漏下"之名和宿有癥病，又兼受孕，癥瘤害胎下血不止，以及瘀阻冲任、子宫之病机、治法及方药。在同篇的胶艾汤证中，对漏下、半产后续下血不止、妊娠下血三种不同情况所致的阴道出血症作了初步鉴别，并以胶艾汤异病同治之。又在《金匮要略·妇人杂病脉证并治》中指出了妇人年五十，病下血数十日不止，温经汤主之，是冲任虚寒兼瘀热互结导致更年期崩漏的证治。此外，本篇还记载"妇人陷经，漏下黑不解，胶姜汤主之"和以脉诊断半产漏下。《内经》论崩和《金匮要略》论漏下，为后世研究崩漏奠定了基础。

隋代《诸病源候论》首列"漏下候"、"崩中候"、"崩中漏下候"，并指出是由于"劳伤气血"或"脏腑损伤"，以致"冲任二脉虚损"，"不能制约经血"为主要病机，还观察到崩与漏可以互相转化。

宋代《妇人大全良方·调经门》中多处合称崩漏。如"崩漏不止，亦由阴阳衰盛，寒热为邪"；"若经候过多，遂至崩漏"。显然，陈自明已把崩漏列入"调经门"中。并合称"崩漏"。

金元时代李东垣在《兰室秘藏》论崩主脾肾之虚，又认为"肾水阴虚，不能镇守胞络相火，故血走而崩也"。

明代医家对崩漏的认识较深刻，如方约之在《丹溪心法附余》中提出治崩三法："初用止血以塞其流，中用清热凉血以澄其源，末用补血以还其旧"。后世医家继承并发展了三法的内涵，推陈出新，成为治疗崩漏的"塞流"、"澄源"、"复旧"三法。值得推崇的是《景岳全书·妇人规》对崩漏论述尤为全面和精辟，明确指出："崩漏不止，经乱之甚者也。"确立了崩漏属严重的月经病范畴。对病因病机提出"先损脾胃，次及冲任"，"穷必及肾"。尤其认为与五脏阴虚阳搏有关，"五脏皆有阴虚，五脏皆有阳搏"，"凡阳搏必属阴虚，络伤必致血溢"。进而提出"凡治此之法，宜审脏气，宜察阴阳。无火者求其脏而培之、补之；有火者察其经而清之、养之"，并出具了各证型之方药。如"举元煎治气虚下陷，血崩血脱，亡阳垂危等证"。"若去血过多，血脱气竭者，当速用独参汤提握其气，以防脱绝"。这是补气固脱和回阳救逆防脱的崩漏急症抢救的措施。此外，还观察到崩漏发病过程中"崩"与"阻隔"交替出现，即"过期阻隔，便有崩决之兆"的发病特点。

清代《傅青主女科》又提出"止崩之药不可独用，必须于补阴之中行止崩之法"，创制治疗气虚血崩昏暗的"固本止崩汤"和治血瘀致崩的"逐瘀止血汤"，均为后世常用。《医宗金鉴·妇科心法要诀》总括崩漏为："淋沥不断名为漏，忽然大下谓之崩"。《妇科玉尺》较全面地概括崩漏的病因"究其源则有六大端，一由火热、二由虚寒、三由劳伤、四由气陷、五由血瘀、六由虚弱"。

历代医家认识并论治崩漏源远流长，从广泛到深化，逐步明确了崩漏在月经病范围，并全面论述其病因病机、临床复杂多变的证候特点、鉴别诊断和辨证论治及急救法，尤其是提出了很有特色和优势的"治崩三法"，这些学术理论和经验，至今仍有很大的学术价值。

【病因病机】

崩漏的发病是肾－天癸－冲任－胞宫轴的严重失调。其主要病机是冲任损伤，不能制约经血，使子宫藏泻失常。导致崩漏的常见病因病机有脾虚、肾虚、血热和血瘀。概括为虚、热、瘀。

1. **脾虚**　素体脾虚，或劳倦思虑、饮食不节损伤脾气。脾虚血失统摄，甚则虚而下陷，冲任不固，不能制约经血，发为崩漏。如《妇科玉尺》云："思虑伤脾，不能摄血，致令妄行。"

2. **肾虚**　先天肾气不足；或少女肾气未盛，天癸未充；或房劳多产损伤肾气；或久病大病穷必及肾，或七七之年肾气渐衰，天癸渐竭；肾气虚则封藏失司，冲任不固，不能制约经血，子宫藏泻失常发为崩漏。亦有素体阳虚，命门火衰，或久崩久漏，阴损及阳，阳不摄阴，封藏失职，冲任不固，不能制约经血而成崩漏。或素体肾阴亏虚，或多产房劳耗伤真阴，阴虚失守，虚火动血，迫血妄行，子宫藏泻无度，遂致崩漏。

3. **血热**　素体阳盛血热或阴虚内热；或七情内伤，肝郁化热；或内蕴湿热之邪，热伤冲任，迫血妄行，发为崩漏。

4. **血瘀**　七情内伤，气滞血瘀；或热灼、寒凝、虚滞致瘀；或经期、产后余血未净而合阴阳，内生瘀血；或崩漏日久，离经之血为瘀。瘀阻冲任、子宫，血不归经而妄行，遂成崩漏。

综上所述，崩漏为病，虽与所有血证一样，可概括为虚、热、瘀的机理，但由于脏腑相生相克，脏腑、气血、经络密切相关。又病程日久，易于反复，故崩漏的发生和发展常气血同病、多脏受累、因果相干。无论病起何脏，"四脏相移，必归脾肾"，"五脏之伤，穷必及肾"，以致肾脏受病。肾有肾气、肾阴、肾阳之分。如阴虚阳搏成崩，病本在肾水阴虚，由此不能济心涵木，以致如《女科正宗》所云"心火亢盛，肝肾之相火夹心火之势亦从而相煽"，而成为心、肝、肾同病之崩漏证。又无论何因导致崩漏日久，由于失血耗气伤阴，离经之血为瘀，均可不同程度的存在气阴虚夹瘀的病机。此外，久崩、久漏，阴损及阳，或崩漏日久，易感邪毒均可影响病情的变化。故崩漏的病机错综复杂，正如《女科证治约旨》所说："盖血生于心，藏于肝，统于脾，流行升降，灌注八脉，如环无端。至经血崩漏，肝不藏而脾不统，心肾损伤，奇经不固，瘀热内炽，堤防不固，或成崩，或成漏，经血运行，失其常度。"崩漏病因病机，虽有在脏在经、在气在血之不同，然其病本在肾，病位在冲任胞宫，变化在气血，表现为子宫藏泻无度。可归结为肾-天癸-冲任-胞宫轴的严重失调。

【诊断】

1. **病史**　注意患者的年龄及月经史，尤须询问以往月经的周期、经期、经量有无异常，有无崩漏史，有无口服避孕药或其他激素，有无宫内节育器及输卵管结扎术史等。此外，还要询问有无内科出血病史。

2. **临床表现**　月经周期紊乱，行经时间超过半月以上，甚或数月断续不休；亦有停闭数月又突然暴下不止或淋漓不尽；常伴有不同程度的贫血。

3. **检查**
(1) 妇科检查：应无明显的器质性病变。
(2) 辅助检查：主要是排除生殖器肿瘤、炎症或全身性疾病（如再生障碍性贫血等）引起的阴道出血，可根据病情需要选做 B 超、MRI、宫腔镜检查，或诊断性刮宫、基础体温测定等。

【鉴别诊断】

崩漏应与月经不调、经间期出血、赤带、胎产出血、生殖器炎症、肿瘤出血、外阴阴道外伤性出血以及出血性内科疾病相鉴别。

1. **月经先期、月经过多、经期延长**　月经先期是周期缩短，月经过多是经量过多，经期延长是行经时间延长。这种周期、经期、经量的各自改变与崩漏的周期、经期、经量的同时严重失调易混淆，但上述各病各自有一定的周期、经期和经量可作鉴别。

2. **月经先后无定期**　主要是周期或先或后，即提前或推后 7 天以上 2 周以内，经期、经量基本正常。

3. **经间期出血**　崩漏与经间期出血都是非时而下，但经间期出血发生在两次月经中间，颇有规律，且出血时间仅 2～3 天，不超过 7 天左右自然停止。而崩漏是周期、经期、经量的严重失调，出血不能自止。

4. **赤带**　赤带与漏下的鉴别要询问病史和进行检查，赤带以带中有血丝为特点，月经正常。

5. **胎产出血**　崩漏首先应与妊娠早期的出血性疾病如胎漏、胎动不安、异位妊娠相鉴别，询问病史做妊娠试验和 B 超检查可以明确诊断。产后出血病尤以恶露不绝为多见，可询问病史，恶露不绝发生在产后可作鉴别。

6. **生殖器肿瘤出血**　临床可表现如崩似漏的阴道出血，必须通过妇科检查或 B 超、MRI

检查，诊断性刮宫，可以明确诊断以鉴别。

7. 生殖系炎症出血 如宫颈息肉、宫内膜息肉、子宫内膜炎、盆腔炎等，其临床常表现如漏下不止，可通过妇科检查或诊断性刮宫或宫腔镜检查以助鉴别。

8. 外阴阴道外伤出血 注意排除外阴阴道外伤性出血，如跌仆损伤、暴力性交等，询问病史和妇科检查可鉴别。

9. 内科血液病 内科出血性疾病如再生障碍性贫血、血小板减少，在来经时可由原发内科血液病导致阴道出血过多，甚则暴下如注，或淋漓不尽。通过血液分析、凝血因子的检查或骨髓细胞的分析不难鉴别。

【急症处理】

崩漏属血证、急证。根据"急则治其标，缓则治其本"的原则，暴崩之际，急当"塞流"止崩，以防厥脱，视病情及条件可选择下列方法及方药。

1. 补气摄血止崩 暴崩下血，"留得一分血，便是留得一分气"，"气者，人之根本也"。补气摄血止崩最常用。方选独参汤或丽参注射液：高丽参 10g，急煎服；或丽参注射液 10ml，加入 50% 葡萄糖液 40ml，静脉推注；或丽参注射液 20~30ml，加入 5% 葡萄糖液 250ml，静脉点滴。

2. 温阳止崩 若出现阴损及阳，虚阳妄动，血无气护时，症见血崩如注，动则大下，卧不减势，神志昏沉，头仰则晕，胸闷泛恶，四肢湿冷，脉芤或脉微欲绝，血压下降。病情已陷入阴竭阳亡危象，急需中西医结合抢救。中药宜回阳救逆，温阳止崩，急投参附汤（《伤寒论》），高丽参 10g，熟附子 10g，急煎服。亦可选参附注射液或六味回阳汤（《景岳全书》）：人参、制附子、炮姜、炙甘草、熟地、当归。原方治中寒或元阳虚脱，危在顷刻者。

3. 滋阴固气止崩 使气固阴复血止。急用生脉注射液或参麦注射液 20ml 加入 5% 葡萄糖液 250ml 静脉点滴。煎剂方选生脉二至止血汤（《中医妇科验方集锦》）。

4. 祛瘀止崩 使瘀祛血止，用于瘀阻血海，子宫泻而不藏，下血如注。

（1）三七末 3~6g，温开水冲服。

（2）云南白药 1 支，温开水冲服。

（3）宫血宁胶囊，每次 2 粒，日 3 次，温开水送服。此胶囊为单味重楼（七叶一枝花）研制而成。

5. 针灸止血 艾灸百会穴、大敦穴（双）、隐白穴（双）。（详见《针灸治疗学》）

6. 西药或手术止血 主要是输液、输血补充血容量以抗休克或激素止血（见功血）。

对于顽固性崩漏，不论中年或更年期已婚妇女，务必行诊刮术，一方面止血，另一方面及早排除子宫内膜腺癌，以免贻误病情。

【辨证论治】

崩漏辨证，有虚实之异：虚者多因脾虚、肾虚；实者多因血热、血瘀。由于崩漏的主证是血证，病程日久，反复发作，故临证时首辨出血期还是止血后。一般而言，出血期多见标证或虚实夹杂证，血止后常显本证或虚证。出血期，当根据血证呈现的量、色、质特点，初辨其证之寒、热、虚、实；经血非时暴下，量多势急，继而淋漓不止，色鲜红或深红，质稠者，多属热证；经血非时暴下或淋漓难尽，色淡质稀，多属虚证；经血非时而至，时崩时闭，时出时止，时多时少，色紫黯有块者，多属血瘀证；经血暴崩不止，或久崩久漏，血色淡黯，质稀，多属寒证。临证时须结合全身脉证和必要的检查综合分析。

崩漏的治疗，多根据发病的缓急和出血的新久，本着"急则治其标，缓则治其本"的原则，灵活掌握和运用塞流、澄源、复旧的治崩三法。

塞流：即是止血，用于暴崩之际，急当塞流止血防脱。方法参见【急症处理】。

澄源：即正本清源，亦是求因治本，是治疗崩漏的重要阶段。一般用于出血减缓后的辨证论治。切忌不问缘由，概投寒凉或温补之剂，或专事炭涩，致犯虚虚实实之戒。

复旧：即固本善后，是巩固崩漏治疗的重要阶段，用于止血后恢复健康，根据不同年龄阶段选择不同的治法，调整月经周期，或促排卵。治法补肾、扶脾、疏肝，三经同调，各有偏重。目的是使身体恢复正常。

治崩三法，各不相同，但又不可截然分开，临证中必须灵活运用。塞流须澄源，澄源当固本，复旧要求因。三法互为前提，相互为用，各有侧重，但均贯穿辨证求因精神。具体论治崩漏，应当分清出血期和止血后的不同进行辨证论治。

（一）出血期辨证论治

出血期以塞流、澄源为主。

1. 脾虚证

主要证候：经血非时暴下不止，或淋漓日久不尽，血色淡，质清稀；面色㿠白，神疲气短，或面浮肢肿，小腹空坠，四肢不温，纳呆便溏；舌质淡胖，边有齿印，苔白，脉沉弱。

证候分析：脾虚中气虚弱甚或下陷，则冲任不固，血失统摄，故经血暴下或淋漓不尽；气虚火不足，故经色淡质清稀；神疲气短、小腹空坠，舌淡胖，脉细弱均为脾虚气弱之征。

治法：补气摄血，固冲止崩。

方药：固本止崩汤（《傅青主女科》）

人参　黄芪　白术　熟地黄　当归　黑姜

原方治气虚血崩昏暗。

方中人参、黄芪大补元气，升阳固本。白术健脾资血之源又统血归经。熟地滋阴养血，"于补阴之中行止崩之法"。暴崩阴损及阳耗气，"气不足便是寒"，佐黑姜既可引血归经，更有补火温阳收敛之妙。且黄芪配当归含有"当归补血汤"之意，功能补血，熟地配当归一阴一阳补血和血。全方气血两补，使气壮固本以摄血，血生配气能涵阳。气充而血沛，阳生而阴长，冲脉得固，血崩自止。

气虚运血无力易于停留成瘀，常加三七、益母草或失笑散化瘀止血。据临床研究报道益气化瘀止血是崩漏出血期的重要治法。

若暴崩如注，肢冷汗出，昏厥不省人事，脉微欲绝者，为气随血脱之危急证候，按急证方法补气回阳固脱。必要时输液、输血迅速补充血容量以抗休克（详参本节"急症处理"）。

2. 肾虚证（分为肾气虚、肾阴虚和肾阳虚证）

（1）肾气虚证

主要证候：多见青春期少女或经断前后妇女出现经乱无期，出血量多势急如崩，或淋漓日久不净，或由崩而漏，由漏而崩反复发作，色淡红或淡黯，质清稀；面色晦黯，眼眶黯，小腹空坠，腰脊酸软；舌淡黯，苔白润，脉沉弱。

证候分析：青年肾气未盛，更年期肾气渐虚，或中年房劳胎产数伤肾气，肾气虚衰，封藏失司，冲任不固，不能制约经血，故经乱无期，出血量多或淋漓不止，色淡红或淡黯，质清稀；腰脊酸软，舌淡黯、脉沉弱均为肾气虚之象。

治法：补肾益气，固冲止血。

方药：加减苁蓉菟丝子丸(《中医妇科治疗学》)加党参、黄芪、阿胶。

熟地黄　肉苁蓉　覆盆子　当归　枸杞子　桑寄生　菟丝子　艾叶

原方治肾虚不孕。

方中肉苁蓉、菟丝子、覆盆子温补肾气；菟丝子补阳益阴，阴阳双补；熟地滋肾益阴，使肾气充盛，封藏密固以止崩；黄芪、党参补气摄血；阿胶、艾叶补血、固冲、摄血；枸杞子、桑寄生补肝肾；当归补血活血，引血归经。全方共奏补肾益气，固冲止血之功。若嫌当归辛温助动，走而不守，亦可去当归。

(2) 肾阳虚证

主要证候：经乱无期，出血量多或淋漓不尽，或停经数月后又暴下不止，血色淡红或淡黯质稀；面色晦黯，肢冷畏寒，腰膝酸软，小便清长，夜尿多；眼眶黯，舌淡黯，苔白润，脉沉细无力。

证候分析：肾阳虚衰，阳不摄阴，封藏失司，冲任不固，故经乱无期，出血量多或淋漓不尽；肾阳虚血失温煦，故色淡红质稀；肢冷畏寒，舌淡黯，脉沉细均为肾阳不足之征。

治法：温肾益气，固冲止血。

方药：右归丸(《景岳全书》)加党参、黄芪、三七。

制附子　肉桂　熟地黄　山药　山萸肉　枸杞　菟丝子　鹿角胶　当归　杜仲

原方治元阳不足或先天禀赋不足或劳伤过度以致命门火衰，速宜益火之源以培右肾之元阳。

肾为水火之脏，阴阳互根，元阳不足当以水中求之。方中熟地甘温滋肾养血、填精益髓，配山萸肉、山药，取六味地黄丸中"三补"以生水；附子、肉桂温肾壮阳，补益命门温阳止崩，又使水火互济；鹿角胶血肉有情之品，补命火，温督脉，固冲任；菟丝、杜仲温养肾气；当归、枸杞养血柔肝益冲任；加党参、黄芪补气摄血；寒凝则血瘀，加三七化瘀止血。全方温肾益气，固冲止血。

(3) 肾阴虚证

主要证候：经乱无期，出血量少淋漓累月不止，或停闭数月后又突然暴崩下血，经色鲜红，质稍稠；头晕耳鸣，腰膝酸软，五心烦热，夜寐不宁；舌红，少苔或有裂纹，脉细数。

证候分析：肾水阴虚，冲任失守，故经乱无期，淋漓不止或暴崩下血；阴虚内热，故血色鲜红稍稠；头晕耳鸣，腰膝酸软、五心烦热，舌红少苔，脉细数均为肾阴虚之象。

治法：滋肾益阴，固冲止血。

方药：左归丸合二至丸或滋阴固气汤。

①左归丸(《景岳全书》)合二至丸（方见经期延长）

熟地黄　山药　枸杞　山萸肉　菟丝子　鹿角胶　龟甲胶　川牛膝

左归丸原方治真阴肾水不足，速宜壮水之主以培左肾之元阴而精血自充矣。

方中熟地、山萸肉、山药滋补肝肾，为六味地黄丸中"三补"；配龟甲胶、鹿角胶调补肾中阴阳，且龟甲胶补任脉之虚，鹿角胶补督脉之弱；枸杞子、菟丝子、二至丸补肝肾，益冲任；川牛膝补肝肾，兼能活血，亦可去之而改用白芍养血柔肝，敛阴止血。全方为壮水填精，补益冲任督之剂，使肾阴足，奇经固，经血自止。

如肾阴虚不能上济心火，或阴虚火旺，烦躁失眠，心悸怔忡，可加生脉散，加强益气养阴，宁心止血之功。

②滋阴固气汤(《罗元恺论医集》)

3. 血热证

（1）虚热证

主要证候：经来无期，量少淋漓不尽或量多势急，血色鲜红；面颊潮红，烦热少寐，咽干口燥，便结，舌红，少苔，脉细数。

证候分析：阴虚内热，热扰冲任血海，经来无期，量少淋漓不止或量多势急；热灼阴血，其色鲜红；面颊潮红，烦热少寐，口干便结，舌红少苔，脉细数均为阴虚内热之征。

治法：养阴清热，固冲止血。

方药：上下相资汤(《石室秘录·燥证门》)。

人参　沙参　玄参　麦冬　玉竹　五味子　熟地黄　山萸肉　车前子　牛膝

原方作者谓："吾今定一奇方上下兼补，名上下相资汤"，治血崩亡血而无以生精，精涸口舌燥裂之证。

方中熟地黄、山萸肉滋肾养阴为君；人参、沙参益气润肺为臣；玄参、麦冬、玉竹增液滋水降火；《名医别录》谓车前子"养肺强阴益精"；牛膝补肝肾。方内含增液汤滋水，更有生脉散益气养阴止血，清心除烦安神。全方滋肾为主，而佐以润肺之药，上润肺阴，下滋肾水，子母相资，上下兼润，庶使精生液长，血生津还，共奏养阴清热、固冲止血之功。

出血淋漓不止，久漏必有瘀，选加失笑散、三七、益母草之类化瘀止血；若阴虚阳亢，烘热汗出，加白芍柔肝，龟甲、珍珠母、三七育阴潜阳，化瘀止血。

（2）实热证

主要证候：经来无期，经血突然暴崩如注，或淋漓日久难止，血色深红，质稠；口渴烦热，便秘溺黄；舌红，苔黄，脉滑数。

证候分析：实热内蕴，损伤冲任，血海沸溢，迫血妄行，故经来无期，突然暴崩如注或淋漓日久难止；血为热灼，故血色深红质稠；口渴烦热，舌红苔黄，脉滑数均为实热内蕴之象。

治法：清热凉血，固冲止血。

方药：清热固经汤(《简明中医妇科学》)。

黄芩　焦栀子　生地黄　地骨皮　地榆　生藕节　阿胶　陈棕炭　龟甲　牡蛎　生甘草

方中黄芩、山栀清热泻火；生地、地榆、藕节清热凉血、固冲止血；地骨皮、龟甲、牡蛎育阴潜阳，龟甲又能补任脉之虚，化瘀生新；阿胶补血止血；陈棕炭收涩止血；生甘草调和诸药。诸药各司其职，集清热、泻火、凉血、育阴、祛瘀、胶固、炭涩、镇潜、补任、固冲多种止血法于一方之中，能收清热凉血，固冲止血之功。

若兼见心烦易怒，胸胁胀痛，口干苦，脉弦数，为肝郁化热或肝经火炽之证，治宜清肝泻热止血。上方加柴胡疏肝，夏枯草、龙胆草清泻肝热；若兼见少腹或小腹疼痛，或灼热不适，苔黄腻者，为湿热阻滞冲任，上方加黄柏、银花藤、连翘、茵陈清热利湿，去阿胶之滋腻。

4. 血瘀证

主要证候：经血非时而下，量时多时少，时出时止，或淋漓不断，或停闭数月又突然崩中，继之漏下，经色暗有血块；舌质紫暗或尖边有瘀点，脉弦细或涩。

证候分析：冲任、子宫瘀血阻滞，新血不安，故经血非时或淋漓不断；离经之瘀时聚时散，故出血量时多时少，时出时止或崩闭交替，反复难止；舌质紫暗或尖边有瘀点，脉弦细或涩均为血瘀之征。

治法：活血化瘀，固冲止血。

方药：逐瘀止血汤或将军斩关汤。

（1）逐瘀止血汤（《傅青主女科》）

生地黄 大黄 赤芍 丹皮 当归尾 枳壳 龟甲 桃仁

原方治闪跌血崩。

方中从桃红四物汤合桃仁承气汤加减化裁而成。生地重用，清热凉血，酒炒寓止于行；当归尾、桃仁、赤芍祛瘀止痛；丹皮行血泻火；大黄凉血逐瘀下滞，配枳壳下气，加强涤荡瘀滞之功；妙用龟甲养阴化瘀。朱丹溪《本草衍义补遗》云，龟甲"主阴血不足，去瘀血。"李士材《本草图解》亦云：龟甲"去瘀血，生新血。"蔡松汀难产方配龟甲下死胎治难产。可知龟甲一药，既能养阴以生新，又能化瘀，独具化瘀生新之效。临证中常加三七、益母草加强化瘀止血之功。

（2）将军斩关汤（《中华名中医治病囊秘·朱南孙卷》）

临证中常要思考和解决的问题就是血不止怎么办？一查辨证论治是否准确？上述诸证，虽可单独出现，但因病机复杂，常多脏受累，气血、经络同病；二查病机转化有无兼顾？崩漏日久，阴血暴亡，气随血耗，阴随血伤，常转化为气阴两虚；崩漏日久，阴损及阳，又可成为"血崩日久化寒"之崩漏；久崩久漏，离经之血为瘀血，瘀阻冲任，子宫泻而不藏；三查有无合并感染邪毒？崩漏日久，血室正开，正气未复，邪毒乘虚上客子宫，与余血相搏，遂致崩漏不止；通过三查调整处方。四查有无恶变？可行诊断性刮宫术，既可止血，又能明确诊断。通过反复周密辨证论治，多能止血。

（二）止血后治疗

止血后以复旧为主，结合澄源。

崩漏止血后治疗，是以"复旧"为主，结合澄源求因，是治愈崩漏的关键。但临证中应根据不同年龄的要求给以个体化治疗。对青春期患者，有两个治疗目标：一是调整月经周期，建立排卵功能以防复发；二是调整月经周期，不强调有排卵。因青春期非生殖最佳年龄，可让机体在自然状态下肾气逐渐充盛，生机勃勃，多可自然恢复，一般不提倡使用西药促排卵药物；对生育期患者，多因崩漏而导致不孕，故治疗要肝、脾、肾同调以治其本，恢复肾－天癸－冲任－胞宫轴，解决调经种子的问题；至于更年期患者，主要是解决因崩漏导致的体虚贫血和防止复发及预防恶性病变。止血后临床常用的治疗方法有如下几种：

1. **辨证论治**　寒热虚实均可导致崩漏，针对病因病机进行辨证论治澄源以复旧。可参照出血期各证型辨证论治，但应去除各方中的止血药，并配合补血以纠正贫血。

2. **按年龄阶段论治**　由于"经本于肾"，"经水出诸肾"，月经病的治疗原则重在治本以调经。故对青春期尤其是生育期患者的复旧目标，主要是调整肾－天癸－冲任－胞宫轴，以达到调整月经周期或同时建立排卵功能。常可采用以补肾为主的中药周期疗法：分别按经后期滋肾养血，促进卵泡生长发育，经间期补肾活血促排卵，经前期调补肾阴阳和补肾疏肝以维持黄体功能，行经期活血化瘀通经，进行序贯治疗，一般连用3个月经周期，可望恢复或建立正常的月经周期，有的可建立或恢复排卵功能，有生育要求者达到经调子嗣而病愈。

对围绝经期崩漏患者排除器质性和恶性病变后，以健脾养血善其后为主。

3. **按盈虚消长规律论治**　根据月经产生是肾阴阳转化，气血盈虚变化的结果。经后冲任血海空虚，多从止血后开始以滋肾填精，养血调经为主，常选左归丸或归肾丸、或定经汤等先补3周左右，第4周在子宫蓄经渐盈的基础上改用活血化瘀通经，多选桃红四物汤加香附、枳壳、益母草、川牛膝。这是传统的调经法。同样可达到调整月经周期或促进排卵的治疗目的。

4. **中西医结合论治**　根据病情可采用中药结合激素治疗（参见"功血"）。对于更年期崩漏患者，尽快消除因崩漏造成的贫血和虚弱症状。可选大补元煎（方见月经后期）或人参养荣汤（方见闭经）健脾益气养血善其后。

5. **手术治疗**　对于生育期和更年期久治不愈的顽固性崩漏，或已经诊刮子宫内膜病理检查提示有恶变倾向者，宜手术治疗，手术方法分别为宫内膜切除术或全子宫切除术等，以免后患。

【转归与预后】

崩漏转归，常多脏受累，气血同病，因果转化。暴崩下血，气随血耗，阴随血伤，不论病发何因，最易出现气阴（血）两虚夹瘀的结果，气阴两虚又可阴损及阳，血崩日久化寒，正如《血证论》曰："阳不摄阴，阴血因而走溢"，形成新的病因；崩漏日久，离经之血为瘀，故出血期必有瘀阻冲任、子宫的转归，止血治疗务必兼顾化瘀止血的病机转归灵活处理。

崩漏的预后与发育和治疗相关。青春期崩漏随发育渐成熟，肾-天癸-冲任-胞宫轴协调，最终可建立正常排卵的月经周期；少数发育不良或治疗不规范者，易因某些诱因而复发。

生育期崩漏，正值生殖功能旺盛期，有部分病者有自愈趋势，大多可恢复或建立正常排卵周期，达到经调而后子嗣。亦有少数患者，子宫内膜长期增生过长伴发不孕症，有转变为子宫内膜腺癌的危险。

更年期崩漏疗程相对较短，止血后健脾补血消除虚弱症状，少数须手术治疗，并注意排除恶性病变。

【预防与调摄】

崩漏是可以预防的，重视经期卫生，尽量避免或减少宫腔手术；及早治疗月经过多、经期延长、月经先期等出血倾向的月经病，以防发展成崩漏。崩漏一旦发生，必须遵照"塞流、澄源、复旧"的治崩三法及早治愈，并加强锻炼，以防复发。崩漏调摄，首重个人卫生防感染，次调饮食增营养，再适劳逸畅情怀。

【临证参考】

崩漏是指月经周期、经期、经量严重紊乱的疑难急重病证。临证中要与月经不调、生殖器肿瘤、炎症、妊娠、产后等引起的如崩似漏的疾病相鉴别。

崩漏的主要病因是虚（脾、肾）、热、瘀，三者可单独或复合成因为病，又互为因果；崩漏的病机主要是冲任损伤，不能制约经血。崩漏病本在肾，病位在冲任、胞宫，变化在气血，表现为子宫非时下血，藏泻无度。大量出血可危及生命，故崩漏为危急重症。

崩漏为难治之病证，首分出血期与血止后，按标本缓急，灵活运用"塞流"、"澄源"、"复旧"三法。出血期塞流、澄源以止血是第一难。虽然虚、热、瘀各有证可辨，由于失血伤阴，病程日久，气随血耗，阴随血伤，终至出现气阴两虚证候，这是崩漏中最常见的病机转化；同时，久崩久漏，离经之血为瘀血，又是另一个病机转化。故出血期，辨证论治多兼益气养阴，化瘀止血；但临证中常要面对的问题是血不止怎么办？首先要审视辨证论治是否准确？选方配伍是否妥当？病机转化有无兼顾？久崩久漏有无感染邪毒？是否需要中西医结合止血？血止后复旧固本是崩漏治疗的第二难。止血后仍须辨证论治。又须按年龄阶段论治：青春期、生育期崩漏，多须调经促排卵，尤其是生育期不孕患者，要解决恢复肾－天癸－冲任－胞宫轴的功能，以达调经助孕。更年期崩漏，注意排除恶变，重在健脾养血善其后。

【文献与病案选录】

《女科经纶·引李东垣》：经漏不止……前虽属热，下焦久脱，已化为寒。久沉久降，寒湿大胜，当急救之。

《丹溪心法·崩漏》：夫妇人崩中者，由脏腑伤损，冲任二脉气血俱虚故也。二脉为经脉之海，血气之行，外循经络，内荣脏腑，若气血调适，经下依时，若劳动过极，脏腑俱伤，冲任之气虚，不能制约其经血，故忽然而下。谓之崩中漏下，治宜大补气血之药，奉养脾胃，微加镇坠心火之药。治其心，补阴泻阳，经自止矣。

《罗元恺医案选》：崩漏的治法，自金元以后，医者着重"脾统血"的机理，多采取补脾摄血之法治疗。此法在出血期间，虽可取效于一时，但往往未能促进排卵，恢复正常月经周期，因而容易反复发作，不能根治，这是未有从肾为冲任之本这一机理来考虑。肾主先天，五脏之阴气，靠肾阴来滋养；五脏之阳气，赖肾阳来生发；月经的正常出现与停止，更取决于肾气的盛衰。从临床实践体验，对本病的治法，补脾必须补肾。在出血期间，可先以补气健脾为主，而收固气摄血之效；出血缓止后，则应着重补肾，兼理肝脾气血，以巩固疗效而调整周期，这才是固本之治。

附：功能失调性子宫出血

功能失调性子宫出血（简称功血），是由于下丘脑－垂体－卵巢轴功能失调，并非器质性病变引起的异常子宫出血。功血可分为无排卵型和排卵型两类，约70%～80%的病例属无排卵型功血。功血可发生于月经初潮后至绝经间的任何年龄。

无排卵型功血属中医崩漏的范畴，有排卵型功血与中医的月经先期、月经过多、经期延长和经间期出血等病证相类似，可互相参考。

一、无排卵型功血

【病因病理】

无排卵型功血多发生于青春期和围绝经期妇女，但二者发病机制不完全相同。在青春期，下丘脑－垂体－卵巢轴尚未成熟。此时虽有大量卵泡生长，但发育到一定程度即发生退行性变而无排卵；而围绝经期妇女，由于卵巢功能渐衰退，卵泡几乎已耗尽，尤其剩余卵泡对垂体促性腺激素的反应性降低，雌激素分泌量锐减，对垂体的负反馈变弱，于是促性腺激素水平升高，发生无排卵功血。生育期妇女可因内外环境刺激和疾病引起无排卵。

无排卵型功血是由于单一雌激素刺激而无孕激素拮抗，子宫内膜不受限制地增生而引起的雌激素撤退性出血或突破性出血。在单一雌激素的持久刺激下，子宫内膜发生诸如单纯型增生过长、复杂型增生过长等，若有一批卵泡闭锁，雌激素水平可突然下降，内膜失去支持而剥脱出血，属于雌激素撤退性出血。雌激素突破性出血有两种类型，其与雌激素浓度之间存在一种半定量关系。低水平雌激素维持在阈值水平，可发生间断少量出血，内膜修复慢使出血时间延长；高水平雌激素维持在有效浓度，则引起长时间闭经，因无孕激素参与，内膜增厚而不牢固，而发生自发急性突破出血，血量汹涌。且由于内膜血管缺乏螺旋化，不发生节段性收缩和松弛，宫内膜不能同步脱落，使一处修复，另一处又脱落出血，造成出血量多，时间长不能自止。此外，由于多次组织的破损，活化了血内纤维蛋白溶酶，引起更多的纤维蛋白溶解而加重了出血。

【临床表现】

临床最常见的症状是子宫不规则出血。特点是月经周期紊乱，经期长短不一，出血量时多时少，甚至大量出血。或先有数周或数月停经，然后发生不规则出血，血量往往较多，不能自止。有时一开始即为不规则阴道出血。出血期间一般无腹痛，多伴不同程度的贫血，甚或可发生失血性休克。妇科检查子宫软，大小正常。

【诊断】

1．病史 注意患者的年龄、月经史、婚育史、避孕措施、肝脏病、血液病、甲状腺病、肾上腺疾病、垂体疾病，有无精神过度紧张或情绪打击等影响月经的因素。了解发病时间、经过、出血情况类型。

2．体格检查 包括全身检查、妇科检查。以排除全身性及生殖系统器质性病变。

3．辅助诊断

(1) 基础体温（BBT）：为单相改变，提示无排卵。

(2) B超：可见小卵泡发育，无卵泡成熟及排卵。了解子宫大小、形状、内膜厚度、有无器质性病变。

(3) 诊断性刮宫：对已婚生育期和围绝经期妇女，药物治疗无效时，为排除子宫内膜病变和止血目的，必须进行全面刮宫，特别是两侧宫角部。内膜病理多见增生期变化或增生过长。

(4) 宫腔镜检查：止血后 3~7 天内进行。镜下可见内膜增厚或不增厚。表面平滑无组织突起，但较充血。在子宫镜直视下选择病变区进行活检，可提高内膜病变诊断率。

(5) 宫颈黏液结晶检查：经前出现羊齿植物叶状结晶提示无排卵。

(6) 阴道脱落细胞涂片检查：一般表现为中、低度雌激素影响。

(7) 激素测定：酌情检查 FSH、LH、E_2、PRL，为确定有无排卵，可测定血清孕酮。

【鉴别诊断】

1．全身性疾病 血液病、高血压、肝脏病和甲状腺功能低下均可引起子宫出血，通过相关检查可鉴别。

2．生殖器肿瘤 子宫内膜癌、子宫颈癌和卵巢功能性肿瘤均可引起子宫出血，通过妇科检查和辅助检查可以明确诊断。

3．生殖器炎症 如宫内膜息肉、宫颈息肉、子宫内膜炎易发生不规则阴道出血。

4．异常妊娠 如流产、异位妊娠、葡萄胎等可先有停经后见阴道出血，可通过检查作鉴别。

此外不规范服避孕药或某些疾病需使用卵巢激素，也可引起子宫出血，详问病史常可确诊。

【治疗】

1．一般治疗 患者多呈贫血貌，应加强营养，改善全身情况。可补充铁剂、维生素 C 和蛋白质。贫血严重者须输血。预防感染，注意休息，适当使用凝血药物减少出血。

2．中医药治疗 借鉴中医药对崩漏的辨证论治治疗功血，详参"崩漏"。20世纪80年代，全国20多个省市协作研究，把"功血"分成"脾肾阳虚"（基础方：党参、白术、补骨脂、赤石脂）与"肝肾阴虚"（基础方：女贞子、旱莲草、地榆、制军炭）2个主要证型论治，取得一定经验。

3. 西药治疗　主要是内分泌激素治疗，对不同的患者应选择不同的方法。青春期及生育期以止血、调整周期、促排卵为主；围绝经期妇女止血后调整周期、减少经量防止子宫内膜病变为原则。尽可能使用最低有效剂量，并作严密观察，此时辅以促进凝血和抗纤溶药物以止血。

（1）止血：对大量出血患者，要求在性激素治疗 6 小时内见效，24～48 小时内出血基本停止。

①孕激素：无排卵性功血由单一雌激素刺激所致，补充孕激素使处于增生期或增生过长的子宫内膜转化为分泌期，停药后内膜脱落，出现撤退性出血。由于此种内膜脱落较彻底，类似月经 3～7 天干净。故又称"药物性刮宫"。是长期受雌激素作用患者的首选药物。围绝经期妇女见急性出血者，可选用对内膜作用效价较高的炔诺酮（妇康片）5～7.5mg 口服，每 6 小时 1 次，一般用药 4 次后出血量明显减少或停止，改为 8 小时 1 次，2～3 日止血后，每 3 日递减 1/3 量，直至维持量每日 2.5mg～5mg，持续用到血止后 20 日停药，停药后 3～7 天发生撤退性出血。

②雌激素：应用大剂量雌激素可迅速提高血内雌激素浓度，促使子宫内膜生长，短期内修复创面而止血。适用于内源性雌激素不足者，主要用于青春期功血。可选用己烯雌酚 2mg，每 8 小时 1 次，3 天内止血后，按每 3 天减 1/3 量逐渐递减，直至维持在 1mg/d，从血止日期算起第 20 日停药。血止后，待血红蛋白上升 70g/L 以上，加用孕激素甲羟孕酮 4mg，每日 2 次，共 10 日，雌孕激素同时撤退，一般在停药 3～7 天发生撤退性出血。此法对存在血液高凝状态或有血栓性疾病史者应禁用。

③雄激素：适用于更年期患者。有对抗雌激素减轻盆腔充血作用，而无止血作用，大出血时单独使用效果不佳。可用甲睾酮 5mg，舌下含服，每日 3 次；或丙酸睾酮 25mg，肌注，每日 1 次，连用 3～5 日，每月总量不超过 300mg。

其他止血药卡巴克洛（安络血）、酚磺乙胺（止血敏）可减少微血管通透性；6-氨基己酸、对羧基苄胺可抑制纤维蛋白溶酶，有减少出血的辅助作用。

（2）调整月经周期：使用性激素止血后应继续用药以控制周期，一般连续用药 3 个周期。在此过程中务必积极纠正贫血，增强体质。常用的调整月经周期的方法有：

①雌－孕激素序贯疗法：即人工周期，通过模拟自然月经周期中卵巢的内分泌变化，将雌、孕激素序贯应用，使子宫内膜发生相应变化，引起周期性脱落。适用于青春期或育龄期功血内源性雌激素水平较低者。己烯雌酚 1mg，于出血第 5 日起，每晚 1 次，连服 20 日，服药第 11 日，每日加用甲羟孕酮 4mg，每日 2 次，共 10 日。两药同时用完，停药后 3～7 日出血。于出血第 5 日重复用药。一般连用 3 个周期后，患者常能自发排卵。

②雌、孕激素合并应用：雌激素使子宫内膜再生修复，孕激素用以限制雌激素引起的内膜增生程度。适用于育龄期功血内源性雌激素水平较高者。可用复方炔诺酮片（口服避孕药 1 号）全量或半量，于出血第 5 日起，每晚 1 片，连服 20 日，撤药后出血，血量较少，连用 3 个周期。

③孕激素后半周期疗法：适用于青春期或更年期功血。于月经周期后半期（撤退性出血的第 16～25 日）服用甲羟孕酮 8～10mg/d，或肌注黄体酮 20mg/d，连用 5 日为 1 周期。

（3）促排卵法：一般用于月经周期已基本得到控制后，目的是恢复排卵功能，尤适用于不孕患者。并应 B 超测排卵，尽早发现异常情况。

①氯米芬（CC）：适用于体内有一定水平雌激素的功血患者。于出血第 5 日起，每晚服 50mg，连续 5 日。若排卵失败，可重复用药，剂量逐渐增至 100～150mg/d。若内源性雌激素不足，可配合少量雌激素，一般连用 3 个月，不宜长期应用，以免发生卵巢过度刺激综合征。

②绒促性素（HCG）：一般与其他促排卵药联用。B 超监测卵泡发育接近成熟时，可大剂量肌肉注射 HCG5000～10000U 以诱发排卵。

③尿促性素（HMG）：出血干净后每日肌注 HMG 1～2 支，直至卵泡发育成熟，停用 HMG，加用 HCG 5000～10000U，肌肉注射，提高排卵。注意使用 HMG 时易并发卵巢过度刺激综合征，故仅用于对氯米芬效果不佳，要求生育的功血患者。

如无排卵征象，亦应于后期用雌、孕激素 10 天，引起撤退性出血，以免发生不规则出血。

3. 手术治疗 根据患者的年龄及病情选择手术方式。

（1）诊断性刮宫术：最常用，一般能迅速止血和明确诊断，尤其是更年期功血，宜常规诊刮，存在子宫内膜癌高危因素的功血患者，最好在宫腔镜下分段诊刮。

（2）子宫内膜部分切除术：此法近十多年进展迅速。是在宫腔镜直视下用滚动球电凝或激光或热疗等方法破坏内膜，尤适合于经量多的绝经前后功血患者和经激素治疗无效且无生育要求的生育期功血患者，是替代子宫切除的现代治疗手段。

（3）子宫切除术：是各种治法无效时采用的最后手段。特别是 40 岁以上，病理诊断子宫内膜复杂性增生，甚至伴有不典型增生者，可由患者和家属知情选择。

二、排卵型功血

【病因病理】

排卵型功血，较无排卵性功血少见，多发生于生育期妇女，卵巢虽有排卵，但黄体功能异常。常见有两种类型：黄体功能不足和子宫内膜不规则脱落。

1. 黄体功能不足 月经周期中有卵泡发育及排卵，但黄体期孕激素分泌不足或黄体过早衰退，导致宫内膜分泌反应不良。

2. 子宫内膜不规则脱落 在月经周期中，患者有排卵，黄体发育良好，但萎缩过程延长，导致子宫内膜不规则脱落。

【临床表现】

1. 黄体功能不足 多表现为月经周期提前即月经先期；有的表现为月经量过多或排卵期出血。有时月经周期虽在正常范围内，但卵泡期延长，黄体期缩短，以致患者不孕或流产。

2. 子宫内膜不规则脱落 多表现为月经周期正常，但经期延长达 9～10 日，且经量多。

甚至淋漓数日。

【诊断】

1. 病史　常诉月经频发，经期延长、排卵期出血、不孕或孕早期易自然流产。

2. 检查　妇科检查正常，BBT 双相，但排卵后上升慢，幅度小，维持时间仅 9～10 日，子官内膜显示分泌反应不良为黄体功能不全。若 BBT 双相，但下降缓慢。在月经第 5～6 日诊刮仍见分泌反应的内膜，且与出血期及增生期内膜并存，则为子官内膜不规则脱落。

【治疗】

1. 中药治疗　根据各自不同的临床表现，参见月经先期、月经过多、经期延长、经间期出血进行辨证论治。

2. 西药治疗

（1）促进卵泡发育：首先应针对发生原因，调整性腺功能，促进卵泡发育和排卵，以利正常黄体形成。首选药物是 CC，适用于黄体功能不足，卵泡期过长者；CC 疗效不佳尤其是不孕者，考虑用 HMG-HCG 疗法，以加强卵泡发育和诱发排卵，促进正常黄体形成；PRL 水平升高者，宜用溴隐停治疗。

（2）黄体功能刺激疗法：于 BBT 上升后开始，隔日肌注 HCG 2000～3000U，共 5 次。可使孕酮明显升高，恢复正常月经周期。

（3）黄体功能替代疗法：自排卵后第 1～2 日或下次月经前 10～14 日始，每日肌注黄体酮 10mg 共 10 日，用于补充黄体分泌孕酮的不足。其作用是调节下丘脑－垂体－卵巢轴的反馈功能，使内膜及时完整脱落，黄体及时萎缩。

第九节　闭　　经

女子年逾 16 周岁，月经尚未来潮，或月经周期已建立后又中断 6 个月以上或月经停闭超过了 3 个月经周期者，称闭经。前者称原发性闭经，后者称继发性闭经。对先天性生殖器官缺如，或后天器质性损伤而无月经者，因非药物所能奏效，不属本节讨论范畴。对于青春期前、妊娠期、哺乳期、绝经前后的月经停闭不行，或月经初潮后 1 年内月经不行，又无其他不适者，不作闭经论。中医学将闭经称之"经闭"、"不月"、"月事不来"、"经水不通"等。

西医认为闭经是妇科疾病中的常见症状，并非一种独立疾病。

历代医著对闭经论述颇多，《灵枢·邪气脏腑病形》指出："肾脉……微涩为不月"。《素问·评热病论》指出："有病肾风者……月事不来"；"月事不来者，胞脉闭也"。《素问·阴阳别论》有"二阳之病发心脾，有不得隐曲，女子不月"；尤在《素问·腹中论》创妇科第一首方"四乌贼骨一藘茹丸"，治疗血枯经闭，至今常用。《金匮要略·妇人杂病脉证并治》认为："因虚、积冷、结气"是"经水断绝"即闭经的病因。《诸病源候论》在此基础上提出"风冷邪气客于胞内，伤损冲任"而致本病。宋金时代认为闭经之病因有寒、热、虚、实四大类。如《仁斋直指方·妇人论》指出："经脉不行，其候有三：一则血气盛实、经络遏闭……一则形体憔悴、经脉涸竭……一则风冷内伤，七情内贼以致经络痹满。"这些观点至今指导妇科临床实践。《陈素庵妇科补解·调经门》特别提出痰滞、肾虚、津液耗伤引起闭经的论述，发展和完善了闭经的病因病机。《脉经》曰："少阳脉革，少阴脉细，……妇人则经水不通。"为后世进一步研究闭经提供脉象理论基础。《校注妇人良方·调经门》对脏腑病变血少、血滞而导致闭经以脏腑辨证来治疗的论述，尤其是《傅青主女科》提出"经本于肾"、"经水出诸肾"的观点，为从肾治疗虚证闭经等月经病提供了理论根据。

【病因病机】

月经的产生是脏腑、天癸、气血、冲任协调作用于胞宫的结果。肾、天癸、冲任、胞宫是产生月经的主要环节，其中任何一个环节发生功能失调都可导致血海不能满溢。究其原因归纳起来不外虚实两端。虚者，多因肾气不足，冲任亏虚；或肝肾亏损，精血不足，或脾胃虚弱，气血乏源；或阴虚血燥精亏血少，导致冲任血海空虚，源断其流，无血可下而致闭经；实者，多为气血阻滞，或痰湿流注下焦，使血流不畅，冲任阻滞，血海阻隔，经血不得下行而成闭经。临床常见有气血虚弱、肾气亏虚、阴虚血燥、气滞血瘀、痰湿阻滞或虚实错杂的复合病机。

1. **气血虚弱** 素体气血不足或思虑、饮食损伤脾胃，生化不足，营血亏虚；或产后大出血、久病大病，或虫积噬血，耗伤气血，以致肝肾失养、冲任不充，血海空虚，无血可下而致闭经。《兰室秘藏》云："妇人脾胃久虚，或形羸气血俱衰而致经水断绝不行。"

2. **肾气亏虚** 月经的产生是以肾为主导，若先天禀赋不足、精气未充、天癸亏乏不能应时泌至则冲脉不盛、任脉不通而闭经；或房事不节，日久伤及肾气，使冲任亏损；或体质虚弱，产育过多，肾气亏损，精血匮乏，源断其流，冲任失养，血海不足而致闭经。

3. **阴虚血燥** 素体阴血不足，或失血伤阴，或久病大病致营阴亏耗，虚火上炎，火逼水涸，津液不生。月经乃血脉津液所化，津液既绝，血海枯竭而闭经。《兰室秘藏》曰："夫经者，血脉津液所化，津液既绝，为热所烁，肌肉消瘦，时见渴燥，血海枯竭，病名曰血枯经绝。"

4. **气滞血瘀** 七情所伤，肝失疏泄，气行则血行，气结则血滞，瘀血阻于脉道。或经行之际，感受寒邪，血受寒则凝，瘀阻冲任，血不得下，血海不能满溢而致闭经。《万氏妇人科》云："忧愁思虑，恼怒怨恨，气郁血滞而经不行。"

5. **痰湿阻滞** 素体脾虚或饮食不节伤脾，脾虚运化失司，肾虚不能化气行水，水湿内停，聚湿生痰，或痰湿之体，痰湿阻滞冲任二脉，或结块，使血不得下行而致闭经。《女科切要》云："肥白妇人，经闭而不通者，必是湿痰与脂膜壅塞之故也。"

【诊断】

1. **病史** 了解停经前月经情况，如月经初潮、周期、经期、经量、色质等情况。停经前有无诱因如精神刺激、学习紧张、环境改变、药物（避孕药、镇静药、激素、减肥药）影响、近期分娩、宫腔手术及疾病史。经闭时间，经闭后出现症状。原发闭经需了解生长发育情况，幼年时健康状况，曾否患过某些急慢性疾病，其母在妊娠过程中情况，同胞姐妹月经情况等。

2.临床表现 女子已逾 16 周岁未有月经初潮；或月经初潮 1 年余，或已建立月经周期后，现停经已达 6 个月以上，注意有无周期性下腹胀痛、头痛及视觉障碍，有无溢乳、厌食、恶心等，有无体重变化（增加或减轻）、畏寒或潮热或阴道干涩等症状。

3.检查

（1）全身检查：观察患者体质、发育、营养状况，全身毛发分布，第二性征发育情况。

（2）妇科检查：了解外阴、子宫、卵巢发育情况，有无缺失、畸形和肿块。对原发性闭经者尤需注意外阴发育情况，处女膜有无闭锁，有无阴道、子宫、卵巢缺如。

（3）辅助检查：西医学认为闭经只是一种症状，可由多种疾病引起，临床根据病情选择必要检查以寻找闭经的原因。常用的辅助检查如下：

基础体温（BBT）、阴道脱落细胞检查、宫颈黏液结晶检查：此三种检查均可间接了解卵巢功能。BBT 变化可显示卵巢有无排卵，闭经者 BBT 单相，阴道脱落细胞检查及宫颈黏液结晶检查无周期变化。

血清性激素测定：包括 FSH（卵泡刺激素）、LH（黄体生成激素）、E_2（雌二醇）、P（孕酮）、T（睾酮）、PRL（催乳激素）等。通过以上性激素测定可协助判断闭经内分泌原因。（图 8–1）

B 超检查：可排除先天性无子宫、子宫发育不良或无卵巢所致闭经。

头颅蝶鞍摄片或 CT、MRI 检查：以排除垂体肿瘤致闭经。

内窥镜检查：宫腔镜检查可直接观察子宫内膜及宫腔情况，以排除宫腔粘连所致闭经。腹腔镜检查加病理活检可提示多囊卵巢综合征、卵巢不敏感综合征。

诊断性刮宫：可了解卵巢排卵情况、子宫颈与宫腔有无粘连、子宫内膜有无结核。通过以上检查可明确病变部位和属何类闭经。（表 8–1）

表 8–1 闭经分类

闭经名称	闭 经 原 因
子宫性闭经	先天性无子宫或发育不良、子宫内膜炎、子宫切除后或宫腔放射治疗后、子宫内膜损伤
卵巢性闭经	卵巢早衰、先天性无卵巢或发育不良、卵巢切除或组织破坏、卵巢肿瘤、多囊卵巢综合征
垂体性闭经	垂体梗死、垂体肿瘤、空蝶鞍综合征
下丘脑性闭经	精神紧张因素、体重下降和营养缺乏、过剧运动、药物、闭经溢乳综合征、多囊卵巢综合征等其他内分泌影响
其他内分泌功能异常闭经	甲状腺功能减低或亢进、肾上腺皮质功能亢进、肾上腺皮质肿瘤等

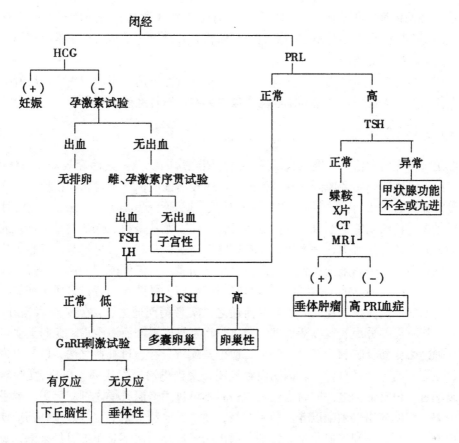

图 8-1 闭经的诊断步骤图

其他特殊检查：疑有先天性畸形者，应进行染色体核型分析及分带检查。若考虑闭经与其他内分泌疾病有关，可作甲状腺、肾上腺功能测定。

(4) 闭经的诊断步骤：详细询问病史及体格检查，初步除外器质性病变，然后按图所示的诊断步骤进行。(图 8-1)

【鉴别诊断】

1. **少女停经** 少女月经初潮后，可有一段时间月经停闭，这是正常现象。因此时正常性周期尚未建立，但绝大部分可在 1 年内建立，一般无须治疗。闭经是月经周期已建立而出现的月经停闭 6 个月以上。

2. **育龄期妊娠停经** 生育妇女月经停闭达 6 个月以上者，需与胎死腹中相鉴别。胎死腹中虽有月经停闭，但可曾有厌食、择食、恶心呕吐等早孕反应，乳头着色、乳房增大等妊娠体征。妇科检查宫颈着色、软，子宫增大，但小于停经月份、质软、B 超检查提示子宫增大，宫腔内见胚芽，甚至胚胎或胎儿。闭经者停经前大部分有月经紊乱，继而闭经，无妊娠反应和其他妊娠变化。

3. 围绝经期停经 年龄已进入围绝经期，月经正常或紊乱，继而闭经，可伴有面部烘热汗出、心烦心悸失眠、心神不宁等围绝经期症状。妇科检查子宫大小正常或稍小，血清性激素可出现围绝经期变化。

此外还需与避年、暗经鉴别。前者指月经一年一行无不适，不影响生育，后者指终身不行经、但能生育也无不适。避年和暗经均为极少见的特殊月经生理现象。

【辨证论治】

闭经是妇科疾病中治疗难度较大之疾，而且闭经病因复杂，其治疗效果又与病因有关，故治疗前必先求因明确闭经原因，对因治疗。对闭经辨证应以全身症状为依据，结合病史及舌脉，分清虚实。一般而论，年逾16岁尚未行经，或月经初潮偏迟，虽已行经而月经逐渐稀发，经量少，色淡质薄，渐致停经；身体发育欠佳，尤其是第二性征发育不良，或体质纤弱，久病大病后，有失血史、手术史及伴腰酸腿软、头昏眼花、面色萎黄、五心烦热或畏寒肢冷，舌淡脉弱者，多属虚证；若平素月经尚正常而骤然月经停闭，伴情志不舒，或经期冒雨涉水，过食生冷之品，或形体肥胖，胸胁胀痛，满闷，脉弦有力者，多属实证。

闭经的治疗原则应根据病证，虚者补而通之，实者泻而通之，虚实夹杂者当补中有通，攻中有养。切不可不分虚实概以活血理气通之。特别是虚者因血海空虚、源断无血可泻，若一概泻而通之必会伤及脏腑、气血、经络，适得其反。只有通过补益之法，使气血恢复，脏腑平衡，血海充盛，则经自行。若因病而致经闭，又当先治原发疾病，待病愈则经可复行；经仍未复潮者，再辨证治之。同时需注意用药时不可过用辛温香燥之剂，因为辛温香燥有劫津伤阴之弊，即使应用也须配以养血和阴之品，使气顺血和，则病自愈。用补药应使其补而不腻，应补中有行，以利气血化生。特别需指出闭经治疗目的不是单纯月经来潮，见经行即停药，而是恢复或建立规律性月经周期，或正常连续自主有排卵月经。一般应以三个正常月经周期为准。

1. 气血虚弱

主要证候：月经周期延迟、量少、色淡红、质薄，渐至经闭不行；神疲肢倦，头晕眼花，心悸气短，面色萎黄；舌淡、苔薄、脉沉缓或细弱。

证候分析：屡伤脾胃，生化之源不足，或久病大病，营血亏虚，血虚气弱，冲任不充，不能按时而满溢，故月经周期延迟、量少、色淡红质薄。脏腑气血进一步损伤，血海空虚、无血可下而月经停闭。面色萎黄，心悸气短，神疲肢倦，舌淡，脉沉缓或细弱均为气血虚弱之征。

治法：益气养血调经。

方药：人参养荣汤（《太平惠民和剂局方》）。

人参　黄芪　白术　茯苓　陈皮　甘草　熟地黄　当归　白芍　五味子　远志　肉桂

原方治劳积虚损，呼吸少气，心虚惊悸，脾肺气虚，气血两亏者。

方中人参大补元气，健脾和胃为君药；配黄芪、白术、茯苓、炙甘草，补中益气，以益气血生化之源；当归、熟地、白芍，补血和营调经；陈皮理气行滞；远志、五味子宁心安神；肉桂温阳和营，振奋阳气，诸药合奏气血双补，气充血旺，血海充盈则月经通行。

若见营阴暗耗，心火偏亢，兼见心悸失眠，多梦。宜养心阴和血脉，方用柏子仁丸（《妇人大全良方》）。

2. 肾气亏损

主要证候：年逾16岁尚未行经，或月经初潮偏迟，时有月经停闭，或月经周期建立后，由月经周期延后、经量减少渐至月经停闭；或体质虚弱，全身发育欠佳，第二性征发育不良，或腰腿酸软，头晕耳鸣，倦怠乏力，夜尿频多；舌淡黯，苔薄白，脉沉细。

证候分析：先天禀赋不足，肾气未盛，精气未充，天癸匮乏，故月经未潮，或月经初潮偏迟，全身发育欠佳，第二性征发育不良；肾气亏虚，冲任损伤，血海空虚致月经周期延后，经量少，渐至停闭；腰腿酸软，头晕耳鸣，夜尿频多；舌淡，苔薄白，脉沉细；均为肾气亏虚之征。

治法：补肾益气，调理冲任。

方药：加减苁蓉菟丝子丸（方见崩漏）加淫羊藿、紫河车。

方中肉苁蓉、淫羊藿温补肾气；菟丝子补阳益阴，与上药合用，既能补肾填精，又能补肾气助阳；紫河车、覆盆子补精养血；枸杞子、熟地养血滋阴、补精益髓；当归养血活血调经；桑寄生、焦艾叶补肾通络。诸药合用既温肾助阳，又益肾填精，使冲任得养，血海渐盈，经行复常。

若见面色萎黄，带下量少，头晕目眩，或阴道干涩，毛发脱落，或手足心热，舌红，苔少，脉细数无力或细涩，为肝肾不足，治宜补肾养肝调经。方用归肾丸（见月经过少）加何首乌、川牛膝、鸡血藤。

3. 阴虚血燥

主要证候：月经周期延后、经量少、色红质稠，渐至月经停闭不行；五心烦热，颧红唇干，盗汗甚至骨蒸劳热，干咳或咳嗽唾血；舌红，苔少，脉细数。

证候分析：阴血不足，日久益甚，虚热内生，火逼水涸，血海燥涩渐涸，故月经延后，量少，色红质稠，渐至月经停闭；阴虚日久，虚火内炽，故五心烦热，颧红唇干；虚热内扰，蒸津外泄则多盗汗，骨蒸劳热；热伤肺经则干咳或唾血；舌红，苔少，脉细数均为阴虚血燥之征。

治法：养阴清热调经。

方药：加减一阴煎（《景岳全书》）加丹参、黄精、女贞子、制香附。

生地黄 熟地黄 白芍 麦冬 知母 地骨皮 炙甘草

原方治肾水真阴虚损，水亏火胜之证。

方中生地、熟地并用滋养肾阴、清解血热；麦冬养阴清热；地骨皮、知母养阴除骨蒸劳热，与前药相配有壮水制火之功；白芍、女贞子、黄精，滋补精血；丹参活血调经；制香附理气活血调经；炙甘草健脾和中，调和诸药，全方既能滋肾阴，又能降泄虚火，肾水足，虚火降，冲任调畅，月经可通。

4. 气滞血瘀

主要证候：月经停闭不行，胸胁、乳房胀痛，精神抑郁，少腹胀痛拒按，烦躁易怒，舌紫黯，有瘀点，脉沉弦而涩。

证候分析：气以通为顺，情志抑郁，气机郁滞，血行受阻，瘀血内阻，冲任瘀滞，胞脉阻隔，故月经停闭不行，少腹胀痛拒按。气机失畅，精神抑郁，烦躁易怒，乳房胀痛，舌紫黯、脉沉弦而涩均为气滞血瘀之征。

治法：理气活血，祛瘀通经。

方药：血府逐瘀汤（方见痛经）

方中当归、川芎、生地、赤芍、桃仁、红花为桃红四物汤。桃仁、红花活血化瘀，使血行通畅，冲任瘀阻消除而经行；四物汤养血调经；配柴胡、赤芍、枳壳、甘草（四逆散）疏肝理气解郁，使气行则血行；桔梗开胸膈之结气；牛膝导瘀血下行。诸药合用既有活血化瘀养血之功，又有理气解郁之效，使气血流畅，冲任瘀血消散，经闭得通，诸证自除。

5. 痰湿阻滞

主要证候：月经延后，经量少，色淡质黏腻，渐至月经停闭；伴形体肥胖，胸闷泛恶，神疲倦怠，纳少痰多或带下量多，色白；苔腻，脉滑。

证候分析：脾虚运化失常，聚湿生痰，或素体肥胖，多痰多湿；痰湿下注，壅滞冲任，有碍血海满盈，以至月经延后，量少，色淡黏腻，甚至月经停闭；痰湿内停，滞于胸脘，则胸闷泛恶，纳少多痰；湿困脾阳，则神疲倦怠，形体肥胖；痰湿伤及任带，则带下量多、色白；苔腻脉滑均为痰湿内盛之象。

治法：健脾燥湿化痰，活血调经。

方药：四君子汤（《太平惠民和剂局方》）合苍附导痰丸（方见月经过少）加当归、川芎。

四君子汤健脾益气，脾胃健运，痰湿不生；苍附导痰丸燥湿健脾，行气消痰，原治因痰湿阻滞之闭经；当归、川芎养血活血以通调经脉。诸药合用以达健脾化痰燥湿，行气活血调经之效。标本同治，使脾运湿除痰消，经脉通畅，经血可行。

此外，对西医不同病因引起的闭经，有时还要针对病因治疗，如宫腔粘连多在宫腔镜下行手术分离，随即放置宫内节育环，以防再黏连。同时给以抗感染治疗，并以活血化瘀、补肾养血中药善后。一般观察3个月可取环。

【转归与预后】

闭经的预后与转归取决于病因、病位、病性、体质、环境、精神状态、饮食等诸多环节。若病因简单，病损脏腑单一，病程短者，一般预后稍好，月经可行，但对建立和恢复排卵有一定难度。若病因复杂，或多脏腑损伤则难于调治，疗效难尽如人意。而且闭经的多种证候之间有一定联系，各证也可相兼或转化，使治疗更趋复杂。同时本病治疗过程中反复也较大，如情志、环境或其他诸多因素均可导致反复。若闭经久治不愈，可导致不孕症、性功能障碍、代谢障碍、心血管病等其他疾病。对于实证闭经，治疗中发现有经来先兆者，疗效相对较好。

【预防与调摄】

闭经发生与诸多因素有关。虽然无确切的方法可以预防，但注意调摄，还是可以降低本病的发病率。如正确处理产程，防止产后大出血，注意精神调摄，保持精神乐观，情绪稳定，避免暴怒、过度紧张和压力过大。采取避孕措施，避免多次人流或刮宫。饮食适宜，少食辛辣、油炸、油腻之品，以保养脾胃，增强体质。经行之际，避免冒雨涉水，忌食生冷。适当参加体育活动，但需避免剧烈运动，注意营养。不宜长期服用某些药物，如避孕药、减肥药等。及时治疗某些慢性疾病，消除闭经因素。

【临证参考】

闭经是妇科常见疾病。虽然中医、西医对本病治疗均有明确治疗方案，但疗效不尽如人意，大多疗程较长。尤其是虚证闭经，更不可能短期治愈。因为本病病因可责之肝、脾、肾三脏，最终导致肾－天癸－冲任－胞宫轴功能失调，但以肾虚为主因。因肾通过多渠道、多层次、多位点对月经的产生发挥作用，其在月经产生中起主导作用，谓"经水出诸肾"。有临床观察报道发现闭经患者迟早均可出现肾阴虚、肾阳虚、或阴阳俱虚的证候，其中肾阳虚者占一半以上。有的专家则强调治疗闭经以滋肾益阴为要。如《罗元恺论医集·闭经的调治》中认为"调治之法，主要针对不同的病机。一般来说，虚证或虚实夹杂者当以调理肝肾为主，而肾阴是月经的主要化源，故滋益肾阴，乃调治闭经之要着。"

临床治疗闭经目前存在几种模式：（1）中医辨证分型治疗方案：用调理脾胃，舒肝解郁，活血化瘀等法治疗闭经。有报道对 54 例继发性闭经分：肝肾不足、气血虚弱、气滞血瘀、寒湿凝滞四型治疗。（2）中医周期治疗方案：夏桂成依据阴阳消长转化的规律，制定月经周期节律诱导法，把月经周期分为 4 期，即经后期、经间排卵期、经前期、行经期，按四期特点施以治疗，并以此法治疗功能性闭经 30 例总有效率 83.3%。（3）中医辨证与西医辨病结合治疗方案：有报道以补肾化痰法治疗功能性闭经 26 例，分经后期、排卵后治疗，对雌激素降低者加以小剂量雌激素，总有效率为 100%。（4）单法单方辨治特定性质闭经。如有人对闭经溢乳症用清泄阳明法，方用玉烛散（四物汤合调胃承气汤）加减，酌加广郁金、怀牛膝、生麦芽、石菖蒲等。对多囊卵巢综合征，用补肾活血法，补肾宜阴阳双补，药用淫羊藿、鹿角胶、肉苁蓉、紫石英、龟甲、菟丝子之类，活血用桃仁、三棱、莪术、丹参等。

多年来闭经一直是众多医家研究课题。大多数从肾着手进行研究。如有学者观察闭经、稀发月经妇女肾虚与性腺功能的变化。测定了 100 例闭经、稀发月经妇女的尿雌三醇和雌二醇；对 50 例进行血清黄体生成素测定及黄体生成释放激素垂体兴奋试验，结果提示"肾虚"与下丘脑功能紊乱有一定关系。又如有学者研究认为肾精不足、冲任气血虚少是闭经患者卵泡发育障碍的基本病机。他们发现补肾填精法可改善卵巢、子宫的循环，从而促进闭经患者冲任气血充盈，卵泡发育，以助恢复和提高闭经患者的生殖功能。近些年来也有对中药复方疗效进行研究，提示中药可调节人类卵泡发育和排卵，为进一步研究提供基础。对于高催乳素引起的闭经必须作垂体 MRI 或 CT 检查以排除垂体病变。

【文献与医案选录】

《沈氏女科辑要笺正·月事不来》云：《金匮》言妇人经水不来之证，分三大纲。积冷、结气两者，皆血滞不行，于法宜通，冷者温经行血，《金匮》归芎胶艾汤，即为此证之鼻祖，而《千金》妇人门中，方药最多，皆含温辛逐瘀之法，亦皆为此而设。尧封只言肉桂一味，尚嫌未备，惟又言疗通之后，必以养荣调之，则确是善后良图，最不可少。若气结者，自须先疏气分之滞，逍遥所以疏肝络，香附、乌药等，皆通气分而不失于燥，固是正宗。

《妇科秘书八种·妇科秘书》曰：经闭不行三候：一则脾胃有损伤，食少血亏非血停，急宜补脾养血，血充气足经自行。一则忧怒损肝经，肝火郁闭经始停，开郁二陈汤急用，四制女圣丸亦灵。一则体肥痰滞壅，故令经血不能通，加减导痰汤作主，多服方知药有功。未嫁愆期经忽闭，急宜婚嫁自然通。

《诸病源候论·月水不通候》：肠中鸣，则月事不来，病本于胃。所以然者，风冷干于胃气，胃气虚，不能分别水谷，使津液不生，血气不成故也。

《丁甘仁医案·调经》：有翁女，经停9月，胃纳不旺，经旨月事不以时者，责之冲任。冲为血海，隶于阳明，阳明者胃也。饮食入胃，化生精血，营出中焦。阳明虚则不能化生精血，下注冲任。太冲不盛，经从何来？当从二阳发病主治。拟《金匮》温经汤加味：全当归6g、阿胶珠6g、紫丹参6g、赤白芍各3g、川桂枝1.2g、吴茱萸1.2g、仙半夏6g、炙甘草1.5g、茺蔚子9g、大川芎2.4g、粉丹皮4.5g、生姜2片、红枣2枚。

按：本案证属阳明虚寒，冲任亏损，故用温经汤加味，以温经散寒，祛瘀养血。

附：多囊卵巢综合征

多囊卵巢综合征（PCOS）是稀发排卵或无排卵、高雄激素或胰岛素抵抗、多囊卵巢为特征的内分泌紊乱的症候群，也是妇科常见病。本病于1935年由Stein和Leventhal首先报道，故称Stein－Leventhal综合征。以往将此综合征定义为肥胖、多毛、闭经、不孕。近些年来研究发现此病临床特征是雄激素过多和持续无排卵。本病的发生原因尚未完全明了。70年代认为与肾上腺过度分泌雄激素有关。90年代提出部分遗传基因缺陷可能是本病病因。目前认为多囊卵巢综合征病因可能与高胰岛素血症和胰岛素抵抗有关。

【病理】

1. **卵巢变化**　双侧或单侧卵巢多数较正常增大，多为结节状，且表面光滑，包膜增厚与硬化，色灰发亮。腹腔镜下见膜下有多个滤泡，直径数毫米到1cm，呈珍珠串样，但无成熟卵泡生长，故无排卵。

2. **子宫内膜变化**　由于无排卵，子宫内膜只呈现增生变化，即使月经期及其前后，子宫内膜仍无分泌期表现。若雌激素量多时，可使子宫内膜呈增生过长；若雌激素长期刺激而无孕激素对抗时，则有导致子宫内膜癌可能。

【临床表现】

1. **症状**　月经稀发、月经量少渐致闭经或月经量多，或崩漏与闭经相间出现。多毛，常以乳头旁、阴部、腋下、口角上唇等处为主，或婚久不孕、自然流产、肥胖，或油脂性皮肤及痤疮，或出现黑棘皮症。

2. **妇科检查**　以性毛（阴毛、腋毛）浓密为主，甚至呈男性型布及肛门四周。子宫正常大小或略小，双侧附件无异常或单侧、双侧可扪及增大卵巢，且富弹性柔韧感。

3. **内分泌特征**　表现为雄激素和雌酮均增高，促性腺激素比率失常，约有半数患者LH值升高，FSH值正常或偏低，如LH/FSH之比>2~3，血E_1/E_2比值>1，胰岛素高于生理水平等。

【诊断】

1. 病史和临床表现 如妇女月经初潮后月经稀少，月经稀发（少数也可正常）渐致闭经，体重明显增加，毛发浓密等，结合妇科检查即可怀疑本病。

2. 辅助检查 性激素测定血清LH/FSH>2~3，血清睾酮、二氢睾酮、雄烯二酮浓度增高，血清E_2正常或稍高，$E_1/E_2>1$。基础体温单相，B超检查显示子宫小于正常，双侧卵巢均匀性增大，内部回声强弱不均，可有小卵泡、间质部面积增大。腹腔镜直接窥视，可见卵巢增大，表面包膜增厚、光滑，呈灰白色无光泽，可见若干小滤泡鼓起，有新生血管。必要时取卵巢组织送病理检查，可确诊。

【治疗】

（一）西医治疗

1. 药物治疗

（1）口服避孕药：周期疗法是一种简单和相对安全的方法。可降低雄激素浓度。用药6~12周期可抑制毛发生长和治疗痤疮，约2/3患者有效。周期性子宫内膜剥落也可预防子宫内膜癌。

（2）醋酸环丙孕酮（CPA）：此为合成17-羟孕酮衍生物，具有较强抗雄激素作用，能降低雄激素的生物效应。目前多用达英-35（diane-35）作周期疗法，于月经第5日起服，每日口服1片，连续21日，停药7日后重复用药。共3~6个月。此法既可对抗雄激素过多症状，又可调整月经周期。

（3）促性腺激素释放激素激动剂（GnRHa）：用大剂量抑制法使促性腺激素减少，从而减少卵巢合成激素。如曲普瑞林（Triptczeline）3.75mg月经周期第2日肌注，每28日1次，共6个月。

（4）糖皮质类固醇：此适用于多囊卵巢综合征雄激素过多为肾上腺来源或混合性来源者。常用地塞米松每日0.25mg口服，剂量不宜超过每日0.5mg，以免过度抑制垂体-肾上腺轴功能。

（5）克罗米酚：为非甾体化合物。于月经第5天起每晚口服50mg，连续5天为1个疗程。常于服药后5~10天发生排卵，若无排卵在以后周期中可将药量递增为每天100mg，但需注意在治疗过程中必须密切观察排卵情况，也不宜超量或长期应用，以免发生卵巢过度刺激综合征。

2. 手术治疗 此法适用于药物治疗无效者。在腹腔镜下对多囊卵巢采用电凝或激光技术穿刺打孔。每侧卵巢打孔4个为宜。

（二）中医治疗

中医虽无多囊卵巢综合征病名，但根据其临床症状运用中医辨证与辨病结合的方法进行本病的治疗，临床疗效尚可。

1. **症状** 　本病具有多种症状，中医又多以症状为病名，其分属于多种中医病证，如不孕症、月经后期、闭经、癥瘕等，故在治疗时可辨病辨证治疗。

2. **辨证施治** 　根据中医理论审证求因，本病责之于肾肝脾三脏，故临床常分为肾虚、痰湿阻滞、气滞血瘀、肝经湿热等证型辨证论治。

(1) 肾虚

主要证候：月经迟至，月经周期延迟，经量少，色淡质稀，渐至经闭，或月经周期紊乱，经量多或淋沥不净；或婚久不孕，腰腿酸软，头晕耳鸣，面色不华，身疲倦怠，畏寒，便溏；舌淡苔薄，脉沉细。

治法：益肾调冲。

方药：右归丸（方见绝经前后诸证）加石楠叶、仙茅。

(2) 痰湿阻滞

主要证候：月经周期延后，经量少，色淡质黏稠，渐致闭经，或婚久不孕，带下量多，胸闷泛恶，形体丰满或肥胖，喉间多痰，毛发浓密，神疲肢重，苔白腻，脉滑或沉滑。

治法：化痰燥湿，活血调经。

方药：苍附导痰丸（方见闭经）加桃仁、当归、红花、夏枯草。

(3) 气滞血瘀

主要证候：月经周期延后，经量多或少，经期淋沥不净，色暗红，质稠或有血块，渐致闭经，或婚久不孕；伴乳房胀痛，小腹胀痛拒按，胸胁胀痛；舌黯红或有瘀点，苔薄，脉沉涩。

治法：理气活血，祛瘀通经。

方药：膈下逐瘀汤（方见痛经）。

(4) 肝经湿热

主要证候：月经稀发，月经稀少或闭经，或月经紊乱，婚久不孕；体形壮实，毛发浓密，面部痤疮，经前乳房胀痛，大便秘结；苔薄黄，脉弦或弦数。

治法：泻肝清热，除湿调经。

方药：龙胆泻肝汤。

3. **辨病论治** 　根据本病特点及病因病机拟专方随证加减或中药周期治疗。如有学者报道用龙胆泻肝汤治疗本病40例，每日1剂，大便秘结者酌加大黄、芒硝，或用当归龙荟丸。行经期停服或服活血通经药物，连续治疗3个月以上，获得满意疗效。也有报道认为本病以脾肾虚弱为本，以自拟健脾益肾化痰汤为主，随证加减，日服1剂，7剂为1疗程，共30例。治愈24例，好转4例，无效2例。

4. **中西医结合治疗** 　有报道认为本病辨证以虚为主，结合有痰、有瘀或肝气郁结。分别采用补肾化痰法、清肝补肾法、补肾活血法等中药治疗。在治疗中根据不同的情况，加用西药治疗，如体内雌激素水平持续低下者可自月经周期第6天起加服乙蔗酚0.125～0.25mg共20天。若经中药治疗后体内出现一定雌激素水平时，口服氯蔗酚胺50mg，共5天，观察排卵情况。

第十节 痛 经

妇女正值经期或经行前后，出现周期性小腹疼痛，或痛引腰骶，甚至剧痛晕厥者，称为痛经，有称"经行腹痛"。是临床常见病。

西医妇产科学将痛经划分为原发性痛经和继发性痛经。原发性痛经又称功能性痛经，是指生殖器官无器质性病变者。由于盆腔器质性疾病如子宫内膜异位症、子宫腺肌病、盆腔炎或宫颈狭窄等所引起的属继发性痛经。原发性痛经以青少年女性多见，继发性痛经则常见于育龄期妇女。

有关痛经的记载，最早见于《金匮要略·妇人杂病脉证并治》："带下，经水不利，少腹满痛，经一月再见者，土瓜根散主之"。指出瘀血内阻而致经行不畅，少腹胀痛，经一个月后周期性再出现的痛经特点，并用活血化瘀的土瓜根散治之。《诸病源候论》首立"月水来腹痛候"，认为"妇人月水来腹痛者，由劳伤血气，以致体虚，受风冷之气客于胞络，损冲、任之脉。"为研究痛经的病因病机奠立了理论基础。宋代《妇人大全良方》认为痛经有因于寒者，有气郁者，有血结者。病因不同，治法各异。所创良方温经汤治实寒有瘀之痛经至今常用。明代《景岳全书·妇人规》所云："经行腹痛，证有虚实。实者或因寒滞，或因血滞，或因气滞，或因热滞；虚者有因血虚，有因气虚。然实痛者，多痛于未行之前，经通而痛自减；虚痛者，于既行之后，血去而痛未止，或血去而痛益甚。大都可按可揉者为虚，拒按拒揉者为实。"不仅较为详细地归纳了本病的常见病因，且提出了据疼痛时间、性质、程度辨虚实的见解，对后世临证多有启迪。其后《傅青主女科》、《医宗金鉴·妇科心法要诀》又进一步补充了肝郁化火、寒湿、肝肾亏损为患的病因病机，以及宣郁通经汤、温脐化湿汤、调肝汤、当归建中汤等治疗方药。

【病因病机】

痛经病位在子宫、冲任，以"不通则痛"或"不荣则痛"为主要病机。实者可由气滞血瘀、寒凝血瘀、湿热瘀阻导致子宫的气血运行不畅，"不通则痛"；虚者主要由于气血虚弱、肾气亏损致子宫失于濡养，"不荣而痛"。其之所以伴随月经周期而发，又与经期及经期前后特殊生理状态有关。未行经期间，由于冲任气血平和，致病因素尚不足以引起冲任、子宫气血瘀滞或不足，故平时不发生疼痛。经期前后，血海由满盈而泄溢，气血由盛实而骤虚，子宫、冲任气血变化较平时急剧，易受致病因素干扰，加之体质因素的影响，导致子宫、冲任气血运行不畅或失于濡养，不通或不荣而痛。经净后子宫、冲任血气渐复则疼痛自止。但若病因未除，素体状况未获改善，则下次月经来潮，疼痛又复发矣。

1. **气滞血瘀** 素性抑郁或恚怒伤肝，气郁不舒，血行失畅，瘀阻子宫、冲任。经前、经期气血下注冲任，或复为情志所伤，壅滞更甚，"不通则痛"，发为痛经。诚如《张氏医通》所云"经行之际……若郁怒则气逆，气逆则血滞于腰腿心腹背胁之间，遇经行时则痛而重"。

2. **寒凝血瘀**   经期产后，感受寒邪，或过食寒凉生冷，寒客冲任，与血相搏，以致子宫、冲任气血失畅。经前、经期气血下注冲任，子宫气血更加壅滞，"不通则痛"。若经前、经期冒雨、涉水、游泳、或久居阴湿之地，则发为寒湿凝滞证痛经。《傅青主女科》即有"寒湿乃邪气也，妇人有冲任之脉，居于下焦……经水由二经而外出，而寒湿满二经而内乱，两相争而作疼痛"之论述。

3. **湿热瘀阻**   素体湿热内蕴，或经期、产后摄生不慎感受湿热之邪，与血相搏，流注冲任，蕴结胞中，气血失畅。经前、经期气血下注，子宫、冲任气血壅滞更甚，"不通则痛"，致使经行腹痛。

4. **气血虚弱**   脾胃素虚，化源匮乏或大病久病或失血过多后气血不足，冲任气血虚少，行经后血海气血愈虚，不能濡养冲任、子宫；兼之气虚无力流通血气，因而发为痛经。《景岳全书·妇人规》云："凡人之气血犹源泉也，盛则流畅，少则壅滞，故气血不虚则不滞。"即说明了这种病理机转。

5. **肾气亏损**   禀赋素弱，或多产房劳伤损，精血不足，经后血海空虚，冲任、子宫失于濡养，"不荣则痛"发为痛经。《傅青主女科》已有"妇人有少腹疼于行经之后者，人以为气血之虚也，谁知是肾气之涸乎"的认识。

【诊断】

1. **病史**   有痛经史，或有经量异常、不孕、放置宫内节育器、盆腔炎等病史。

2. **临床表现**   腹痛多发生在经潮前 1~2 天，行经第 1 天达高峰，可呈阵发性痉挛性或胀痛伴下坠感，严重者可放射到腰骶部、肛门、阴道、股内侧。甚至可见面色苍白、出冷汗、手足发凉等晕厥之象。也有少数于经血将净或经净后 1~2 天始觉腹痛或腰腹痛者。

3. **检查**

(1) 检查：一般不伴腹肌紧张或反跳痛。无阳性体征者属功能性痛经；如盆腔内有粘连、包块、结节或增厚者，可能是盆腔炎症、子宫内膜异位症等病所致。部分患者可见子宫体极度屈曲或宫颈口狭窄。

(2) 辅助检查：超声检查、盆腔 MR1 检查、腹腔镜、子宫输卵管碘油造影、宫腔镜检查有助于明确痛经的原因。

【鉴别诊断】

应与发生在经期或于经期加重的内、外、妇诸学科引起腹痛症状的疾病如急性阑尾炎、结肠炎、膀胱炎、卵巢囊肿蒂扭转等鉴别。若患者有短暂停经史，又见腹痛、阴道流血，应与异位妊娠、胎动不安或堕胎等妊娠病证鉴别（详后有关章节诊断与鉴别诊断）。尤其是患者疼痛之性质、程度明显有别于既往经行腹痛征象时，或腹部扣诊见肌紧张或反跳痛体征者，更需审慎，注意详问病史，结合妇科检查及相关辅助检查，作出诊断与鉴别。

【急证处理】

痛经发作时，可选择下述治法、方药以缓急止痛：

1. **针灸**（详参《针灸治疗学》）对原发性痛经有较好疗效，目前临床应用较广泛。

（1）实证：毫针泻法，寒邪甚者可用艾灸。主穴：三阴交、中极

配穴：寒凝者，加归来、地机；气滞者加太冲；腹胀者，加天枢、气穴；胁痛者加阳陵泉、光明；胸闷者加内关。

（2）虚证：毫针补法，可加用灸法。主穴：三阴交、足三里、气海

配穴：气血亏虚加脾俞、胃俞；肝肾不足加太溪、肝俞、肾俞；头晕耳鸣加悬钟。

2. 田七痛经胶囊（田七痛经散治疗痛经251例小结．新中医，1985，1：20）

蒲黄0.275g，醋炒五灵脂、田七末、延胡索、川芎、小茴香各0.3g，木香0.2g，冰片0.025g。每小瓶2g药粉或每1g药粉分装胶囊3粒。日服3次，每服2g。

【辨证论治】

首当根据疼痛发生的时间、部位、性质以及疼痛的程度辨虚实寒热。一般而言，痛发于经前或经行之初，多属实；月经将净或经后始作痛者，多属虚。辨痛之部位以察病位在肝在肾，在气在血，如痛在少腹一侧或双侧多属气滞，病在肝；小腹是子宫所居之地，其痛在小腹正中常与子宫瘀滞有关；若痛及腰脊多属病在肾。详查疼痛的性质、程度是本病辨证的重要内容，隐痛、疠痛、坠痛、喜揉喜按属虚；掣痛、绞痛、灼痛、刺痛、拒按属实。灼痛得热反剧属热，绞痛、冷痛得热减轻属寒。痛甚于胀，持续作痛属血瘀；胀甚于痛，时痛时止属气滞等。此为辨证之大要，临证须结合月经期、量、色、质，伴随症状，舌、脉及素体和病史综合分析。

痛经以实证居多，而虚证较少，亦有证情复杂，实中有虚，虚中有实，虚实兼夹者，需知常达变。因本病病位在子宫、冲任，变化在气血，故治疗以调理子宫、冲任气血为主。治法分两步：经期重在调血止痛以治标，及时控制、缓减疼痛；平时辨证求因而治本；标本急缓，主次有序地分阶段调治。对子宫发育不良、畸形或位置过度倾屈、宫颈狭窄等所致经行腹痛，又当根据不同情况，选择相应治疗方案。

1. 气滞血瘀证

主要证候：经前或经期小腹胀痛拒按，经血量少，行而不畅，血色紫黯有块，块下痛暂减；乳房胀痛，胸闷不舒；舌质紫黯或有瘀点，脉弦。

证候分析：肝失条达，冲任气血郁滞，经血不利，不通则痛，故经前或经期小腹胀痛拒按，经量少，经行不畅，色黯有块，块下气血暂通而疼痛暂减；肝郁气滞，经脉不利，故乳胀胸闷；舌紫黯、脉弦均属气滞血瘀之征。

治法：理气行滞，化瘀止痛。

方药：膈下逐瘀汤（《医林改错》）

当归　川芎　赤芍　桃仁　红花　枳壳　延胡索　五灵脂　乌药　香附　丹皮　甘草

原方治积聚成块，疼痛不移，属血瘀之证。

方中香附、乌药、枳壳理气行滞，当归、川芎、桃仁、红花、赤芍活血化瘀，延胡索、五灵脂化瘀定痛，丹皮凉血活血，甘草缓急止痛、调和诸药。气顺血调则疼痛自止。

肝气夹冲气犯胃，痛而恶心呕吐者，加吴茱萸、法半夏、陈皮和胃降逆。小腹胀坠或前后阴坠胀不适，加柴胡、升麻行气升阳。郁而化热，心烦口苦、舌红苔黄、脉数者，加栀

子、郁金、夏枯草。

2. 寒凝血瘀证

主要证候：经前或经期小腹冷痛拒按，得热痛减；月经或见推后，量少，经色黯而有瘀块；面色青白、肢冷畏寒；舌黯苔白、脉沉紧。

证候分析：寒凝子宫、冲任，血行不畅，故经前或经期小腹冷痛，寒得热化，瘀滞暂通，故得热痛减；寒凝血瘀，冲任失畅可见月经推后，经色黯而有块；寒邪内盛，阻遏阳气故面色青白、肢冷畏寒；舌、脉均为寒凝血瘀之候。

治法：温经散寒，化瘀止痛。

方药：少腹逐瘀汤（《医林改错》）

小茴香　干姜　延胡索　没药　当归　川芎　官桂　赤芍　蒲黄　五灵脂

原方治"小腹积块疼痛"或"经血见时，先腰酸少腹胀，或经血一月见三五次，接连不断，断而又来，其色或紫，或黑，或块，或崩漏，兼少腹疼痛，或粉红兼白带，皆能治之"。方中官桂、干姜、小茴香温经散寒，当归、川芎、赤芍养营活血，蒲黄、五灵脂、没药、延胡索化瘀止痛。寒散血行，冲任、子宫血气调和流畅，自无疼痛之虞。

寒凝气闭，痛甚而厥，四肢冰凉，冷汗淋沥，加附子、细辛、巴戟天回阳散寒。冷痛较甚，加艾叶、吴茱萸。痛而胀者，酌加乌药、香附、九香虫。若伴肢体酸重不适，苔白腻，或有冒雨、涉水、久居阴湿之地史，乃寒湿为患，宜加苍术、茯苓、薏苡仁、羌活以散寒除湿。

（2）温经散寒汤（蔡小荪经验方）

3. 湿热瘀阻证

主要证候：经前或经期小腹疼痛或胀痛不适，有灼热感，或痛连腰骶，或平时小腹疼痛，经前加剧；经血量多或经期长，色黯红，质稠或夹较多黏液；平素带下量多，色黄质稠有臭味；或伴有低热起伏，小便黄赤；舌质红，苔黄腻，脉滑数或弦数。

证候分析：湿热之邪盘踞冲任子宫，气血失畅，经前血海气血充盈，湿热与血互结壅滞不通，故腹痛拒按，痛连腰骶，有灼热感；湿热扰血，故经量多或经期长，经色黯红质稠或夹较多黏液；累及任带，则带下异常；湿热缠绵，故伴低热起伏；小便黄赤、舌红、苔黄腻、脉滑数或弦数均为湿热蕴结之候。

治法：清热除湿，化瘀止痛。

方药：清热调血汤（《古今医鉴》）加车前子、薏苡仁、败酱草。

牡丹皮　黄连　生地黄　当归　白芍　川芎　红花　桃仁　延胡索　莪术　香附

原方治"经水将来，腹中阵阵作痛，乍作乍止，气血俱实"。

方中黄连清热燥湿，丹皮、生地、白芍清热凉血，当归、川芎、桃仁、红花活血化瘀，延胡索、莪术、香附行气活血止痛。加车前子、薏苡仁、败酱草意在增强原方清热除湿之功。

4. 气血虚弱证

主要证候：经期或经后小腹隐隐作痛，喜按或小腹及阴部空坠不适；月经量少，色淡，质清稀；面色无华，头晕心悸，神疲乏力；舌质淡，脉细无力。

证候分析：气血不足，冲任亦虚，经行之后，血海更虚，子宫、冲任失于濡养，故经期或经后小腹隐隐作痛，喜按，气虚下陷则空坠不适；气血两虚血海未满而溢，故经量少，色淡，质清稀；面色无华、神疲乏力、头晕心悸、舌淡、脉细无力皆为气血不足之象。

治法：益气养血，调经止痛。

方药：圣愈汤(《医宗金鉴·妇科心法要诀》)

人参　黄芪　熟地黄　当归　川芎　白芍

原方治"月经先期，虚甚者。"

方中人参、黄芪补脾益气，熟地、白芍、当归、川芎养血和血。气充血沛，子宫、冲任复其濡养，自无疼痛之患。可酌加鸡血藤、香附、艾叶、炙甘草养血缓痛。伴腰酸不适，加菟丝子、杜仲、台乌补肾壮腰止痛。

5. 肾气亏损证

主要证候：经期或经后1～2天内小腹绵绵作痛，伴腰骶酸痛；经色黯淡，量少质稀薄；头晕耳鸣，面色晦暗，健忘失眠；舌质淡红，苔薄，脉沉细。

证候分析：肾气虚损，冲任俱虚，精血本已不足，经行之后，血海更虚，子宫、冲任失养，故小腹绵绵作痛，外府不荣则腰骶酸痛不适；精亏血少，阳气不足，故面色晦暗，经色黯淡，量少质稀薄；肾虚脑失所养，则见头晕耳鸣、健忘失眠；舌、脉亦为肾气不足之征。

治法：补肾益精，养血止痛。

方药：益肾调经汤或调肝汤。

(1) 益肾调经汤(《中医妇科治疗学》)

巴戟天　杜仲　续断　乌药　艾叶　当归　熟地黄　白芍　益母草

原方治"经来色淡量少，经后少腹疼痛，两胁作胀、腰部酸软"诸证。

方中巴戟天、杜仲、续断补肾壮腰、强筋止痛，乌药温肾散寒，艾叶温经暖宫，当归、熟地、白芍滋阴养血，益母草活血调经。肾气实、筋骨坚，阴血充沛，子宫、冲任得以濡煦则疼痛自止。

(2) 调肝汤(《傅青主女科》)

痛经在辨证论治中，应选加相应的止痛药以加强止痛之功；气滞者，选加香附、金铃子散、枳壳；血瘀者，选加田七、没药、三棱、莪术、血竭、桃仁、红花、失笑散、益母草；寒者，选加艾叶、小茴香、肉桂、桂枝、吴茱萸；热者，选加葛根、黄芩、丹皮、赤芍、生地；肾虚者，选加川断、石楠藤、杜仲、台乌、巴戟天。

【转归与预后】

中医药治疗痛经，有良好临床疗效。功能性痛经，经及时、有效治疗，常能痊愈；属器质性病变所引起者，虽病程缠绵，难获速效，辨证施治，也可取得较好消减疼痛作用。

【预防与调摄】

注重经期、产后卫生，以减少痛经发生。患者经期保暖，避免受寒；保持精神愉快，气机畅达，则经血流畅；注意调摄，慎勿为外邪所伤；不可过用寒凉或滋腻的药物，忌服食生冷之品；均有利于减缓疼痛，促进疾病早期向愈。

【临证参考】

经行腹痛，责之"不通则痛"或"不荣则痛"。然虚少实多，而实证痛经，因其疼痛明显，甚而影响工作休息，需"急则治其标"或"标本同治"，以迅速缓解消除疼痛，常配伍相应止痛药以疗之，且应于经前一周尤以经前 $2 \sim 3$ 天即开始服药至来经痛除。此外，痛经无论虚实，皆与患者素体状况攸关，或气血、肾气之虚，或有郁气、寒邪、瘀血、湿热等病因潜伏，故平时仍需辨证求因治本，如此阶段性各有所侧重地调治，坚持多个月经周期，以巩固疗效，可治愈本病。

西医妇科学认为原发性痛经的发生与子宫合成与释放前列腺素（Prostaglandin，PG）增加有关。前列腺素诱发刺激子宫平滑肌收缩，产生下腹痉挛性绞痛，当子宫平滑肌过度收缩，历时稍长时，可造成子宫供血不足，甚至引起子宫缺血，导致厌氧物积贮，刺激疼痛神经元而发生痛经。同时 PG 的刺激还可以使子宫收缩强度及频率增加，收缩不协调或呈非节律性，而致子宫缺血缺氧，引起痛经。原发性痛经的发生，还受精神、神经因素影响，疼痛的主观感受也与个体痛阈有关。

近二三十年来，不少学者根据中医妇科学有关痛经的病因病机理论，结合西医妇科学对痛经病因病理认识，从临床及实验研究入手，求证中医药治疗痛经的疗效与机理。有学者应用活血化瘀药物对气滞血瘀或寒凝血瘀型原发性痛经患者治疗前后对照研究证实，本类中药具有改善患者盆腔血流波形、波幅、血灌流量、两侧波幅差、流入时间指数等血流动力学作用；甲皱毛细血管的形态、流态、袢周状态呈现的微循环障碍也随着临床症状的缓解而随之得到改善。孙宁铨应用温经散寒、化瘀止痛的痛经散（肉桂、三棱、莪术、红花、当归、丹参、五灵脂、木香、延胡索等）治疗寒凝气滞血瘀所致原发性痛经 198 例。通过对其中 20 例患者治疗前后血浆、月经血和子宫内膜标本中 $PGF2\alpha$ 含量测定的结果显示：治疗前 $PGF2\alpha$ 的含量明显高于正常组，治疗后在症状缓解的同时 $PGF2\alpha$ 的含量与正常组无显著性差异，表明活血化瘀中药有降低经血和子宫内膜 $PGF2\alpha$ 含量的作用，推测其可能是治疗原发性痛经的药理作用之一。朱南孙等用活血化瘀、破气行滞之加味没竭汤（生蒲黄、炒五灵脂、青皮、三棱、莪术、生山楂、炙乳香、炙没药、血竭粉）治疗原发性痛经的临床研究发现该方可明显降低经血中 $PGF2\alpha$、$PGE2\alpha$ 的含量及比值，显著降低外周血黄体中期 E_2 的含量及比值，显著升高黄体末期孕酮含量，认为加味没竭汤可能是通过直接调节 E_2、P、PG 合成系统的作用而获效。

另外，精神心理治疗也越来越受到重视。加强宣教，使患者明白月经时轻度不适是生理反应，疼痛剧烈时除及时药物治疗外，保持轻松愉快的心情也十分重要。

【文献与病案选录】

《格致余论》：将行而痛者，气之滞也；来后作痛者，气血俱虚也。

《医宗金鉴·妇科心法要诀》：经后腹痛当归建，经前胀痛气为殃，加味乌药汤乌缩，延草木香香附槟。血凝碍气疼过胀，本事琥珀散最良，棱莪丹桂延乌药，寄奴当归芍地黄。

《王渭川妇科治疗经验》：张某，女，21岁，德阳县某磷肥厂工作。

第一诊：1975年5月1日。症状：经前或行经数小时后，少腹胀痛，拒按。月经量少，经行不畅，继而疼痛剧烈，惨叫声闻于厕外，色紫暗有块，血块排不出时，则更痛。伴有胸痛心悸，头眩晕，食欲差。由于家庭多故，情志抑郁。脉弦数，舌质紫暗。诊断：痛经。辨证：肝郁气滞血瘀。治则：调肝理气，活血化瘀。自制方：刺蒺藜18g、钩藤10g、女贞子24g、旱莲草24g、当归10g、川芎6g、生地10g、生白芍12g、茜草10g、覆盆子24g、延胡索10g、五灵脂10g、生蒲黄10g、水蛭6g、土鳖虫10g、槟榔6g、薤白12g，1周6剂，连服2周。疗效：经畅痛止。

第二诊：5月16日。症状：服上方4剂后，经量转多，经畅行，血块先多后少，腹痛渐减，深按不痛。服至6剂后，月经已停，略有白带，无气味。头已不眩晕昏痛，食欲好转。脉弦缓，舌质淡红。

治则：疏肝理气化瘀。自制方：刺蒺藜18g、钩藤10g、生白芍12g、炒川楝10g、生三七2g（冲服）、炒蒲黄10g、益母草24g、制香附10g、广郁金10g、女贞子24g、旱莲草24g、槟榔6g，1周6剂，连服4周，经期照服。疗效：痊愈。

第三诊：6月20日。症状：服药后，5月27日行经，经前略微有些隐痛，按之不痛，色红不污，并无块状物。本月18日，月经又来色全红，无块，无痛感。胸痛心悸消失，食欲正常。月经虽来，并未停药。脉微而缓，舌质淡红。前述家庭多故，亦顺利解决，因此，情志愉悦。所谓二阳之病发心脾，病已愈于二阳，其心脾自复正。此痛经一病，已告痊愈。但月事似觉转先期，因连服活血化瘀之药期长，可能影响月经先期。又给予香砂六君子丸与杞菊地黄丸间日换服，半月后停药。时隔3月，患者带其妹来治病，问其痛经情况，她说：近3月来，按周期行经，腹不痛，一切正常。

附：子宫内膜异位症（内异症）

子宫内膜异位症（简称内异症）是指子宫内膜在子宫腔以外的部位出现、生长、浸润，引发反复出血或者疼痛、不孕不育及结节包块等。因其大多数病变出现在盆腔内生殖器和邻近器官的腹膜面，故临床常称盆腔子宫内膜异位症。

本病多发生在30~40岁的妇女，青春期发病者较为罕见。绝经后异位内膜可随之萎缩吸收，妊娠可使症状得到暂时或永久性的缓解。内异症的发病率目前虽无确切统计数据，但现有资料表明较过去相比呈明显上升趋势。

中医学古文献中无"子宫内膜异位症"病名记载，但据内异症的主要临床表现，可归属在"痛经"、"癥瘕"、"月经不调"、"不孕"等病之中。据多年来中医妇科学对内异症较为系统的研究，可以认为"瘀血阻滞胞宫、冲任"是其基本病机，而瘀之形成，又与脏腑功能失常、血气失调以及感受外邪等因素攸关。

【病因病机】

子宫内膜异位症以"瘀血阻滞胞宫、冲任"为基本病机。常见的病因病机如下：

1.**气滞血瘀** 素性抑郁，或恚怒伤肝，木失条达，气机不畅，血行迟滞，瘀血内阻胞官、冲任，发为子宫内膜异位症。

2. 寒凝血瘀　经期、产后胞脉空虚，摄生不慎或感受寒邪或冒雨涉水或久居阴冷之地或为生冷所伤，寒凝血瘀，阻滞胞宫、冲任为病。

3. 肾虚血瘀　禀赋不足或因房劳多产或为人流手术所伤，肾气亏损，阳气不足，温煦失职，血行迟滞，瘀血阻滞胞宫、冲任而致本病。

4. 气虚血瘀　素体脾虚或因饮食劳倦、忧愁思虑所伤，或大病久病耗气失血，气虚运血无力，血行迟滞致瘀，瘀阻胞宫、冲任；或脾虚失运，水湿内生，湿聚成痰，痰湿与瘀血相结，蕴积胞宫、冲任，发生子宫内膜异位症。

5. 热灼血瘀　阳盛之躯，或肝郁化热，或外感热邪，或因过食辛辣椒姜或过服温热药物而生热，热灼营血，质稠致瘀，瘀阻胞宫、冲任，发生子宫内膜异位症。

瘀血阻滞胞宫、冲任，瘀积日久，又能影响脏腑、气血功能而致气滞、痰湿内生，呈现瘀血、气滞、痰湿胶结，渐成癥瘕的病理改变。

【病因病理】

子宫内膜异位症从1860年Ro-Kitansky首次报道以后，直至20世纪20年代，始引起西医妇科学术界的关注而对本病进行了大量不懈的研究，但对于内异症的发病原因，目前尚未完全阐明。对异位内膜的来源的认识，有以下3种学说：

1. 种植学说

(1) 经血逆流：因各种原因导致经血逆流入盆腔，脱落的子宫内膜随之种植于各个部位。

(2) 淋巴及静脉播散：子宫内膜经静脉或淋巴管转移到邻近组织器官甚至远离子宫的部位如肺、手、大腿、肌肉等。

(3) 术时直接种植：妇科手术可能将子宫内膜带至切口直接种植。

2. 体腔上皮化生学说　卵巢生发上皮及胸膜、腹膜、浆膜等均与子宫内膜一样同为体腔上皮分化而来，当反复受到经血、慢性炎症或激素刺激后，均可被激活而衍化为子宫内膜样组织。

3. 诱导学说　未分化的肠系膜组织在内源性生物化学因素诱导下可发展成为子宫内膜组织。该学说实际上是体腔上皮化生学说的延续。

以上学说中以经血逆流及体腔上皮化生学说为主导理论。

异位子宫内膜可出现在身体不同部位，以卵巢子宫内膜异位症为高发的最多见病位，其中约80%的患者病变累及一侧卵巢，50%左右为双侧性；盆腔是仅次于卵巢的好发部位，可侵犯盆腔腹膜、子宫浆膜、子宫直肠陷凹、直肠前壁、子宫骶骨韧带等部位，尤以子宫直肠陷凹最易受损；此外，也可发生于阴道、外阴、膀胱、脐部及瘢痕处，甚至手、臂、大腿处均可发病，但极罕见。

【临床表现及检查方法】

1. 盆腔疼痛　包括痛经、非经期腹痛（慢性盆腔痛，CPP）以及性交痛等。约70%～

80%的内异症患者合并盆腔疼痛。

2. **不孕**　40%～50%的患者合并不孕。

3. **盆腔包块**　17%～44%的患者合并盆腔包块（巧克力囊肿）。

4. **盆腔检查**　双侧宫骶韧带、子宫直肠窝或后穹隆触痛结节。可同时有子宫后位、活动度差，附件囊性不活动的包块。

5. **血 CA_{125} 检查**　CA_{125}升高更多见于重度内异症、盆腔有明显严重反应、盆腔深部浸润、合并巧克力囊肿破裂或子宫腺肌病者。

6. **影像学检查**　超声波主要对巧克力囊肿的诊断有价值，典型的巧克力囊肿的超声波影像为无回声区内有密集光点。CT 及 MR 对卵巢巧克力囊肿、盆腔内异症的诊断以及对深部病变的评估有意义。

【诊断】

1. **腹腔镜检查**　腹腔镜是诊断的金标准，诊断的依据主要基于腹腔镜下典型内异症病灶的形态多为紫蓝色结节或巧克力囊肿，不一定全部经病理证实。

2. **非手术诊断指标**　包括疼痛（痛经、慢性盆腔痛、性交痛）、不孕、盆腔检查、超声波检查以及血清 CA_{125} 检测 5 项，任何 3 项指标阳性都有很高的阳性预测值。

【鉴别诊断】

1. **卵巢囊肿**　良性卵巢囊肿多为一侧性，囊肿光滑、活动，常无症状；恶性卵巢肿瘤多呈实性，表面不规则，生长迅速，体积较大，无内异症的痛经等周期性症状。

2. **卵巢囊肿蒂扭转**　常在体位改变后突然发生腹痛，有别于卵巢子宫内膜异位囊肿破裂发生于月经周期的特定时间阶段，妇科检查可鉴别。

3. **盆腔炎性包块**　慢性盆腔炎亦可引起腹痛及宫旁组织增厚或形成肿块，但本病多有急慢性盆腔炎病史，形成的包块大多表面光滑而无结节感。盆腔结核性包块患者则常有原发不孕、经量减少、闭经等症状，并伴有结核性包块特有的症状和体征。

4. **子宫腺肌病**　痛经症状甚似内异症，妇科检查、B超可鉴别。

【辨证论治】

内异症的治疗目的是：减灭和消除病灶，减轻和消除疼痛，调经和促进生育，减少和避免复发。

辨病与辨证相结合，是现阶段中医药治疗本病的主要思路与方法。在辨证上，常谨守"瘀阻胞宫、冲任"基本病机，治以"活血化瘀"之法，同时根据疼痛主证的部位、性质、程度及伴随证、舌脉象结合病史寻求血瘀的成因，分别予以理气行滞、温经散寒、补肾温阳、健脾益气、清热凉血、化痰除湿诸法。瘀久积而成癥者，又当散结消癥。同时注意月经周期的不同阶段治有侧重，经期以调经止痛为先，平时重在化瘀攻破。病程长者，常因瘀久成癥，多需配用散结消癥。由于本病疗程较长，用药又多为攻伐之剂，宜择时佐配补肾、益气、养血之品，以预培其损。

1. 气滞血瘀证

主要证候：经行下腹坠胀剧痛，拒按，甚或前后阴坠胀欲便；经血或多或少，经色黯夹有血块；盆腔有结节、包块；胸闷乳胀，口干便结；或不孕，舌紫黯或有瘀斑，脉弦或涩。

治法：理气行滞，化瘀止痛。

方药：膈下逐瘀汤或血竭散。

（1）膈下逐瘀汤（见痛经）

前阴坠胀，加柴胡、橘叶、炒川楝理气行滞。肛门坠胀欲便或便结者，加大黄化瘀通腑，木香行气止痛。盆腔有结节、包块，酌加血竭、三棱、䗪虫、穿山甲化瘀消癥。经血量多加茜草根、炒蒲黄、三七粉、益母草化瘀止血。

（2）血竭散（朱南孙经验方）

2. 寒凝血瘀证

主要证候：经前或经期小腹绞痛、冷痛、坠胀痛，拒按，得热痛减；经量少，色黯红，经血淋沥难净，或见月经愆期、或不孕；畏寒肢冷，或大便不实；舌质淡胖而紫黯，苔白，脉沉弦或紧。

治法：温经散寒，活血化瘀。

方药：少腹逐瘀汤（见痛经）。

经血淋沥难净，加艾叶、炮姜、益母草温经止血。素体阳虚，畏寒肢冷，脉沉细者，加补骨脂、制附子、巴戟天温肾助阳。见盆腔包块者，酌加桃仁、三棱、莪术、土鳖虫活血消癥。

3. 肾虚血瘀证

主要证候：经行腹痛，腰脊酸软；月经先后无定，经量或多或少，或不孕；神疲体倦、头晕耳鸣，面色晦暗，性欲减退；盆腔有结节包块；或不孕。舌质黯淡，苔白，脉沉细。

治法：补肾益气，活血化瘀。

方药：仙蓉合剂或补肾祛瘀方。

（1）仙蓉合剂（经验方）

仙灵脾　肉苁蓉　制首乌　菟丝子　党参　黄芪　莪术　丹参　赤芍　延胡索　川楝子　牛膝

方中仙灵脾、肉苁蓉补肾助阳，制首乌、菟丝子滋肾补肾，党参、黄芪健脾益气，莪术、丹参、赤芍活血化瘀，延胡索、川楝子行滞止痛，牛膝引诸药下行以达病所。

腰脊酸软加桑寄生、续断、杜仲补肾壮腰。若经血量多，加炒蒲黄、茜草、益母草化瘀止血。腹痛甚，加五灵脂、血竭、三七化瘀止痛。盆腔结节包块，酌加桃仁、䗪虫、乳香、没药化瘀消癥。

（2）补肾祛瘀方（李祥云经验方）

4. 气虚血瘀证

主要证候：经行腹痛；量或多或少，色暗淡、质稀或夹血块，肛门坠胀不适；面色无华，神疲乏力，纳差便溏；或见盆腔结节包块；或不孕。舌淡胖边尖有瘀点，苔白或白腻，脉细或细涩。

治法：益气温阳，活血化瘀。

方药：举元煎（方见月经过少）合桃红四物汤（《医宗金鉴》）。

若经血量多，行经期宜去桃仁、红花，加茜草、乌贼骨、三七化瘀止血。腹痛甚，加蒲黄、五灵脂、延胡索、乌药化瘀止痛。胸闷泛恶、痰多，盆腔有结节、包块，苔腻者，为痰湿瘀阻之候，酌加皂角刺、昆布、海藻、薏苡仁、穿山甲、三棱、浙贝母化痰除湿、软坚散结。

5. 热灼血瘀证

主要证候：经前或经行发热，小腹灼热疼痛拒按；月经提前、量多、色红质稠有块或淋沥不净；烦躁易怒，溲黄便结；盆腔结节包块触痛明显；或不孕，舌红有瘀点，苔黄，脉弦数。

治法：清热凉血，活血化瘀。

方药：小柴胡汤（《伤寒论》）合桃核承气汤（《伤寒论》）加丹皮、红藤、败酱草。

柴胡行气解郁，性微寒，气芳香，疏散退热，黄芩苦寒泄热，人参、甘草、大枣扶正祛邪，半夏、生姜和胃降逆，桃仁活血祛瘀，桂枝温经通脉，大黄、芒硝清热泻火、泻下软坚以荡涤热积、破坚积热块。两方合用共奏清热凉血、化瘀散结之功。加丹皮、红藤、败酱草以增清热解毒、凉血活血之力。

【其他疗法】

1. 中药保留灌肠　通常应用于子宫内膜异位症痛经较剧，或盆腔包块、后穹隆结节触痛明显者，可选方：

（1）三棱 9g、莪术 9g、蜂房 12g、赤芍 12g、皂角刺 12g。

（2）红藤 15g、败酱草 15g、三棱 9g、莪术 9g、延胡索 9g、丹皮 9g、白花蛇舌草 15g、紫草根 15g、黄柏 9g。

方法：浓煎至 100～150ml，于临睡前排便后，保留灌肠，每晚一次，经期停用。

2. 局部上药　结节、包块位于子宫直肠陷窝，可选用钟乳石、乳香、没药各等份，研末，均匀过筛消毒，于经净后上于后穹隆处，有缩小结节、包块作用。

【预防与调摄】

1. 月经期减少剧烈运动。

2. 经期严禁性生活。经后 1～2 天常有余血未净，亦应慎于房事。

3. 防止经血倒流。对宫颈管狭窄或闭锁、宫颈粘连、阴道横膈、子宫极度前后屈等可引起经行不畅者，及时纠正。月经期避免不必要的盆腔检查，如有必要，操作应轻柔，不可重力挤压子宫。

4. 避免手术操作所引起的子宫内膜种植。经前禁止各种输卵管通畅试验，宫颈冷冻、电灼等均不宜在经前进行，否则有导致子宫内膜种植在手术创面的危险。人工流产吸宫时，不要突然降低宫内负压以防止碎片随宫腔血水倒流入腹腔。剖宫手术时，要注意保护手术术野和子宫切口，缝合子宫时缝针要避免穿过子宫内膜层，以防内膜异位于腹壁切口。

5.适龄婚育和药物避孕。妊娠可以延缓此病的发生，对已属婚龄或婚后患痛经的妇女，宜及时婚育。已有子女者，长期服用避孕药物抑制排卵，可促使子宫内膜萎缩和经量减少，因而可减少经血及内膜碎屑逆流入腹腔的机会，从而避免子宫内膜异位症的发生。

【临证参考】

子宫内膜异位症以"瘀血阻滞胞宫、冲任"为基本病机，故治疗本病须坚持以"活血化瘀"为主要方法，同时根据"血瘀"之因，辅以相应的理气、温经、补肾、益气、凉血诸法。加减用药须照顾主证，如经期疼痛甚者，经前、经期宜配用相应止痛药，经血量多，当调经止血。见结节、包块，又当于活血化瘀之中，伍以软坚散结消癥之品。因本病疗程较长，且用药多属攻伐之类，故又应根据患者素体情况、病程、疗程诸因素综合考虑，酌情选加补肾、益气、养血药以培其损。也可根据经期、平时的不同阶段，灵活掌握化瘀、止痛、散结、消癥、补益药物的配伍比例，主次分明地施治。

因子宫内膜异位症逐年增高的发病率，也因于西药激素类药物治疗本病长期使用有一定副反应，所以即便手术治疗也存在复发率，因此发掘与研制治疗内异症安全、有效的中药复方制剂，探寻其疗效机理，已成为近年来中医妇科学术界甚为关注的研究方向。

如天津中医学院第二附属医院"活血化瘀、软坚散结法治疗子宫内膜异位症临床与实验研究"、成都中医药大学"化瘀止痛片治疗子宫内膜异位症的临床与实验研究"等科研课题，不仅通过临床试验，证实了"妇痛宁颗粒冲剂"、"化瘀止痛片"治疗本病的较好疗效，而且通过血液流变学、甲皱微循环、血浆前列腺素、血清性激素等实验检测，说明方药具有改善全身及局部微循环，促使局部病灶吸收，降低前列腺素的浓度，使临床症状缓解的作用。模型动物（大鼠、家兔）的相关组织形态学研究也各自表明这些药物对异位内膜细胞尤其是上皮细胞有明显的萎缩作用。这些课题均在一定程度上论证了活血化瘀、软坚散结中药治疗子宫内膜异位症的疗效及机理。

还有应用中西药结合方法施治本病的研究报道，如先用达那唑（炔睾醇）从月经周期的第1天开始，每次200mg，口服每日3次，连服1个月。第2月开始，改每日口服2次，连服2个月，第4月开始每日减至1次，连服3个月。6个月后停服达那唑，改用中药少腹逐瘀汤加减治疗，其临床疗效明显优于单用达那唑组。作者认为这种方法，既可巩固治疗效果，缓解临床症状，控制体征，且能调整卵巢功能，服药期间又不影响受孕。

对内异症的疗效标准未有统一。对内异症的恶变问题已引起重视。有以下情况要警惕恶变：①囊肿过大，直径 > 10cm 或有明显增大趋势；②绝经后又有复发；③疼痛节律改变，痛经进展或呈持续性；④影像检查有实性或乳头状结构，或病灶血流丰富；⑤血清 CA_{125} 明显升高。

【病案选录】

《刘奉五妇科经验》刘某，女，37岁，门诊手册。初诊日期：1975年7月1日。

主诉：行经腹部剧痛12年之久，近3年来症状加重。

现病史：患者于15岁月经初潮起即有痛经。12年前难产后，痛经加重。1972年8月起痛经更为加重,经期痛苦难忍,吃止痛药物已不能缓解,每次月经期间均不能坚持上班。平时腰痛,腹胀,白带量多。月经中期少腹也疼痛难忍。产后12年未再受孕。曾在某医院检查发现子宫后壁有多数结节状物,触痛明显,宫体不活动,双侧附件均有包块,与周围组织粘连。输卵管造影及诊断性刮宫均未见结核性病变。末次月经为6月18日,行经4天,月经每次都提前5~6天,量较多,色紫有血块,经期自觉身热,口干,便燥。

检查:外阴、阴道正常,宫颈略红,轻度糜烂。子宫体正常大小,后位,活动欠佳。后壁有大小不等的小结节及明显触痛。双侧附件均有不规则包块(右侧约3.5cm×3cm×2.5cm,左侧约3cm×3cm×2cm)与周围组织粘连,压痛明显,活动欠佳。宫骶韧带增粗有剧烈触痛。

舌象:舌质暗红。脉象:弦滑。

西医诊断:①子宫内膜异位症。②继发性不孕症。

中医辨证:胞宫血瘀,下焦湿热。

治法:活血化瘀,清利湿热。

方药:桃仁6g 大黄3g 水蛭4.5g 虻虫4.5g 川楝子9g 延胡索9g 五灵脂9g 没药3g 瞿麦12g 萹蓄12g 木通3g 车前子9g

治疗经过:7月16日复诊时称:上方服10剂后,腰痛及腹痛明显减轻,但在经期腹部仍剧烈疼痛。月经于7月13日来潮,行经4天,色红紫有块、量偏多。上方去瞿麦、萹蓄、木通、车前子,加丹参、制香附、乌药各9g,以加强行气活血化瘀之功。并因腹泻将大黄改为1.5g。继服10剂后,平时腰痛、腹胀及月经中期腰痛减轻。7月31日,开始加强活血化瘀,散结止痛之力,上方去木通、车前子,加三棱、莪术各9g,当归30g。

8月18日复诊:上方服10剂后,平时腰痛及月经中期腹痛消失。8月7日月经来潮自觉血流通畅,微有小腹痛,行经3~4天,血量及血块均较前减少。内诊:宫后壁之小结节及附件包块均较前缩小。按上方再服20剂后,经1975年7月1日至1975年10月5日3个月的治疗,共服中药50剂,平时腰痛及月经中期腹痛消失,共行经4次(7月13日~17日,8月7日~11日;9月4日~8日;9月29日~10月1日),除第1次腹部微痛外,其他3次痛经现象基本消失。内诊检查:子宫后壁小结节基本消失,双侧附件包块完全消失。周围粘连部分亦消失。嘱仍以前方每于月经前服药10~15剂,以巩固疗效。

第十一节 月经前后诸证

月经前后诸证是指每于行经前后或行经期间,周期性的出现明显不适的全身或局部症状者,以经前2~7天和经期多见,古代医籍根据不同的主证,分别称之为"经行乳房胀痛"、"经行头痛,""经行泄泻"、"经行发热"、"经行吐衄"等。本病多见于中年妇女,可出现单一主证,也可两、三证同时并见,常影响工作和生活。又可兼见月经不调或不孕。

西医所称的"经前期综合征"可参考本病辨证论治。

本病的特点是周而复始地在月经前后及经期发病,因此,月经前后、经期的生理变化是本病的内在条件。妇女在经前及经期，冲任、气血、子宫变化较平时急骤，气充而血流急，气血相对比较壅滞；行经期和经后子宫由藏而泻，由盈而虚的变化，使全身已经偏虚的阴血更加不足而致肝失血养。是否发病取决于患者的体质因素及阴阳气血的偏虚偏旺。若素体肝郁、脾虚、肾虚或气血素虚，这些内在因素则使月经前后、经期的机体平衡失常，出现某脏腑、气血功能暂时失调的月经前后诸证。经净后阴血渐复，气血调顺，脏腑、冲任、子宫功能渐复平衡，诸证随之消失。在非经期前后及经期，致病因素仍然存在，但由于冲任气血较平和，不足以引起气血亏虚或瘀滞，故而不发病。本病常见的病因病机有肝郁、脾虚、肾虚、气血虚弱和血瘀。其中肝郁最为多见，例如素性忧郁，情志不舒，经前、经时阴血下注冲任血海，肝血较平时更虚，肝失血养，肝郁益甚。肝经布胸胁，过乳头，肝郁则乳络不畅，发为经行乳房胀痛；肝郁化火，上扰清窍，发为经行头痛；肝火夹冲气上逆，扰乱心神，发为经行情志异常；肝火随冲气上逆迫血上溢，血热气逆，发为经行吐衄；肝郁g脾，脾失健运，湿渗大肠则经行泄泻；水溢肌肤，则经行浮肿。

本病的辨证应根据各个经行前后病证的特点，结合月经的期、量、色、质兼证、舌、脉及患者的素体情况以辨寒热虚实。

本病的治法以调理肝、脾、肾及冲任、气血为主，尤以调肝为要。治疗分两步：经前、经期针对主证治其标；平时辨证求因治其本，使脏腑功能如常，气血和顺，冲任相资，诸证自除。兹对临床常见的经行乳房胀痛、经行头痛、经行感冒、经行发热、经行身痛、经行口糜、经行泄泻、经行浮肿、经行风疹块、经行吐衄、经行情志异常分别进行讨论。

一、经行乳房胀痛

每于行经前后，或正值经期，出现乳房作胀，或乳头胀痒疼痛，甚至不能触衣者，称"经行乳房胀痛"。

【病因病机】

经行乳房胀痛的发生，根据其发病部位、发病时间等应与肝、胃、肾密切关系。因肝经循胁肋，过乳头，乳头乃足厥阴肝经支络所属，乳房为足阳明胃经经络循行之所，足少阴肾经入乳内。故有乳头属肝、乳房属胃亦属肾所主之说。肝藏血，主疏泄，本病发生多在经前或经期，而此时气血下注冲任血海，易使肝血不足，气偏有余，肝失条达或肝肾失养所致。七情内伤，肝气郁结，气血运行不畅，脉络欠通，不通则痛；或肝肾亏虚，乳络失于濡养而痛。

1. **肝气郁结** 恚怒忧思，郁结伤肝，肝失条达，冲脉隶于阳明而附于肝，经前、经行时阴血下注冲任，冲气偏盛循肝脉上逆，肝经气血壅滞，乳络不畅，遂致经行乳房胀痛。

2. **肝肾亏虚** 素体肝肾不足，或久病失血伤阴，经行则阴血愈虚，肝肾愈见不足，乳络失于濡养，因而经行乳房胀痛。

【诊断】

1. **病史** 有久病、不孕或七情内伤史。

2. **临床表现** 经期或行经前后出现乳房胀痛，乳头胀痒疼痛，甚则痛不可触衣，经来后逐渐消失，连续 2 个月经周期以上。

3. **检查**

(1) 体格检查：经行前双侧乳房胀满，可有触痛，但无肿块，皮色不改变，经后消失。

(2) 妇科检查：盆腔器官无异常。

(3) 辅助检查：乳腺 B 超或红外线扫描可排除乳房实质性肿块所致的乳房胀痛。

【鉴别诊断】

本病需排除"乳腺增生症"或"乳房恶性病变"。

1. **乳癖（乳腺腺病、乳腺增生症）** 乳癖虽然也可见经前乳房胀痛，但两者并不等同。乳癖检查多见乳房有片状包块，且多为单侧；而经行乳房胀痛每随月经周期而发，经后消失，检查多无器质性改变。乳房 B 超或红外线扫描有助于鉴别诊断。

2. **乳岩（乳癌）** 初起虽也可有乳房胀痛，但无经行乳房胀痛之随月经周期而发的特点，乳房可扪及结块，并有压痛，病变晚期可伴有乳头凹陷、溢血，表皮呈橘皮样改变。

【辨证论治】

经行乳房胀痛，有虚实之殊，辨证时应注意辨其发病时间、性质、程度，并结合伴随症状及舌脉进行分析。一般实证多痛于经前，乳房按之胀满，触之即痛，经后胀痛明显消退；虚证多痛于行经之后，按之乳房柔软无块。

治疗上以疏肝养肝，通络止痛为大法。实者宜疏肝理气通络，常于经前开始用药；虚者宜滋养肾肝，并注意平时调治。

1. **肝气郁结证**

主要证候：经前或经行乳房胀满疼痛，或乳头痒痛，甚则痛不可触衣。经行不畅，血色黯红，小腹胀痛；胸闷胁胀，精神抑郁，时叹息；苔薄白，脉弦。

证候分析：平素肝郁气滞，气血运行不畅，经前冲气偏盛，循肝脉上逆，肝经气血郁滞，克伐脾胃，乳络不畅，故经行乳房胀痛，或乳头痒痛；肝郁气滞，冲任阻滞，故经行不畅，血色黯红，气血运行不畅，故经行小腹胀痛；肝气不舒，气机不畅，则胸闷胁胀；肝失条达，则精神抑郁，时叹息；苔薄白，脉弦为肝郁之象。

治法：舒肝理气，和胃通络。

方药：逍遥散（方见月经先后无定期）加麦芽、青皮、鸡内金。

若乳房胀硬，结节成块者，加夏枯草、青橘叶、橘核、王不留行以通络散结。情绪忧郁、闷闷不乐者，加醋香附、合欢皮、娑罗子、郁金。少腹胀痛者加川楝子、延胡索、台乌药。

若见心烦易怒，口苦口干，尿黄便结，舌苔薄黄，脉弦数者，乃肝郁化热之象。治以疏肝清热，方用丹栀逍遥散（方见月经先期）。

2. **肝肾亏虚证**

主要证候：经行或经后两乳作胀作痛，乳房按之柔软无块，月经量少，色淡；两目干涩，咽干口燥，五心烦热；舌淡或舌红少苔，脉细数。

证候分析：素体肝肾不足，阴血亏虚，乳头属肝，肾经入乳内，经行时阴血下注冲任、血海，肝肾愈虚，乳络失于滋养，故经行或经后两乳作胀作痛，乳房按之柔软无块，阴血虚，冲任血少，故月经量少，色淡；肝开窍于目，肝血不足，不能上荣于目及咽喉，则两目干涩，口燥咽干；舌淡或舌红少苔，脉细数，为肝血亏虚之候。

治法：滋肾养肝，和胃通络。

方药：一贯煎（《续名医类案》）加麦芽、鸡内金。

沙参　麦冬　当归　生地　川楝子　枸杞子

原方主治胁痛吞酸，吐酸，疝瘕，一切肝病。

方中当归、枸杞子滋肾养肝，沙参、麦冬、生地滋阴养血，川楝子疏肝理气，加麦芽、鸡内金和胃通乳络，诸药配伍，共奏滋肾养肝，和胃通络之功。

二、经行头痛

每遇经期或行经前后，出现以头痛为主要症状，经后辄止者，称为"经行头痛"。《张氏医通》有"经行辄头痛"的记载。

经行头痛的病因，历代医家对此论述较少，仅张璐言其由于"痰湿为患"，并以二陈加当归、炮姜、肉桂治之。现代名家根据本病的特点，认为与肝有密切关系。

【病因病机】

本病属于内伤性头痛范畴，其发作与月经密切相关。因头为诸阳之会，五脏六腑之气皆上荣于头，足厥阴肝经会于巅，肝为藏血之脏，经行时气血下注冲任而为月经，阴血相对不足，故凡外感、内伤均可在此时引起脏腑气血失调而为患。常见的病因有情志内伤，肝郁化火，上扰清窍；或瘀血内阻，络脉不通；或素体血虚，经行时阴血益感不足，脑失所养。

1. **肝火**　情志内伤，肝气郁结，气郁化火。冲脉附于肝，经行时阴血下聚，冲气偏旺，冲气挟肝气上逆，气火上扰清窍而经行头痛。

2. **血瘀**　情怀不畅，肝失条达，气机不宣，血行不畅，瘀血内留，或正值经期，遇寒饮冷，血为寒凝，或因跌仆外伤，以致瘀血内阻。足厥阴肝经循巅络脑，经行时气血下注于胞宫，冲气挟肝经之瘀血上逆，阻滞脑络，脉络不通，不通则痛，因而经行头痛。

3. **血虚**　素体虚弱，或大病久病，长期慢性失血，或脾虚气血化源不足，或失血伤精致精血亏虚，经行时精血下注冲任，阴血益感不足，血不上荣于脑，脑失所养，遂致头痛。

【诊断】

1. **病史**　有久病体弱、精神过度刺激史。

2. **临床表现**　每逢月经期或经行前后，即出现明显之头痛，周期性反复发作，经后辄自止。疼痛的部位或在巅顶，或在头部一侧，或两侧太阳穴；疼痛的性质有掣痛、刺痛、胀痛、绵绵作痛，因人而异，严重者剧痛难忍。

3. **检查**

(1) 妇科检查：无异常。

(2) 辅助检查：可行头颅 CT 检查排除颅脑占位性病变。

【鉴别诊断】

本病应与经行外感头痛相鉴别。

经行外感头痛为经行期间偶感风寒或风热以致头痛者，虽可见头痛不适，但临床上必有表证可辨，如身寒热、鼻塞、流涕、咽痒、脉浮等，其发病与月经周期无关。

【辨证论治】

本病以伴随月经周期出现头痛为辨病依据。临床上有虚实之分，按疼痛时间、疼痛性质，辨其虚实：大抵实者多痛于经前或经期，且多呈胀痛或刺痛；虚者多在经后或行经将净时作疼，多为头晕隐痛。治法以调理气血，通经活络为主，使气顺血和，清窍得养，则头痛自止。

1. **肝火证**

主要证候：经行头痛，甚或巅顶掣痛，头晕目眩，月经量稍多，色鲜红；烦躁易怒，口苦咽干；舌质红，苔薄黄，脉弦细数。

证候分析：素体肝阳偏亢，足厥阴肝经与督脉上会于巅，而冲脉附于肝，经行冲气偏旺，故肝火易随冲气上逆，风阳上扰清窍，而致经行巅顶掣痛，肝火内扰冲任，故月经量稍多，色鲜红；肝火内炽，则头晕目眩，烦躁易怒，口苦咽干；舌红苔薄黄，脉弦细数，均为肝热炽盛之象。

治法：清热平肝熄风。

方药：羚角钩藤汤（《重订通俗伤寒论》）。

羚羊角 钩藤 桑叶 菊花 贝母 竹茹 生地黄 白芍 茯神 甘草

原方治肝风上扰，头晕胀痛，耳鸣心悸，手足躁扰，甚则瘛疭，狂乱痉厥；及孕妇子痫，产后惊风。

方中以羚羊角、钩藤平肝清热，熄风镇痉；桑叶、菊花清肝明目；竹茹、贝母清热化痰；生地、白芍养阴清热；茯神宁心安神；甘草和中缓急。全方共奏平肝育阴熄风之功效。

若肝火旺，头痛剧烈者，加龙胆草、石决明以清泄肝火。平时可服杞菊地黄丸滋养肝肾以治本。

2. **血瘀证**

主要证候：每逢经前、经期头痛剧烈，痛如锥刺，经色紫黯有块；伴小腹疼痛拒按，胸闷不舒；舌黯或尖边有瘀点，脉细涩或弦涩。

证候分析：经行以气血通畅为顺，气顺血和，自无疼痛之疾。头为诸阳之会，因瘀血内停，络脉不通，阻塞清窍，则每逢经行瘀随血动，欲行不得，故头痛剧烈，痛有定处。血行不畅，瘀阻于胞宫，则经色紫黯有块，小腹疼痛、拒按；瘀血阻滞，气机不利，故胸闷不舒；舌黯或尖边有瘀点，脉细涩或弦涩，均为气血运行不畅之象。

治法：化瘀通络。

方药：通窍活血汤(《医林改错》)。

赤芍　川芎　桃仁　红花　老葱　麝香　生姜　红枣

原方主治妇女干血劳，交节病作，头发脱落，眼疼白珠红，糟鼻子，耳聋年久等，此方又被称为"表里通经第一方"。

方中赤芍、川芎、桃仁、红花直入血分，以行血中之滞，化瘀通络；取老葱、麝香香窜以通上下之气，气通则血活；姜、枣调和营卫。共奏调气活血，化瘀通络之功。

3. 血虚证

主要证候：经期或经后头晕，头部绵绵作痛，月经量少，色淡质稀；心悸少寐，神疲乏力；舌淡苔薄，脉虚细。

证候分析：素体血虚，遇经行则血愈虚，血不上荣，故头晕、头部绵绵作痛，血虚冲任不足，则月经量少，色淡质稀；血虚心神失养，则心悸少寐，神疲乏力；舌淡苔薄，脉虚细，乃为血虚之候。

治法：养血益气。

方药：八珍汤(《正体类要》) 加首乌、蔓荆子。

当归　川芎　白芍　熟地黄　人参　白术　茯苓　炙甘草

原方主治伤损等证，失血过多，或因克伐，血气耗损，恶寒发热，烦躁作渴。

方中当归、川芎、白芍养血和血；熟地、首乌养肝血，滋肾精；人参、白术、炙甘草益气健脾；茯苓健脾宁心安神，蔓荆子清利头目止痛。全方有养血益气之功，使气旺血足，自无经行头痛之疾。八珍汤气血双补，亦统治气血两虚的各种病证。

三、经行感冒

每值经行前后或正值经期，出现感冒症状，经后逐渐缓解者，称"经行感冒"。又称"触经感冒"。

触经感冒之名，见于明·岳甫嘉的《妙一斋医学正印种子编·女科》"妇人遇经行时，身骨疼痛，手足麻痹，或生寒热，头疼目眩，此乃触经感冒"，并提出用加减五积散治疗。

【病因病机】

本病以感受风邪为主，夹寒则为风寒，夹热则为风热。多由素体气虚，卫阳不密，经行阴血下注于胞宫，体虚益甚，此时血室正开，腠理疏松，卫气不固，风邪乘虚侵袭；或素有伏邪，随月经周期反复乘虚而发。经后因气血渐复，则邪去表解而缓解。

1. **风寒**　素体虚弱，卫阳不足，经行气血益虚，卫气不固，风寒之邪乘虚侵袭肌表腠理，不得宣散，皮毛闭塞，风寒束表，而出现一系列风寒表证。

2. **风热**　素体不健，或阳盛之体，或内有伏热或痰热，经行血下，腠理疏而不密，风热外袭，或风邪与内热相结，郁于肌表，发为风热感冒之证。

3. **邪入少阳**　素体虚弱，经行之后，抗病能力更加降低，外邪犯表后很快内犯少阳，出现寒热往来之少阳证。

【诊断】

1. 病史 多有慢性鼻炎、鼻窦炎及慢性咽喉炎等病史。

2. 临床表现 经行之际有外感表证，以鼻塞、流涕、喷嚏、头痛、恶风寒或发热等症状为主，诸证持续 3~7 天，随经净而渐愈，反复发作 2 个月经周期以上。

3. 检查

（1）全身检查：咽部充血。

（2）妇科检查：盆腔器官正常。

（3）辅助检查：血常规分析正常或白细胞升高。

【鉴别诊断】

（1）感冒：为内科病，病位在肌表，以表证为主。月经期虽可偶患感冒，但病机不同，无经行感冒的伴随月经周期发病之规律性。

（2）经行头痛、身痛：虽有经行期间头痛或身痛的证候，但无恶寒发热等表证，可与经行感冒相鉴别。

【辨证论治】

本病病本为虚，发病有风寒、风热、邪入少阳之不同，故经行发病期间，治疗应施以辛温、辛凉解表之剂，但须顾及经行血虚、卫气不固的特点，平时宜和血益气，固卫祛邪。血和卫固，邪不得侵袭腠理。

1. 风寒证

主要证候：每至经行期间，发热，恶寒，无汗，鼻塞流涕，咽喉痒痛，咳嗽痰稀，头痛身痛；舌淡红，苔薄白，脉浮紧。经血净后，诸证渐愈。

辨证分析：素体气血不足，卫表不固，经行阴血下注冲任，正气益虚，易感外邪，经行感冒反复出现，经后渐愈；风寒之邪外束肌表，卫阳被郁，故见恶寒，发热，无汗，清阳不展，络脉失和，则头痛、身痛，风寒上受，肺气不宣而致鼻塞流涕，咽喉痒痛，咳嗽痰稀；苔薄白，脉浮紧俱为表寒征象。

治法：解表散寒，和血调经。

方药：荆穗四物汤（《医宗金鉴》）。

荆芥　白芍　熟地黄　当归　川芎

原方主治血虚头晕头痛。

方中荆芥辛温解表，白芍、熟地黄、当归、川芎养血和血、调经。

风寒感冒轻症者，可用葱豉汤（《肘后备急方》）：葱白、淡豆豉。

2. 风热证

主要证候：每于经行期间，发热身痛，微恶风，头痛汗出，鼻塞咳嗽，痰稠，口渴欲饮；舌红，苔黄，脉浮数。

辨证分析：素体虚弱，或有伏热或痰热史，每至经期阴血下注冲任，正气相对不足，伏热或痰热易动或外邪易乘虚而入，郁于肌表则患感冒，经尽渐愈；风热犯表，热郁肌腠，故发热、身痛，微恶风，风热上扰则头痛汗出，风热犯肺，肺失清肃，则咳嗽；舌红，脉浮数为风热犯肺卫之象。

治法：疏风清热，和血调经。

方药：桑菊饮（《温病条辨》）加当归、川芎。

桑叶 菊花 连翘 薄荷 桔梗 杏仁 芦根 甘草

原方主治太阴风温，但咳，身不甚热，微渴者。

方中桑叶、菊花、连翘、薄荷辛凉解表，桔梗、杏仁宣肺止咳，芦根清热解毒，甘草调和诸药。经行感冒，勿忘调经，加当归、川芎和血调经，使经调感冒自愈。

咳嗽重者加杏仁、川贝母、百部；口渴思冷饮者，加天花粉、沙参。

3．邪入少阳证

主要证候：每于经期即出现寒热往来，胸胁苦满，口苦咽干，心烦欲呕，头晕目眩，嘿嘿不欲饮食；舌红，苔薄白或薄黄，脉弦或弦数。

辨证分析：素体虚弱，每至经期则患感冒，经尽渐愈；风邪客于半表半里之间，营卫不和故寒热往来，邪犯少阳，故胸胁苦满，口苦咽干；舌红，脉弦，均为邪入少阳之证。

治法：和解表里。

方药：小柴胡汤（《伤寒论》）。

柴胡 黄芩 人参 法半夏 甘草 生姜 大枣

原方主治少阳病，寒热往来，胸胁苦满，嘿嘿不欲食，心烦喜呕，口苦咽干，目眩头痛等，或妇人伤寒，热入血室。

方中柴胡、黄芩清热解表，人参、半夏、甘草益气和胃，生姜、大枣调和营卫。

心烦欲呕者加竹茹以降逆除烦。

气虚感冒，由于经行期间气血虚，卫气不固，外感风寒，营卫不和，气虚托送无力，邪不易解，故恶寒较甚，发热，无汗，身楚倦怠，咳嗽，咯痰无力，舌苔淡白，脉浮无力。治宜扶正固表，调和营卫，方选玉屏风散（《医方类聚》）加女贞子、白薇。

黄芪 防风 白术

方中以黄芪、白术益气固表，防风驱风解表，女贞子、白薇调和营卫。

四、经行发热

每值经期或行经前后，出现以发热为主证者，称"经行发热"，亦称"经病发热"（《济阴纲目》）。若经行偶有一次发热者，不属此病。

经行发热的记载，首见于宋代《陈素庵妇科补解·调经门》，并在病因上提出有"客热乘虚所伤"和"内伤"之异，如云："经正行，忽然口燥咽干，手足壮热，此客邪乘虚所伤……若潮热有时，或溅然汗出，四肢倦怠，属内伤为虚证。"提出治疗客热宜退热凉血，内伤宜补血清热。元代《丹溪心法》中有"经行身热"以四物汤加柴胡、黄芩治之的记载。至明《证治准绳·女科》在"发热"候中，列举了与经病有关的各种发热证治之验案。武之望则在其《济阴纲目》中将"经病发热"设专条讨论，并引证了各家之说。《医宗金鉴·妇科心法要诀》亦有"经行发热"证治的讨论。并以发热时间辨虚实："在经前则为血热之热,经后则为血虚之热。"分列不同方药予以治疗。其后陈修园在《女科要旨》中阐述了因瘀滞所致之发热。近代医家朱小南认为本病以"内伤居多"。夏桂成根据经前、经期及经后的不同生理特点和临床表现,针对经行发热病因病机及治疗指出:"经行发热与阴阳气血有关,这里主要从内伤发热分型。临床上虽有郁火、瘀热、阴虚、气虚之分,但常以阴虚郁火的兼夹证型为多见,治疗上主张一般经前、经期着重郁火论治,选丹栀逍遥散;对兼外感者,应加入荆芥、防风、桑叶、菊花、金银花之属;经净后着重滋阴,可选杞菊地黄汤或二甲(龟甲、鳖甲)地黄汤等治之。对腑热证发热,应注意有无感染,如系炎症发热者,当用红藤败酱散合银翘散治之。气虚发热,颇为少见,常用补中益气汤加入青蒿、鳖甲、炒丹皮、炒黄柏等治之较好,待经净后转入脾肾论治以巩固之。"

【病因病机】

本病属内伤发热范畴,主要责之于气血营卫失调。妇人以血为本,月经乃血所化,值经行或行经前后,阴血下注于冲任,易使机体阴阳失衡,若素体气血阴阳不足,或经期稍有感触,即诱发本病。临床常见有肝肾阴虚、血气虚弱、瘀热壅阻发热。

1. **肝肾阴虚** 素体阴血不足,或房劳多产,或久病耗血伤阴,致肝肾阴虚,阴虚生内热,经行之际,血注胞宫,营阴愈虚,虚阳浮越,以致经行发热。

2. **血气虚弱** 禀赋素弱,或劳倦过度,或久病失养,血气不足,经行气随血泄,其气益虚,营卫阴阳失调,遂致低热不扬。

3. **瘀热壅阻** 经期产后,余血未净,或因经期产后外感内伤,瘀血留滞胞中,积瘀化热,经行之际,血海充盈,瘀热内郁,气血营卫失调,遂致经行发热。

【诊断】

1. **病史** 有房劳多产、久病或产褥期感染史。

2. **临床表现** 经期或经行前后出现以发热为主证。发热伴随月经周期出现,或于经前或经行时1~2天内发生,或在经行后期或经净时出现。但体温一般不超过38℃,甚至经净后其热自退。

3. **检查**

(1)妇科检查:患者一般无异常改变。若有急慢性盆腔炎、盆腔结核病史,或宿有瘀血留滞胞宫胞脉者,检查时局部可扪及包块压痛不适,或触痛明显。

(2)辅助检查:血象分析正常或白细胞升高,红细胞沉降率加快。盆腔B超扫描,腹腔镜检查有助诊断。

【鉴别诊断】

1. **经行感冒** 经行前后或经期偶患感冒者,亦可有发热症状,但以外感表证为主,伴见恶寒、鼻塞、流涕等症状,与月经周期无关,而经行发热伴随月经而发生,无外感表证,经后热退。

2. 热入血室　热入血室也可见经行发热，为经期或行经前后，感受外邪，邪热与血相搏所致，其发病虽与月经有关，但不呈周期性反复发作，其热型多为寒热往来，或寒热如疟，可伴有神志症状：昼则明了，暮则谵语，或胸胁满如结胸状而谵语。可与经行发热鉴别。

【辨证论治】

经行发热每随月经周期而发作，主要为气血营卫失调所致。临证须审因论治，根据发热的时间、性质以辨阴、阳、虚、实。大抵发热在经前者多为实；发热在经后者多为气虚、阴虚；发热无时为实热，潮热有时为虚热，乍寒乍热为血瘀；低热怕冷为气虚。还应注意结合月经量、色、质，全身兼证及舌脉综合分析。治疗以调气血、和营卫为主。

1. 肝肾阴虚证

主要证候：经期或经后，午后潮热，月经量少色红；两颧红赤，五心烦热，烦躁少寐；舌红而干，脉细数。

证候分析：经行或经后，阴血既泄，阴虚不能敛阳，阳气外越，则见午后潮热，阴血不足，则月经量少色红；虚火上浮，故两颧红赤，热扰心神，则五心烦热，烦躁少寐；舌红而干，脉细数，乃肝肾精血不足，阴虚内热之象。

治法：滋养肝肾，育阴清热。

方药：蒿芩地丹四物汤（《中医临床家徐志华》）。

青蒿　黄芩　地骨皮　牡丹皮　生地黄　川芎　当归　白芍

方中黄芩、青蒿、地骨皮、牡丹皮清热养阴凉血；生地、白芍滋阴凉血；当归养血调经。全方共奏滋阴清热，凉血调经之效。

2. 血气虚弱证

主要证候：经行或经后发热，热势不扬，动则自汗出，经量多，色淡质薄；神疲肢软，少气懒言；舌淡，苔白润，脉虚缓。

证候分析：气血虚弱，卫外之阳气失固，故发热形寒自汗；气虚中阳不振，则神疲肢软，少气懒言；舌淡苔白润，脉虚缓，乃气虚血弱之候。

治法：补益血气，甘温除热。

方药：补中益气汤（方见月经先期）。

3. 瘀热壅阻证

主要证候：经前或经期发热，腹痛，经色紫黯，挟有血块；舌黯或尖边有瘀点，脉沉弦数。

证候分析：瘀热交结阻碍血行，经行瘀阻不通，营卫失和，则经前、经期发热，腹痛；瘀热煎熬，则经色紫黯而有血块；舌黯或尖边有瘀点，脉沉弦数，乃瘀热之象。

治法：化瘀清热。

方药：血府逐瘀汤（方见闭经）加丹皮。

方中四物养血活血，桃仁、红花、赤芍、牛膝活血化瘀，柴胡、丹皮凉血清热，枳壳、桔梗直通上下气机，使气调血和，瘀去热除。

五、经行身痛

每遇经行前后或正值经期，出现以身体疼痛为主证者，称"经行身痛"。

宋·齐仲甫在《女科百问·第八问》首先论述了"经水欲行，先身体痛"，主要责之于阴阳气血之盛衰，谓："外亏卫气之充养，内乏荣血之灌溉，血气不足，经候欲行，身体先痛也。"并以"趁痛饮子"治疗。《陈素庵妇科补解·调经门》提出病因为外邪及内虚："此由外邪乘虚而入，或寒邪，或风冷，内伤冲任，外伤皮毛，以致周身疼痛。"龚信在《古今医鉴·妇人科》中认为本病因为"劳力太过"或"情志所伤"。《医宗金鉴·妇科心法要诀》根据身痛在经后、经前辨虚实，指出："经来时身体痛疼，若有表证者，酌用前麻黄四物、桂枝四物等汤发之；若无表证者，乃血脉壅阻也……若经行后或血去过多者，乃血虚不荣也。"在临床上具有指导意义。

【病因病机】

本病主因是素体正气不足，营卫失调，筋脉失养，或因宿有寒湿留滞，经行时则乘虚而发。

1. **血虚** 素体血虚，或大病久病后，以致气血两虚，经行时阴血下注胞中，气随血泄，肢体百骸缺乏营血灌溉充养，筋脉失养，不荣而身痛。

2. **血瘀** 素有寒湿稽留经络、关节，血为寒湿凝滞，经行时气血下注冲任，因寒凝血瘀，经脉阻滞，以致气血不通而身痛。

【诊断】

1. **病史** 失血或久病史，经期、产后感受寒湿史。

2. **临床表现** 经行时或经行前后，出现身体疼痛或手足麻痹；或遇经行则身痛加重，经净疼痛渐减，随月经而周期性发作。

3. **检查**

（1）妇科检查：盆腔器官未发现异常。

（2）辅助检查：血液检查红细胞沉降率及抗"O"正常，类风湿因子阴性。

【鉴别诊断】

1. **内科痹证** 内科痹证之肢体、关节酸痛，游走不定，关节屈伸不利，甚至关节变形，疼痛持续发作，时轻时重，与月经无明显关系，但受天气变化影响；血液检查可有红细胞沉降率及抗"O"增高，或类风湿因子阳性。经行身痛的发作与天气无关，但必伴随月经来潮发作，与之不同。

2. **经期外感** 经期外感，为经期偶感风寒之邪，无周期性，且有恶寒、发热、流涕、脉浮等表证。而经行身痛，伴随月经周期发作，无外感症状。

【辨证论治】

本病主因是素体正气不足，营卫失调，筋脉失养，或素有寒湿滞留，经行时则乘虚而发。一般痛在经前，多为实证、血瘀证；痛在经后，多为血虚。治疗以调气血，和营卫，通经络为主。实者重在理气和血，虚者以养血调营为主，因于寒湿者，则以温阳散寒除湿为主。

1. 血虚证

主要证候：经行时肢体疼痛麻木，肢软乏力，月经量少，色淡质薄；面色无华；舌质淡红，苔白，脉细弱。

证候分析：血虚不能濡养筋脉，经行时气血益感不足，四肢百骸失于荣养，则肢体疼痛麻木，血虚冲任血海不足，故经行量少，色淡；血虚气弱，则肢软乏力，面色无华；舌淡苔白，脉细弱，为气血虚弱之象。

治法：养血益气，柔筋止痛。

方药：当归补血汤（《内外伤辨惑论》）加白芍、鸡血藤、丹参、玉竹。

黄芪　当归

原方主治肌热、躁热，口渴引饮，目赤面红，昼夜不息，其脉洪大而虚，重按全无。

方中以黄芪、当归益气养血，黄芪五倍于当归，是补气生血之剂，大补脾肺元气，以资生血之源。白芍、鸡血藤、丹参、玉竹养血柔筋。共奏养血益气，缓急止痛之功。

2. 血瘀证

主要证候：经行时腰膝、肢体、关节疼痛，得热痛减，遇寒疼甚，月经推迟，经量少，色黯，或有血块；舌紫黯，或有瘀斑，苔薄白，脉沉紧。

证候分析：经行以气血通畅为顺，寒邪凝滞经络，则气血运行不畅，故腰膝、肢体、关节疼痛。血得热则行，故得热痛减，遇寒则凝滞而痛甚。寒邪阻滞胞络，气血运行不畅，则月经推迟，经行量少，色黯有块；舌紫黯，或有瘀斑，苔薄白，脉沉紧，乃寒凝血瘀之象。

治法：活血通络，益气散寒止痛。

方药：趁痛散（《经效产宝·续编》）。

当归　黄芪　白术　炙甘草　桂心　独活　牛膝　生姜　薤白

原方主治产后遍身疼痛。

方中当归养血活血为君；黄芪、白术、炙甘草健脾益气，寓气生血长之义；生姜温中散寒；桂心、薤白、独活温阳散寒止痛；牛膝补肝肾，壮腰膝。全方重在益气养血，散寒止痛，使气顺血和，则痛自除。

若寒甚者，加川乌；经行不畅，小腹疼痛者加益母草、延胡索。

六、经行口糜

每值经前或经行时，口舌糜烂，如期反复发作，经后渐愈者，称"经行口糜"。

本病历代文献中少有记载，但临床常见此病，近年常有报道。《素问·气厥论》有"膈肠不便，上为口糜"之论，即言大便秘结，热气上蒸而发为口糜之病机特点。以"谨守病机，各司其属"的原则进行辨证论治，收效颇佳。

【病因病机】

本病历代医家虽无论述，但根据其病变部位，主要表现在口、舌，而舌为心之苗，口为胃之门户，故其病机多由心、胃之火上炎所致。其热有阴虚火旺，热乘于心者；有胃热炽盛而致者，每遇经行阴血下注，其热益盛，随冲气上逆而发。

1. **阴虚火旺** 素体阴虚，或欲念志火内动，或热病后耗津伤阴，值经行则营阴愈虚，虚火内炽，热乘于心，心火上炎，遂致口糜。正如《素问·至真要大论》云："诸痛痒疮，皆属于心。"

2. **胃热熏蒸** 素食辛辣香燥或膏粱厚味，肠胃蕴热，阳明胃经与冲脉相通，经行冲气偏盛，挟胃热上冲，熏蒸而致口糜。

【诊断】

1. **病史** 有过劳或热性病史。
2. **临床表现** 经前或经行时口舌红肿、糜烂生疮。伴随月经周期而发作，经后渐愈。
3. **检查**
(1) 妇科检查：无异常。
(2) 辅助检查：实验室检查多无明显异常改变，但对口糜较重者，应常规查血，必要时行病变局部渗出物的培养及皮肤过敏实验等以除外其他疾病。

【鉴别诊断】

与狐惑病鉴别 狐惑病与西医学的白塞病（即眼－口－生殖器综合征）有相似之处。初起可表现为口唇、舌部及颊部、咽部黏膜圆形或卵圆形溃疡，但随着病情的发展，还将出现生殖器和眼部角膜等处溃疡；且病程较长，久治不愈。经行口糜限于经行期间反复出现的口腔黏膜溃破糜烂，月经过后溃疡自愈，反复发作于月经周期。

【辨证论治】

经行口糜，多属热证。辨证必须详辨虚实，大凡以脉数实而大，口干喜饮，尿黄便结者，属实；脉数无力，口干不欲饮，属虚。治疗原则以清热为主，佐以活血化瘀。虚者养阴清热；实者清热泻火。药宜用甘寒之品，使热除而无伤阴之弊。

1. **阴虚火旺证**
主要证候：经期口舌糜烂，口燥咽干，月经量少，色红；五心烦热，尿少色黄；舌红苔少，脉细数。
证候分析：阴虚火旺，火热乘心，经期阴血下注，则虚火益盛，故经期口舌糜烂，阴血不足，则月经量少，色红；阴津虚少，不能上乘，则口燥咽干，阴虚不能敛阳，则五心烦热，内热灼津伤液，则尿少色黄；舌红苔少，脉细数，均为阴虚内热之征。
治法：滋阴降火，佐以活血化瘀。

方药：知柏地黄汤(《医宗金鉴》) 加蒲黄、田七

熟地黄　山萸肉　山药　泽泻　茯苓　丹皮　知母　黄柏

方中以熟地、山萸肉、山药补肝肾之阴，知母、黄柏、丹皮清肾中之伏火，佐茯苓、泽泻，导热由小便外解。全方共奏滋养肝肾，清泻虚火之功。

2. 胃热熏蒸证

主要证候：经行口舌生疮，口臭，月经量多，色深红；口干喜饮，尿黄便结；舌苔黄厚，脉滑数。

证候分析：口为胃之门户，胃热炽盛，经行冲气夹胃热逆上，熏蒸于上，则口舌生疮、口臭；热盛迫血妄行，故月经量多，色深红；热盛灼伤津液，则口干喜饮，尿黄便结；苔黄厚，脉滑数，均为胃热炽盛之象。

治法：清胃泄热。

方药：凉膈散(《和剂局方》)。

大黄　朴硝　甘草　山栀　薄荷叶　黄芩　连翘　竹叶

原方主治大人小儿脏腑积热，唇焦咽燥，舌肿喉闭，颔颊结硬，口舌生疮等证。

方中朴硝、大黄清热泻下，连翘、竹叶、栀子、黄芩清热解毒，甘草缓急和中，薄荷清疏。全方咸寒苦甘，清热泻下，则胃热自清，口糜自愈。

若脾虚湿热内盛者，则口糜或口唇疱疹，脘腹胀满，大便馊臭。治宜芳香化浊，清热利湿，方用甘露消毒丹(《温热经纬》)。

七、经行泄泻

每值行经前后或经期，大便溏薄，甚或水泻，日解数次，经净自止者，称为"经行泄泻"。明《汪石山医案》称之为"经行而泻"。清《叶氏女科证治》称为"经来泄泻"。本病以泄泻伴随月经周期而出现为主要特点，临床也有平素有慢性腹泻，遇经行而发作尤甚者，亦属本病范畴。若经期偶因饮食不节，或伤于风寒而致泄泻者，则不属本病论述范围。

经行泄泻，最早见于《陈素庵妇科补解·调经门》，陈氏认为本病由脾虚所致："经正行忽病泄泻，乃脾虚。"《汪石山医案·调经》云："经行而泻……此脾虚也。脾统血属湿，经水将行，脾气血先流注血海，此脾气既亏，则不能运行其湿。"提出了经行泄泻，主要责之于脾，且对其脾虚致泻与月经的关系阐述较为贴切，并认为宜"以参苓白术散服之"。清代《医宗金鉴·妇科心法要诀》在前人论述的基础上，又分列有虚寒、虚热及寒湿之论。《叶氏女科证治·调经门》认为见经来之时五更泄泻者因于肾虚："经行五更泄泻者……此乃肾虚。"《沈氏女科辑要笺正》引王孟英说："亦有肝木侮土者。"均补充了先贤论述之不足。

历代医家论述本病主要发病机理与脾、肾二脏密切相关。平素脾气虚弱或肾阳不足，当经行之际，脾肾更虚，是以经行泄泻。

【病因病机】

本病的发生主要责之于脾肾虚弱。脾主运化，肾主温煦，为胃之关，主司二便。若二脏功能失于协调，脾气虚弱或肾阳不足，则运化失司，水谷精微不化，水湿内停。经行之际，

气血下注冲任，脾肾益虚而致经行泄泻。

1.**脾虚** 素体脾虚，经行时气血下注血海，脾气益虚，脾虚失运，化湿无权，湿浊下渗于大肠而为泄泻；或肝木乘脾，而致腹痛即泄。

2.**肾虚** 素体肾虚，命门火衰，经行时经水下泄，肾气益虚，不能上温脾阳，脾失温煦，运化失司，致成经行泄泻。

【诊断】

1.**病史** 有过度劳累、房劳多产或慢性胃肠疾病史。

2.**临床表现** 经前2～3天或正值经行发生泄泻，经净渐止，并伴随月经周期反复发作。

3.**检查**

（1）妇科检查：盆腔器官无异常。

（2）辅助检查：大便检查未见异常。

【鉴别诊断】

1.**内科泄泻** 多因脏腑功能失调、饮食内伤或外感所致腹泻，偶可正值经期发病，但无随月经周期反复发作的特点。常伴有发热、恶心呕吐等。

2.**经期伤食** 经期偶然伤食，引起泄泻，有暴饮暴食或不洁饮食史，常伴腹痛肠鸣，脘腹痞满，嗳腐酸臭，与月经周期无关。

3.**经期感寒泄泻** 经期感受寒湿及风寒之邪，侵袭肠胃，泄泻清稀，甚至如水样，腹痛肠鸣，伴有恶寒发热，鼻塞头痛等表证。经行泄泻则伴随月经周期而发作，且无表证。

【辨证论治】

经行泄泻，有脾虚、肾虚之分，辨证时应着重观察大便的性状及泄泻时间，参见兼证辨之。若大便溏薄，脘腹胀满，多为脾虚之候；若大便清稀如水，每在天亮前而泻，畏寒肢冷者，多为肾气虚寒。本病的治疗以健脾、温肾为主，调经为辅。脾健湿除，肾气得固，则泄泻自止。

1.**脾虚证**

主要证候：月经前后，或正值经期，大便溏泄，经行量多，色淡质薄；脘腹胀满，神疲肢软，或面浮肢肿；舌淡红，苔白，脉濡缓。

证候分析：脾虚失运，经行气血下注血海，脾气益虚，不能运化水湿，湿渗大肠，则大便泄泻，溏薄，脾阳不振，则神疲肢软，脾阳虚气血化源不足，则经色淡红质稀薄，量多者，乃为气虚不能摄血所致；脾虚运化失司，脘腹胀满，水湿泛溢肌肤，则面浮肢肿；舌淡红，苔白，脉濡缓，均系脾虚之候。

治法：健脾渗湿，理气调经。

方药：参苓白术散（《和剂局方》）。

人参　白术　扁豆　茯苓　甘草　山药　莲肉　桔梗　薏苡仁　砂仁

原方主治脾胃虚弱，饮食不进，多困少力，中满痞噎，心忪气喘，呕吐泄泻及伤寒咳噎。

方中以人参、白术、茯苓、甘草、山药健脾益气，扁豆、莲肉、薏苡仁健脾化湿，砂仁和胃理气，桔梗载药上行。全方使脾气健运，水精四布，自无泄泻之疾。

若脾虚肝木乘之，则经行腹痛即泻，泻后痛止，兼胸胁痞闷，嗳气不舒。治宜补土泻木，用痛泻要方（《丹溪心法》）。

2. 肾虚证

主要证候：经行或经后，大便泄泻，或五更泄泻，经色淡，质清稀；腰膝酸软，头晕耳鸣，畏寒肢冷；舌淡，苔白，脉沉迟。

证候分析：肾阳虚衰，命火不足，不能上温脾阳，经行则肾虚益甚，水湿下注，是以经行泄泻，五更之时，阴寒较盛，故天亮前作泻。肾阳虚衰，不能温养脏腑，影响血之生化，故经色淡而质清稀；阳虚经脉失于温煦，则畏寒肢冷，腰为肾之府，肾主骨、生髓，脑为髓海，肾虚则头晕耳鸣，腰膝酸软；舌淡苔白，脉沉迟，均为肾阳虚衰之候。

治法：温阳补肾，健脾止泻。

方药：健固汤（《傅青主女科》）合四神丸（《证治准绳》）。

党参　白术　茯苓　薏苡仁　巴戟天　补骨脂　吴茱萸　肉豆蔻　五味子

健固汤原方主治经前泄水。四神丸原方治脾肾虚寒，黎明泄泻。

方中以党参、白术、茯苓、薏苡仁健脾渗湿，巴戟天、补骨脂温肾扶阳，吴茱萸温中和胃，肉豆蔻、五味子固涩止泻。使肾气得固，脾气健运，湿浊乃化，泄泻自愈。

八、经行浮肿

每逢经行前后，或正值经期，头面四肢浮肿者，称为经行浮肿。《叶氏女科证治》称"经来遍身浮肿"。《竹林女科》谓"经来浮肿"。

经行浮肿，在古代妇科专著中鲜有论述。古籍中有血分肿满与水分肿满之论述，如《校注妇人良方·妇人血分水分肿满方论》云："妇人经水不通，则化为血，血不通，则复化为水。故先因经水断绝，后至四肢浮肿，致小便不通，名曰血分。……若先因小便不通，后身面浮肿，致经水不通，名曰水分。……经脉不通而化为水，流走四肢，皆肿满，亦名血分。"但对伴随月经周期出现浮肿，经后逐渐消失者，古人论及较少。《叶氏女科证治·调经》中提及："经来遍身浮肿，此乃脾土不能化水，变为肿，宜服木香调胃汤。"《哈荔田妇科医案医话选》中指出本病"系脾阳不振，寒湿凝滞，行经期间，气血运行不畅，体液调节障碍，水湿泛溢肌肤所致。"又认为："此属血滞经脉，气不行水，脾肾两虚，运化失健。病在血分，不可单作水治，拟以养血调经，崇土制水。"

【病因病机】

《内经》指出："诸湿肿满，皆属于脾"，"肾者，胃之关也，关门不利，故聚水而从其类也"。说明了参与水液代谢的脏腑以脾肾两脏为主。脾为水之制，肾为水之本，一主运化，一司开阖，脾主运化，脾虚则运化功能失职，水湿为患，泛溢肌肤则为肿。而肾主水，为水脏，体内水液有赖肾阳的蒸腾气化，才能正常运行敷布排泄。肾虚则气化失职，不能化气行水，水液溢于肌肤而为肿。经前、经行时气血下注于胞宫，若素体脾肾虚损，值经行则脾肾更虚，气化运行失司，水湿生焉，因而出现经行浮肿。也有因肝郁气滞，血行不畅，滞而作胀者。

1. **脾肾阳虚** 平素思虑劳倦过度，损及脾肾，经水将行，精血流注于胞，脾肾益虚，阳气不运，气化不利，水湿停滞，溢于肌肤，遂发浮肿。

2. **气滞血瘀** 情志内伤，肝失条达，疏泄无权，气滞血瘀，经前、经时冲任气血壅滞，气滞益甚血行不畅，气机升降失常，水湿运化不利，泛溢肌肤则滞而为肿。

【诊断】

1. **病史** 过劳史或七情内伤史。

2. **临床表现** 经行头面四肢浮肿，伴随月经周期而出现，经净则浮肿渐消。

3. **检查**

（1）全身检查：经行前后、或经期体重可增加，或有头面四肢浮肿。

（2）妇科检查：一般无器质性改变。

（3）辅助检查：

①内分泌检查：血、尿中的雌激素、催乳素水平可见增高，或雌激素与孕激素比值升高。

②肝肾功能、血浆蛋白均正常，

③小便常规检查：多属正常范围。

【鉴别诊断】

经行浮肿患者，一般水肿程度较轻，血、尿常规无明显异常。如经净后浮肿仍不能消退者，则需考虑是否为心、肝、肾功能不良、甲状腺功能减退及营养不良等因素引起的浮肿。应结合有关检查，明确诊断。这类浮肿虽可在经期加重，但应按内科杂病治之，不可与经行浮肿混为一谈。

1. 心源性浮肿者，可有心功能减退、心率快、呼吸困难、颈静脉怒张、肝肿大。

2. 肝源性浮肿者，多有肝病、肝功能异常史，多在肝病晚期出现，常为有腹水伴水肿，无周期性。

3. 肾源性浮肿者，有肾功能不全病史，水肿程度较重，无周期性。

4. 甲状腺功能减退致肿者，通过甲状腺功能检查可以鉴别。

5. 营养不良性水肿，多属全身性浮肿，有营养不良病史伴低蛋白血症。

【辨证论治】

本病重在辨其虚实。若经行面浮肢肿，按之没指，为脾肾阳虚之征；若经行肢体肿胀，按之随手而起，则为肝郁气滞。证有虚实，论治有异。虚者，治以温肾健脾化湿，化气行水消肿；实者，治以行气活血，利水消肿。临床往往以虚证多见，治疗多以温补取效。兹分述如下：

1. 脾肾阳虚证

主要证候：经行面浮肢肿，按之没指，晨起头面肿甚，月经推迟，经行量多，色淡质薄；腹胀纳减，腰膝酸软，大便溏薄；舌淡，苔白腻，脉沉缓，或濡细。

证候分析：脾肾阳虚，水湿内停，经前及经期气血下注冲任，脾肾益虚，水湿不化，泛溢于肌肤，则见四肢浮肿，脾肾虚损，经血失固，则经行量多，色淡红质薄；脾虚失运，则纳减腹胀，大便稀溏，腰为肾府，肾虚则腰膝酸软；舌淡苔白腻，脉沉缓或濡细，乃为阳虚不足之候。

治法：温肾化气，健脾利水。

方药：肾气丸(《金匮要略》) 合苓桂术甘汤(《伤寒论》)。

(1) 肾气丸(《金匮要略》)

桂枝　附子　熟地黄　山萸肉　山药　茯苓　丹皮　泽泻

原方主治虚劳腰痛，少腹拘急，小便不利者。

(2) 苓桂术甘汤(《伤寒论》)

茯苓　白术　桂枝　甘草

原方主治伤寒，若吐若下后，心下逆满，气上冲胸，起则头眩，脉沉紧，发汗则动经，身为振振摇者。

肾气丸温肾化气行水，苓桂术甘汤健脾利水，两方合用，共奏温肾健脾，化气利水之功。临证时适当加活血调经之品如当归、丹参、益母草，以达气、血、水同治，使经调肿消。

2. 气滞血瘀证

主要证候：经行肢体肿胀，按之随手而起，色黯有块；脘闷胁胀，善叹息；舌紫黯，苔薄白，脉弦涩。

证候分析：平素气滞不行，经前、经期气血下注，冲任气血壅盛，气滞益甚，水湿运化不利，泛溢肌肤则头面肢体肿胀。气滞血瘀则经血运行不畅，色黯有块；肝郁气滞，故脘闷胁胀，善叹息；舌紫黯，苔薄白，脉弦涩，均为气滞血瘀之征。

治法：理气行滞，养血调经。

方药：八物汤(《医垒元戎》) 加泽泻、益母草。

当归　川芎　芍药　熟地黄　延胡索　川楝子　炒木香　槟榔

原方主治妇人经事欲行，脐腹绞痛，临经痛者，血涩也，宜八物汤。

方中四物汤以养血活血，延胡索行血中之滞，川楝子、木香、槟榔疏肝理气。使气行血畅，共收理气活血行水消肿之效。

九、经行风疹块

每值临经时或行经期间，周身皮肤突起红疹，或起风团，瘙痒异常，经净渐退者，称"经行风疹块"或称"经行瘾疹"。

历代医籍对此所论甚少，《妇人大全良方》有"妇人赤白游风方论"，但未说明该病发生与月经的关系。《女科百问·第四十六问》云：“身瘙痒者，是体虚受风，风入腠理与血气相搏而俱往来在皮肤之间，邪气散而不能冲击为痛，故但瘙痒也。”《杂病广要·调经》：“妇人血气，或通身痒，或头面痒，如虫行皮中，缘月水来时，为风所吹。”《医宗金鉴·妇科心法要诀》有“血风疮证治”等记载，如云“遍身痞癗如丹毒，痒痛无时搔作疮，血风风湿兼血燥，加味逍遥连地方；愈后白屑肌肤强，血虚不润养荣汤”，较完整地论述了本病的临床表现、病因病机及主治方药。近代医家《哈荔田妇科医案医话选·医案》认为经行瘾疹周期发作的原因是“经血下脱，肤腠空虚，风邪外袭，郁于肌肤之故。初予清热利湿、凉血解毒、消风止痒之剂治其标，以缓解症状为主；末调理脾胃、益气血、和营卫，以增强抗病邪之力，防其反复”，所论颇为中肯。

【病因病机】

本病多因风邪为患，缘于素体本虚，适值经行，气血益虚，风邪乘虚而入，郁于皮肤肌腠之间而诱发本病。本病有内风、外风之别，内风者，由血虚生风所致，外风者由风邪乘经期、产后、体虚之时，袭于肌腠所致。

1. **血虚** 因素体血虚，或多产、久病失养，营阴暗损，经行时阴血外泄，阴血益感不足，血虚生风，风胜则痒。

2. **风热** 素体阳盛，或过食辛辣之品，血分蕴热，经行时气血变化急骤，阴血相对不足，风热之邪乘虚而入，搏于肌肤腠理，热胜生风，遂发风疹。

【诊断】

1. **病史** 有过敏体质史。

2. **临床表现** 本病发作与月经周期密切相关，每随经行而出现周身皮肤突起红疹，或起风团，瘙痒异常，经净渐消。并无其他诱因，与一般风疹块因过敏物质诱发者不同。

3. **检查**

妇科检查：无异常。

【鉴别诊断】

风疹或荨麻疹：所起之风团瘙痒多由药物、饮食等致敏因素所诱发，其发病不随月经周期反复发作，可资鉴别。

【辨证论治】

经行风疹块有虚证与实证之分，主要病机是风邪为患，主要根据证候特点，结合月经情况进行辨证，如血虚生风化燥者，皮肤干燥，瘙痒难忍，入夜更甚，月经多推迟、量少色淡；风热者，皮肤红热，瘙痒难忍，月经多提前、量多色红。

本病的治疗，应根据“治风先治血，血行风自灭”的原则，以养血祛风为主，虚证宜养血祛风，实证宜疏风清热。慎用辛温香燥之品，以免劫伤阴血。

1. 血虚证

主要证候：经行风疹频发，瘙痒难忍，入夜尤甚，月经多推迟、量少色淡；面色不华，肌肤枯燥；舌淡红，苔薄，脉虚数。

证候分析：营阴不足，血虚生风，经行时阴血愈虚，风胜则痒，故风疹频发。因血属阴，故入夜痒甚，阴血不足，冲任血少，血海无以按时由满而溢泻，故月经多推迟、量少色淡；血虚不能上荣于面，则面色不华，血虚肌肤失荣，则肌肤枯燥；舌淡红、苔薄，脉虚数，均为血虚生风之象。

治法：养血祛风。

方药：当归饮子（《外科正宗》）。

当归　川芎　白芍　生地黄　防风　荆芥　黄芪　甘草　白蒺藜　何首乌

原方主治血燥皮肤作痒，及风热疮疥瘙痒，或作疼痛。

方用四物汤加首乌、荆芥、防风养血祛风，白蒺藜疏肝泄风，黄芪、甘草益气固表，扶正达邪。全方共奏养血祛风止痒之功效。

若风疹团块瘙痒甚，难眠者，酌加蝉蜕、生龙齿。

2. 风热证

主要证候：经行身发红色风团、疹块，瘙痒不堪，感风遇热，其痒尤甚，月经多提前、量多色红；口干喜饮，尿黄便结；舌红苔黄，脉浮数。

证候分析：风热相搏，邪郁肌腠，则身起红色风团，瘙痒异常。热甚伤津，则口干喜饮，尿黄便结。舌红苔黄，脉浮数，均为风热内盛之象。

治法：疏风清热。

方药：消风散（《外科正宗》）。

荆芥　防风　当归　生地黄　苦参　炒苍术　蝉蜕　木通　胡麻仁　生知母　煅石膏　生甘草　牛蒡子

原方主治风湿浸淫血脉，致生疥疮，瘙痒不绝，及大人小儿风热瘾疹，遍身云片斑点，乍有乍无并效。

方中当归、生地、牛蒡子养血清热疏风；荆芥、防风、蝉蜕疏风止痒，苦参、苍术燥湿清热解毒；胡麻仁养血润燥；知母、石膏清热泻火；木通、甘草清火利尿，导热由小便下行。全方共奏疏散风热，消疹止痒之功。

十、经行吐衄

每逢经行前后，或正值经期，出现周期性的吐血或衄血者，称"经行吐衄"。常伴经量减少，好像是月经倒行逆上，亦有"倒经"、"逆经"之称。

本病历代医籍均有记载，其临床症状亦记载较详。如《本草纲目·百病主治药上》云："有行期只吐血、衄血者，或眼耳出血者，是谓逆行。""经行吐衄"一词，最初载自清代《医宗金鉴·妇科心法要诀》，《傅青主女科》谓"经逆"，《叶氏女科证治》称之"逆经"、"倒经"："经不往下行，而从口鼻中出，名曰逆经"。龚廷贤在《万病回春·调经》中说"错经妄行于口鼻者，是火载血上，气之乱也。"比较明确地揭示了"经行吐衄"的病因乃因火、因热为病，引起肝气上逆，气逆血乱所致。清·叶天士提出了"过食椒姜辛热之物，热伤其血，则血乱上行。"《沈氏女科辑要笺正·月事异常》认为倒经"多由阴虚于下，阳反上冲"所致，故治疗宜"重剂抑降"，"甚者且须攻破，方能顺降。"清·傅青主则在此理论基础上提出本病治法"宜平肝以顺气"，方以"顺经汤"主之。

本病相类于西医学的"代偿性月经"。

【病因病机】

本病之因，由血热而冲气上逆，迫血妄行所致。出于口者为吐，出于鼻者为衄。临床以鼻衄为多，常见的证型，则有肝经郁火，肺肾阴虚两种。

1. **肝经郁火**　肝司血海，素性抑郁，或恚怒伤肝，肝郁化火，冲脉隶于阳明而附于肝，经行时冲气旺盛，冲气挟肝火上逆，血热气逆，灼伤血络，迫血上溢，故上逆而为吐血、衄血。正如朱丹溪说："血气冲和，万病不生，一有怫郁，诸病生焉。"

2. **肺肾阴虚**　素体阴虚，经行时阴血下溢，阴血亏虚，虚火上炎，灼肺伤络，络损血溢，以致吐衄。

【诊断】

1. **病史**　精神刺激或肺、鼻咽部炎症病史。

2. **临床表现**　每逢月经来潮前 1~2 日，或正值经期，亦有少数在经将净时出现吐血或衄血，血量多少不一，经净后便停止，多伴月经量减少，甚则无月经，连续 2 个月经周期以上。

3. **检查**

(1) 体格检查：详细检查鼻、咽部以及气管、支气管、肺、胃等黏膜有无病变，必要时行活检以辅助诊断，排除恶性肿瘤及炎症所致出血。

(2) 妇科检查：无异常。

(3) 辅助检查：胸部 X 线片、纤维内窥镜检查以排除鼻、咽部以及气管、支气管、肺、胃等器质性病变。

【鉴别诊断】

内科吐血、衄血疾病　内科吐血、衄血者多有消化性溃疡、肝硬化、支气管扩张、肺结核等病史，虽可能有经期加重的趋势，但其吐血、衄血可在非行经期发生，与本病随月经周期反复出现有所不同。应注意详细询问病史，了解出血是否与月经周期有关等，另外胸片、纤维内窥镜等检查均有助于鉴别。

【辨证论治】

本病因血热气逆而发，与经前、经期冲气偏盛有关。治疗上应本着"热者清之"、"逆者平之"的原则，以清热降逆平冲，引血下行为主，或滋阴降火，或清泄肝胃之火，不可过用苦寒克伐之剂，以免耗伤气血。

1. 肝经郁火证

主要证候： 经前或经期吐血、衄血，量较多，色鲜红，月经可提前、量少甚或不行；心烦易怒，或两胁胀痛，口苦咽干，头晕耳鸣，尿黄便结；舌红苔黄，脉弦数。

证候分析： 素性肝郁，木火炽盛，冲气偏盛，值经前或行经之时，冲气挟肝火上逆，热伤阳络，血随气升，故吐血、衄血，火盛则血量较多而色红，热扰冲任，则经期屡提前，因吐血、衄血较多，故经行量少，甚或不行；两胁为肝经所布，肝气郁结，则两胁胀痛，肝郁化火，则心烦易怒，口苦咽干，肝火上扰清窍则头晕耳鸣，热灼阴津，则尿黄便结；舌红苔黄，脉弦数，为肝热内盛之象。

治法： 清肝调经。

方药： 清肝引经汤（《中医妇科学》四版教材）。

当归 白芍 生地黄 丹皮 栀子 黄芩 川楝子 茜草 牛膝 白茅根 甘草

方中当归、白芍养血柔肝，生地、丹皮凉血清热，栀子、黄芩清热降火，川楝子疏肝理气，茜草、白茅根佐生地以增清热凉血之功，牛膝引血下行，甘草调和诸药。

若兼小腹疼痛，经行不畅有血块者，为瘀阻胞中，于上方加桃仁、红花以活血祛瘀止痛。

2. 肺肾阴虚证

主要证候： 经前或经期吐血、衄血，量少，色黯红，月经每先期、量少；平素可有头晕耳鸣，手足心热，两颧潮红，潮热咳嗽，咽干口渴；舌红或绛，苔花剥或无苔，脉细数。

证候分析： 素体肺肾阴虚，虚火上炎，经行后阴虚更甚，虚火内炽，损伤肺络，故血上溢而为吐衄，阴血虚则血量少、色鲜红，虚火内盛，热伤胞络，故月经先期、量少；阴虚内热，故头晕耳鸣，手足心热，潮热，两颧潮红，灼肺伤津，则咽干，口渴，咳嗽；舌红绛，苔黄剥或无苔，脉细数，为阴虚内热之象。

治法： 滋阴养肺。

方药： 顺经汤（《傅青主女科》）加牛膝

当归 熟地黄 沙参 白芍 茯苓 黑荆芥 丹皮

原方主治经行腹疼吐血。

方中当归、白芍养血调经，沙参润肺，熟地滋肾养肝，丹皮清热凉血，茯苓健脾宁心，黑荆芥引血归经，牛膝引血下行。

【急症处理】

出血量多时应及时止血，吐血可口服大黄粉，或田七粉，或云南白药。衄血可用纱条压迫鼻腔部止血，加用1%麻黄素滴鼻。

十一、经行情志异常

每值行经前后，或正值经期，出现烦躁易怒，悲伤啼哭，或情志抑郁，喃喃自语，或彻夜不眠，甚或狂躁不安，经后复如常人者，称为"经行情志异常"。

早在《陈素庵妇科补解·经行发狂谵语论》就对本病的临床表现、病因病机、证治方药有所论述，如云："经正行发狂谵语，忽不知人，与产后发狂相似，缘此妇素系气血两虚，多怒而动肝火，今经行去血过多，风热乘之，客热与内火并而相搏，心神昏闷，是以登高而歌，去衣而走，妄言谵语，如见鬼神，治宜清心神，凉血清热为主，有痰，兼豁痰，有食，兼消食。宜用金石清心饮。"而《妇科一百七症发明》则责之于心、肝二经为患，认为与肝火、心火有关。

本病相当于西医学的周期性精神病。

【病因病机】

本病多由于情志内伤，肝气郁结，痰火内扰，遇经行气血骤变，扰动心神而致。

1. **肝气郁结** 情怀不畅，肝气不舒，郁而化火，肝胆火炽，冲脉隶于阳明附于肝，经前冲气旺盛，肝火夹冲气逆上，扰乱心神，遂致情志异常。

2. **痰火上扰** 素体痰盛，或肝郁犯脾，脾失健运而痰湿内生，肝郁化火，火性炎上，炼液成痰，痰火壅积于胸，经期冲气旺盛，冲气挟痰火上扰清窍，神明逆乱，以致情志异常。

【诊断】

1. **病史** 平素有情志不舒史。

2. **临床表现** 经行期间或经行前后，出现情志变化，表现为烦躁易怒，悲伤啼哭，或情志抑郁，喃喃自语，甚或狂躁不安者，经净后情志恢复正常，伴随月经周期而反复发作。

3. **检查**

(1) 妇科检查：无异常改变。

(2) 辅助检查：可见血清泌乳素升高，雌激素/孕激素比值升高。

【鉴别诊断】

1. **热入血室** 热入血室往往见经水适来适断，昼日明了，入夜谵语，如见鬼状等情志症状，病因是适逢经期，外邪乘血虚侵袭而致，故有往来寒热，或寒热如疟之证，本病则无寒热之证，这是两者的区别点。

2. **脏躁** 妇人无故自悲伤，不能控制，甚或哭笑无常，呵欠频作者，称"脏躁"。虽与经行情志异常都有情志改变，但脏躁无周期性，与月经无关，而经行情志异常则伴随月经周期而发作。

【辨证论治】

本病多由情志所伤而起，以经前或经期有规律地出现情志异常为辨证要点。治疗须结合证型，因于肝郁者，治当养血舒肝；因于痰火者，则宜清热涤痰。

1. **肝气郁结证**

主要证候：经前抑郁不乐，情绪不宁，烦躁易怒，甚至怒而发狂，经后逐渐减轻或复如常人，月经量多，色红，经期提前；胸闷胁胀，不思饮食，彻夜不眠；苔薄腻，脉弦细。

证候分析：病由情志所伤，肝失条达，经前冲气旺盛，肝气挟冲气逆上，扰乱心神，致情志异常，而见精神抑郁，情绪不宁，烦躁易怒，甚至怒而发狂，经后冲气渐平，逆火随血去而减，故经净复如常人。肝郁化热，热迫血行，则月经量多，色红；足厥阴肝经布胁肋，肝郁气滞，则胸闷胁胀，肝气犯脾，故不思饮食；苔薄腻，脉弦，为肝郁之象。

治法：舒肝解郁，养血调经。

方药：逍遥散（方见月经先后无定期）。

若肝郁化火，见心烦易怒，狂躁不安等，上方加丹皮、山栀子，或用龙胆泻肝汤（《医宗金鉴》）。

2. 痰火上扰证

主要证候：经行狂躁不安，头痛失眠，平时带下量多，色黄质稠；面红目赤，心胸烦闷；舌红，苔黄厚或腻，脉弦滑而数。

证候分析：痰火内盛，经前冲气旺盛，痰火挟冲气逆上，扰乱神明，蒙蔽心窍，则狂躁不安，头痛失眠，经后气火渐平和，则症状逐渐消失，复如常人，痰湿下注，则带下量多，色黄质稠；肝热痰火上扰头面，故面红目赤，痰火结于胸中，则心胸烦闷；舌红，苔黄厚或腻，脉弦滑数，均属痰火内盛，阳气独亢之象。

治法：清热化痰，宁心安神。

方药：生铁落饮（《医学心悟》）加郁金、川黄连。

天冬　麦冬　贝母　胆南星　橘红　远志　连翘　伏苓　茯神　玄参　钩藤　丹参　辰砂　石菖蒲　生铁落

原方治狂症由痰火结聚所致，或伤风阳明，邪热所发痰火者。

方中生铁落重镇降逆，胆星、贝母、橘红清热涤痰，菖蒲、远志、辰砂宣窍安神，二冬、玄参、连翘、钩藤、川连养阴清热，郁金疏肝理气。使热去痰除，则神清志定而病自除。

大便秘结者，加生大黄、礞石；痰多者加天竺黄。

【急症处理】

患者在症状发作期内，可配合针灸治疗，选用三阴交、合谷、内关等穴位，并可选用以下西药：

1. 苯巴比妥片 0.03g，口服，每日 2 ~ 3 次；安定片 2.5mg ~ 5mg 口服，每晚 1 次。

2. 谷维素 10 ~ 20mg，口服，每日 3 次。

3. 维生素 B_6 20 ~ 40mg，口服，每日 3 次。

【临证参考】

月经前后诸证是以因经而发，经净则止为临床特点，其之所以发病，是与经期及其前后冲任、气血、子宫的盈虚变化较平时急骤，气血容易壅滞或亏虚有关。更取决于患者的体质因素及脏腑的偏虚偏旺。若素体肝郁、脾虚、肾虚或气血虚弱，在这些致病因素的影响下，使经前、经量机体已经壅滞的气血运行不畅，使已经偏虚的阴血更形不足而发为月经前后诸证。常见的病因病机是肝郁、脾虚、肾虚、气血虚弱和血瘀，尤以肝郁为多见。临证中，诸证发于上者，多为实证、热证；诸证发于下者，多为虚证、寒证；诸证发于全身躯体者，多为虚实夹杂证。治疗分为两步：经期及其前后，针对主证治其标；平时调理体质，消除病因治其本。同时还当重视经期调护：适寒温、调情志、慎劳逸、禁房事、爱清洁，便可防病于未然。

【医案选录】

《哈荔田妇科医案医话选·医案》：李某，女，28 岁，已婚，1972 年 8 月 6 日初诊。

婚后 3 年迄今未孕育，近 2 年来，每于经前数天开始头疼，逐日加重，至经潮第 1 天往往痛如劈裂，苦不可耐，常须注射止痛剂，并口服镇痛、镇静药，以求缓解痛苦。经行第 2 天后辄病势递减，经净渐止。发作时伴头晕失眠，泛恶不合，烦躁易怒，目不欲睁，腰酸肢楚，口干咽燥，乳房作胀。平素月经周期或提前或错后，经量中等，色红夹块。末次月经在 7 月 10 日。就诊时经期将届，正值头痛发作，舌边尖红，苔薄黄少津，脉细弦而数。辨证为肝肾阴虚，水不涵木，肝阳上亢。治拟平肝潜阳，滋水涵木，疏风定痛之法。

处方：钩藤、菊花（后下）、白蒺藜各 9g，生石决明 24g，杭白芍、厚元参、细生地各 15g，女贞子 9g，香白芷、北细辛各 1.8g，生蔓荆子、香附米、紫苏梗、藁本、川芎各 6g。2 剂，水煎服。

二诊 （8 月 8 日）

药后头痛、头晕均减，烦躁渐安，大便通畅，惟仍乳胀腰酸，小腹坠感。脉弦细略数，苔现薄润。此经汛欲潮之候，拟予平肝潜阳，佐以养血通经之法。

处方：钩藤、白蒺藜、菊花各 9g，生石决明 24g，川芎片、藁本各 6g，川萆薢 6g，杭白芍 15g，全当归 12g，女贞子 9g，紫丹参 15g，怀牛膝 9g，香附米、醋柴胡各 9g，3 剂，水煎服。

三诊 （8 月 20 日）

上方服后，于 8 月 11 日月经来潮，量较既往为多，来经 6 天而止，经潮第 1 天仅有轻微头痛。现腰酸乏力，睡眠不实，食纳欠佳，舌苔薄白，脉象细弦。治拟滋肾平肝，调理脾胃。

处方：钩藤、白蒺藜各 9g，香白芷 6g，女贞子、山萸肉、杭白芍各 9g，广寄生、川续断、秦当归各 12g，炒白术、云茯苓、干佛手各 9g，焦三仙各 9g。5 剂，水煎服。

嘱下次经前 10 天服二诊方，日服 1 剂，至经潮后停服。经后再服三诊 5 ~ 10 剂。如此调理 2 个周期，头痛未发作，月经恢复正常，停药后观察半年，亦无反复。

按经前头痛临床较为常见，发病每与肝气郁滞，肝火上炎，肝阳亢盛等因素有关。本例经前头疼头晕，烦躁少寐，腰酸肢楚，口干咽燥，目不欲睁，诸症皆因肝肾阴亏，水不涵木，冲气上逆，挟肝阳上扰清窍所致。按肝为刚脏，体阴用阳，喜柔恶刚，故药用钩藤、菊花、生石决等平肝潜阳；杭白芍、元参、生地、女贞等滋肾柔肝，使亢阳得潜，则冲逆可降。又，肝脉"挟胃"，"布两胁"，肝木失养，往往导致肝气郁结，故有两乳作胀、呕恶纳呆等症，因用白蒺藜、香附米等疏肝解郁，和胃宣中。方中以小量白芷、萆薢、蔓荆等药辛散定痛，以治其标，且与大量滋阴潜阳药相依，不仅可以制其燥烈之性，且可共奏止痛之功。二诊经血欲临，肝阳渐熄，遂佐以养血通经之药，使经来通畅，则冲气不复上逆。三诊滋肾平肝，调理脾胃，俾精充血旺，肝阳得潜，则无复发之虞。

《罗元恺医著选》：杜某，女，39岁，已婚，医院职工。于1973年6月29日初诊。

患者曾足月顺产两胎。近年余经前后头顶痛，口舌生疮，经后面目虚浮，胃纳差，平素血压偏低，曾患梅尼埃综合征。月经周期常提前4~5天，量中等。末次月经6月24日。现经水适净，面色较黄，舌质淡红，苔薄白，脉细弱。

辨证：血虚肝旺，虚火上炎，兼有脾虚之征。

治则：滋肾养肝为主，佐以健脾益气。

处方：熟地15g，生地15g，女贞子15g，淮山药25g，党参15g，太子参15g，甘草6g，生龙骨30g。3剂，每天1剂，

另：冰硼散1瓶，蜜调外涂口舌溃烂处。

7月27日二诊：本次月经刚净2天，口舌生疮较前减轻，但头痛仍剧，至今未止，舌心红，脉弦细。

治则：滋肾益阴，佐以平肝潜阳。

处方：熟地15g，生地15g，黄精30g，杞子15g，白芍12g，淮山药15g，杭菊花10g，钩藤15g。4剂，每天1剂。

8月10日二诊：本次月经将潮，烦躁，口微苦，唇舌各有一溃疡面，巅顶痛稍减，舌苔微黄，脉弦细。

治则：滋肾柔肝养血。

处方：生地25g，黄精30g，桑椹15g，淮山药20g，白芍15g，郁金12g，桑寄生20g，制首乌16g。4剂，每天1剂。

10月6日四诊：近2月来，经前服上方加减五六剂，经前后头顶痛显著减轻，口舌生疮已除，仍守前法。

处方：熟地20g，黄精30g，女贞子15g，白芍12g，制首乌25g，天麻9g，白芷9g，淮山药20g，陈皮5g，生龙骨30g。4剂，每天1剂。

追踪5年无复发。

《刘奉五妇科经验·医案类》：钟某，20岁，门诊简易病历。

经期鼻衄已6年。于12岁月经初期，月经周期提前10天，量少色黑，行经2天，经期鼻衄，每遇情志影响则衄血量较多，有血块。经期烦躁易怒，头晕。平素白带量多，腰痛、腹痛，末次月经9月8日行经1天。舌边尖红，脉弦滑。诊为肝旺血热，逆经倒行。治以平肝清热。方用：白茅根、藕节各30g，丹皮6g，龙胆草9g，牛膝12g，黄芩9g，枳壳6g，麦冬、栀子各9g。

服上方后10月15日经潮，未见倒经，月经正常，未见腹痛。随访半年余，未再发生倒经现象。

第十二节 绝经前后诸证

妇女在绝经期前后，围绕月经紊乱或绝经出现明显不适证候如烘热汗出、烦躁易怒、潮热面红、眩晕耳鸣，心悸失眠、腰背酸楚、面浮肢肿、情志不宁等，称为绝经前后诸证，亦称"经断前后诸证"。这些证候往往三三两两，轻重不一，参差出现，持续时间或长或短，短者仅数月，长者迁延数年。甚者可影响生活和工作，降低生活质量，危害妇女身心健康。

古代医籍对本病无专篇记载，多散见于"年老血崩"、"脏躁"、"百合病"等病证中。如汉代《金匮要略·妇人杂病脉证并治》指出："妇人脏躁，喜悲伤欲哭，像如神灵所作，数欠伸。"又指出："妇人年五十所，病下利数十日不止，暮即发热，少腹里急，腹满，手掌烦热，唇口干燥……当以温经汤主之。"本条论述绝经期崩漏证治。《医宗金鉴》谓"下利"当作"下血"，"利"是传抄之误。此说合理。明代《景岳全书·妇人规》指出"妇人于四旬外，经期将断之年，多有渐见阻隔，经期不至者。当此之际，最宜防察。若果气血和平，素无他疾，此固渐止而然，无足虑也。若素多忧郁不调之患，而见此过期阻隔，便有崩决之兆。若隔之浅者，其崩尚轻；隔之久者，其崩必甚，此因隔而崩者也。"本病发生的主要病机以肾虚为主，常见肾阴虚、肾阳虚和肾阴阳俱虚。并可累及心、肝、脾。治疗方法当以滋肾补肾，平衡阴阳为主，兼顾宁心疏肝，健脾调冲任。1964 年成都中医学院主编的第 2 版教材《中医妇科学》开始以"经断前后诸证"列入教材，近几年来进行专病研究后，取得较大进展。

西医学"围绝经期综合征"原称为"更年期综合征"，或双侧卵巢切除或放射治疗后，或早发绝经卵巢功能衰竭而致诸证，可参照本病调治。

【病因病机】

《素问·上古天真论》曰："女子七岁，肾气盛，齿更发长；二七而天癸至，任脉通，太冲脉盛，月事以时下，故有子……七七任脉虚，太冲脉衰少，天癸竭。地道不通，故形坏而无子也。"这是女性生长发育、生殖与衰老的自然规律，多数妇女可以顺利渡过，但部分妇女由于体质因素、产育、疾病、营养、劳逸、社会环境、精神因素等方面的原因，不能很好地调节这一生理变化，使得肾阴阳平衡失调而导致本病。另外，肾阴阳失调，常涉及到其他脏腑，尤以心、肝、脾为主。若肾阴不足，不能上济心火，则心火偏亢；乙癸同源，肾阴不足，精亏不能化血，导致肝肾阴虚，肝失柔养，肝阳上亢；肾与脾先后天互相充养，脾阳赖肾阳以温煦，肾虚阳衰，火不暖土，又导致脾肾阳虚。

1. **肾阴虚** "七七"之年，肾阴不足，天癸渐竭，若素体阴虚，或多产房劳伤肾耗精，或数脱于血致精血不足，复加忧思失眠，营阴暗耗，肾阴益亏，脏腑失养，"任脉虚，太冲脉衰少，天癸竭"，遂发经断前后诸证。肝肾同居于下焦，乙癸同源。若肾水不足以涵养肝木，易致肝肾阴虚或肝阳上亢。若肾水不足，不能上济于心，心火独亢，热扰心神，神明不安，出现心肾不交；肾阴虚，精亏血少，不能上荣脑，出现脑髓失养等。

2. **肾阳虚** 绝经之年，肾气渐虚，若素体肾阳亏虚，或过用寒凉及过度贪凉，可致肾阳虚惫。若命门火衰而不能温煦脾阳，出现脾肾阳虚；若脾肾阳虚，水湿内停，湿聚成痰，易酿成痰湿；或阳气虚弱，无力行血而为瘀，又出现肾虚血瘀。

3. **肾阴阳俱虚** 肾藏元阴而寓元阳，阴损及阳，或阳损及阴，真阴真阳不足，不能濡养、温煦脏腑，或激发、推动机体的正常生理活动而致诸症丛生。

本病以肾虚为本，肾的阴阳平衡失调，影响到心、肝、脾脏，从而发生一系列的病理变化，出现诸多证候。因妇女一生经、孕、产、乳，数伤于血，易处于"阴常不足，阳常有余"的状态，而且经断前后，肾气虚衰，天癸先竭，所以临床以肾阴虚居多。由于体质或阴阳转化等因素，亦可表现为偏肾阳虚，或阴阳两虚，并由于诸种因素，常可兼夹气郁、瘀血、痰湿等复杂病机。

【诊断】

1. **病史** 45～55岁的妇女，出现月经紊乱或停闭；或40岁前卵巢功能早衰；或有手术切除双侧卵巢及其他因素损伤双侧卵巢功能病史。

2. **临床表现** 月经紊乱或停闭，随之出现烘热汗出、潮热面红、烦躁易怒、头晕耳鸣、心悸失眠、腰背酸楚、面浮肢肿、皮肤蚁行样感、情志不宁等症状。

3. **检查**

(1) 妇科检查：子宫大小尚正常或偏小。

(2) 辅助检查：血清查激素 E_2、LH、FSH 等，出现 LH、FSH 增高，绝经后 FSH 增加20倍，LH 增加5～10倍，FSH/LH > 1，E_2 水平降低，典型者呈现二高（高 FSH、LH）一低（低 E_2）的内分泌改变。绝经后 E_2 水平周期性变化消失。

【鉴别诊断】

1. **眩晕、心悸、水肿** 本病症状表现可与某些内科病如眩晕、心悸、水肿等相类似，临证时应注意鉴别。

2. **癥瘕** 经断前后的年龄为癥瘕好发之期，如出现月经过多或经断复来，或有下腹疼痛，浮肿，或带下五色，气味臭秽，或身体骤然明显消瘦等症状者，应详加诊察，必要时结合西医学的辅助检查，明确诊断，以免贻误病情。

【辨证论治】

绝经前后诸证以肾虚为本，治疗上应注重滋肾益阴，佐以扶阳，调养冲任，充养天癸，平调肾中阴阳。清热不宜过于苦寒，祛寒不宜过于温燥，更不可妄用攻伐，以免犯虚虚之戒。并注意有无心肝郁火、脾虚、痰湿、瘀血之兼夹证而综合施治。

1. **肾阴虚证**

主要证候：绝经前后，月经紊乱，月经提前量少或量多，或崩或漏，经色鲜红；头晕目眩，耳鸣，头部面颊阵发性烘热汗出，五心烦热，腰膝酸疼，足跟疼痛，或皮肤干燥、瘙痒，口干便结，尿少色黄；舌红少苔；脉细数。

证候分析：绝经前后，肾阴虚冲任失调，则月经提前或先后、多少不定。肾阴日衰，阴虚不能上荣于头目脑髓，故头晕目眩而耳鸣；阴不维阳，虚阳上越，故头面烘热汗出，五心烦热；肾虚则腰膝和足跟疼痛；阴虚血燥生风，故皮肤干燥或瘙痒；阴虚内热，故口干便秘溺短赤；舌红少苔，脉细数均为阴虚之象。

治法：滋养肾阴，佐以潜阳。

方药：左归丸（方见崩漏）合二至丸（方见经期延长）加制首乌、龟甲。

全方共奏滋养肾阴，填精益髓，充养天癸，调养冲任之功。

若出现双目干涩等肝肾阴虚证时，宜滋肾养肝，平肝潜阳，加杞子、杭菊花、关沙苑；若头痛、眩晕较甚者，加天麻、钩藤、珍珠母以增平肝熄风镇潜之效；若心肾不交，并见心烦不宁，失眠多梦，甚至情志异常，舌红少苔或薄苔，脉细数。治宜滋肾宁心安神，方用百合地黄汤（《金匮要略》）合甘麦大枣汤（《金匮要略》）合黄连阿胶汤（《伤寒论》）加减。

2. 肾阳虚证

主要证候：经断前后，经行量多，经色淡黯，或崩中漏下；精神萎靡，面色晦黯，腰背冷痛，小便清长，夜尿频数，或面浮肢肿；舌淡，或胖嫩边有齿印，苔薄白，脉沉细弱。

证候分析：肾虚封藏失职，冲任不固，不能约制经血则月经量多，经色淡黯，或崩中漏下；肾阳虚愈，命门火衰，阳气不能外达，经脉失于温煦，故面色晦黯，精神萎靡，肾阳虚，失于温煦，不能蒸腾，膀胱气化无力，则小便清长，夜尿频数；水湿内停，泛溢肌肤则面浮肢肿，舌淡，或胖嫩边有齿印；苔薄白，脉沉细弱皆肾阳虚衰之象。

治法：温肾扶阳。

方药：右归丸（方见崩漏）加减。

若月经量多或崩中漏下者，加川断、赤石脂、补骨脂，以增温肾固冲止崩之功效；若腰背冷痛明显者，加川椒、鹿角片，以增补肾扶阳，温补督脉之效；若胸闷痰多，加瓜蒌、丹参、法夏以化痰祛瘀；肌肤面目浮肿，酌加茯苓、泽泻、冬瓜皮。

3. 肾阴阳俱虚证

主要证候：经断前后，月经紊乱，量少或多；乍寒乍热，烘热汗出，头晕耳鸣，健忘，腰背冷痛；舌淡，苔薄，脉沉弱。

证候分析：肾阴阳俱虚，冲任失调，月经紊乱，量少或多；阴阳失衡，营卫不和，则乍寒乍热，烘热汗出，肾虚精亏，脑髓失养，则头晕耳鸣，健忘，肾阳不足，失于温煦，则腰背冷痛；舌淡，苔薄，脉沉弱均为肾阴阳俱虚之征。

治法：阴阳双补。

方药：二仙汤（《中医方剂临床手册》）合二至丸加菟丝子、何首乌、龙骨、牡蛎。

仙茅　淫羊藿　巴戟天　当归　盐知母　盐黄柏

原方主治肾阴阳不足之月经疾病。方中仙茅、仙灵脾、巴戟天、菟丝子温补肾阳，旱莲草、女贞子、制首乌补肾育阴，生龙牡滋阴潜阳敛汗，知母、黄柏滋肾坚阴，当归养血和血。

【转归与预后】

本病持续时间长短不一，短则几个月或 2～3 年，严重者可长达 5～10 年，该阶段若对肾气衰退，天癸渐竭，未能引起足够的重视，施以必要的改善措施，或因长期失治或误治等，易发生情志异常、心悸、心痛、贫血、骨质疏松症等疾患。

【预防与调摄】

定期进行体格检查、妇科检查、防癌检查、内分泌学检查；若因癥瘕行开腹手术，应尽量保留或不损伤无病变的卵巢组织；维持适度的性生活、调畅情志，防止心理早衰；适当散步、参加各项体育锻炼，增强体质，调节阴阳气血；注意劳逸结合，生活规律、睡眠充足，避免过度疲劳和紧张；饮食应适当限制高脂、高糖类物质的摄入，注意补充新鲜水果蔬菜及钙钾等矿物质；进入绝经前后期，注重参加社会保健，每年接受一次妇女病普查，并全面体检一次，完善各项目的检验，建立一个系统的肿瘤筛查医疗保健措施。

对于 40 岁之前的妇女出现月经后期量少甚至闭经者，要警惕卵巢早衰，及早诊治。

【临证参考】

随着社会的高龄化，本病的发生已成为人们关注的热点。经断前后诸证的病理是十分复杂的，其中寒热错杂尤为明显，可分为如下三种：（1）热多寒少，重在阴虚心肝火偏旺。一般来说，经断前后诸证多属阴虚火旺，临证可见：阴虚心肾之火偏旺，兼有胃寒证，可见月经偏多，烘热出汗频作，心烦寐差，口渴喜饮，心情不畅，时或烦躁，神不守舍，但又伴胸脘作胀冷感，喜热按，或有胃病史，这种热多寒少的病理变化，在治疗上滋阴清热法中亦应照顾胃脘的寒性病变。其次阴虚心肝火旺兼有轻度肾阳虚寒，可见月经愆期，闭止，烘热出汗频作，头晕头痛，烦躁失眠，胸闷心悸，口渴咽干，情怀不畅，但又伴有小腹作胀有冷感，腰酸尿频等。在治疗上，滋阴清热法中应照顾肾阳虚寒的一面。（2）热少寒多，重在脾肾阳虚，这类病证虽为少数，但因体质等因素亦有出现。热少者指心肝气火偏旺在发病时表现的症状稍少一些，寒多以脾肾阳虚，气化不利，水湿潴留或泛滥的症状较为明显，可见浮肿尿少，经闭形寒，轻度烘热出汗，头昏烦躁，寐差，神疲等等，治疗当以温阳利水中照顾到清心安神等；阳虚气滞，血行不利，凝结为血瘀者，可见经行腹痛，血黯黑多块或有膜样，腰酸小腹冷感，轻度烘热出汗，胸闷烦躁失眠等，治疗亦当补肾温阳，佐以清心化瘀。（3）寒热参半，阴阳失调。寒热参半，绝大部分是阴阳俱虚，肝热脾寒的复杂病变。在选用方药上要尽可能避免相互之间的矛盾冲突，注意到寒热用药的脏腑归经，使滋阴清热之味不碍及祛寒，祛寒温阳不影响到清热，方能获得较好的效果。

中医药对本病的防治，鉴于能从调理脏腑，尤以调整肾阴阳失调达到调冲任以充养天癸，从根治疗本病，尚未发现有毒副作用，日益为世界所瞩目。除了药物治疗以外，心理疏导，家庭配合，社会调节，生活调摄等方面的辅助疗法，在各个环节防治措施密切协同作用下，在进入围绝经期前防治"未病"，使得进入经断前后期时，身体各器官的退行性改变相对缓慢出现，从而减少诸证的发生。

【文献与病案选录】

梅乾茵《黄绳武妇科经验集》：金·张从正《儒门事亲·卷五》："夫妇人年及五十以上，经血暴下者，妇人经血终于七七之数，数外暴下。《内经》曰：火主暴速。亦因暴喜暴怒、忧结惊恐之致然也。慎不可作冷病治之，如下峻热之药则死。妇人于四旬外经期将断之年，多有渐见阻隔，经期不至者。当此之际，最宜防察。若果气血和平，素无他疾，此固渐止而然，无足虑也。若素多忧郁不调之患，而见此过期阻隔，便有崩决之兆。若隔之浅者，其崩尚轻；隔之久者，其崩必甚，此因隔而崩者也。

周某某，女，50岁，初诊：1985年10月12日。

月经失调4月余。今年6月份小孩游泳淹死后，即忧郁成疾，6月份后即闭经3月余。末次月经9月10日来潮，这次月经量多，色红，经行小腹坠痛，至今30余天不净，打止血针亦无效。心情烦躁，周身乏力，整夜不能入睡，时时欲哭，不能自止，不能起床，二便尚可，以往月经正常。诉说病史时，愁容满面，泪流不止。曾先后服中药20余剂，观所用方均逍遥散加减。舌质偏黯，苔薄，脉细。

此情志伤阴。治拟滋肾培土调肝。

生熟地30g　白芍15g　旱莲草24g　太子参15g　甘草6g　丹参12g　百合20g

二诊：1985年11月1日。

服上方3剂，阴道出血干净，服5剂后精神情绪明显好转，食欲增加。服药后矢气多，稍劳累全身乏力，舌脉同上。

继服上方。

三诊：1985年12月5日。

服上方近30剂，月经已恢复正常，心情舒畅，近来工作比较忙，但无疲劳感，要求继服上方一段时间以巩固病情。

按：情志所伤，肝首当其冲。古人有言：七情所伤，气郁为先，木郁为五郁之首，气郁乃六郁之始，肝郁为诸郁之主。治郁要在疏肝。患者因儿子不幸身亡，心情抑郁成疾，致使气机不畅，肝之贮藏调节失常，而致月经紊乱，经行腹痛。情志过极，皆从火化，火动则真阴受劫，上扰于心，下累及肾，故心情烦躁，治以疏肝解郁自属正治，缘何不效？患者年过七七，肾中精气渐衰，又遭变故，悲伤不节，暗耗精血，肝气郁则脏阴亏，本精血不足，又频服香燥，虽能疏肝解郁却有伤阴之弊，伐伤肝气。肝为木脏，全赖土以滋培，水以灌溉，水足则木旺，顺其条达畅茂之性，其气可调，其郁可解。李中梓曰："东方之木，无虚不可补，补肾即所以补肝……"黄老抓住肝之特性，治肝不效，改为不重治肝，而重壮水兼培脾土以补肝气。方用生熟地滋肾精、壮肾水；旱莲草滋肾泻火止血；太子参健脾、益气阴；白芍养肝血柔肝敛阴；丹参养血活血调经；百合敛气养心，安神定魄，《本草求真》谓其能治"……涕泪不收，胸浮气胀，状有鬼神……"，仲景用此治百合病，黄老用此治更年期之心神不宁之证其效甚捷。全方组成，药仅七味，用药法则却大有突破，治肝郁之证，不以治肝为主，而重治肾，兼治脾土，以土生木。虽为郁证，但无一味理气之药，水足土健则木自旺，何郁不解？

第十三节　经断复来

　　绝经期妇女月经停止1年或1年以上，又再次出现子宫出血，称为经断复来。亦称为"年老经水复行"，或称为"妇人经断复来"。

　　历代古医籍对本病的记载不多，宋·齐仲甫《女科百问·第十一问》："妇人卦数已尽，经水当止，而复行者，何也？"此乃"七七则卦数已终……或劳伤过度，喜怒不时，经脉虚衰之余，又为邪气攻冲，所以当止而不止也。"认为是过劳和情志所致。《傅青主女科·产后篇》及《医宗金鉴·妇科心法要诀》等医籍中亦有记录。诸多医家根据其复潮的月经以及全身的情况，区别为由"血气有余"所致者，即不需治疗；若属不良病证则宜随证医治。

　　若因生殖器官恶性病变所致者，预后不良，应及时发现，采取相应的措施。

【病因病机】

　　经断复来见于老年妇女，其一生经历了经、孕、产、乳等数伤阴血的阶段，年届七七，肾气虚，天癸竭，太冲脉衰少，地道不通，经水断绝。当进入老年期后，肾水阴虚逐渐影响他脏，或脾虚肝郁冲任失固或湿热下注、湿毒瘀结损伤冲任以致经断复行。

　　1. 脾虚肝郁　脾统血，肝藏血。本因脾气不足，加之思虑劳倦，或忧郁过度，使脾气愈伤。中气不足，脾失所统，肝失所藏，冲任失固，而致经断复来。《傅青主女科·调经》中云："妇人有年五十外，或六七十岁，忽然行经者，或下紫血块，或如红血淋，人或谓老妇行经，是还少之象，谁知是血崩之渐乎……乃肝不藏，脾不统之故也。"

　　2. 肾阴虚　老年妇人肾阴本虚，加之房劳损伤，复伤肾精。肾精不足，肝失润养，相火妄动，热扰冲任，而致经断复行。《傅青主女科·调经》："夫妇人至七七之外，天癸已竭……如何能精满化经……非精过泄而动命门之火，即气郁甚而发龙雷之火，二火交发而血乃奔矣。"

　　3. 湿热下注　脾主运化，脾虚运化失职，郁久化热则湿热内生，或恣食膏粱厚味，或感受湿热之邪，湿浊下注，损伤带脉，迫血妄行，故致经断复行。《傅青主女科》云："脾土不能运化，致湿热之气蕴于带脉之间，而肝不藏血，亦泻于带脉之内，皆由脾气受损，运化无力，湿热之气随气下陷，同血俱下。"

　　4. 湿毒瘀结　素体虚弱，或房室所伤，或经期、产后不洁，湿毒秽浊之邪乘虚侵及冲任、胞宫，日久瘀结，血不归经，故致经断复来。

【诊断】

　　1. 病史　有早婚、多产、或情志所伤史，注意询问既往月经情况、绝经年龄、绝经后有无白带增多及有无异臭味，有无性交出血史或癥瘕病史。

　　2. 临床表现　自然绝经1年后发生阴道出血，出血量多少不一，持续时间长短不定，或白带增多，呈血性或脓血样，有臭味，或伴有下腹痛、下腹部包块、低热等。如出血反复发作，或经久不止，或伴腹胀、消瘦等要注意恶性病变。

3. 检查

(1) 妇科检查：注意阴道出血及分泌物情况，子宫颈、宫颈管、宫体、附件、包块及疼痛情况；注意腹股沟以及其他浅表淋巴结是否肿大等。

(2) 辅助检查：出血来自宫颈组织，可行宫颈刮片细胞学检查，若结果提示：巴氏Ⅰ～Ⅱ级多属炎症，巴氏Ⅲ～Ⅳ级常见于宫颈癌。可在阴道镜的指引下行宫颈组织检查；近年来已普遍采用 TCT 检查宫腔出血者常规行分段诊刮，刮出物送病理检查；亦可行宫腔镜检查，于可疑处活检，送病理检查；若血清 E_2 水平升高多提示卵巢存在分泌性激素肿瘤。子宫体增大或有盆腔包块者，经腹或经阴道 B 超检查，或 CT 或 MRI 均有助于诊断。同时血中红细胞沉降率明显增高，碱性磷酸酶、乳酸脱氢酶或转氨酶、CA_{125} 检测的升高多见于恶性肿瘤。

【鉴别诊断】

经断复来，查明原因，首辨良恶，排除恶性病证。

1. 宫颈癌 阴道不规则出血，常为接触性出血，或见血性带下，量时多时少，也可大量出血；严重者可见下腹胀痛，腰痛，一侧或两侧下腹痉挛性疼痛；妇科检查见宫颈糜烂严重或呈菜花样改变；需行宫颈 TCT 检查，阴道镜检查或活检以确诊。

2. 宫颈炎 表现为宫颈糜烂或息肉时均可见接触性出血，宫颈刮片细胞学检查示：巴氏Ⅰ～Ⅱ级。TCT 呈良性反应。

3. 宫颈结核 表现为阴道不规则出血，伴白带增多，局部见多个溃疡，甚至呈菜花样赘生物。可局部活检。

4. 子宫肉瘤或子宫内膜癌 子宫出血反复量多，子宫增大无压痛等，须作诊刮以确诊。

【辨证论治】

本病主要表现为经断后出血，但因其出血是发生在"任脉虚，太冲脉衰少，天癸竭"后，故出血量一般不多，因此，辨出血的色质及伴随证候是辨本病属虚、属实的关键。

一般来讲，血色淡，质稀者多属脾虚；色鲜红，质稠者多属肾阴虚；色红，夹有白带，质黏稠，有味者多属湿热；色黯，夹有杂色带下，恶臭者多属湿毒。兼证见神疲乏力，情志抑郁，脉弦无力者，多病在肝、脾；腰膝酸软，五心烦热，脉细数者，病在肾；外阴瘙痒，口苦咽干，舌质红，苔黄腻者，多因湿热。

注意参考各种检查结果，辨明属良性或恶性。一般年龄愈大，出血时间愈长，或出血离绝经时间愈远，反复发作，下腹部肿块增长速度快，伴腹水、恶病质或红细胞沉降率异常增快者，恶性病变的可能性极大。治疗首分良性恶性，良性者当以固摄冲任为大法，或补虚或攻邪，或扶正祛邪；恶性病变者应采用多种方法（包括手术、放疗、化疗）的综合治疗不属本节讨论。

1. 脾虚肝郁证

主要证候：经断后阴道出血，量少，色淡，质稀，气短懒言，神疲肢倦，食少腹胀，胁肋胀满；舌苔薄白，脉弦无力。

证候分析：素体虚弱，或思虑劳倦过度，或饮食失调。脾气不足，统摄无权，冲任不固而经断复来。脾气虚，故量少，色淡，质稀。气虚阳气不布故气短懒言，神疲肢倦，脾失健运，故食少腹胀。肝失条达，气机不畅故胁肋胀满；苔薄白，脉弦无力为脾虚肝郁之征。

治法：健脾调肝，安冲止血。

方药：安老汤(《傅青主女科》)。

党参　黄芪　白术　熟地黄　山茱萸　当归　阿胶　制香附　木耳炭　黑荆芥穗　甘草

原方治年老经水复行。

方中党参、白术健脾益气，黄芪补益中气，升清阳，熟地、山茱萸、当归滋补阴血，阿胶固冲止血，制香附疏肝理气，木耳炭固涩止血，黑荆芥穗疏风止血，甘草调和诸药。若兼有心悸失眠者，加桂圆肉、炒枣仁以养心安神。若心烦易怒，胁胀明显者，加丹皮、生白芍以养血柔肝。

2. 肾阴虚证

主要证候：经断后阴道出血，量少，色鲜红，质稍稠，腰膝酸软，潮热盗汗，头晕耳鸣，口咽干燥，舌质偏红，苔少，脉细数。

证候分析：素体阴亏，或早婚多产，或久病伤阴，或房事不节伤肾，肾阴不足，相火妄动，热扰冲任血室，迫血妄行，故经断复来。阴虚生内热，热灼阴血故量少，色鲜红，质稍稠；腰为肾之府，肾虚腰失所养，故腰膝酸软。阴不制阳，阳亢于上，故潮热盗汗。肾阴不足，髓海空虚，清窍失养，故头晕耳鸣，阴虚津液不足故口咽干燥；舌红少苔，脉细数，均为阴虚内热之征。

治法：滋阴清热，安冲止血。

方药：知柏地黄丸（方见经行口糜）加阿胶、龟甲。

方中知母、黄柏滋阴清热，泻相火，熟地、山药、山萸补益肝肾之阴，丹皮清热凉血，泽泻清泻相火，茯苓健脾利湿，阿胶养血止血，龟甲滋阴固冲止血。若兼有心烦急躁者，加郁金、栀子以舒肝清热。若夜尿频者，加菟丝子、覆盆子、益智仁以补肾固涩缩泉。

3. 湿热下注证

主要证候：绝经后阴道出血，色红或紫红，量较多，平时带下色黄有臭气，外阴及阴道瘙痒，口苦咽干，疲惫无力，纳谷不馨，大便不爽，小便短赤。舌质偏红，苔黄腻，脉弦细数。

证候分析：湿浊下注，热邪伤络，损伤冲任而经断复行。湿热互结于任带，故外阴、阴道瘙痒夹有黄带。热盛于内，故口苦咽干，小便短赤，湿邪粘滞，故大便不爽。苔黄腻，脉滑数均为湿热下注之征。

治法：清热利湿，凉血止血。

方药：易黄汤(《傅青主女科》)加黄芩、茯苓、泽泻、侧柏叶、大小蓟。

黄柏　山药　芡实　车前子　白果

原方治湿热下注，任带不足发为黄带。

方中芡实、山药平补肺脾肾，通利水道而水气自利。白果、山药补任脉之虚，三药重在扶正。祛邪以黄柏泻肾中之火，清湿热。车前子清热利湿，使湿邪有出路。若兼有心烦急躁者，加栀子以泻肝清热。如属恶性肿瘤，则须按该病综合论治。

4. 湿毒瘀结证

主要证候：绝经后复见阴道出血，量少，淋沥不断，夹有杂色带下，恶臭，小腹疼痛，低热起伏，神疲，形体消瘦。舌质黯，或有瘀斑，苔白腻，脉细弱。

证候分析：家族或体质因素，加之经期、产后摄生不慎，或房事不洁感受湿毒之邪，日久瘀结，损伤冲任胞宫胞络，故经断复行，瘀滞内阻，故量少，淋沥不断，湿毒下注，故带下恶臭，湿毒瘀结，阻滞气机，不通则痛，故小腹疼痛，瘀久化热，形体消瘦。

治法：利湿解毒，化瘀散结。

方药：萆薢渗湿汤（《疡科心得集》）合桂枝茯苓丸（方见胎漏、胎动不安）去滑石加黄芪、三七。

萆薢　薏苡仁　黄柏　赤茯苓　丹皮　泽泻　通草　滑石

萆薢渗湿汤原方治湿热下注证之阴痒。

方中萆薢、赤茯苓、泽泻、通草淡渗利湿，黄柏清下焦湿热，且能解毒，生苡仁健脾利湿，清热解毒。桂枝温经通阳以行滞，丹皮、赤芍、桃仁活血化瘀散结。生黄芪健脾益气，且可利水祛湿。三七粉化瘀止血。若带下恶臭明显者，加败酱草、土茯苓、白花蛇舌草以清热解毒。下腹包块，疼痛拒按者，加三棱、莪术以活血化瘀，消癥止痛。

【转归与预后】

绝经后出血，务必进行有关检查，如 TCT、诊断性刮宫、宫腔镜、阴道镜检查，及宫颈活组织和子宫内膜病理检查，或作卵巢及垂体有关的内分泌检查，辨明是真的经断复来还是隐藏其他病变，尤应排除恶性变。如经检查未发现异常时，仍要定期动态进行追踪观察，防止变生癌症。

【预防与调摄】

注意绝经期卫生保健，保持心情舒畅，克服紧张情绪；应定期妇科检查。要在专科医师指导下拟定治疗方案，如确实需要进行激素替代疗法，中医药治疗本病有一定优势；绝经前后应及时取出宫内节育器；慎起居，节饮食，忌房室所伤，不妄作劳。若发现带下量多，下腹部包块，或阴道出血，应及时就诊。

【临证参考】

老年经断复来，实际上是一种老年性子宫出血病证。目前常发现体虚慢性炎症所致，以及少数女性内分泌激素尚未全竭，导致子宫出血较为多见，虽与湿热、血瘀有关，但在辨治上要着眼于阴虚火旺与肝热脾虚两因。阴虚火旺者，除知柏地黄丸（汤）外，常可用二至地黄丸（汤）加入五味子、地榆炭、鹿衔草、太子参等。必要时尚须加入清肝宁心之品，如钩藤、莲子心、炒枣仁、紫贝齿等。老年期肝热脾虚者，几乎占据与阴虚火旺相等同的地位，治疗上既要清肝解郁，又要健脾宁心。清肝解郁者，需用丹栀逍遥散，健脾宁心者，需用归脾丸，因此，多用丹栀逍遥散合归脾丸（汤）加减，药用炒山栀、钩藤、鹿衔草、炒柴胡、白芍、白术、茯苓、黄芪、党参、煨木香、炒枣仁、炙远志、陈棕炭、血余炭等，连服之。如湿热比较明显者，亦只能加入碧玉散、侧柏叶等；血瘀明显者，加入炒五灵脂、炒蒲黄等。总之，老年复经，以虚为主，阴虚脾弱乃是治疗的始终着眼点。

在治疗本病证时，尚需要考虑这一时期，容易发生恶性肿瘤所出现的老年经断复来者，须作必要的检查。如确诊为恶性肿瘤，必须按该肿瘤综合治疗。

【文献选录】

清·傅山《傅青主女科·调经》：妇人有年五十外或六七十岁忽然行经者，或下紫血块，或如红血淋，人或谓老妇行经，是还少之象，谁知是血崩之渐乎！夫妇人至七七之外，天癸已竭，又不服济阴补阳之药，如何能精满化经，一如少妇？然经不宜行而行者，乃肝不藏脾不统之故也，非精过泄而动命门之火，即气郁甚而发龙雷之炎，二火交发，而血乃奔矣，有似行经而实非经也。此等之症，非大补肝脾之气与血，而血安能聚止。方用安老汤。

第十四节　绝经妇女骨质疏松症

绝经妇女骨质疏松症是指绝经后短时间内由于雌激素水平急剧下降，导致骨吸收亢进，全身骨量减少，骨骼脆性增加，极易发生骨折的一种与绝经有关的代谢性骨病，属原发性骨质疏松，受累者多为绝经后 3~4 年，可延至 70 岁妇女。本节讨论的是围绝经期即 55 岁之前的绝经妇女骨质疏松症。

据流行病学调查，约有 1/3 绝经后的妇女患骨质疏松症，特别是绝经后 3~4 年，每年骨量丢失约为 2.7%，以后为 1 年 1.7%，8~10 年为稳定期。所以更年期骨质疏松的早期诊断及治疗是很重要的。本书增加本节内容并置于绝经诸证之后，意在引起足够重视，早期预防、早期诊治。

【病因病机】

中医学虽无骨质疏松症这一病名，但根据临床症状及发病机理，与"骨痹"、"骨痿"、"肾痹"、"骨痛"证相类似。《素问·六节藏象论》谓"肾主骨，生髓"，认为"肾者，主蛰，封藏之本，精之处也；其华在发，其充在骨"。《素问·阴阳应象大论》亦曰："肾主骨生髓，……其在天为寒，在地为水，在体为骨，在脏为肾。"说明肾藏精，精生髓，髓养骨；肾气盛，肾精足则筋骨强健有力；肾气虚，肾精亏则骨髓失养而痿软脆弱无力。《素问·上古天真论》曰："七七任脉虚，太冲脉衰少，天癸竭，地道不通，故形坏而无子也。"又云："肾者主水，受五脏六腑之精而藏之，……今五脏皆衰，筋骨懈惰，天癸尽矣，故发鬓白，身体重，行步不正，则无子耳。"说明了妇女绝经后肾中精气亏虚致五脏皆衰，筋骨懈惰，形体萎缩的病理变化。《素问·痿论》中即有骨痿的记载："肾主身之骨髓……腰脊不举，骨枯而髓减，发为骨痿。"又云："肾气热，则腰脊不举，骨枯而髓减，发为骨痿。"认为其发病根源皆在于肾。《灵枢·本神》则曰："精伤则骨酸痿厥。"说明肾精亏髓减是导致骨痿的主要病因。隋代《诸病源候论》则认为骨痿的发生与体虚有关，肝肾不足是其主要病因，因肝主筋而藏血，肾主骨而藏髓，虚劳损血耗髓，故伤筋骨也。绝经后肾精亏虚，肝血亦不足，精血不能相生，精亏血虚更甚，筋骨失于精血的充填和濡养，则痿软和脆弱无力。清代《临证指南医案·痿》中邹滋九按指出："肾藏精，精血相生，精虚则不能灌溉诸末，血虚不能营养筋骨。"进一步论述了精血亏虚与骨痿发生的关系。

本病的发生与肾虚密切相关，肾精亏虚是其主要病因。绝经后肾气衰退，肾精亏虚，或因先天禀赋不足，或因房劳多产，或因久病伤肾，耗伤肾精，肾精气亏虚，骨髓化生乏源，导致本病的发生。

1. **肾精亏虚** 肾藏精，主骨，藏真阴而寓元阳，为先天之本。由于先天禀赋不足，或后天失养，或房劳多产，耗伤真阴，使精血不足，失于生髓充骨；肝肾同居下焦，乙癸同源，肾虚精亏，不能化血，水不涵木，以致肝血不足，筋骨失养，发为本病。

2. **阴虚内热** 绝经后肾阴虚弱，加之素体不足，致虚热内扰，虚火盛而热复耗阴分，损骨之髓，骨虚髓少发为本症。

3. **阴阳两虚** 肾气衰，肾阴不足，天癸竭，累及肾阳，进而造成阴阳俱虚。精血不足，肾阳衰微，不能充骨生髓，而形成骨质疏松。

4. **脾肾两虚** 脾胃虚弱，水谷精微不化，气血生化乏源；或平素恣食膏粱厚味，嗜酒、暴食、偏食，饮食失宜，使脾胃受损，后天之精不能充养先天，以致筋骨失于气血充养，骨髓空虚，发为本症。

【诊断】

1. **病史** 有轻微外伤或用力即引起脊椎压缩性骨折，或股骨颈骨折，或桡骨远端骨折，或髋骨骨折的病史。

2. **临床表现** 绝经后妇女出现腰背或腰腿疼痛，可因咳嗽、弯腰而加重，不耐久立和劳作，较重时常出现全身骨骼疼痛，腰背部疼痛，疼痛呈慢性持续性钝痛，伴酸困、全身乏力。严重时可出现驼背，身高缩短等现象或活动受限，甚至卧床不起。

3. **检查**

（1）单光子（SPA）或双能 X 线吸收法（DXA）骨密度测定：若低于本地区正常女性骨峰值 2.5 个标准差以下，即可诊断骨质疏松。

（2）骨钙素、尿钙与尿肌酐检查：尿羟脯氨酸与尿肌酐的比值可增高。血、尿生化检查一般正常。

（3）放射线检查：提示骨密度降低，脊柱、股骨颈或长骨端更为明显，或见腰椎有 1 至数个椎体压缩性骨折。

（4）组织学检查：从髂骨翼用穿刺针进行组织学检查对于骨质疏松的诊断及其程度的确定较准确。

（5）MBC 的检测：常用有 X 线测量法，光密度分析法、单能量光子吸收法、双能量光子吸收法、CT 扫描、中子活性分析等。

根据临床表现和必要的生化检查，特别是骨量的检测，可做出骨质疏松症的明确诊断。

1996 年荷兰国际骨质疏松会议建议使用以下的标准：

1. **正常范围**　骨矿物质含量密度（BMD）在骨量峰值 ±1 标准差之内。
2. **骨量减少**　BMD 在骨量峰值 ±1 ~ 2.5 标准差之内。
3. **骨质疏松**　BMD 小于骨量峰值 – 2.5 标准差。
4. **严重骨质疏松**　BMD 小于骨量峰值 – 2.5 标准差，并伴有一处或多处骨折。

以上骨量峰值应根据同地区、同部位骨量峰值的平均值来确定。应该指出的是，单纯的骨质疏松不是病，只有在骨质疏松的基础上出现疼痛、继发骨折等一系列临床表现时，才称为骨质疏松症。

【鉴别诊断】

1. **继发性骨质疏松**　指因内分泌障碍（库欣病、甲状旁腺功能亢进或低下），或长期使用肾上腺皮质激素，或营养障碍，或肝肾疾患，或糖尿病，或废用制动因素引起的骨质疏松。借助病史，体检及实验室检查予以鉴别。

2. **骨软化症**　该病和骨质疏松症的最大区别在于骨有机质正常，但矿物化障碍。临床上常有骨吸收不良、脂肪痢、胃大部分切除病史。

3. **骨髓瘤**　典型患者的 X 线片表现常有边缘脱钙区，需与本病区别。但该病最先累及含红骨髓的骨骼，如颅骨、脊柱、肋骨等，常有血红蛋白增高和尿中凝溶蛋白、蛋白尿及血沉增快等。骨穿刺活检可明确诊断。

4. **转移性骨癌**　骨转移癌可有骨质稀疏，X 线片常与骨质疏松相混淆，但转移癌有原发灶的临床表现，X 线片表现为局限性骨质稀疏或骨骼破坏。

5. **退变性骨质增生症**　又称骨性关节炎，是以骨质增生导致关节疼痛或功能障碍、活动不利为特征的一种疾病，多发生在腰椎，其次为四肢关节。临床表现以腰背四肢关节疼痛为主，可作 X 片检查确诊，并借以鉴别。

【辨证论治】

肾精亏虚是本病主要原因。病位在肾、在骨，与肝、脾、胃有关，病属本虚标实。肾精亏虚，骨髓化生乏源，致髓枯骨脆，筋骨不坚，是导致绝经后骨质疏松的主要病机。以肾（气、阴、阳）虚为主，涉及肝阴、脾气及气血不足；标实多为肾火、瘀血、气郁。

治疗本病多以补肾为主，分阴阳为纲。临床以肾精虚兼肾阳虚或虚热为多见。但具体应用中则以标本兼治为大法。根据其临床表现注意酌情配伍健脾、益气、补血、活血、行气等。

1. 肾精亏虚证

主要证候：腰背疼痛，胫酸膝软，头晕耳鸣，或发枯而脱，齿摇稀疏，小便余沥或失禁，舌质淡红，苔薄白，脉沉细无力。

证候分析：先天禀赋不足，或久病伤肾，或孕产频多，或房劳过度，耗伤肾精，经断后天癸竭，肾气愈亏，不能生髓充骨，滋养腰膝，故见腰背疼痛，胫酸膝软；肾精不足，髓海空虚则头晕；肾开窍于耳，其华在发，齿为肾之余，耳鸣、发枯而脱、齿摇稀疏为肾精虚衰之征；溺有余沥或失禁，脉沉细无力均为肾精不足以化生肾气之候。

治法：补肾填精益髓。

方药：左归丸（方见崩漏）。

若腰背疼痛明显者，加桑寄生、狗脊、杜仲；盗汗自汗者，加生龙骨、生牡蛎；下肢沉重者加防己、木瓜、鸡血藤。

2. 阴虚内热证

主要证候：腰背部疼痛，或足跟痛，或驼背，或骨折，急躁易怒，五心烦热，心烦少寐，腰膝酸软无力，面部烘热而汗出，或眩晕，或潮热盗汗，舌质红或绛，脉细数。

证候分析：阴虚则肝血不足，肾精不充，见腰背痛或眩晕，腰膝无力。阴虚阳浮，虚火上炎，故五心烦热，烘热汗出或心烦少寐，火旺则急躁易怒，舌红绛，少苔，脉细数，均是阴虚有火，伤津耗液的主要表现。潮热为阴虚火旺，盗汗为阴虚内热，迫汗外泄所致。舌红绛，少苔，脉细数乃虚热之象。

治法：滋阴清热，补肾强筋。

方药：知柏地黄丸（方见经行口糜）。

3. 阴阳两虚证

主要证候：时有骨痛肢冷或腰背部疼痛，或足跟痛，腰膝酸软，畏寒喜暖，四肢倦怠无力，面色少华，体倦无力，舌质淡，脉沉细。

证候分析：阳气虚弱，不能温煦，筋骨经脉失养，故骨痛肢冷，腰膝酸软，足跟痛，畏寒喜暖。阴阳俱虚，气血不达，四肢倦怠无力，面色少华，舌质淡，脉沉。

治法：补肾壮阳，益髓健骨。

方药：二仙汤（方见绝经前后诸证）加菟丝子、五味子、肉苁蓉、杜仲、茯苓。

若肢体畏寒冷痛甚者加制附子、肉桂、细辛；腰背痛加川断、桑寄生；上肢痛明显者加姜黄、桑枝；下肢痛甚关节僵硬屈伸不利者，加防己、白僵蚕、乌梢蛇、狗脊。

4. 脾肾两虚证

主要证候：腰背疼痛，胫酸膝软，面色不华，肢倦乏力，纳少便溏，舌质淡边有齿痕，苔薄白，脉细。

证候分析：素体肾虚，后天难以充养，脾肾虚弱，不能化生水谷之精微以充养骨髓，故腰背疼痛，胫酸膝软；气血不足，面色不华，肢倦乏力；元阳虚弱，火不暖土，脾运失健，纳差便溏，舌苔脉象均为脾肾两虚之象。

治法：益肾健脾。

方药：大补元煎（方见月经后期）。

若胫酸痛甚者，加牛膝、鸡血藤、独活；脾虚不运，食少便溏者，加白术、砂仁；气血虚弱者，加黄芪、黄精。

【转归与预后】

轻度或中度骨质疏松症，如果注意调护，重视预防，不发生椎体塌陷及压缩性骨折或其他部位骨折，一般预后良好。许多骨质疏松症患者往往在骨折发生后才被发现，故治疗效果个体差异较大。胸、腰椎体压缩性骨折，导致脊柱后弯、胸椎畸形、驼背、身高变矮，可影响脏腑功能。

如发生骨折则给病人造成痛苦最大，有的严重限制患者活动，长期卧床不起者，常易发生感染，或影响各脏器功能，预后欠佳。

【预防与调摄】

1. **营养**　指导患者饮食生活，合理调整营养，适当增加蛋白质、钙、磷食物，其他营养素如维生素 C 及多种微量元素（镁、锰、锌、硼等）的补充，应注意以食物补充为宜，但也可选用各种食疗法滋阴补肾壮骨。

2. **运动**　目前研究已证明，运动通过肌肉活动产生对骨的应力，刺激骨形成，增强机体的骨矿含量，能使成年人生理性骨量丢失减少。因此，中老年人必须坚持力所能及的体力活动或参加适当的体育运动。

3. **日光浴防治法**　定时晒太阳是一种免费的有效措施，户外日晒应不少于 30 分钟，日晒时仅暴露身体几处（头、颈、前臂、下肢）即可。

4. **药物防治**　根据临床及治疗情况，选用适当的中成药补肾壮骨，避免骨质疏松继续发展，或巩固疗效。

【临证参考】

绝经妇女骨质疏松症属于中医"骨痿"的范畴，临床特点尤以骨脆性增加及骨折发生率增高为著，严重影响妇女的生活质量。中医学认为本病的发生与绝经前后肾气衰、天癸竭有关。肾主骨生髓，为先天之本，脾主肌肉四肢而统血，为后天之本，若绝经后妇女脾胃健运，养护先天，仍可保持肾气的强盛，或改善肾虚状况，正如唐·王冰《黄帝内经·素问》所云："女子七七以后，虽然天地之数终而天癸绝，但是仍行于经髓之荣血未竭者，能饮食而脾胃健者，气血尤盛，仍能筋骨坚强。"若脾胃虚弱，运化失司，先天之精无以充养，势必精亏髓空而百骸萎废，最终导致骨质疏松。针对这一发病机理，临证时拟定补肾健脾、填精益髓之法，同时注重阴阳平补。在调养先天的基础上，兼顾脾胃的运化，化生精血，以后天养先天，补益肾精肾气，增强肾生髓充骨的作用。同时要有预防为主和早期诊治的思路。有不少医家提出，妇女在中年期即应积极预防骨质疏松，这比发病后治疗更为重要。

【文献选录】

《素问·痿论》：肾主身之骨髓……肾气热，则腰脊不举，骨枯而髓减，发为骨痿。

《素问·脉要精微论》：腰者，肾之府，转摇不能，肾将惫矣。……骨者，髓之府，不能久立，行则振掉，骨将惫矣。

《医经精义》：精足则髓足，髓在骨内，髓足则骨强。

第九章

带 下 病

　　带下病是指带下量明显增多或减少，色、质、气味发生异常，或伴有全身或局部症状者。带下明显增多者称为带下过多；带下明显减少者称为带下过少。在某些生理性情况下也可出现带下量增多或减少，如妇女在月经期前后、排卵期、妊娠期带下量增多而无其他不适者，为生理性带下；绝经前后白带减少而无明显不适者，也为生理现象，均不作病论。

　　带下一词，首见于《素问·骨空论》："任脉为病……女子带下瘕聚。"带下有广义和狭义之分。广义带下病是泛指经、带、胎、产、杂等妇科疾病，因其多发生在带脉以下，故古人称妇产科医生为带下医。狭义带下又有生理与病理之分。生理性带下属于妇女体内的一种阴液，是由胞宫渗润于阴道的色白或透明，无特殊气味的黏液，其量不多。即《沈氏女科辑要笺正》引王孟英所说："带下，女子生而即有，津津常润，本非病也。"狭义带下病的病机早在《内经》已指出是"任脉为病"。作为一个独立的病是在《诸病源候论》始有记载，《沈氏女科辑要笺正·带下》对其临床表现作了较为具体的描述："如其太多，或五色稠杂及腥秽者，斯为病候。"本章所讨论的是狭义的带下病。

　　带下病是妇科中仅次于月经病的常见病、多发病，常合并月经不调、闭经、阴痒、阴痛、不孕、癥瘕等。近年来有学者把带下过少也归属为带下病的范畴，其发病率有上升的趋势，必须引起重视而另立一节。本章介绍带下过多和带下过少。

第一节　带下过多

　　带下过多是指带下量明显增多，色、质、气味异常，或伴有局部及全身症状者。古代有"白沃"、"赤白沥"、"下白物"等名称。

　　西医学的各类阴道炎、宫颈炎、盆腔炎、内分泌功能失调（尤其是雌激素水平偏高）等疾病引起的阴道分泌物异常与中医学带下过多的临床表现相类似时，可参考本节论治。

　　汉代《金匮要略·妇人杂病脉证并治》最早记载经、带合病："妇人经水闭不利……下白物，矾石丸主之。"隋代《诸病源候论·妇人杂病诸候·带下候》明确提出了"带下病"之名，并分"带五色俱下候"。金元时期，刘完素在《素问玄机原病式·附带下》中云："故下部任脉湿热甚者，津液涌而溢，已为带下。"《丹溪心法》认为带下过多与湿痰有关，主张燥湿为先，佐以升提。明代《万氏妇人科》指出了带下过多与白浊、白淫的鉴别。《女科撮要》提出带下过多乃由脾胃亏损、阳气下陷所致，主张健脾升阳止带。《景岳全书·妇人规·带浊梦遗类》则强调"心旌之摇"、"多欲之滑"、"房室之逆"、"虚寒不固"等伤肾而致带下过多，治法除药物外，尚宜节欲。清代《傅青主女科·带下》将带下病列为该书首卷，分别以白、黄、赤、青、黑五色带下论述其病机、证象、治法，认为"带下俱是湿证"，所创完带汤、易黄汤、清肝止淋汤至今仍为临床所推崇。历代医家所论虽各有侧重，但多认识到带下过多当责之脾肾之虚或湿热内侵阴器、胞宫，累及任带，使任脉失固、带脉失约所致。

【病因病机】

本病的主要病机是湿邪伤及任带二脉，使任脉不固，带脉失约。湿邪是导致本病的主要原因，但有内外之别。脾肾肝三脏功能失调是产生内湿之因：脾虚失运，水湿内生；肾阳虚衰，气化失常，水湿内停；肝郁侮脾，肝火挟脾湿下注。外湿多因久居湿地，或涉水淋雨，或摄生不洁，或不洁性交等，以致感受湿热毒虫邪。

1. **脾虚**　素体脾虚，或饮食所伤，或劳倦过度，或忧思气结，损伤脾气，脾虚运化失司，水谷精微不能上输以化血，反聚而成湿，流注下焦，伤及任带而为带下过多。如《女科经纶·带下门》引缪仲淳云："白带多是脾虚……脾伤则湿土之气下陷，是脾精不守，不能输为荣血而下白滑之物。"

2. **肾阳虚**　素体阳虚，或房劳多产，或年老体虚，或久病伤肾，肾阳虚，命门火衰，气化失常，水湿下注，任带失约；或因肾气不固，封藏失职，精液滑脱而致带下过多。《万氏妇人科》曰："白带者，时常流出清冷稠黏，此下元虚损证也。"

3. **阴虚夹湿**　素体阴虚，或年老真阴渐亏，或久病失养，暗耗阴津，相火偏旺，阴虚失守，复感湿邪，伤及任带而致带下过多。

4. **湿热下注**　经行产后，胞脉空虚，摄生不洁，湿热内犯；或淋雨涉水，或久居湿地，感受湿邪，蕴而化热，伤及任带而致。或脾虚生湿，湿蕴化热酿成。或因肝郁化热，肝气乘脾，脾虚失运，肝火挟脾湿流注下焦，损伤任带二脉而致带下过多。《傅青主女科·黄带下》："妇人有带下而色黄者，宛如黄茶浓汁，其气腥秽，所谓黄带是也。夫黄带乃任脉之湿热也。"

5. **热毒蕴结**　摄生不慎，或妇科手术消毒不严，或经期、产后胞脉空虚，忽视卫生，热毒乘虚直犯阴器、胞宫。或因热甚化火成毒，或湿热遏久成毒，热毒损伤任带二脉而为带下过多。

带下日久，阴液耗损，可致虚实错杂，或虚者更虚，或影响经孕，故应及早防治。

【诊断要点】

1. **病史**　经期、产后余血未净，摄生不洁，或不禁房事，或妇科手术后感染邪毒，或素体虚弱等病史。

2. **临床表现**　带下增多，伴有带下的色、质、气味异常，或伴有阴部瘙痒、灼热、疼痛，或兼有尿频尿痛等局部及全身症状。

3. **检查**

(1) 妇科检查：可见各类阴道炎（表9–1）、宫颈炎（表9–2）、盆腔炎的体征。

(2) 辅助检查：阴道炎患者阴道分泌物涂片检查阴道清洁度Ⅲ度以上，或可查到滴虫、白色念珠菌及其他病原体。急性或亚急性盆腔炎者，血白细胞计数增高。必要时行宫颈拭子病原体培养、病变局部活组织检查、卵巢功能检测。B超检查对盆腔炎症及盆腔肿瘤有诊断意义。

表9-1 阴道炎的鉴别诊断与外治表

病 名	念珠菌性阴道炎	滴虫性阴道炎	细菌性阴道病	老年性阴道炎
带下特点	凝乳状，或豆腐渣样，质稀薄而有臭气	灰黄或黄绿色，稀薄，或呈脓性状，腥臭味，有泡沫	淡黄色或血样脓性赤带，质稀	稀薄淡黄，或赤白，甚者为脓性
其他症状	外阴奇痒难忍	外阴瘙痒	外阴坠胀，灼热或疼痛	阴道烧灼感
妇科检查	阴道壁附有一层白膜	阴道壁可见散在出血斑点	阴道黏膜充血、触痛	阴道黏膜薄且光滑，有点状出血或小溃疡
白带镜检	可见念珠菌	可查见滴虫	可找到线索细胞	
外治法	达克宁栓、制霉菌素片、克霉唑	甲硝唑、替硝唑泡腾片	甲硝唑	甲硝唑

表9-2 宫颈炎的分类与外治表

病 名	宫颈糜烂	宫颈息肉	宫颈肥大	宫颈腺体囊肿	慢性宫颈管炎
白带性状	白色或淡黄色黏液状，或黄脓样，或夹有血丝	白色或淡黄色黏液状，或夹有血丝	白色或淡黄色黏液状	白色或淡黄色黏液状	乳白色黏液状，或淡黄色脓性，或带血性
妇科检查	宫颈阴道部呈细颗粒状的红色区	宫颈外口突出单个或多个舌样、鲜红色赘生物	比正常宫颈增大2~4倍，质硬	略突出于宫颈表面的青白色小囊肿，内含黄白色黏液	宫颈口充血发红，宫颈外口有脓性分泌物
外治法	涂3%硝酸银或选用火熨、冷冻、激光、微波等	摘除息肉并送病理检查	必要时行宫颈锥形切除术	针尖刺破囊肿，辅以电灼或火烫	棉签蘸磺胺粉或氯霉素粉直接涂在颈管内

【鉴别诊断】

1. 带下呈赤色时应与经间期出血、经漏鉴别

（1）经间期出血是指月经周期正常，在两次月经中间出现周期性出血，一般持续3~7天，能自行停止。赤带者，其出现无周期性，且月经周期正常。

（2）经漏是经血非时而下，淋沥不尽，无正常月经周期可言。而赤带者，月经周期正常。

2. 带下呈赤白带或黄带淋沥时，需与阴疮、子宫黏膜下肌瘤鉴别

（1）阴疮溃破时虽可出现赤白样分泌物，但伴有阴户红肿热痛，或阴户结块，带下病无此症。分泌物的部位亦大不相同。

（2）子宫黏膜下肌瘤突入阴道伴感染时，可见脓性白带或赤白带、或伴臭味，与黄带、赤带相似，通过妇科检查可见悬吊于阴道内的黏膜下肌瘤，即可鉴别。

3. **带下呈白色时需与白浊鉴别**　白浊是指尿窍流出混浊如米泔样物的一种疾患，多随小便排出，可伴有小便淋沥涩痛。而带下过多，出自阴道。

由于带下过多是一种症状，许多疾病均可出现。若出现大量浆液性黄水或脓性或米汤样恶臭白带时，需警惕输卵管癌、宫颈癌、宫体癌。可通过妇科检查和借助阴道细胞学、宫颈或子宫内膜病理检查、B超、宫腔镜及腹腔镜等检查进行鉴别。

【辨证论治】

带下过多的辨证要点主要是根据带下的量、色、质、气味的异常以辨寒热虚实。一般而论，带下色淡、质稀者为虚寒；色黄、质稠、有秽臭者为实热。临证时，结合全身症状、舌脉、病史等进行综合分析。本病治疗以除湿为主。一般治脾宜运、宜升、宜燥；治肾宜补、宜固、宜涩；湿热和热毒宜清、宜利。阴虚夹湿则补清兼施。虚实夹杂证及实证治疗还需配合外治法。

1. 脾虚证

主要证候：带下量多，色白或淡黄，质稀薄，或如涕如唾，绵绵不断，无臭；面色㿠白或萎黄，四肢倦怠，脘胁不舒，纳少便溏，或四肢浮肿；舌淡胖，苔白或腻，脉细缓。

证候分析：脾气虚弱，运化失司，湿邪下注，损伤任带，使任脉不固，带脉失约而为带下过多；脾虚中阳不振，则面色㿠白或萎黄，四肢倦怠；脾虚失运，则纳少便溏，四肢浮肿；舌淡胖，苔白或腻，脉细缓，均为脾虚湿困之征。

治法：健脾益气，升阳除湿。

方药：完带汤（《傅青主女科》）。

人参　白术　白芍　淮山药　苍术　陈皮　柴胡　黑荆芥　车前子　甘草

原方治"终年累月下流白物，如涕如唾，不能禁止，甚则臭秽者，所谓白带也"。

方中人参、白术、淮山药、甘草益气健脾，白术健脾阳，淮山健脾阴，各药协同为君；苍术、陈皮燥湿健脾，行气和胃；白芍柔肝，轻用柴胡稍佐疏肝解郁，并升阳除湿；黑荆芥入血分，祛风胜湿；车前子利水渗湿。本方为脾胃肝三经同治之方，寓补于散之内，寄消于升之中。观其全方，重在一个"湿"字，其补、散、升、消，都是为湿邪开路，补虚而不滞邪，以达健脾益气，升阳除湿止带之效。

若脾虚湿蕴化热，证见带下量多，色黄，黏稠，有臭味者，治宜健脾祛湿，清热止带，方用易黄汤（方见经断复来）。

方中山药、芡实健脾化湿；白果补任固涩止带；车前子利水渗湿；黄柏清热燥湿，使热去湿化，带自止。

2. 肾阳虚证

主要证候：带下量多，绵绵不断，质清稀如水；腰酸如折，畏寒肢冷，小腹冷感，面色晦黯，小便清长，或夜尿多，大便溏薄；舌质淡，苔白润，脉沉迟。

证候分析：肾阳不足，命门火衰，封藏失职，精液滑脱而下，故带下量多，绵绵不断，质清稀如水；腰为肾之府，故肾虚则腰酸如折；肾阳不足，不能温煦胞宫，故小腹冷痛；阳气不能外达，则畏寒肢冷，面色晦黯；肾阳虚不能上温脾阳，则大便溏薄；不能下暖膀胱，故小便清长；舌质淡，苔薄白，脉沉迟，亦为肾阳虚之征。

治法：温肾培元，固涩止带。

方药：内补丸（《女科切要》）。

鹿茸　肉苁蓉　菟丝子　潼蒺藜　肉桂　制附子　黄芪　桑螵蛸　白蒺藜　紫菀茸

原方治命门火衰，肾气虚弱，失于温煦，不能封藏，任带失调，精液滑脱之重证。

方中鹿茸、肉苁蓉补肾阳益精血；菟丝子补肝肾，固任脉；潼蒺藜温肾止腰痛；肉桂、制附子补火壮阳，温养命门；黄芪补气助阳；桑螵蛸收涩固精；白蒺藜祛风胜湿；紫菀茸温肺益肾。全方共奏温肾培元，固涩止带之功。

3. 阴虚夹湿证

主要证候：带下量多，色黄或赤白相兼，质稠，有气味，阴部灼热感，或阴部瘙痒；腰酸腿软，头晕耳鸣，五心烦热，咽干口燥，或烘热汗出，失眠多梦；舌质红，苔少或黄腻，脉细数。

证候分析：肾阴不足，相火偏旺，损伤血络，或复感湿邪，损伤任带致任脉不固，带脉失约，故带下量多，色黄或赤白相兼，质稠，有气味；腰为肾之府，肾阴虚则腰酸腿软；阴虚生内热，则五心烦热，咽干口燥，阴部灼热感或瘙痒；虚阳上扰，则头晕，烘热汗出，失眠多梦；舌红，苔少或黄腻，脉细数均为阴虚夹湿之证。

治法：滋肾益阴，清热利湿。

方药：知柏地黄汤（方见经行口糜）。

方中熟地滋阴补肾，益精生血；山茱萸温补肝肾，收涩精气；山药健脾滋肾，涩精止泻；泽泻清泻肾火；丹皮清肝泻火；茯苓健脾利湿；知母、黄柏清热泻火滋阴。

4. 湿热下注证

主要证候：带下量多，色黄或呈脓性，质黏稠，有臭气，或带下色白质黏，呈豆渣样，外阴瘙痒；小腹作痛，口苦口腻，胸闷纳呆，小便短赤；舌红，苔黄腻，脉滑数。

证候分析：湿热蕴结于下，损伤任带二脉，故带下量多，色黄或如脓，质黏稠，或浊如豆渣样，有秽臭，阴痒；湿热蕴结，阻遏气机，则小腹作痛；湿热内盛，阻于中焦，则口苦口腻，胸闷纳呆；小便短赤，舌红，苔黄腻，脉滑数均为湿热之征。

治法：清利湿热，佐以解毒杀虫。

方药：止带方（《世补斋·不谢方》）。

猪苓　茯苓　车前子　泽泻　茵陈　赤芍　丹皮　黄柏　栀子　牛膝

原方专用于止带。

方中猪苓、茯苓、车前子、泽泻利水渗湿止带；赤芍、丹皮清热，凉血活血；黄柏、栀子、茵陈泻热解毒，燥湿止带；牛膝利水通淋，引诸药下行，使热清湿除带自止。

腹痛加川楝子、延胡；若带下有臭味者加土茯苓、苦参。

若肝经湿热下注，症见带下量多色黄或黄绿，质黏稠，或呈泡沫状，有臭气，阴痒；烦躁易怒，口苦咽干，头晕头痛；舌边红，苔黄腻，脉弦滑，治宜清肝利湿止带，方用龙胆泻肝汤（《医宗金鉴》）。

龙胆草 黄芩 栀子 当归 柴胡 生地黄 木通 车前子 泽泻 甘草

方中龙胆草泻肝胆实火，清下焦湿热；黄芩、栀子清热泻火；当归、柴胡、生地 疏肝活血，凉血养阴；木通、车前子、泽泻利水渗湿；甘草调和诸药，清热解毒。诸药合用，共奏泻肝胆实火，清下焦湿热之功。

若湿浊偏甚，症见带下量多，色白，如豆渣状或凝乳状，阴部瘙痒；脘闷纳差，舌红，苔黄腻，脉滑数。治宜清热利湿，疏风化浊，方用萆薢渗湿汤（《疡科心得集》）加苍术、藿香。

萆薢 薏苡仁 黄柏 赤茯苓 丹皮 泽泻 通草 滑石

本证多配合外治法，以提高疗效。外治法参见表9-1和"阴痒"。

5. 热毒蕴结证

主要证候：带下量多，黄绿如脓，或赤白相兼，或五色杂下，质黏腻，臭秽难闻；小腹疼痛，腰骶酸痛，烦热头晕，口苦咽干，小便短赤，大便干结；舌红，苔黄或黄腻，脉滑数。

证候分析：热毒损伤任带，故带下赤白，或五色带下；热毒蕴蒸，则带下质黏如脓样，臭秽难闻；热毒伤津，则烦热头晕，口苦咽干，尿黄便秘；舌红，苔黄或黄腻，脉滑数均为热毒之征。

治法：清热解毒。

方药：五味消毒饮（《医宗金鉴》）加土茯苓、败酱草、鱼腥草、薏苡仁。

蒲公英 金银花 野菊花 紫花地丁 紫背天葵

原方"疗诸疗"。

方中蒲公英、金银花、野菊花、紫花地丁、紫背天葵均为清热解毒之品。加败酱草、土茯苓、鱼腥草、薏苡仁以清热解毒，利水除湿。

【外治法】

实证带下病多结合白带检查结果配合外治法。

1. 外洗法 蛇床子散（《中医妇科学》1979年版）蛇床子、川椒、明矾、苦参、百部各15g，煎汤趁热先熏后坐浴，1日1次，10次为1疗程，若阴痒溃破则去川椒。亦可酌情选用洁尔阴、肤阴洁等洗剂。

2. 阴道纳药法 洁尔阴泡腾片、保妇康栓等，适用于阴道炎；双料喉风散、珍珠层粉等，适用于宫颈糜烂及老年性阴道炎。

3. 热熨法 火熨、电灼、激光等，使病变组织凝固、坏死、脱落、修复、愈合而达到治疗的目的，适用于治疗宫颈糜烂者。术后禁房事2个月。

外治时配合内服中药以清热祛湿、止血生肌，往往可促进创面修复。

【转归与预后】

带下过多经过及时治疗多可痊愈，预后良好。若治不及时或治不彻底，或病程迁延日久，致使邪毒上客胞宫、胞脉，可导致月经异常、癥瘕和不孕症等病证。若带下病日久不愈，且五色带下秽臭伴癥瘕或形瘦者，要注意排除宫颈及宫内膜恶性变。

【预防与调摄】

1. 保持外阴清洁干爽，勤换内裤。注意经期、产后卫生，禁止盆浴。

2. 经期勿冒雨涉水和久居阴湿之地，以免感受湿邪。不宜过食肥甘或辛辣之品，以免滋生湿热。

3. 对具有交叉感染的带下病，在治疗期间需禁止性生活，性伴侣应同时接受治疗。并禁止游泳和使用公共洁具。

4. 做好计划生育工作，避免早婚多产，避免多次人工流产。

5. 定期进行妇科普查，发现病变及时治疗。

6. 进行妇科检查或手术操作时，应严格执行无菌操作，防止交叉感染。

【临证参考】

带下过多是以湿邪为主因的常见疾病，其病机为任脉不固，带脉失约，涉及脾肾肝三脏功能的失常。带下过多是许多疾病的一种症状，因此应通过妇科检查和辅助检查，尤其对于五色带下，秽臭难闻者，及时做新柏氏"TCT"细胞学检测、或阴道镜下活检等，应尽快明确诊断，排除恶性肿瘤。辨证要点则依据带下量、色、质、气味的特点来辨清脏腑虚、实、内湿、外湿。临床全虚者少，以实证或虚实夹杂者多见。除湿为治疗本病的主要原则。由于带下病涉及范围广，应针对病因治疗以提高疗效。实证带下过多者需内服与外治相结合。

近代医家采用现代检查手段对带下过多的病因、病机、治法进行了探讨，不断丰富了带下过多的内容。本病的发生与气候、环境、地域等因素有关。有学者观察 144 例带下病的发病原因，其中感受寒湿者占 67%，涉水淋雨者占 18%，外湿为病共占 85%。有医家认为带下过多多因内生殖器有炎症，如阴道炎、宫颈炎、盆腔炎，以及肿瘤等。致病因素有外来感染与内在病变之分。外来因素如细菌、滴虫、霉菌、淋菌感染等；内在因素如身体虚弱、肿瘤等。女性生殖系统炎症是导致带下异常的重要原因，白带较轻，以白细胞为主；黄带较重，以脓球为主。治带应包括清热解毒（抗菌作用），健脾（提高免疫力）祛湿，止带（抑制腺体分泌）三个方面。

内外并治是治疗湿热或热毒带下的有效方法，临床多选用清热利湿杀虫之品，或熏洗坐浴，或研末阴中坐药外用。中药锥切对慢性宫颈炎及早期子宫颈癌引起的带下增多有治疗作用。近年来，中成药洁尔阴、洁身纯、肤阴洁、保妇康栓、泡腾片等，使用方便，疗效确切，应用甚广。

【文献与病案选录】

《校注妇人良方·带下方论》：一妇人吞酸饱满，食少便泄，月经不调，服清气化痰丸，两膝渐肿。寒热往来，带下黄白，面萎体倦，此脾胃俱虚，湿痰下注，用补中益气，倍用参术，加茯苓、半夏、炮姜而愈。

《傅青主女科》：夫带下俱是湿症。而以"带"名者，因带脉不能约束而有此病，故以名之。盖带脉通于任督，任督病而带脉始病。

《妇科玉尺·带下》：赤者属血属热，热入小肠而成；若实热郁结，则为赤白兼下。白者属气属寒，寒入大肠而成，因血少复亡其阳，故白滑之物下流；亦有湿痰流注下焦，或肝肾阴淫之湿，或缘惊恐而木乘土位，浊液下流；或色欲太甚，肾经亏损之故；或产多之妇，伤血伤液，皆能成带下之疾。

第二节　带下过少

带下过少是指带下量明显减少，导致阴中干涩痒痛，甚至阴部萎缩者。

本病与西医学的卵巢功能早衰、绝经后卵巢功能下降、手术切除卵巢后、盆腔放疗后、严重卵巢炎及席汉氏综合征、长期服用某些药物抑制卵巢功能等导致雌激素水平低落而引起的阴道分泌物减少相类似。

带下过少在前人文献中缺乏专论，仅散见于绝经前后诸证、闭经、不孕、阴痒、阴冷、阴萎、阴痛等病证中。本病可影响妇女的生育和生活质量，甚至影响夫妻性生活的和谐及家庭稳定，近年来临床发现本病并不少见，故此列为专病论述。

【病因病机】

本病的主要病机是阴液不足，不能渗润阴道。肝肾亏损、血枯瘀阻是导致带下过少的主要原因。

1. 肝肾亏损　先天禀赋不足，肝肾阴虚，或房劳多产，大病久病，耗伤精血，或年老体弱，肾精亏损，或七情内伤，肝肾阴血暗耗。肝肾亏损，血少精亏，阴液不充，任带失养，不能滋润阴道，发为带下过少。

2. 血枯瘀阻　素体脾胃虚弱，化源不足；或堕胎多产，大病久病，暗耗营血；或产后大出血，血不归经；或经产感寒，余血内留，新血不生，均可致精亏血枯，瘀血内停，瘀阻血脉，精血不足且不循常道，阴津不得渗润胞宫、阴道，发为带下过少。

【诊断】

1. 病史　有卵巢早衰、手术切除卵巢、盆腔放疗、盆腔炎症、反复流产史、产后大出血或长期服用某些药物抑制卵巢功能等病史。

2. 临床表现　带下过少，甚至全无，阴道干涩、痒痛，甚至阴部萎缩。或伴性欲低下、性交疼痛，烘热汗出，月经错后、稀发、经量偏少，闭经，不孕等。

3. 检查

（1）妇科检查：阴道黏膜皱折明显减少或消失，或阴道壁菲薄充血，分泌物极少，宫颈、宫体或有萎缩。

（2）辅助检查：阴道脱落细胞涂片提示雌激素水平较低。

内分泌激素测定：卵巢功能低落者，促卵泡生成素（FSH）、促黄体生成素（LH）升高，而雌二醇（E$_2$）下降；席汉氏综合征者，激素水平均下降。

【鉴别诊断】

许多妇产科疾病都可出现带下过少的症状，故主要是鉴别引起带下过少的各种疾病及原因。

1. 卵巢早衰　是指妇女在 40 岁之前绝经，常伴有绝经期症状，E$_2$ 下降，FSH、LH 升高。

2. 绝经后　正常妇女一般在 45～54 岁绝经。妇女自然绝经后，因卵巢功能下降而出现带下过少，少数可出现阴道干涩不适等症状。

3. 手术切除卵巢或盆腔放疗后　有手术切除大部分卵巢或全部卵巢，或有盆腔放疗史。

4. 席汉氏综合征　席汉氏综合征是由于产后大出血、休克造成垂体前叶急性坏死，丧失正常分泌功能而引起。临床表现为产后体质虚弱，面色苍白，无乳汁分泌，闭经，阴部萎缩，性欲减退，并有畏寒、头昏、贫血、毛发脱落等症状。FSH、LH 值明显降低，甲状腺功能（TSH、T$_3$、T$_4$）降低，尿 17－羟、17－酮皮质类固醇低于正常。

【辨证论治】

带下过少一病，虽有肝肾阴虚、血枯瘀阻之不同，其根本是阴血不足，治疗重在滋补肝肾之阴精，佐以养血、化瘀等。用药不可肆意攻伐，过用辛燥苦寒之品，以免耗津伤阴，犯虚虚之戒。

1. 肝肾亏损证

主要证候：带下过少，甚至全无，阴部干涩灼痛，或伴阴痒，阴部萎缩，性交疼痛，甚则性交干涩困难；头晕耳鸣，腰膝酸软，烘热汗出，烦热胸闷，夜寐不安，小便黄，大便干结；舌红少苔，脉细数或沉弦细。

证候分析：肝肾亏损，血少津乏，阴液不充，任带失养，不能润泽阴道，发为带下过少；阴虚内热，灼津耗液，则带下更少，阴部萎缩，干涩灼痛，阴痒；精血两亏，清窍失养，则头晕耳鸣；肾虚外府失养，则腰膝酸软；肝肾阴虚，虚热内生，则烘热汗出，烦热胸闷，夜寐不安，小便黄，大便干结；舌红少苔，脉细数或沉弦细等均为肝肾亏损之证。

治法：滋补肝肾，养精益血。

方药：左归丸（方见崩漏）加知母、肉苁蓉、紫河车、麦冬。

方中熟地、山茱萸、山药、枸杞子益肝肾，补精血；菟丝子补肾气；鹿角胶、龟甲胶滋补精血，补益冲任；川牛膝活血化瘀，补益肝肾，引血下行。加紫河车大补精血；麦冬养阴润燥；知母养阴清热。全方共奏滋补肝肾，养精益津之功。

2. 血枯瘀阻证

主要证候：带下过少，甚至全无，阴中干涩，阴痒；或面色无华，头晕眼花，心悸失眠，神疲乏力，或经行腹痛，经色紫黯，有血块，肌肤甲错，或下腹有包块；舌质黯，边有瘀点瘀斑，脉细涩。

证候分析：精血不足且不循常道，瘀阻血脉，阴津不得敷布，则带下过少，甚至全无，阴中干涩，阴痒；血虚不能上荣于头面，则头晕眼花，面色无华；血虚心失所养，则心悸失眠；血虚气弱，则神疲乏力；瘀血内阻，气机不畅，则经行腹痛，经色紫黯，伴有血块；瘀血内阻，肌肤失养，则肌肤甲错；舌质淡黯，边有瘀点瘀斑，脉细涩均为血枯瘀阻之象。

治法：补血益精，活血化瘀。

方药：小营煎（《景岳全书·新方八阵》）加丹参、桃仁、牛膝。

当归　白芍　熟地黄　山药　枸杞子　炙甘草

原方治血少阴虚。

方中当归、白芍养血润燥；熟地、枸杞子滋阴养血填精；山药健脾滋肾；炙甘草益气健脾。加丹参、桃仁活血祛瘀；牛膝补益肝肾，引血下行。全方补血益精，活血行瘀。

【转归与预后】

带下过少非器质性病变者，经过及时正确治疗，一般可好转，预后良好。未及时或彻底治疗，可出现月经过少、月经稀发，甚至闭经和不孕症等病证。若卵巢早衰或因手术切除或放射治疗引起的带下过少，则预后较差。

【预防与调摄】

1. 及早诊断和治疗可能导致卵巢功能降低的原发病。
2. 预防与及时治疗产后大出血，防止脑垂体前叶急性坏死。
3. 对卵巢病变尽量采用保护性治疗。
4. 调节情志，保持良好的心理状态。
5. 饮食有节，可适当增加豆制品饮食。

【临证参考】

带下过少是指带下量明显减少，失其津津常润，致阴中干涩痒痛，甚至阴部萎缩者。其主要病机是阴液不足，不能润泽阴道。肝肾亏损、血枯瘀阻是导致带下过少的主要原因。治疗重在滋补肝肾之精，佐以养血、化瘀。

有医者认为带下过少是由肾阴不足所致，故治当滋养肾阴为主，可用左归饮。若相火偏旺，下灼真阴者，用二至合六味，或知柏地黄汤。君火偏炽，暗耗肾水者，用黄连阿胶汤。脾胃阴虚，肾精乏源者，用清带汤或益胃汤加减，使生化有源，肾阴充沛而滋养任带、阴器。临证中又发现长期不适当地使用药液冲洗阴道，破坏自洁作用，亦可导致阴中干涩发为带下过少，须引起重视。

【文献与病案选录】

"生理性带下的机理探讨"（孙宁铨等）生理性带下来源于肾，受助于脾，制约于奇经。……肾阴不足者，则无带下分泌，或极少分泌，分泌之多少代表阴精不足之程度，同时有阴道内干燥，交媾疼痛、不适等……脾气虚衰，输化无源，则影响肾精之充沛，从而形成肾阴虚衰之带下稀少。

"带下过少从肾论治"（胡洪瑞）带下过少其根本原因是肾虚，由于肝肾同源，脾为后天之本，故往往又波及肝、脾两脏，临床常见有肝肾阴虚、肾虚肝郁、脾肾两亏、肾阴阳两虚。

夏桂成《中医临床妇科学》：带下过少病证，虽有肝肾阴虚、脾胃虚弱、血瘀内阻等，但主要是肝肾阴虚，由于精血亏少，津液不充，故致润泽阴道的液体减少。因此，主要是纠正阴虚，提高阴精在经后期逐步滋长的水平，可参照前面"调理月经周期，经后初、中、末三期的施治"。实际上亦是调治月经病、不孕症的主要措施。

此外，在更年中、后期，特别是绝经后的一段时期内，如何维持适量的带下有着重要的意义。肾气衰，天癸竭，这是必然的规律，是不可抗拒的，故月经的断绝也是不可逆的。但绝经后能维持适量带下，保持部分阴精，润泽即将衰退的生殖器官，则可使之缓慢地衰退，保持阴阳气血间在衰退过程中仍能维持相对平衡。另外，由于延缓衰退，有利于阴阳气血间的相对性平衡，机体的抵抗能力、免疫机能等所受影响缩小到最大可能，乃是安度更年期的重要措施，切勿轻视。

第十章

妊 娠 病

妊娠期间，发生与妊娠有关的疾病，称妊娠病，又称"胎前病"。妊娠病不但影响孕妇的身体健康，妨碍妊娠的继续和胎儿的正常发育，甚则威胁生命，因此必须重视妊娠病的预防和发病后的治疗。

常见的妊娠病有：恶阻、妊娠腹痛、异位妊娠、胎漏、胎动不安、堕胎、小产、滑胎、胎萎不长、胎死不下、子满、子肿、子晕、子痫、子嗽、妊娠小便淋痛、妊娠小便不通、妊娠身痒症、妊娠贫血、难产等。

妊娠病的病因病机：妊娠病的病因病机应结合致病因素和妊娠期母体内环境的特殊改变两者来认识。常见的发病机理有四：一是阴血虚。阴血素虚，孕后血聚宫养胎，阴血益虚，可致阴虚阳亢而发病。二是脾肾虚。脾虚则气血生化乏源，胎失所养。若脾虚湿聚，则泛溢肌肤或水停胞中为病；肾虚则肾精匮乏，胎失所养。或肾气虚弱，胎失所系，胎元不固。三是冲气上逆。孕后经血不泻，聚于冲任、子宫以养胎，冲脉气盛，冲脉隶于阳明，若胃气素虚，冲气上逆犯胃，胃失和降则呕恶。四是气滞。素多忧郁，气机不畅，腹中胎体渐大，易致气机升降失常，气滞则血瘀水停而致病。

妊娠病的诊断：首先要明确妊娠诊断。根据停经史，早孕反应，脉滑等临床表现，结合辅助检查如妊娠试验、基础体温、B超等判断是否妊娠。如需保胎可暂不妇查。如病情需要亦需择时妇查以明确诊断。并注意与激经、闭经、癥瘕等鉴别。妊娠病的诊断，自始至终要注意胎元未殒与已殒的鉴别，注意胎儿的发育情况以及母体的健康状况，必要时要注意排除畸胎等。

妊娠病的治疗原则：以胎元的正常与否为前提。胎元正常者，宜治病与安胎并举，如因母病而致胎不安者，重在治病，病去则胎自安；若因胎不安而致母病者，重在安胎，胎安则病自愈。安胎之法，以补肾健脾、调理气血为主。补肾为固胎之本，健脾为益血之源，理气以通调气机，理血以养血为主或佐以清热，使脾肾健旺，气血和调，本固血充，则胎可安。若胎元不正，胎堕难留，或胎死不下，或孕妇有病不宜继续妊娠者，则宜从速下胎以益母。

妊娠期用药原则：凡峻下、滑利、祛瘀、破血、耗气、散气以及一切有毒药品，都应慎用或禁用（参照《中药学》妊娠禁用或慎用药物）。如果病情确实需要，亦可适当选用，如妊娠恶阻也可适当选用法半夏等药物；确有瘀阻胎元时，还须在补肾安胎的基础上适当选配活血化瘀药，使瘀祛而胎安。所谓"有故无殒，亦无殒也"。但须严格掌握剂量和用药时间，"衰其大半而止"，以免动胎伤胎。

第一节 恶 阻

妊娠早期出现恶心呕吐，头晕倦怠，甚至食入即吐者，称为"恶阻"。亦称之为"子病"、"病儿"、"阻病"。正如《胎产心法》云："恶阻者，谓有胎气，恶心阻其饮食也"。若妊娠早期仅有恶心择食，头晕，或晨起偶有呕吐者，为早孕反应，不属病态，一般3个月后逐渐消失。

西医学的妊娠剧吐可参照本病辨治。

有关恶阻的记载，最早见于汉代《金匮要略·妇人妊娠病脉证并治》曰："妇人得平脉，阴脉小弱，其人渴（《金匮要略心典》解此处渴作呕），不能食，无寒热，名妊娠，桂枝汤主之"，又提出用干姜人参半夏丸治疗妊娠呕吐不止。隋代巢元方《诸病源候论·恶阻候》首次提出恶阻病名，并指出"此由妇人元本虚羸，血气不足，肾气又弱，兼当风饮冷太过，心下有痰水夹之，而有娠也"。明确提出素体不足，又感受风冷兼之有孕系本病的主要原因。宋代《妇人大全良方》谓"妊娠呕吐恶食，体倦嗜卧，此胃气虚而恶阻也"。《景岳全书·妇人规》又指出"凡恶阻多由胃虚气滞，然亦有素本不虚，而忽受胎妊，则冲任上壅，气不下行，故为呕逆等证"。清代《傅青主女科》则认为"肝血太燥"，"肝急则火动而逆也"，"故于平肝补血之中，加以健脾开胃之品……宜用顺肝益气汤"，对恶阻的病因及治疗增添了新意。

【病因病机】

恶阻的发生，主要是冲气上逆，胃失和降所致。临床常见的病因病机为脾胃虚弱、肝胃不和，并可继发气阴两虚的恶阻重症。

1. **脾胃虚弱** 素体脾胃虚弱，受孕后血聚子宫以养胎，子宫内实，冲脉之气较盛。冲脉起于胞宫隶于阳明，冲气循经上逆犯胃，胃失和降，反随冲气上逆而发为恶阻。若脾虚痰饮内停者，痰饮亦随之上泛而呕恶。

2. **肝胃不和** 素性抑郁，或恚怒伤肝，肝气郁结，郁而化热。孕后血聚养胎，肝血益虚，肝火愈旺，火性炎上，上逆犯胃，胃失和降，遂致恶阻。如《女科经纶》说："妊娠呕吐属肝夹冲脉之火冲上。"

呕则伤气，吐则伤阴，呕吐日久，浆水不入，气阴两虚。胃阴伤不能下润大肠，便秘益甚，腑气不通，加重呕吐；肾阴伤则肝气急，肝气急，则呕吐愈剧，如此因果相干，出现阴亏气耗之恶阻重症。

【诊断】

1. **病史** 有停经史、早孕反应。
2. **临床表现** 恶心呕吐频繁，头晕，厌食，甚则恶闻食气，食入即吐，不食亦吐。严重者可出现全身乏力，精神萎靡，消瘦。甚者可见血压下降，体温升高，黄疸，嗜睡或昏迷。

3. 检查

(1) 妇科检查：子宫增大与停经月份相符，子宫变软。

(2) 辅助检查：尿妊娠试验阳性；为识别病情轻重和判断预后，还应酌情进行尿酮体、体温、脉搏、血压、电解质、肝、肾功能的检测及心电图检查。

【鉴别诊断】

本病应与葡萄胎、妊娠合并急性胃肠炎、孕痈相鉴别：

1. 葡萄胎 恶心呕吐较剧，阴道不规则出血，偶有水泡状胎块排出，子宫大小与停经月份不符，多数较停经月份大，质软，HCG 水平明显升高，B 超显示宫腔内呈落雪状图象，而无妊娠囊、胎儿结构及胎心搏动征。

2. 妊娠合并急性胃肠炎 多有饮食失宜史，除恶心呕吐外常伴有上腹部或全腹阵发性疼痛，肠道受累时伴有腹泻，大便检查可见白细胞及脓细胞。

3. 孕痈 妊娠期急性阑尾炎，开始于脐周或中上腹部疼痛，伴有恶心呕吐，24 小时内腹痛转移到右下腹；查体腹部有压痛、反跳痛，伴肌紧张，出现体温升高和白细胞增多。

【辨证论治】

恶阻的辨证主要根据呕吐物的性状和患者的口感，结合全身情况、舌脉综合分析，辨其虚实。口淡、呕吐清涎者，多为脾胃虚弱；口中淡腻、呕吐痰涎者，多为脾虚痰湿；口苦，呕吐酸水或苦水者，多为肝胃不和；干呕或呕吐血性物者，多为气阴两虚。

恶阻的治疗以调气和中，降逆止呕为主，服药方法以少量多次呷服为宜。并应注意饮食和情志的调节。

1. 脾胃虚弱证

主要证候：妊娠早期，恶心呕吐不食，甚则食入即吐，口淡，呕吐清涎，头晕体倦，脘痞腹胀，舌淡、苔白、脉缓滑无力。

证候分析：脾胃素虚，升降失常，孕后阴血下聚养胎，冲气上逆犯胃，胃失和降，故恶心呕吐不食，甚则食入即吐；脾胃虚弱，运化失司，水湿内停随胃气上行，或湿聚成痰，故口淡，呕吐清涎或痰涎，脘痞腹胀；中阳不振，清阳不升，则头晕体倦；舌淡、苔白、脉缓滑无力为脾胃虚弱之征。

治法：健脾和胃，降逆止呕。

方药：香砂六君子汤（《名医方论》）

人参 白术 茯苓 甘草 法半夏 陈皮 木香 砂仁 生姜

原方治气虚肿胀，痰饮结聚，脾胃不和，变生诸症者。

方中以四君健脾胃，和中气为君；砂仁、半夏醒脾和胃，降逆止呕，木香、陈皮理气和中为臣；生姜温胃止呕为佐使。全方补脾胃，降逆气，使呕吐得止。

若脾虚挟痰浊，症见胸闷泛恶，呕吐痰涎，舌淡苔厚腻，脉缓滑，原方加全瓜蒌、苏叶，橘红易陈皮以宽胸理气，化痰止呕。

2. 肝胃不和证

主要证候：妊娠早期，恶心，呕吐酸水或苦水，恶闻油腻，烦渴，口干口苦，头胀而晕，胸满胁痛，嗳气叹息，舌淡红，苔微黄，脉弦滑。

证候分析：素体肝旺，孕后阴血聚下以养胎，肝失血养，肝体不足而肝阳偏亢，且肝脉挟胃贯膈，肝火上逆犯胃，胃失和降，则恶心呕吐，恶闻油腻；肝胆互为表里，肝气上逆则胆火随之上升，胆热液泄，故呕吐酸水或苦水，烦渴口苦；肝热气逆，上扰空窍则头胀而晕；胸满胁痛，嗳气叹息，舌淡红、苔微黄、脉弦滑均为肝胃不和、肝热犯胃之征。

治法：清肝和胃，降逆止呕。

方药：橘皮竹茹汤，（《金匮要略》）加法夏、白芍、枇杷叶、柿蒂、乌梅。

橘皮　竹茹　大枣　人参　生姜　甘草

原方治胃虚有热，气逆上冲之哕逆。

方中橘皮理气和胃、降逆止呕，合竹茹清热安中共为君；人参补益中气，与橘皮合用使行中有补，生姜和胃止呕，与竹茹配合则清中有温均为臣；甘草、大枣益气和胃为佐使。全方使肝胃得和，肝热自除，则呕吐自平。常加枇杷叶、白芍、柿蒂增强清肝、柔肝、和胃降逆止呕之功。乌梅合甘草，酸甘化阴止呕。

上述二证，经治未愈，呕吐剧烈，持续日久，变为干呕或呕吐苦黄水甚则血水，精神萎靡，形体消瘦，眼眶下陷，双目无神，四肢乏力，或发热口渴，尿少便秘，唇舌干燥，舌质红，苔薄黄而干或光剥，脉细滑数无力，为气阴两虚之象。治宜益气养阴，和胃止呕。方用生脉散（方见崩漏）合增液汤（《温病条辨》）。

恶阻重症经以上治疗仍无明显好转，浆水不进，病情严重，尿酮体持续阳性，电解质紊乱者，需中西医结合治疗。每日静脉滴注葡萄糖液及葡萄糖盐水3000ml，加入氯化钾、维生素C及维生素 B_6，同时根据血中钾、钠、氯测定结果适量补充电解质。合并代谢性酸中毒者，应根据血二氧化碳结合力值和血象分析的结果，静脉滴注碳酸氢钠溶液，一般治疗2～3日多能迅速好转。

【转归与预后】

恶阻经及时治疗，大多可治愈。若出现体温升高达38℃以上，心率每分钟超过120次，出现持续黄疸或持续蛋白尿，精神萎靡不振等，应及时考虑终止妊娠。

【预防与调摄】

本病发生往往与精神因素有关，患者应保持乐观愉快的情绪，解除顾虑，避免精神刺激。生活上须调配饮食，宜清淡、易消化，忌肥甘厚味及辛辣之品，鼓励进食，少量多餐，服药应采取少量缓缓呷服之法，以获药力。

【临证参考】

恶阻属于妊娠期多发病，常见于年轻初产妇。恶阻一证，有轻重之别，大多可以中医辨证施治为主，经合理治疗及饮食、心理调护后，患者可迅速康复，但亦有少数病人病情较重，须中西医结合治疗；甚至个别患者病情加剧而致气阴衰竭，则须遵循下胎益母的原则，采用相应的治疗措施。因此在治疗过程中，应定期测定尿量、尿比重、尿酮体、血红细胞计数及血细胞比容、血红蛋白、二氧化碳结合力、钾、钠、氯、尿素氮、肌酐及胆红素等，及时掌握疾病变化情况，以免贻误病情。

半夏为治疗恶阻的常用药物之一，其疗效肯定。但自陈自明《妇人良方大全》中提出"半夏有动胎之性"之后，孕期能否用半夏一直争论颇多。近年来许多医家对此进行了多方面的研究。如龚梅芳等采用灌胃法用三种不同的制半夏对妊娠小白鼠致畸作用的研究，认为妊娠期以炮制过的半夏经口服经药较为安全，生半夏应慎用或禁用。孙萌等观察姜半夏对小鼠免疫功能影响的实验结果表明，姜半夏对母体的免疫功能及抗感染能力无妨碍作用。何守业等用半夏对大白鼠妊娠和胚胎毒性试验的结果表明：生半夏经炮制后毒性作用显著降低，灌胃给药对妊娠母鼠及胚胎无显著毒性，但制半夏汤剂 30g/kg（相当于临床常用量的 150 倍）能引起孕鼠阴道出血，胚胎早期死亡数增加，鼠仔体重显著降低，提示前人所谓"半夏动胎"是有道理的。若病情需要时，注意"中病即止"，严格控制用药剂量，"衰其大半而止"，以免伤胎。若患者出现流产先兆，或既往有堕胎、小产史，则半夏仍以慎用为妥。

【文献与病案选录】

《千金要方·妇人方》：阻病者，患心中愦愦，头重眼眩，四肢沉重懈惰，不欲执作，恶闻食气，欲啖咸酸果实，多卧少起，世谓恶食……此由经血既闭，水渍于脏，脏气不宣通，故心烦愦闷，气逆而呕吐也。血脉不通，经络否涩，则四肢沉重，挟风则头目眩也。觉如此候者，便宜服半夏茯苓汤数剂，后将茯苓丸，淡水消除，便欲食也。

《景岳全书·妇人规》：凡恶阻多由胃虚气滞，然亦有素本不虚，而忽受胎妊，则冲任上壅，气不下行，故为呕逆等证，及三月余而呕吐渐止者，何也？盖胎元渐大，则脏气仅供胎气，故无暇上逆矣。凡治此者，宜以半夏茯苓汤、人参橘皮汤之类，随宜调理，使之渐安，必俟及期，方得帖然也。

《朱南孙妇科临床秘验》蒋某某，女，39 岁，医务工作者。

初诊：1974 年 12 月 15 日。29 岁结婚，35 岁时流产 1 次，平时经行量多，现已怀孕 3 个月，前因上吐下泻作急诊处理住院。现症剧吐不止，神疲嗜睡，夜寐不安，脉细滑数，舌红，苔薄腻，乏液。证系肝气上逆犯胃。治宜平肝降逆，和胃安胎。

生地 12g，白芍 9g，茯苓 9g，钩藤 12g（后下），首乌藤 12g，合欢皮 12g，姜川连 3g，淡吴萸 2.4g，乌梅 1 只。6 剂。

二诊：12 月 22 日。吐已减轻，腹痛腰酸，口干唇燥，大便干结，脉细滑数，舌绛，苔薄少津。肾水亏乏，阴虚火旺，治宜养阴清热，益肾安胎。

生地 12g，白芍 9g，淡芩 4.5g，川连 3g，钩藤 12g（后下），首乌藤 12g，茯苓 9g，川断 9g，桑寄生 12g，麻根 12g，生甘草 3g。5 剂。

第二节　妊　娠　腹　痛

妊娠期，因胞脉阻滞或失养，发生小腹疼痛者，称为"妊娠腹痛"，亦名"胞阻"。也有称"痛胎"、"胎痛"、"妊娠小腹痛"。

胞阻之名，最早见于《金匮要略·妇人妊娠病脉证并治》曰："妇人有漏下者，有半产后因续下血都不绝者，有妊娠下血者，假令妊娠腹中痛，为胞阻，胶艾汤主之。"此处所谈胞阻伴有下血；同时还讨论了妊娠期间肝脾不和所致"妇人怀妊，腹中疞痛，当归芍药散主之"，以及阳虚、寒盛所致"妇人怀娠六七月，脉弦发热，其胎愈胀，腹痛恶寒者，少腹如扇，所以然者，子脏开故也，当以附子汤温其脏"。为研究本病奠定了基础。迳用"妊娠腹痛"始于隋代《诸病源候论·妇人妊娠病诸候》，根据疼痛发生的部位不同分别有"妊娠心腹痛候"、"妊娠腰腹痛候"、"妊娠小腹痛候"等，并云"其腹痛不已，邪正相干，血气相乱，致伤损胞络，则令动胎也"，对妊娠腹痛与胎动不安病证间的转归关系有了明确的认识。后世医家所指妊娠腹痛为不伴下血者。清代《胎产心法·诸痛论》云："如不时腹痛，名曰胎痛，有血虚、气滞二因，然血虚居多。"突出妊娠腹痛以"不时腹痛"为主证，正是本节讨论的妊娠腹痛的特点。

妊娠腹痛属于西医学先兆流产的症状之一。

【病因病机】

本病的发病机理，主要是气郁、血瘀、血虚、虚寒，以致胞脉、胞络阻滞或失养，气血运行失畅，"不通则痛"或"不荣则痛"。其病位在胞脉、胞络，尚未损伤胎元。病情严重者，可影响到胎元，发展为胎漏、胎动不安。

1. **血虚**　素体血虚或脾虚化源不足，妊娠后血聚子宫以养胎，阴血益虚，胞脉失养致小腹疼痛。若血虚气弱，血少乏于畅行，气虚无力帅血，胞脉滞迟作痛。

2. **气滞**　素体忧郁，孕后血下聚养胎，肝血偏虚，肝失血养而疏泄失司；或孕后情志内伤，肝失条达，气行不畅；或胎体渐大，阻碍气机升降，而生郁滞。气滞则血行受阻，胞脉不通，遂致小腹疼痛。

3. **虚寒**　素体阳虚，孕后复感寒邪，胞脉失于温煦，有碍气血畅行，遂致腹痛。

4. **血瘀**　宿有癥瘕，孕后或因气滞、或因寒凝，使瘀阻冲任、子宫、胞脉、胞络，不通则痛，遂致腹痛。

【诊断】

1. **病史**　有停经史及早孕反应。

2. **临床表现**　妊娠期出现小腹疼痛，以病势较缓的小腹绵绵作痛，或冷痛不适，或隐隐作痛，或小腹连及胁肋胀痛为多见。

3．检查

（1）妇科检查：为妊娠子宫。腹部柔软不拒按，或得温痛减。

（2）辅助检查：尿妊娠试验阳性。B超提示宫内妊娠、活胎。

【鉴别诊断】

本病应与能引起腹痛的其他妊娠疾病和发生于妊娠期间的内、外科性腹痛疾病相鉴别。

1．异位妊娠　输卵管妊娠未破裂前也有小腹疼痛，与本病相似，输卵管妊娠破裂或流产后，则突然出现一侧下腹部撕裂样剧痛，常伴昏厥或休克；检查下腹压痛、反跳痛明显，尤以患侧为甚。内出血多时，叩诊有移动性浊音；可通过B超、后穹隆穿刺等检查以鉴别。

2．胎动不安　除小腹疼痛外，常有腰酸、小腹下坠、或阴道少量流血等症状，临证不难鉴别。

3．妊娠合并卵巢囊肿蒂扭转　多发生于妊娠中期，以突然出现一侧下腹部绞痛，甚则昏厥，或伴恶心呕吐为特征。与妊娠腹痛有明显差异。询问病史，结合妇科检查、B超检查可作出鉴别。

4．孕痈　（详见妊娠恶阻节）。

【辨证论治】

本病辨证主要根据腹痛的性质、结合兼证及舌脉辨其虚实。

治疗应本着虚则补之，实则行之的原则，以调理气血为主，佐以补肾安胎。若病情发展，出现胎动不安或堕胎、小产时，则须按胎动不安或堕胎、小产处理。

1．血虚证

主要证候：妊娠后小腹绵绵作痛，按之痛减，面色萎黄，头晕目眩，或心悸少寐，舌淡，苔薄白，脉细滑弱。

证候分析：素体血虚，孕后血聚养胎，气血愈虚，胞脉失养，故小腹绵绵作痛，按之痛减；面色萎黄，头晕目眩，心悸少寐，舌淡，苔薄白，脉细滑弱均为血虚之征。

治法：养血安胎止痛。

方药：当归芍药散（《金匮要略》加首乌、桑寄生。

当归　芍药　川芎　茯苓　白术　泽泻

原方治血虚气滞挟有水湿为患而致妇人怀妊，腹中痛者。

方中重用芍药敛肝、和营、止痛为君；当归、川芎养血和血为臣；茯苓、白术健脾以益生化之源，泽泻利水渗湿，共为佐使，加首乌、桑寄生养血、补肾、安胎。全方使气血充沛，运行调畅，以收安胎止痛之效。至于泽泻一味或有主张去之，认为有伤阴之弊，然何子淮先生则认为，"用泽泻者，因泽泻能助苓术利湿，能起间接健脾之效，且泽泻有下气除饮之功，妊娠多夹水气，水血互结则发为肿胀，用之甚宜，有人主张去泽泻，实不知泽泻用于此证，具活血利水之效，有未病先防之妙"。（《各家女科述评》）

2．气滞证

主要证候：妊娠后小腹胸胁胀痛，或少腹胀痛，情志抑郁，嗳气吐酸，或烦躁易怒，苔薄黄，脉弦滑。

证候分析：肝之经脉绕阴器，至少腹，上贯膈布胁肋。素性抑郁，孕后肝血偏虚，肝失调达，气机不畅，胞脉气血阻滞，故小腹胸胁胀痛，或少腹胀痛；情志抑郁，烦躁易怒，苔薄黄，脉弦滑均为气郁之征。

治法：疏肝解郁，养血安胎。

方药：逍遥散（方见月经先后无定期）。

临证时加苏梗宽中行气安胎。郁而化热，加栀子、黄芩清热除烦。如肝血偏虚而气滞者，宜加枸杞子、首乌、桑寄生以养血柔肝，香附疏肝解郁，行气止痛。

3. 虚寒证

主要证候：妊娠后小腹冷痛，绵绵不休，喜温喜按，面色白，形寒肢冷，纳少便溏，舌淡，苔白滑，脉沉细滑。

证候分析：素体阳虚，寒从内生，孕后胞脉失于温煦，气血运行不畅，故小腹冷痛，绵绵不休；血得热则行，寒遇热而散，气血暂通，腹痛缓解，故喜温喜按；面色白，形寒肢冷，纳少便溏，舌淡，苔白滑，脉沉细滑均为虚寒之征。

治法：暖宫止痛，养血安胎。

方药：胶艾汤（《金匮要略》）加巴戟天、杜仲、补骨脂。

阿胶 艾叶 当归 川芎 白芍 干地黄 甘草

原方治冲任脉虚，阴气不能内守所致妇人漏下、半产后因续下血不绝、妊娠下血腹中痛等证。

方中艾叶温经散寒，暖宫止痛；当归、川芎养血行滞；阿胶、地黄滋阴养血安胎；白芍、甘草缓急止痛。加巴戟、杜仲、补骨脂以温肾助阳，使阴寒消散，气血畅达，腹痛缓解而胎安。

4. 血瘀证

主要证候：妊娠后小腹常感隐痛不适，或刺痛，痛处不移，或宿有癥瘕，舌黯有瘀点，脉弦滑。

证候分析：宿有癥瘕痼疾，或寒凝气滞，孕后胞脉气血运行不畅，故小腹隐痛不适，或刺痛，痛处不移；舌黯有瘀点，脉弦滑均为血瘀之征。

治法：养血活血，补肾安胎。

方药：桂枝茯苓丸（《金匮要略》）合寿胎丸（《医学衷中参西录》）。

桂枝 茯苓 丹皮 芍药 桃仁

菟丝子 桑寄生 续断 阿胶

桂枝茯苓丸原方治宿有癥病，孕后癥痼害胎，漏下不止等。

桂枝茯苓丸以桂枝温经通阳，行血中之滞为君；芍药助桂枝通调血脉为臣；丹皮、桃仁化瘀消癥为佐；茯苓益脾气，宁心安神为使。

寿胎丸以菟丝子补益肾精，固摄冲任以系胎，重用为君；桑寄生、续断固肾强腰，养血安胎为臣；阿胶养血止血为佐使。两方合用攻补兼施，邪去胎安。

【转归与预后】

妊娠腹痛，病位在胞脉，尚未损及胎元，病势亦多较轻，经及时有效治疗，多能渐愈而预后良好。若痛久不止，病势日进损动胎元，变生胎漏、胎动不安，甚则继续发展可导致胎元离宫，发展为堕胎、小产。

【预防与调摄】

孕期应注意避免过劳、持重、登高、剧烈运动，禁房事，保持心情舒畅。既病之后注意适当休息，积极治疗。

【临证参考】

妊娠腹痛为临床常见病，凡妊娠期间出现与妊娠有关的腹痛而无阴道出血者，都属本病范畴。其疼痛不仅局限于小腹，少腹疼痛亦多见，病势较缓且疼痛无规律性，子宫硬度无变化，病位在胞脉，未损及胎元。临证必须注意与相似病尤其是异位妊娠相鉴别。妊娠腹痛若失治或误治，则可发展为胎漏、胎动不安，甚则堕胎、小产。

【文献与病案选录】

《圣济总录·妊娠门》：妊娠脏腑虚弱，冒寒湿之气，邪气与正气相击，故令腹痛。病不已，则伤胞络，令胎不安。治法宜祛散寒湿，安和胎气，则痛自愈。

《胎产新书·女科秘旨》：孕妇腹中不时作痛，或小腹重坠，名曰胎痛，宜地黄当归汤主之。如不应，加人参、白术、陈皮。如因血气，加砂仁。因中气虚下坠而作痛，则服补中益气汤。

《罗元恺女科述要》：康某，36岁，干部，原发不孕，经中药调治后妊娠，形体较胖，属脾虚痰湿之体质。孕至6个多月时，腹部胀痛明显，入住某医院，经西医药调治一段时期未效，邀余会诊。证见腹部膨胀，扣之有音。自觉疲倦、纳呆苔白，脉沉细滑，乃血虚脾虚气滞郁湿证，以当归芍药散为主加味治疗。处方：当归9g，白芍15g，川芎9g，白术12g，茯苓15g，泽泻12g，砂仁3g（后下），广木香5g（后下），桑寄生15g，煎服。分两次饮下。服用3剂后，腹部胀痛大减，间有嗳气，嗳气后则舒，继仍以当归芍药散为主，加入藿香9g，佛手9g，枳壳5g，桑寄生15g，再服3剂，大便较畅，有矢气，腹部胀痛全消。其后足月剖宫产一男婴（因高龄产妇关系，行剖宫产），婴儿发育良好，随访两岁多甚健。

第三节　异位妊娠

凡孕卵在子宫体腔以外着床发育，称为"异位妊娠"，俗称"宫外孕"。但两者含义稍有不同，异位妊娠包括输卵管妊娠、卵巢妊娠、腹腔妊娠、阔韧带妊娠、宫颈妊娠及子宫残角妊娠。宫外孕则仅指子宫以外的妊娠，不包括宫颈妊娠和子宫残角妊娠。因此异位妊娠含义更广。

中医学古籍中未见有异位妊娠的病名记载，但在"妊娠腹痛"、"经漏"、"癥瘕"等病证中有类似症状的描述。中华人民共和国成立后运用中西医结合治疗本病屡有报道，多采用活血化瘀方药。1958年，山西医科大学第一附属医院和山西省中医院以"活络效灵丹"加减治疗本病获得成果，并总结出一套非手术治疗方案，1971年全国中西医结合工作会议后被普及推广应用。1981年由卫生部组织编写的《中国医学百科全书·中医妇科学》把"宫外孕"作为中西医通用的一个病名收入，并记载了山西的经验。1986年以"妊娠腹痛"附篇编入全国高等医学院校《中医妇科学》教材中（五版），1997年被正式编入《中医妇科学》规划教材。近几十年来的实践总结，提高了早期诊断的准确率，开辟了一条中西医结合非手术治疗的新路，使部分患者免除了手术痛苦，保存了生育能力。

异位妊娠是妇科常见的急腹症之一，近年来其发病率有上升趋势。异位妊娠的发生部位较多（图10-1），但以输卵管妊娠最为多见，约占95%左右，故本节以此为例叙述。输卵管妊娠破裂后，可造成急性腹腔内出血，发病急，病情重，治疗不及时或处理不当，可危及生命。

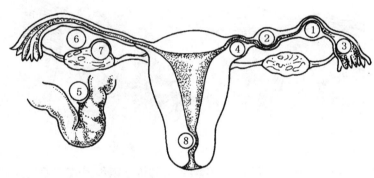

图10-1 异位妊娠的发生部位
①输卵管壶腹部妊娠；②输卵管峡部妊娠；③输卵管伞部妊娠；
④输卵管间质部妊娠；⑤腹腔妊娠；⑥阔韧带妊娠；
⑦卵巢妊娠；⑧宫颈妊娠

【病因病机】

异位妊娠的发病机理与少腹宿有瘀滞，冲任、胞脉、胞络不畅，或先天肾气不足，后天脾气受损等有关。由于脾肾气虚，不能把孕卵及时运送至子宫，或由于瘀阻，运送孕卵受阻，不能移行至子宫，而在输卵管内发育，以致破损脉络，阴血内溢于少腹，发生血瘀、血虚、厥脱等一系列证候。其病机本质是少腹血瘀实证，常见病因病机如下：

1.气虚血瘀 素禀肾气不足，或房事不节，人流堕胎，损伤肾气；或素体虚弱，饮食劳倦伤脾，中气不足。气虚运血无力，血行瘀滞，以致孕卵不能及时运达子宫，而成异位妊娠。

2.气滞血瘀 素性抑郁，或忿怒过度，气滞而致血瘀；或经期产后，余血未尽，不禁房事，或感染邪毒，以致血瘀气滞。气滞血瘀，胞脉不畅，孕卵阻滞而不能运达子宫，而成异位妊娠。

病情发展，孕卵胀破脉络，血溢于少腹，可迅速发展为阴血暴亡、气随血脱的厥脱证，危及生命。

西医学认为慢性输卵管炎是异位妊娠的主要原因。慢性炎症所致的输卵管黏膜粘连，管腔狭窄，纤毛缺损，管形扭曲及管壁肌肉蠕动减弱等，均可阻碍受精卵通过或正常运行。输卵管术后疤痕形成，输卵管发育不良或畸形、功能异常，输卵管子宫内膜异位症，输卵管周围的肿瘤压迫或牵引，孕卵外游及放置宫内节育器等，均可使受精卵的正常运行受阻或输送延迟，不能按时到达宫腔，而在输卵管内着床，形成输卵管妊娠。

输卵管妊娠时由于管腔窄，管壁薄，又缺乏完整的蜕膜，胚胎绒毛直接侵蚀输卵管肌层，当孕卵发育到一定程度，就可以发生输卵管妊娠破裂或流产（如图 10-2、图 10-3）。输卵管妊娠破裂常见于峡部和间质部妊娠，输卵管妊娠流产多发生于输卵管伞部和壶腹部妊娠。无论是输卵管妊娠破裂或流产，由于输卵管壁肌层薄弱、收缩力差、血管开放，均可导致出血较多，形成输卵管内或盆腔、腹腔血肿，严重时可引起休克甚至危及生命。

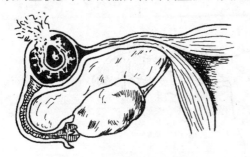

图 10-2　输卵管峡部妊娠破裂

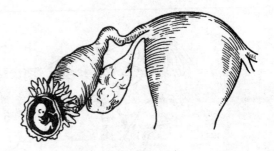

图 10-3　输卵管妊娠流产

偶有输卵管妊娠流产或破裂后胚胎仍存活者，其绒毛组织附着于原处或排至腹腔后重新种植而获得营养，可继续生长发育而形成继发性腹腔妊娠。若输卵管妊娠破裂或流产后，病程较长，胚胎死亡，血块机化并与周围组织粘连，可形成陈旧性宫外孕。

当输卵管妊娠时，子宫增大变软，但小于停经月份，子宫内膜呈蜕膜样变，孕卵死亡后，蜕膜发生退行性变与坏死，可整块脱落如三角形，称蜕膜管型。

【诊断】

（一）未破损型

1.**病史**　多有停经史及早孕反应，可有盆腔炎病史或不孕史。

2.**临床表现**　多无明显腹痛，或仅有下腹一侧隐痛。

3.**检查**

（1）妇科检查　子宫颈举摆痛，子宫稍大而软，与停经时间不符，一侧附件可触及薄壁边界多不清之囊性包块，压痛明显。

（2）辅助检查　妊娠试验阳性或弱阳性。B超提示宫内未见妊娠囊，于一侧附件区可见混合性包块，或包块中可见胎心搏动。

（二）已破损型

1. **病史** 同未破损型。

2. **临床表现**

（1）停经：多有停经史，除输卵管间质部妊娠停经时间较长外，大多在6周左右。亦有无明显停经史者。

（2）腹痛：在早期不明显，有时仅一侧少腹隐痛。当输卵管破裂时，患者突感下腹一侧撕裂样剧痛，持续或反复发作。腹痛可波及下腹或全腹，有的还引起肩胛部放射性疼痛。

（3）阴道不规则出血：不规则阴道出血，量少，色黯。有时可排出蜕膜管形或碎片。

（4）晕厥与休克：腹腔内急性出血及剧烈腹痛可导致晕厥与休克，其程度与腹腔内出血量与出血速度有关，但与阴道出血情况不成正比。

2. **检查**

（1）腹部检查：下腹部有压痛及反跳痛，以患侧为甚，腹肌紧张不明显，可有移动性浊音。

（2）妇科检查：阴道后穹隆饱满，触痛，宫颈摇举痛明显，子宫稍大而软，但比停经天数小；出血多时子宫有飘浮感，子宫一侧或后方可触及肿块，边界不清，触痛明显。

陈旧性宫外孕的肿块边界稍清楚，但不易与子宫分开。

（3）辅助检查：妊娠试验阳性或弱阳性。B超提示宫内未见妊娠囊，于一侧附件区可见混合性包块，甚至包块中可见胎心搏动，破损时子宫直肠陷窝有液性暗区。后穹隆穿刺可抽出不凝血。

【鉴别诊断】

输卵管妊娠应与宫内妊娠流产、黄体破裂、卵巢囊肿蒂扭转、急性盆腔炎及急性阑尾炎等相鉴别（表10-1）。

【急症处理】

异位妊娠已破损型的休克型属危、急、重症，其典型症状是突发性下腹剧痛，伴肛门下坠感，面色苍白，四肢厥冷或冷汗淋漓，恶心呕吐，血压下降或不稳定，有时烦躁不安，脉微欲绝或细数无力，并有腹部及妇科检查体征（见诊断部分）。临床处理如下：

1. 患者平卧，立即测血压、脉搏、呼吸、体温及观察患者神志。

2. 急查血常规、血型及交叉配血，或作回收自身血准备。

3. 立即给予吸氧、输液。可用50%的葡萄糖液20ml加丽参注射液10ml静脉推注，或用5%的葡萄糖液500ml加丽参注射液20ml静脉滴注。必要时输血。

4. 有条件者可同时服用参附汤回阳救逆，或服生脉散合宫外孕Ⅰ号方（赤芍、丹参、桃仁）以益气固脱，活血化瘀。

若腹腔内出血多，或经以上处理休克仍不能纠正者，应立即手术治疗。

表 10 - 1 异位妊娠鉴别表

病　名	临床表现	腹部体征	妇科检查	辅助检查
输卵管妊娠破裂或流产	多有停经史或不孕史。阴道不规则出血，突然一侧少腹撕裂样疼痛，甚者晕厥或休克	下腹一侧或全腹压痛、反跳痛，肌紧张不明显，可有移动性浊音	后穹隆饱胀，宫颈摇举痛，子宫稍大而软，宫旁可扪及痛性包块。后穹隆穿刺可抽出不凝血	HCG 阳性，血 Hb 下降，WBC 正常或稍高。B 超示宫内无妊娠囊，宫旁有混合性包块
宫内妊娠流产	多有停经史，下腹部坠痛，腰酸，少量阴道出血。难免流产时下腹阵发性疼痛，坠胀感，腰酸痛均加重	无阳性体征	子宫增大与孕月相符，难免流产时宫口开，可有胚胎组织堵塞	HCG 阳性，盆腔 B 超提示宫内见妊娠囊
黄体破裂	多发生于排卵后期，下腹一侧突发性疼痛，出血多时有休克征	下腹压痛及反跳痛，内出血多时可有腹胀及移动性浊音	子宫大小正常，后穹隆饱胀，一侧附件压痛，无肿块扪及，后穹隆穿刺或腹穿可抽出不凝血	HCG 阴性，血常规 Hb 下降
卵巢囊肿蒂扭转	多有卵囊史，常于体位改变时下腹一侧突然发生剧烈疼痛，甚者痛至晕厥，伴恶心呕吐、体温升高	腹部可扪及包块，有压痛，腹肌较紧张	宫颈举痛，卵巢肿块边缘清晰，蒂部触痛明显	HCG 阴性，血 Hb 正常、WBC 增高，B 超提示附件包块
急性盆腔炎	无停经史，下腹疼痛，多为双侧，伴发热，阴道分泌物增多，有异味，或阴道少量出血	有腹膜炎时有压痛和反跳痛，腹肌紧张明显，移动性浊音阴性	宫颈举摇痛，子宫大小正常，压痛，附件增厚或增粗，可扪及痛性包块。后穹隆穿刺可抽出脓液，或淡黄色液体。	HCG 阴性，血 Hb 正常、WBC 增高
急性阑尾炎	无停经史，右下腹持续性疼痛，多由上腹部转至右下腹，伴恶心呕吐	右下腹压痛、反跳痛明显，有肌紧张	子宫附件无异常。形成腹膜炎时有压痛	HCG 阴性，血 Hb 正常、WBC 增高

【辨证论治】

中医学认为异位妊娠主要是血瘀少腹实证，治疗始终以活血化瘀为主。辨证治疗的重点是动态观察治疗，尤以判断胚胎死活最为重要，可以参考 HCG 水平的升降、B 超动态观察附件包块的大小和是否有胎心搏动，结合早孕反应和阴道流血情况等来判断。并在有输血、输液及手术准备的条件下进行服药治疗。

遣方用药时应注意，攻下药不可过剧，中病即止，以免导致再次出血；补气药宜适当选用，以免气滞而加剧腹胀、腹痛；尽量不用炭类药，以免使积血结成癥块，难以吸收。

1. 未破损期

主要证候：患者可有停经史及早孕反应，或有一侧下腹隐痛，或阴道出血淋漓；妇科检查可触及一侧附件有软性包块、压痛，妊娠试验阳性或弱阳性；舌正常，苔薄白，脉弦滑。

证候分析：停经妊娠，故有早孕反应；孕卵在输卵管着床发育，胞络瘀阻，气血运行不畅，故患者附件有包块、压痛；孕卵滞于宫外，生长受阻，则阴道出血淋漓；脉弦滑为妊娠之征。

治法：活血化瘀，消癥杀胚。

方药：宫外孕Ⅱ号方（山西医学院附属第一医院）加蜈蚣、全蝎、紫草。

丹参　赤芍　桃仁　三棱　莪术

方中丹参、赤芍、桃仁活血化瘀，三棱、莪术消癥散结。可加蜈蚣、全蝎、紫草以破血通络，杀胚消癥。

西药甲氨蝶呤（MTX）、5-Fu、米非司酮也应用于异位妊娠的杀胚治疗。

2. 已破损期　指输卵管妊娠流产或破裂者。

（1）休克型：输卵管妊娠破损后引起急性大量出血，有休克征象。

主要证候：突发性下腹剧痛，肛门下坠感，面色苍白，四肢厥冷，或冷汗淋漓，恶心呕吐，血压下降或不稳定，有时烦躁不安，阴道出血，脉微欲绝或细数无力，并有腹部及妇科检查体征。

证候分析：孕卵停滞于子宫之外，胀破脉络，故突发下腹剧痛；络伤内崩，阴血暴亡，气随血脱，则面色苍白，四肢厥冷，冷汗淋漓；亡血心神失养，故烦躁不安；胚胎受损，故阴道出血；脉微欲绝或细数无力，为阴血暴亡，阳气暴脱之象。

治法：益气固脱，活血祛瘀。

方药：生脉散（方见崩漏）合宫外孕Ⅰ号方（山西医学院附属第一医院）

赤芍　丹参　桃仁

方中人参、麦冬、五味子益气摄血敛汗，养阴生津；赤芍、丹参、桃仁活血化瘀以消积血。

若四肢厥冷者，酌加附子以回阳救逆；大汗淋漓不止者，酌加山茱萸敛汗涩津。

本型宜中西医结合抢救，见急症处理。

（2）不稳定型：输卵管妊娠破损后时间不长，病情不稳定，有再次发生内出血的可能。

主要证候：腹痛拒按，腹部有压痛及反跳痛，但逐步减轻，可触及界限不清的包块，时有少量阴道出血，或头晕神疲，血压平稳；舌正常或舌质淡，苔薄白，脉细缓。

证候分析：脉络破损，络伤血溢，离经之血，瘀于少腹，则腹痛拒按；血蓄少腹，日久不去，则渐成包块；瘀血内阻，新血不得归经，故阴道出血；气随血泄，气血虚弱，则头晕神疲；气血骤虚，脉道不充，故脉细缓。

治法：活血化瘀，佐以益气。

方药：宫外孕Ⅰ号方加党参、黄芪。

此型病人常见有气虚之象，用药宜平和，勿伤正气，又因本型有再次内出血的可能，应做好抢救准备。

（3）包块型：指输卵管妊娠破损时间较长，腹腔内血液已形成血肿包块者。

主要证候：腹腔血肿包块形成，腹痛逐步减轻，可有下腹坠胀或便意感；阴道出血逐渐停止；舌质黯或正常，苔薄白，脉细涩。

证候分析：络伤血溢于少腹成瘀，瘀积成癥，故腹腔血肿包块；癥块阻碍气机，则下腹坠胀；舌质黯，脉细涩为瘀血内阻之象。

治法：活血祛瘀消癥。

方药：宫外孕Ⅱ号方（见未破损期）

若兼有虚象，食欲不振，脉虚弱者，可酌加党参、黄芪补气。为了加速包块吸收，可用蜜水调双柏散外敷或消癥散蒸热外敷下腹部，并用20％复方毛冬青灌肠液保留灌肠。

消癥散（经验方）：千年健60g 续断120g 追地风、花椒各60g 五加皮、白芷、桑寄生各120g 艾叶500g 透骨草250g 羌活、独活各60g 赤芍120g 归尾120g 血竭60g 乳香60g 没药60g 上药共为末，每250g一份，纱布包，蒸30分钟，趁热外敷，每日2次，10天为1疗程。

双柏散（广州中医药大学第一临床医学院经验方）：侧柏叶60g 大黄60g 黄柏30g 薄荷30g 泽兰30g 水蜜各半，加热调匀，趁热外敷，每日2次，10天为1疗程。

外敷或灌肠的治疗，一定要在包块形成，内出血已停止的前提下进行。

非手术治疗输卵管妊娠，必须重视对兼证的处理。最多见的兼证是腑实证，表现为腹胀便秘，胃脘不舒，腹痛拒按，肠鸣音减弱或消失。根据临床辨证，腑实证有属实热、寒实及寒热夹杂之分。属实热者，主方加大黄、芒硝清热泻下；属寒实者，可加服九种心痛丸（《金匮要略》：附子9g，高丽参、干姜、吴茱萸、狼毒、巴豆霜各3g，共研细末，炼蜜为丸如豌豆大，每服3~10丸）；如寒热夹杂者，主方加大黄、芒硝清热泻下，佐以肉桂温中散寒。在疏通胃肠的同时，一般可加枳实、厚朴各3~9g，宽胸理气消胀。

【手术治疗】

输卵管妊娠确诊后，可以考虑手术治疗。手术治疗止血迅速，有下列情况，应立即手术：

1. 停经时间长，疑为输卵管间质部或残角子宫妊娠者。

2. 休克严重，内出血量多或持续出血，虽经抢救而不易控制者。

3. 妊娠试验持续阳性，包块继续长大，杀胚药无效者。

4. 愿意同时施行绝育术者。

【转归与预后】

异位妊娠根据其妊娠部位，就诊时间、诊断处理是否及时之不同，预后吉凶不一。输卵管妊娠早期诊断，可以保守治疗，免除手术，保存生育能力。如果输卵管妊娠破裂，严重的可危及生命，必须手术抢救。不稳定型，必须在严密观察下保守治疗。对子宫颈、间质部妊娠必须手术治疗。

输卵管妊娠以后，10％患者可再次患输卵管妊娠，50％~60％患者继发不孕症。

【预防与调摄】

1. 减少宫腔手术及人工流产术，避免产后及流产后的感染。

2. 积极治疗慢性盆腔炎、盆腔肿瘤等疾病。有慢性盆腔炎病史的病人在怀孕前，宜做输卵管通畅检查，以减少异位妊娠的发病率。

3. 对曾有盆腔炎史、不孕史、放置宫内节育器而停经者，应注意异位妊娠的发生。

4. 对异位妊娠破损的病人，宜平卧或头低位，以增加脑血流量及氧的供给。给予吸氧、保暖。

5. 对有生育要求的异位妊娠术后患者，仍应积极治疗盆腔炎症以通畅输卵管。

【临证参考】

异位妊娠是妇产科急腹症之一，临床以停经、腹痛、阴道不规则出血三大症状为主，既往一经确诊，立即手术治疗。现在中西医结合保守治疗，为宫外孕患者保存输卵管、恢复生育功能开创了一条新路，早期诊断为保守治疗赢得时间。临床主要观察腹痛的性质、程度、部位，未破损时多表现为一侧少腹隐痛；内出血多时腹部有压痛，反跳痛；包块形成后，下腹坠胀疼痛。破损期还要观察生命体征情况。确定胚胎的死活对制定治疗方案十分重要，可以参考 HCG 水平的升降、B 超动态观察附件包块的大小和是否有胎心搏动，结合早孕反应和阴道流血等情况来判断。异位妊娠的病机是少腹血瘀实证，治疗应始终贯穿活血化瘀。

山西医科大学第一附属医院和山西活血化瘀研究所的研究表明，宫外孕Ⅰ号方、Ⅱ号方可使离体兔耳静脉血流量增加，舒张血管；使蟾蜍肠系膜血管扩张，改善微循环，促进散瘀。宫外孕Ⅰ号方能抑制纤维蛋白的形成，可能有阻止包块形成和防止包块增大的作用。宫外孕Ⅱ号方能提高纤溶酶和胶原酶的活性，促进盆腹腔内血肿包块的分解与吸收。实验证明宫外孕Ⅱ号方能使家兔的凝血时间延长和降低肝素耐量的作用，因此对出血性休g患者过早使用有增加出血的可能。

近几十年来，在中西医结合治疗异位妊娠方面取得一些新进展，对需要保存生育能力而又早期诊断的输卵管妊娠，可在超声波引导下行输卵管注射药物法，腹腔镜直视下输卵管内注射 MTX 法，宫腔镜下介入治疗法，即通过导管直接把药物注入输卵管妊娠部位，天花粉杀胚等。中西医结合治疗异位妊娠现已被临床广泛应用，而且越来越受到重视。

【文献选录】

《妇产科理论与实践》：中西医结合治疗的优点在于能够避免手术的创伤、缓解病人及家属的恐惧心理，为治疗输卵管妊娠创出了一条新路。中药治疗输卵管妊娠能保留患侧输卵管，有的还能恢复功能。……还可同时治疗并存的炎症、粘连等。……输卵管妊娠属血瘀少腹，痛则不通的实证。因此，应以活血化瘀止痛为治则。

《现代中西医妇科学》：宫外孕多为早期胚胎种植于输卵管，这种病变可视为血瘀。瘀血日久化热，热入血分，迫血妄行，引起出血，离经之血瘀于盆腔、腹腔，从而加重了瘀血，导致恶性循环，出现了一系列内出血的临床表现。因此本病的实质为瘀血证。

第四节　胎漏、胎动不安

妊娠期间阴道有少量出血，时出时止，或淋沥不断，而无腰酸、腹痛、小腹下坠者，称为"胎漏"，亦称"胞漏"或"漏胎"。

妊娠期间出现腰酸、腹痛、小腹下坠，或伴有少量阴道出血者，称为"胎动不安"。

胎漏、胎动不安是堕胎、小产的先兆，多发生在妊娠早期，少数在妊娠中期。西医称之为"先兆流产"。流产是一个动态变化的过程，在先兆流产阶段，如胚胎或胎儿正常，并经过适当的安胎治疗，可继续妊娠，正常分娩。若病情发展可成为"难免流产"、"完全流产"、"不全流产"、或"稽留流产"。此外，前置胎盘可在妊娠中、晚期发生阴道出血，也属胎漏的范畴。

胎漏、胎动不安病名虽不同，但临床难以截然分开。更由于两者的病因病机、辨证论治、转归预后、预防调摄等基本相同。故一并讨论。

历代医家重视对胎漏、胎动不安的诊治。早在汉代《金匮要略·妇人妊娠病脉证并治》就提出安胎养胎的当归散和白术散，代表了一寒一热的安胎方。又提出妇人发生阴道出血的三种情况之鉴别，是后世安胎理法方药之源。晋代《脉经》首载胎漏。隋代《诸病源候论》首载胎动不安，分列病源，首先提出母病、胎病的病因及论治原则。唐代《经效产宝》指出"安胎有二法"。宋代《女科百问》提出曾有胎动不安之苦者，"可预服杜仲丸"（即杜仲、川断为丸），首创补肾安胎防治反复自然流产。元代朱丹溪源出当归散并加以发挥，提出"黄芩、白术乃安胎圣药"之说，影响后世。明代《妇人规》强调辨证论治安胎，并首先提出动态观察"腹痛、下血、腰酸、下坠"胎动不安四大症状的轻重变化，预测胚胎存活与否，以决定安胎抑或下胎，完善了妊娠病"治病与安胎并举"和"下胎"两大治则。清代《傅青主女科》广泛论述安胎七法。王清任倡祛瘀安胎，叶天士提出"保胎以绝欲为第一要策"，张锡纯创制寿胎丸治疗滑胎和预防流产，流传甚广，成为安胎首选方剂。

【病因病机】

导致胎漏、胎动不安的主要病机是冲任损伤、胎元不固。妊娠是胚胎、胎儿在母体子宫内生长发育和成熟的过程。母胎必须互相适应，中医把母、胎之间的微妙关系以"胎元"来涵盖。胎元包括胎气、胎儿、胎盘三个方面含义。《简明中医辞典》解释胎气为"胎儿在母体内所受精气"。胎气、胎儿、胎盘任何一方有问题，均可发生胎漏、胎动不安。引起冲任损伤、胎元不固的常见病因病机有肾虚、血热、气血虚弱和血瘀。

1. **肾虚**　父母先天禀赋不足，或房劳多产，大病久病穷必及肾；或孕后房事不节伤肾耗精，肾虚冲任损伤，胎元不固发为胎漏、胎动不安。如《女科经纶·引女科集略》说："女之肾脉系于胎，是母之真气，子之所赖也。"

2. **血热**　素体阳盛血热或阴虚内热；或孕后过食辛热；或感受热邪，热伤冲任，扰动胎元，致胎元不固。《景岳全书·妇人规》曰："凡胎热者，血易动，血动者，胎不安。"

3. **气血虚弱** 母体气血素虚，或久病大病耗伤气血，或孕后思虑过度，劳倦伤脾，气血生化不足，气血虚弱，冲任匮乏，不能固摄滋养胎元，致胎元不固。《格致余论·胎自堕论》："血气虚损，不足荣养，其胎自堕。"

4. **血瘀** 宿有癥瘕瘀血占踞子宫，或孕后不慎跌仆闪挫，或孕期手术创伤，均可致气血不和，瘀阻子宫、冲任，使胎元失养而不固，发为胎漏、胎动不安。《医林改错·少腹逐瘀汤说》："子宫内先有瘀血占其地……今又怀胎至两个月前后，将此方服三五付，或七八付，将子宫内瘀血化净……断不致再小产"。

胎漏、胎动不安既有单一的病机，又常有脏腑、气血、经络同病，虚实错杂的复合病机，如肾脾虚弱或肾虚血瘀，临证中必须动态观察病机的兼夹及其变化。

【诊断】

1. **病史** 常有孕后不节房事史，人工流产、自然流产史或宿有癥瘕史。

2. **临床表现** 妊娠期间出现少量阴道出血，而无明显的腰酸、腹痛，脉滑，可诊断为胎漏；若妊娠期出现腰酸、腹痛、下坠，或伴有少量阴道出血，脉滑，可诊断为胎动不安。

3. **检查**

(1) 妇科检查：子宫颈口未开，子宫增大与孕月相符。

(2) 辅助检查：尿妊娠试验阳性。B超提示宫内妊娠、活胎。

【鉴别诊断】

胎漏、胎动不安是以胚胎、胎儿存活为前提，首辨胚胎存活与否，并要与妊娠期间有阴道出血或腹痛的疾病相鉴别。其鉴别要点见表10-2。

此外，本病之阴道出血还要与各种原因所致的宫颈出血相鉴别，若经保胎治疗仍出血难止者，应在严格消毒下检查宫颈，以明确有无宫颈息肉出血。

【辨证论治】

胎漏、胎动不安的辨证要点主要是抓住阴道出血、腰酸、腹痛、下坠四大症状的性质、轻重程度及全身脉证，以辨其虚、热、瘀及转归。四大症较轻而妊娠滑脉明显，检查尿妊娠试验阳性或B超胚胎存活者，治疗以补肾安胎为大法。根据不同的证型施以补肾健脾、清热凉血、益气养血或化瘀固冲。当病情发展，四大症加重而滑脉不明显，早孕反应消失，尿妊娠试验转阴，出现胎堕难留或胚胎停止发育时，又当下胎益母。

1. **肾虚证**

主要证候：妊娠期阴道少量出血，色淡黯，腰酸、腹痛、下坠，或曾屡孕屡堕，头晕耳鸣，夜尿多，眼眶黯黑或有面部黯斑，舌淡黯，苔白，脉沉细滑尺脉弱。

证候分析：肾主系胞，为冲任之本，肾虚冲任失固，蓄以养胎之阴血下泄，故阴道少量出血。肾失温煦，血失阳化，故色淡黯。肾虚胎元不固有欲堕之势，故腰酸腹痛下坠。肾虚胎失所系，故屡孕屡堕。头晕耳鸣、眼眶黯黑、舌淡黯、脉沉细滑、尺脉弱均为肾虚之征。

治法：补肾健脾，益气安胎。

方药：寿胎丸（方见妊娠腹痛）加党参、白术或滋肾育胎丸。

表 10 - 2　流产鉴别诊断表

鉴别要点 \ 病名		先兆流产（胎漏、胎动不安）	难免流产（胎堕难留）	完全流产（暗产、堕胎、小产）	不全流产（堕胎、小产）	稽留流产（胚死不下）	异位妊娠	葡萄胎
主要症状	阴道出血	少量，淡红、暗红或鲜红或淡黯	增多，鲜红	少或停止	少量淋沥或大出血	无或如咖啡色	点滴状或少量褐色	不规则少量或大出血
	下腹痛	无或轻	加剧	消失	加剧或减轻	无	少腹隐痛、突发剧痛	不显或为胀痛
	组织物排出	无	无	全部	部分	无	无或有蜕膜组织	无或有葡萄状胎块
妇科检查	宫颈	未扩张	已扩张，或已破膜	已闭	已扩张或有组织物堵塞	闭或松	口闭、举摇痛	松或有葡萄状胎块堵塞
	宫体大小	与孕周相符	与孕周相符	正常或略大	较孕周小	较孕周小	较孕周小或较正常略大	与孕周不符多大于孕周
	附件	（-）	（-）	（-）	（-）	（-）	可有小包块，触痛明显	可有囊肿，不痛
辅助检查	尿妊娠试验	（+）	（±）	（-）	（-）	（-）	（+）	强（+）
	B超	有胎心胎动	可有胎动或弱	无	部分残留妊娠组织	胚囊变形，无胎心胎动	宫内无胚胎，宫外（多在附件）有包块或孕囊	有葡萄状胎块

（1）寿胎丸（原治滑胎及防治流产）：方中菟丝子补肾益精，固摄冲任，肾旺自能荫胎，故重用菟丝子为君；桑寄生、续断补益肝肾，养血安胎为臣；阿胶补血为佐使。四药合用，共奏补肾养血，固摄安胎之效。加党参、白术健脾益气，是以后天养先天，生化气血以化精，先后天同补，加强安胎之功。

若腰痛明显，小便频数或夜尿多，加杜仲、覆盆子、益智仁加强补肾安胎、固摄缩泉之功；若小腹下坠明显，加黄芪、升麻益气升提安胎或高丽参另炖服；若阴道出血不止，加山萸肉、地榆固冲止血，若大便秘结，选加肉苁蓉、熟地、桑椹子滋肾增液润肠。

临证时结合肾之阴阳的偏虚，选加温肾（如杜仲、补骨脂、鹿角霜）或滋阴（如山萸肉、二至丸、淮山药）安胎之品。

（2）滋肾育胎丸（《罗元恺女科述要》）：每次 5g，每日 3 次，温开水送服。

2. 血热证

主要证候：妊娠期阴道少量出血，色鲜红或深红，质稠，或腰酸，口苦咽干，心烦不安，便结溺黄，舌质红，苔黄，脉滑数。

证候分析：热邪直犯冲任、子宫，内扰胎元，胎元不固，故妊娠期阴道出血。血为热灼故色鲜红或深红。热邪内扰，胎气不安，胎系于肾，故见腰酸。心烦不安、口苦咽干、舌红、苔黄、脉滑数，均为血热之征。

治法：清热凉血，养血安胎。

方药：保阴煎（方见月经过多）或当归散（《金匮要略·妊娠病脉证并治》）。

原方治"妇人妊娠，宜常服当归散主之。""妊娠常服即易产，胎无疾苦。产后百病悉主之。"

方中当归、白芍补血养肝为君，黄芩、白术坚阴清热，健脾除湿为臣，川芎能舒气血之滞为佐使。全方养血健脾，清化湿热以安胎。朱丹溪谓"黄芩白术乃安胎妙药"源出于此方。

临证时可师其法不泥其方。如南方因气候水土之故，医家多不主张用内有辛温助动之当归、川芎的当归散治胎漏、胎动不安之血热证，而较多选用保阴煎加减。

3. 气血虚弱证

主要证候：妊娠期少量阴道出血，色淡红，质清稀。或小腹空坠而痛、腰酸，面色㿠白，心悸气短，神疲肢倦，舌质淡，苔薄白，脉细弱略滑。

证候分析：气血虚弱，冲任匮乏，不能载胎养胎，胎元不固，气不摄血，故见阴道出血。气血虚弱，本源不足，故色淡质稀。小腹空坠而痛，正是气虚系胞无力，血虚胞失濡养所致。气血虚弱亦不能化精滋肾，故腰酸；神疲肢倦、舌淡、苔白、脉细弱均为气血虚弱之征。

治法：补气养血，固肾安胎。

方药：胎元饮（《景岳全书·妇人规》）。

人参　白术　炙甘草　当归　白芍　熟地黄　杜仲　陈皮

原方治妇人冲任失守，胎元不安不固者。

方中人参、白术、炙甘草甘温益气、健脾调中，以助生化之源，使气旺以载胎；当归、熟地、白芍补血养血安胎；杜仲补肾安胎；陈皮行气健胃。胎元饮实为八珍汤去茯苓、川芎加杜仲、陈皮。取其双补气血兼补肾。若气虚明显，小腹下坠，加黄芪、升麻益气升提，固摄胎元，或加服高丽参6～10g另炖服，每周1～2次，连服1～2周以大补元气。若腰酸明显，或有堕胎史，亦可与寿胎丸合用，加强补肾安胎之功。

4. 血瘀证

主要证候：宿有癥积，孕后常有腰酸腹痛下坠，阴道不时出血，色黯红，或妊娠期跌仆闪挫，继之腹痛或少量阴道出血，舌黯红，或有瘀斑，脉弦滑或沉弦。

证候分析：胎居子宫，癥积瘀血碍其长养，胎元不固，故见腰酸腹痛下坠，阴道不时下血。或跌仆闪挫，气血失和，冲任子宫瘀滞，故腹痛或少量阴道出血，血色黯红；舌黯有瘀斑，脉沉弦均为血瘀之征。

治法：活血化瘀，补肾安胎。

方药：桂枝茯苓丸（《金匮要略》）合寿胎丸加减。

桂枝　茯苓　芍药　丹皮　桃仁　菟丝子　桑寄生　续断　阿胶

原方治宿有癥病，孕后癥痼害胎，漏下不止。

方中桂枝温经通阳，以促血脉运行而散瘀为君；白芍养肝和营，缓急止痛，或用赤芍活血化瘀消癥为臣；桃仁、丹皮活血化瘀为佐；茯苓健脾益气，宁心安神，与桂枝同用，通阳开结，伐邪安胎为使。诸药合用，共奏活血化瘀，消癥散结之效。合寿胎丸补肾安胎，攻补兼施，邪去胎安。

若妊娠期不慎跌仆伤胎，是气血失和或瘀滞为新病。治宜调气和血安胎，选圣愈汤（《兰室秘藏》）。

【转归与预后】

胎漏、胎动不安，经积极稳妥治疗后，大多可继续正常妊娠，分娩健康的婴儿。若安胎失败，原因复杂。若为父母遗传基因的缺陷或子宫畸形等，一般来说，是非药物所能奏效的。故流产后必须检查夫妇双方的原因，预防滑胎发生。各种流产的转归与中医相应的病名图示如下（图 10 - 4）。

【预防与调摄】

流产大多是可以预防的。应提倡婚前、孕前检查，在夫妇双方身体最佳状态下妊娠，未病先防。孕后首忌交合，以静养胎。调畅情怀，生活有节。已病防变，及早安胎。围产保健，母子平安。

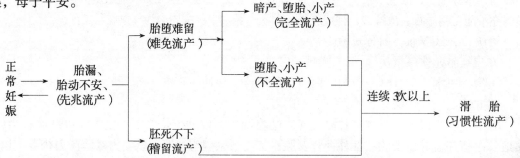

图 10 - 4　流产转归示意图

【临证参考】

胎漏、胎动不安是常见妊娠病，临床应首辨胚胎、胎儿是否存活。在整个治疗过程中都要动态观察病情的变化。除细心诊查阴道出血、腰酸、腹痛、下坠四大症状外，还须辨妊娠脉象，是否滑脉及其强弱，并以尿妊娠试验及 B 超辅助检查。要注重鉴别诊断，避免盲目安胎。安胎重视补肾，并要按不同的证型辨证论治。安胎疗程一般是在妊娠 3 个月较为稳妥。若有条件，尽量做围产期保健，确保母子平安。但临证中，保胎成功与否是很复杂的，因为流产原因复杂。若安胎失败，要查找流产的原因，避孕半年至一年再孕，孕后及早诊断和安胎。

近代医家在继承和发扬中医传统安胎法的基础上，采用现代实验手段对其安胎机理进行探讨，不断发展和创新。在全国较早研究安胎并取得成果的是广州罗元恺教授。早在 20 世纪 80 年代初其学术继承人就开发了安胎新药滋肾育胎丸。经 20 多年来的研究，阐明肾虚是流产的主要病机，首创病证结合流产模型用于中药保胎机理研究。首次报导提出实验性肾虚流产与孕激素受体（PR）抑制有关，补肾法通法调整 TH_1/TH_2 细胞因子的平衡、上调蜕膜 PR 表达和舒缓子宫平滑肌的兴奋性而在流产防治中起主导作用。

各地专家、学者对胎漏、胎动不安进行了辨证论治、专方专药、辨证与辨病相结合的研究，安胎后代的追踪以及对安胎机理的实验研究。如江西朱金风教授"寿胎丸加味治疗先兆流产的临床观察及实验研究"等。近代研究胎漏、胎动不安的临床和实验表明，安胎是中医妇科的优势和特长之一，必须继承、发扬并不断创新。

【文献与病案选录】

《景岳全书·妇人规·胎孕类》：凡妊娠胎气不安者，证本非一，治亦不同。盖胎气不安，必有所因，或虚、或实、或寒、或热，皆能为胎气之病。去其所病，便是安胎之法。

胎动欲堕……若腹痛血多，腰酸下坠，势有难留者，无如决津煎、五物煎助其血而落之，最为妥当。

《中华名中医治病囊秘·朱南孙卷》张某，39 岁，工人。初诊：1959 年 9 月 12 日。结婚 2 年，停经 3 个月，尿妊娠试验（+），因操劳家务，1 周前先感腰痛神疲，近两天腰腹坠胀，阴道漏红，色褐量少，乃来就诊。舌淡，少苔，脉细软而滑。证属气血亏虚，胎元不固。治拟补气养血，益肾安胎。处方：黄芪9g、归身炭9g、熟地9g、白芍6g、黄芩6g、杜仲9g、续断9g、菟丝子9g、覆盆子9g、南瓜蒂2枚、苎麻根12g、藕节炭9g，2 剂。二诊：9 于 14 日。上药服毕，漏红即停，续予健脾养血，益肾安胎以固其本。于次年 4 月平安生产。

第五节　堕胎、小产

凡妊娠 12 周内，胚胎自然殒堕者，称为"堕胎"；妊娠 12～28 周内，胎儿已成形而自然殒堕者，称为"小产"，亦称"半产"。还有怀孕一月不知其已受孕而殒堕者，称为"暗产"，如《叶氏女科证治·暗产须知》所言："惟一月堕胎，人皆不知有胎，但谓不孕，不知其已受孕而堕也。"

堕胎、小产分别相近于西医学的早期流产和晚期流产。流产又分为自然流产与人工流产两大类，本节仅限于妊娠 28 周以内，胚胎或胎儿自然殒堕的自然流产，此种现象又称自发性流产，其发病率约占全部妊娠的 10%～15%，其中早期流产较为多见。

中医学对堕胎、小产的认识较早，在汉代《金匮要略》即载有半产之名，堕胎则见于晋代《脉经》。至隋代《诸病源候论》有"妊娠堕胎后血出不止候"专论，指出"堕胎损经脉，损经脉，故血不止也，泻血多者，便致烦闷，乃至死也。"这说明当时古人已认识到堕胎后流血不止的危重性。唐代《经效产宝》中提出应根据母病在前或胎病在先予以分辨治疗，确立了流产的治疗原则。明代《校注妇人良方》强调了"小产重于大产，盖大产如瓜熟自脱，小产如生采，断其根蒂"。《景岳全书》对"胎动欲堕"发展为堕胎、小产的证候描述十分贴切，指出若"腹痛，血多，腰酸下坠，势有难留者，……助其血而落之，最为妥当"。清代《医宗金鉴·妇科心法要诀》云："五月成形名小产，未成形象堕胎言。"这些精辟论述影响后世，指导临床。但由于历史条件所限，对堕胎小产后阴道下血不止，尚缺少有效急救措施。

【病因病机】

堕胎、小产的发病机理主要是冲任损伤，胎结不实，胎元不固，而致胚胎、胎儿自然殒堕离宫而下。其发生原因与胎漏、胎动不安基本相同，且多由胎漏、胎动不安发展而来，也有不经过此阶段而直接成为堕胎、小产者。本病既是独立疾病，又常与他病密切相关，临床中堕胎、小产可由他病发展而来，又可向他病转化，如连续3次以上发生堕胎、小产即成为滑胎。因此临证时必须注意掌握疾病的每一阶段，严密进行动态观察。

发生堕胎、小产的常见病因有肾气虚弱、气血不足、热病伤胎和血瘀伤胎。

1. **肾气虚弱**　禀赋素弱，肾气不盛，或孕后房事不节，耗伤肾气，肾虚冲任亏虚，胎元不固，以致堕胎、小产。

2. **气血不足**　素体虚弱，气血亏虚，或饮食劳倦损伤脾胃，气血化源不足，或大病久病，损伤气血，以致气血两虚，冲任不足，无以载胎养胎，胎元不固，而发堕胎、小产。

3. **热病伤胎**　摄生不慎，感受时疫邪毒或热病温疟，热邪入里，扰动冲任血海，损伤胎元，以致堕胎、小产。

4. **跌仆伤胎**　孕后不慎，劳力过度，跌仆闪挫，致使气血紊乱，冲任损伤，或瘀阻子宫，胎失所养；甚或直接损伤胎元，而发生堕胎、小产。

【诊断】

1. **病史**　有停经史，早孕反应，或曾有胎漏、胎动不安病史，或有妊娠期热病史、外伤史等。

2. **临床表现**　妊娠12周内，出现阴道流血，且血量增多超过月经量，继而小腹疼痛加重，胚胎自然殒堕，可诊断为堕胎。妊娠12～28周内，先出现小腹阵发性疼痛，继而阴道流血，或有羊水溢出，胎儿自然殒堕者，可诊断为小产。

3. **检查**

(1) 妇科检查：阴道流血量多，子宫颈口已开大，或见羊水流出，有时尚可见胚胎组织堵塞于宫口，子宫大小与妊娠月份相符或略小。此属胎动欲堕，相当于西医学的难免流产；如有上述现象，再见到部分妊娠物已排出，或胎盘组织堵塞于宫口，子宫小于停经月份，此属堕胎、小产不全，相当于西医学的不全流产。若妊娠物全部排出，阴道流血逐渐减少或停止，子宫颈口略松弛，子宫明显小于妊娠月份或接近正常，此属堕胎、小产完全，相当于西医学的完全流产。

(2) 辅助检查：妊娠试验仍呈阳性或阴性，B超检查可明确诊断。大量失血后，血常规检查可见血色素及红细胞减少。

【鉴别诊断】

1. **异位妊娠**　有停经史，早孕反应，妊娠试验阳性，腹痛，阴道不规则出血，易与流产混淆。宫外孕破裂时突感一侧下腹撕裂样疼痛，内出血多时可见失血性休克。妇查宫颈紫蓝着色，后穹隆饱满，触痛，宫颈举痛，子宫稍大而软，子宫一侧可触及大小不等、边界不清的包块，触压痛明显。后穹隆穿刺可抽出不凝血。B超检查未见宫内妊娠，可见宫旁一侧包块或其内见妊娠囊。

2. 葡萄胎 有停经史，早孕反应较重，妊娠试验阳性。妇查子宫体大而软，大多超过停经月份，触及不到胎体。超声检查宫内无妊娠囊及胎儿形象。

【急症处理】

若堕胎、小产不全者，见有阴道大量出血不止、腹痛加剧、面色苍白、呼吸短促、甚或神志昏迷、四肢厥冷、大汗淋漓、目合口开、唇舌淡白、脉微欲绝等症状，此为阴血暴亡，气随血脱之危候。当急以益气回阳固脱之法，给予独参汤（《十药神书》）或参附汤（《校注妇人良方》），并在配合输血、补液、抗休克等急救措施的情况下，尽快采用吸宫术或钳刮术，清除宫腔内容物。术后预防感染，促进康复。

【辨证论治】

堕胎、小产者主要根据阴道流血、腹痛、全身症状及舌脉，结合妇科检查、B超等做出确切判断，针对不同证型分别予以相应治疗。

本病的治疗原则以下胎益母为主。在发生堕胎、小产的过程中，必须严密观察殒堕经过，正确判断胚胎是否完全排出，有无稽留未尽。临证中一经确定为胎堕难留或胎堕不全者，应尽快终止妊娠，速去其胎，或于严密观察中辨证用药下胎，或在严格消毒下行吸宫术或钳刮术，以防发生大出血。若殒堕过程中，突然阴血暴下，出现气随血脱的危象，当施以急救处理。若胎堕完全者，应按产后处理，宜调养气血为主。

1. 胎堕难留证

主要证候：妊娠早期，阴道流血逐渐增多，色红有块，小腹坠胀疼痛，或妊娠中晚期，小腹疼痛，阵阵紧逼，会阴逼胀下坠，或有羊水溢出，继而阴道下血量多，或伴心悸气短，面色苍白，头晕目眩，舌质正常或紫黯，舌边尖有瘀点，脉滑或涩。

证候分析：孕后因故伤胎，胞脉受损，殒胎阻滞子宫，新血不循其经，故阴道流血有块；胎元损伤，堕而欲下，则小腹疼痛，阵阵紧逼，会阴胀坠；胎气下迫愈甚，胎膜破损，则羊水外溢；余证均为失血后气血亏虚之象。舌紫暗，脉滑或涩乃为胎堕难留、瘀血内阻之征。

治法：祛瘀下胎。

方药：脱花煎加益母草或生化汤加益母草。

（1）脱花煎（《景岳全书》）

当归 川芎 肉桂 牛膝 红花 车前子

原方治产难经日或死胎不下，并有催生之功。

方中当归、川芎、红花活血祛瘀，催生下胎；肉桂温通血脉，增强行血之功；牛膝活血行血，引血下行；车前子滑利泄降。全方配伍具有活血化瘀、祛瘀下胎之效。

（2）生化汤（《傅青主女科》）

胎堕难留，应尽快终止妊娠，速去其胎。若服药后殒胎不下，须立即行清宫术，以防发生大出血。

2. 胎堕不全证

主要证候：胎殒之后，尚有部分组织残留于子宫，阴道流血不止，甚至出血如崩，腹痛阵阵紧逼，舌淡红，苔薄白，脉沉细无力。

证候分析：胎殒已堕，堕而未尽，瘀阻子宫，新血不得归经，故阴道流血不止，甚则出血如崩；胎堕不全，子宫留瘀，胞脉受阻，不通则痛，故腹痛阵阵紧逼。舌淡红，苔薄白，脉沉细无力，乃为气虚血瘀之征。

治法：活血化瘀，佐以益气。

方药：脱花煎加人参、益母草、炒蒲黄。

方用脱花煎祛瘀下胎；加人参益气以助排瘀之力；益母草、炒蒲黄以祛瘀生新、止血止痛，诸药配伍，以达下胎益母之功。

若胎堕不全，伴有发热、腹痛、阴道流液臭秽，为感染邪毒所致。应于化瘀祛胎的同时予以清热解毒，可用脱花煎加益母草、红藤、败酱草、蒲公英、紫花地丁、粉丹皮等，同时尽快清宫，并予以抗感染治疗。

【预防与调摄】

堕胎、小产一旦发生，需立即到医院就诊，以防止大出血造成失血性休克。产后宜调情志、避风寒、慎起居、禁房事，增加饮食营养以助调补气血。

【临证参考】

堕胎、小产，是指胚胎或胎儿因某种原因自然殒堕、离宫而下。为妊娠病的常见病之一。西医妇产科学称之为"早期流产"和"晚期流产"，临证中又分难免流产和不全流产、完全流产。医者必须全面了解殒堕的整个过程，借助B超检查，明确诊断，予以正确处理。若属难免流产即胎堕难留者，遵古人提出的，"速去其胎，以救其母"的原则，在当时的历史条件下，古人已认识到速下其胎的重要性。现多采取清宫术或钳刮术等方式终止妊娠；对不全流产即堕胎不全者最为危急，应进行清宫术，以尽快全部清除残留在宫内的胚胎组织物，减少阴道流血及感染等对母体的不良影响。尤其要防止阴血暴下，气随血脱之危象。对于本病古人尤为强调"小产重于大产"，《中国医学百科全书·中医妇科学》也指出，既堕既产之后，应按"产后调护处理"。对于未生育者，堕胎、小产后要查找原因，避孕半年至1年，预培其损，下次孕后尽早安胎，防止屡孕屡堕。

【文献选录】

《诸病源候论·妇人妊娠病诸候》：凡胎儿不固，无非气血损伤之病，若气虚则提摄不固，血虚则灌溉不固，所以多致小产……胎动不安者，多因劳役气力，或触冒冷热，或饮食不适，或居处失宜，轻者止转动不安，重者便致伤堕。

《经效产宝·妊娠伤寒热病防损胎方论》：非时之气，伤折妊妇，热毒之气，侵损胞胎，遂有堕胎漏血。

第六节 滑 胎

　　凡堕胎或小产连续发生3次或3次以上者，称为"滑胎"，亦称"数堕胎"、"屡孕屡堕"。临证中，本病以连续性、自然性和应期而下为特点。西医学称为"习惯性流产"。但有些明代以前的古代医著所言滑胎，是指在临产前用药令胎滑易产的一种催生法，不属本节讨论。

　　历代医家多以数堕胎为病名论述，并积累了很多宝贵经验。早在隋代《诸病源候论》即提出"妊娠数堕胎候"专论，为后世医家奠定了认识本病的理论基础。宋代《女科百问》首次提出其临床特点为应期而下，并提出"若妊娠曾受此苦，可预服杜仲丸"，认识到补肾是防治滑胎之关键。至明代《景岳全书·妇人规》始对滑胎的病因病机及辨证施治进行了较为全面的论述，指出"凡妊娠数堕胎者，必以气脉亏损而然，而亏损之由，有禀质之素弱者；有年力之衰残者；有忧怒劳苦而困其精力者；有色欲不慎而盗损其生气者。此外如跌仆、饮食之类皆能伤其气脉，气脉有伤而胎可无恙者，非先天之最完固者不能，而常人则未之有也。"并且指出"屡见小产、堕胎者，多在三个月及五月、七月之间，而下次之堕必如期复然"的滑胎现象，同时提出胎热、肝肾亏虚、肝脾不和可导致滑胎。治疗方面重点强调"预培其损"的原则，创制胎元饮、泰山磐石散治疗此疾。《明医杂著·妇人半产》云："其有连堕数次，胎元损甚者，服药须多，久则可以留。"着重强调了反复堕胎，严重损伤胎元者，贵在坚持治疗，以调冲任，培补其源，方可保证胎元健固孕产正常。把滑胎定为病名，始于清代，如《医宗金鉴·妇科心法要诀》："数数堕胎，则谓之滑胎。"又如《叶氏女科诊治秘方卷二》："有屡孕屡坠者……名曰滑胎。"清代张锡纯《医学衷中参西录》创制寿胎丸防治滑胎流传至今，为保胎基础方药。王清任亦提出少腹逐瘀汤可以治疗血瘀导致滑胎的新见解，具有临床指导意义。

【病因病机】

　　导致滑胎的主要机理有二：其一为母体冲任损伤；其二为胎元不健。古人曰：胞脉者系于肾。冲任二脉皆起于胞中。胎儿居于母体之内，全赖母体肾以系之，气以载之，血以养之，冲任以固之。若母体肾气健壮，气血充实，冲任通盛，则胎固母安；反之若母体父母先天肾虚或脾肾不足，气血虚弱或宿有癥瘕之疾或孕后跌仆闪挫，伤及冲任均可导致胎元不固而致滑胎。胎元不健，多由父母先天之精气亏虚，两精虽能相合，然先天禀赋不足，致使胚胎损伤或不能成形，或成形易损，故而发生屡孕屡堕。滑胎的病因临床常见有肾虚、脾肾虚弱、气血两虚、血热和血瘀。

　　1.**肾虚**　父母先天禀赋不足，或孕后不节房事，损伤肾气，冲任虚衰，系胎无力而致滑胎；或肾中真阳受损，命门火衰，冲任失于温养，宫寒胎元不固，屡孕屡堕而致滑胎；或大病久病累及于肾，肾精匮乏，冲任精血不足，胎失濡养，结胎不实，堕胎、小产反复发生而成滑胎。《太平圣惠方·治妊娠数堕胎诸方》指出："胎数落而不结实者，此是子宫虚冷所致"。

2. **脾肾虚弱**　父母先天脾肾虚弱或屡孕屡堕损伤肾脾。肾主先天，脾主后天，脾肾虚弱，不能养胎，遂致滑胎。

3. **气血虚弱**　母体平素脾胃虚弱，气血不足；或饮食失宜、孕后过度忧思，劳倦损伤脾胃，脾虚胃弱气血化源匮乏；冲任不足，以致不能摄养胎元而发生滑胎。

4. **血热**　素体阳盛血热、或孕后感受热邪，或肝郁化火，或阴虚内热。热扰冲任、胞宫，致胎元不固，屡孕屡堕。《景岳全书·妇人规》云："凡胎热者，血易动，血动者，胎不安"。

5. **血瘀**　母体胞宫宿有癥瘕痼疾，瘀滞于内，损伤冲任，使气血失和，胎元失养而不固，屡孕屡堕，遂发滑胎。

西医学认为，导致习惯性流产的病因甚为复杂，且多与遗传、内分泌、感染、生殖器畸形、免疫等因素有关。遗传因素中属父母染色体严重异常者，绝大多数难以治疗。对于免疫方面，因人类主要组织相容性抗原（HLA）相容性增大及 ABO 抗体不合引起的习惯性流产，已引起众多学者的关注，目前尚在进一步研究中，中医药安胎显示出显著疗效。由于引起习惯性流产的原因较多，因而对曾发生过堕胎或小产的患者，再次受孕之前，夫妇双方应进行生殖器官、遗传因素、内分泌、免疫因素四大原因的检查，做好预防，确保优生优育。

【诊断】

1. **病史**　堕胎、小产连续发生 3 次或 3 次以上者，称为滑胎。诊断时注意其连续性和自然殒堕的特点。多数滑胎病人，往往发生在妊娠后的相同月份，正所谓"应期而下"，但亦有部分病人滑胎不在相同月份。

2. **检查**

(1) 妇科检查：了解子宫发育、有无子宫肌瘤、子宫畸形及盆腔肿物等。

(2) 实验室检查：查男女双方染色体。男子因诸多因素所导致的精子数目、活动力、畸形率的异常。女方查黄体功能、胎盘内分泌功能、ABO 抗原、血清抗体效价、抗心磷脂抗体等。

(3) 辅助检查：通过 B 超或子宫–输卵管造影观察子宫形态、大小，有无畸形、宫腔粘连、子宫肌瘤、盆腔肿物，宫颈内口情况。特别是大月份小产者更应重视是否存在宫颈机能不全情况，若宫颈内口达 1.9cm 以上即可诊断为宫颈内口松弛。

【辨证论治】

本病主要以滑胎者伴随的全身脉证作为辨证依据。根据有关检查，排除男方因素或女方非药物所能奏效的因素，针对原因辨证施治。治疗滑胎应本着预防为主，防治结合的阶段性原则。孕前宜以补肾健脾，益气养血，调理冲任为主；孕后即应积极进行保胎治疗，并应维持超过既往堕胎、小产的时间两周以上，万不可等到发生流产先兆以后再进行诊治。对于滑胎之病人应言明"预培其损"的重要性和孕后坚持用药的必要性。

1.肾虚证

(1) 肾气不足

主要证候：屡孕屡堕，甚或应期而堕；孕后腰酸膝软，头晕耳鸣，夜尿频多，面色晦暗，舌质淡，苔薄白，脉细滑尺脉沉弱。

证候分析：胞脉者系于肾，肾气虚则冲任不固，胎失所系，故屡孕屡堕；腰为肾之府，肾虚则腰酸膝软；髓海不足，清空失养，则头晕耳鸣；肾气虚，膀胱失约，气化失职，则夜尿频多；面色晦暗，舌质淡，苔薄白，脉沉弱，均为肾气不足之征。

治法：补肾健脾，固冲安胎。

方药：补肾固冲丸(《中医学新编》)

菟丝子　续断　巴戟天　杜仲　当归　熟地　鹿角霜　枸杞子　阿胶　党参　白术　大枣　砂仁

原方治肾气不足，气血两虚，冲任失固，胎元不实之滑胎。

方中菟丝子补肝肾益精血，固冲任；当归、熟地、枸杞子、阿胶、续断、巴戟天、杜仲益肾补肾，养血填精，加鹿角霜血肉有情之品以增强补肾温肾、养血填精之功；党参、白术、大枣健脾益气，以助后天气血生化之源；砂仁宽中理气，以防补中过滞。全方既着重于补益肾气，又配伍健脾益气之药，从而达到后天补先天的目的，使肾气旺盛，冲任得固，则胎可安。1981年，此方稍作加减，研制成滋肾育胎丸（《罗元恺女科述要》），每次5g，每日3次，温开水送服，用于防治先兆流产和习惯性流产。

(2) 肾阳亏虚

主要证候：屡孕屡堕；腰酸膝软，甚则腰痛如折，头晕耳鸣，畏寒肢冷，小便清长，夜尿频多，大便溏薄，舌淡，苔薄而润，脉沉迟或沉弱。

证候分析：先天禀赋不足，命火虚衰，冲任失于温煦，胞宫虚寒，胎元不固，则屡孕屡堕；腰为肾之府，肾阳虚则腰膝酸软，甚则腰痛如折；肾阳不足，阳气不达四末，则畏寒肢冷；气血运行无力，不能上荣于清窍，则头晕耳鸣；命火不足不能温煦脾土，脾失健运，则大便溏薄；膀胱气化失司，则小便清长，夜尿频多；舌淡，苔薄而润，脉沉迟或弱，为肾阳虚之征。

治法：温补肾阳，固冲安胎。

方药：肾气丸(《金匮要略》)去泽泻，加菟丝子、杜仲、白术。

干地黄　山药　山茱萸　丹皮　泽泻　茯苓　附子　桂枝

原方治肾阳不足证。

方中干地黄滋阴补肾；山茱萸、山药补肝脾益精血；附子、桂枝助命门以温阳化气；白术、茯苓健脾渗湿安胎；丹皮清肝泄火；菟丝子、杜仲补肾安胎。全方合用具有温肾助阳，固冲安胎之功。

(3) 肾精亏虚

主要证候：屡孕屡堕；腰酸膝软，甚或足跟痛，头晕耳鸣，手足心热，两颧潮红，大便秘结；舌红，少苔，脉细数。

证候分析：先天不足，复损于肾，肾精亏虚，胎失所荫，故屡孕屡堕；肾精不足，不能濡养腰之外府，故见腰酸膝软；足少阴肾脉斜走足跟，肾虚则足跟疼痛；精亏血少，脑海不充，则头晕耳鸣；阴虚内热，虚阳浮越，则手足心热，两颧潮红；阴津不足则大便秘结。舌脉均为肾精亏虚之征象。

治法：补肾填精，固冲安胎。

方药：育阴汤(《百灵妇科》)

熟地　白芍　续断　桑寄生　杜仲　山萸肉　山药　海螵蛸　龟甲　牡蛎　阿胶

原方治妇人肾阴亏损，胎元不固，久堕胎、小产、滑胎之疾。

方中续断、桑寄生、杜仲、山萸肉补肝肾，益精血，安胎；海螵蛸、龟甲、牡蛎育肾阴，固冲任；熟地、白芍、阿胶滋阴养血；山药补脾益肾以助后天气血生化之源。全方配伍，共奏滋阴补肾，养血安胎之效。

2. 脾肾虚弱证

主要证候：屡孕屡堕，腰酸膝软。小腹隐痛下坠。纳呆便溏。头晕耳鸣，尿频，夜尿多。眼眶黯黑，面色晦黄，面颊部黯斑，舌淡胖色黯，脉沉细滑，尺脉弱。

证候分析：脾肾虚弱，胎元不固，屡孕屡堕；脾虚中气不足，带脉失约，冲任不固，则小腹下坠，纳呆便溏；头晕耳鸣，面色晦黄，有面斑，舌淡胖色黯，脉沉细，尺脉弱均为脾肾虚弱之候。

治法：补肾健脾，养血安胎。

方药：安奠二天汤(《傅青主女科》)

人参　熟地黄　白术　山药　山萸肉　炙甘草　杜仲　枸杞　扁豆

方中人参、白术、熟地大补脾肾，并补冲任为君；佐以杜仲、山萸肉、枸杞补肝肾，益精血为臣；山药、扁豆、炙甘草健脾束带。全方共奏补肾健脾养血安胎之功。正如《傅青主女科》云："补先后二天之脾与肾，正所以固胞胎之气与血"。

3. 气血虚弱证

主要证候：屡孕屡堕；头晕目眩，神疲乏力，面色㿠白，心悸气短；舌质淡，苔薄白，脉细弱。

证候分析：气血两虚，冲任不足，不能载胎养胎，故屡孕屡堕；气血虚弱，上不能濡养清窍则头晕目眩，外不能濡润肌肤则面色㿠白，内不能濡养脏腑则神疲乏力、心悸气短；舌淡，苔薄白，脉细弱均为气血虚弱之征。

治法：益气养血，固冲安胎。

方药：泰山磐石散(《景岳全书》)

人参　黄芪　当归　续断　黄芩　川芎　白芍　熟地黄　白术　炙甘草　砂仁　糯米

原方治妇人妊娠，气血两虚的胎动不安或屡孕屡堕。

方中人参、黄芪、白术、炙甘草健脾益气以固胎元；当归、熟地、白芍、川芎补血养血以养胎元；续断补肾安胎；砂仁、糯米调养脾胃以助后天气血化生；黄芩又为安胎之要药。全方配伍具有气血双补，益肾固冲安胎之功。

4. 血热证

主要证候：屡孕屡堕，孕后阴道出血，色深红质稠；腰酸腹痛，面赤唇红，口干咽燥，便结溺黄，舌红苔黄，脉弦滑数。

证候分析：热扰冲任，胎元不固，屡孕屡堕；面赤唇红，便结溺黄，舌红苔黄，脉弦滑数均血热之征。

治法：清热养血，滋肾安胎。

方药：保阴煎（方见月经过多）合二至丸加白术。

方中黄芩坚阴清热，白术健脾，脾旺气血充，故二药合用清热养血安胎为君；佐以生地、黄柏清热凉血，熟地、白芍、山药、川断、二至丸滋养肝肾增强安胎之功；甘草调和诸药，全方共奏清热养血，滋肾安胎之功。

5. 血瘀证

主要证候：素有癥瘕之疾，孕后屡孕屡堕；肌肤无华；舌质紫黯或有瘀斑，脉弦滑或涩。

证候分析：子宫宿有癥瘕，有碍胎儿生长发育，冲任损伤，累及胎元，胎元受损，则屡孕屡堕；瘀血阻滞，不能荣于肌肤，则肌肤无华；舌质紫黯或有瘀斑，脉涩均为血瘀之征象。

治法：祛瘀消癥，固冲安胎。

方药：桂枝茯苓丸合寿胎丸（方见胎漏、胎动不安）。

【转归与预后】

对于滑胎患者，必须察明原因所在，排除各种非药物所能奏效的因素。非器质性引起的滑胎，经过系统的治疗，预后可望良好。除此之外，也有少数因子宫颈内口松弛所致滑胎的病人，虽属器质性病变，但通过孕前作宫颈内口修补术，孕后于妊娠 14 ～ 16 周提前住院，行宫颈内口环扎术。同时孕前后配合补肾健脾、益气固冲中医药治疗，待分娩发动前拆除缝线，亦可正常妊娠与分娩。

【预防与调摄】

对曾经发生过堕胎、小产者，应在下次受孕前做好全面检查，"预培其损"，避孕 1 年，在夫妇双方身体最佳状态下妊娠，做到未病先防。孕后宜保持心情愉快，消除忧虑和恐惧心理，勿过度劳累，孕早期禁止性生活，及早安胎。避免跌仆损伤，维护气血平和，使胎元健固。还要注意饮食营养，保证胎儿正常发育。遵守医嘱，用药保胎时间应超过既往堕胎、小产时间的 2 周以上，并做好围产期保健。

【临证参考】

滑胎，即西医学的习惯性流产，是常见妊娠病之一。本病系反复堕胎、小产发展而成。其特点为屡孕屡堕，大多可见应期而下。临证时必须谨守病机，抓住主要脉证，综合判断分析，予以辨证论治。特别应强调防重于治，预培其损的重要性，做到早期预防、早期治疗，消除引起堕胎、小产的因素。对已孕妇女应积极保胎治疗，治疗时间一般需超过既往堕胎小产时间的 2 周以上，并做好围产期保健，力求母子平安。

近代许多医家在古人论述滑胎的基础上，通过数十年的临床研究，总结出肾虚是滑胎的根本原因。在 20 世纪 80 年代初期，罗元恺教授即已推出"滋肾育胎丸"治疗肾气虚或脾肾虚弱之滑胎；韩百灵教授亦根据肾阴不足引起的滑胎创制了滋阴补肾，固冲安胎之方"育阴灵"。以上两方在临床应用几十年，疗效甚为满意，在国内颇有影响。

西医认为，反复流产与遗传因素、内分泌异常、免疫功能异常、全身性疾病、感染因素、生殖道异常有关。

近年来，依据中医理论，采用现代科技手段，对滑胎的发病机理及临床中行之有效的方药进行了较为深入的研究和探讨。实验研究证实，许多滑胎患者，存在夫妇间人类主要组织相容性抗原（HLA）相容性增大，封闭抗体不足的因素。孕前孕期使用补肾健脾方药复方能增加封闭效应，提高再孕成功率。有关免疫学研究也非常广泛，尤其是 HLA – II 区域中 DQ 亚区的基因多态性，在结合抗原肽，引发特定的免疫反应中起着非常关键的作用。亦有学者提出免疫功能异常在 RSA 发病机制的某些关键环节中占有重要地位，尚有待进一步研究。同时也有学者对肾虚滑胎病人，从内分泌角度进行研究，发现此类患者血清中 β – HCG、P、E_2 含量明显低于同期正常妊娠者，经补肾健脾安胎后，消除临床症状，上述指标也随之升高，使安胎成功。

对于补肾安胎药物的临床和实验研究表明，该类药物具有调节和增加实验动物体内孕激素含量、抑制动物子宫平滑肌收缩、稳定子宫内环境的作用，从而达到保胎目的。

【文献及病案选录】

《诸病源候论·妇人妊娠病诸候》：若血气虚损者，子脏为风冷所居，则血气不足，故不能养胎，所以致胎数堕。

《太平圣惠方·治妊娠数堕胎诸方》：胎数落而不结实者，此是子宫虚冷所致。

《傅青主女科》：大凡妇人之怀妊也，赖肾水以荫胎，水源不足，则火易沸腾……水火两病，胎不能固而堕矣。

《中医妇产科学·韩百灵医案》陆某，28 岁，工人。

婚后不到两年，流产 4 次，每当受孕 3 个月左右即无故流产，经医屡治不显，到处求医问药，有以为气血虚弱，胎失所养而堕者，投以补血益气之方药；有以为脾虚中气下陷，胎失所载而堕者，投以益气升陷固冲之方药。共进汤、丸药百余剂，病情不减，曾又继续发生流产 2 次。面色晦暗无泽，唇舌淡润，精神疲倦，言语低微，呼吸气怯，头晕健忘，月经清稀，白带多而腥臭，尿频，夜间尤甚，腰酸腿软，肢冷便溏，四肢不温，脉象沉缓而弱。证属肾阳不足，命火虚衰，孕后肾气愈虚，冲任不固，胎无所依而堕，非气血两虚和中气下陷之故，应以益肾扶阳固冲任之方药。投以熟地、山药、五味子、菟丝子、巴戟天、破故纸、杜仲、赤石脂、川断、桑寄生。该妇持方而去，侯半月后又来就诊，问其病情均较前好转，诊其脉象缓而有力，乃脾气渐盛，肾气渐复，又以原方加人参、白术、鹿角胶以健脾益气并举。两月后又来就诊说：服药过程中月经闭止 50 余日，常感头眩、呃逆、倦怠。诊其脉象滑缓，尺脉动甚，知其胎孕无疑，嘱其照前方每周服一、二剂，戒房事，可保万全。于 1974 年 4 月娩一男婴，1976 年又生一子。

第七节 胎萎不长

妊娠四五个月后，孕妇腹形与宫体增大明显小于正常妊娠月份，胎儿存活而生长迟缓者，称为"胎萎不长"。亦有称"妊娠胎萎燥"、"妊娠胎不长"。

西医学的"胎儿生长受限"与本病类同，可互参。

《诸病源候论·妊娠胎萎燥候》中曰："胎之在胞，血气资养。若血气虚损，胞脏冷者，胎则翳燥委伏不长。其状，儿在胎都不转动，日月虽满，亦不能生，是其候也。而胎在内痿燥，其胎多死。"指出本病的病理、证候、转归。陈自明《妇人大全良方》中对导致血气虚损的原因，有了进一步的认识，认为"夫妇妊不长者，因有宿疾，或因失调，以致脏腑衰损，气血虚弱而胎不长也。"《陈素庵妇科补解》中提出孕妇情怀不畅亦可致病，曰："妊娠忧郁不解，以及阴血衰耗，胎燥而萎。"《外台秘要》中记载"鲤鱼长一尺者，水渍没，纳盐如枣，煮令熟，取汁稍稍饮之……十余日辄一作此，令胎长大"，表明在唐以前已有通过长期饮食调补助气血生化以养胎的方法。张景岳认为病因不同，治疗上应随机应之，提出了"宜补、宜固、宜清"等不同治法。《张氏医通》继承《诸病源候论》中"妊娠胎萎燥候"和"妊娠过年久不产候"的学术观点指出："胎之在胞，以气血滋养……若冷热失宜，气血损弱，则胎萎燥而不育，或过年久而不产。"本病属高危妊娠之一，如不及时治疗，可致堕胎或过期不产，胎死腹中，其死亡率为正常儿的 4~6 倍，不仅影响胎儿的发育，且可影响日后的体能与智能发育。临床应引起重视。

【病因病机】

本病的主要机理是气血不足以荣养其胎，而致胎儿生长迟缓。主要病因有气血虚弱、脾肾不足、血寒宫冷。

1. **气血虚弱** 气血乃长养胎元之本，若素体气血不足，或久患宿疾，气血暗损；或因胎漏下血日久，胎失所养，以致胎不长养。如《景岳全书·妇人规》曰："妊娠胎气本乎血气，胎不长者，亦惟血气之不足耳。"

2. **脾肾不足** 素体禀赋脾肾不足，或孕后房事不节，伤及肾气，或劳倦过度，损伤脾气，以致精血化源不足，胎失所养，以致胎萎不长。《景岳全书·妇人规》曰："妇人多脾胃病者有之，仓廪薄则化源亏而冲任穷也。"

3. **血寒宫冷** 素体阳气不足，或孕后过食寒凉生冷之品，戕伐阳气，或大病久病，损伤肾阳，寒自内生，生化之机被遏，致血寒宫冷，胎失温养，以致胎萎不长。如《胎产新法》曰："血气寒而不长，阳气衰生气少者。"

【诊断】

1. **病史** 可伴有胎漏、胎动不安病史，或有妊娠高血压综合征、慢性肝炎、慢性高血压、心脏病、贫血、营养不良或其他慢性消耗性疾病，或有烟酒嗜好、偏食史。

2. **临床表现** 妊娠四五个月后，腹形与子宫明显小于正常妊娠月份。

3. **检查** 连续测定宫高、腹围及孕妇体重判断胎儿宫内发育状况。宫高明显小于相应孕周是胎儿生长受限（FGR）最明显、最容易识别的体征，宫高测定是筛选 FGR 的基本方法。

B 超：胎儿存活，双顶径测定，孕 36 周前每 2 周增长少于 2mm，则为宫内发育迟缓，如增长大于 4mm，则可排除宫内发育迟缓。

【鉴别诊断】

本病须与胎死不下、羊水过少相鉴别。

1. **胎死不下** 两者都有宫体小于妊娠月份的特点。但胎死不下，或有胎动不安病史，或有反复阴道出血，无胎动、胎心音；胎萎不长，胎儿虽小于停经月份，但有胎动、胎心音。B 超可协助鉴别诊断。

2. **羊水过少** B 超探查羊水暗区在 3cm 以下，腹部检查宫内羊水量少，胎儿肢体发育正常，胎动、胎心音存在；与胎萎不长的肢体发育偏小不同。B 超检查可资鉴别。亦有学者认为羊水过少亦可参本病论治。

【辨证论治】

本病辨证以虚证为多。主要是气血虚弱、脾肾不足和血寒宫冷。

本病的治疗原则，当求因治本，去其所病，重在补脾肾、养气血，使其精充血足，则胎有所养。在治疗过程中，动态观察胎儿长养的情况，若发现畸胎、死胎，则应从速下胎益母，以防变生他病。

1. **气血虚弱证**

主要证候：妊娠四五个月后，腹形和宫体增大明显小于妊娠月份，胎儿存活，面色萎黄或㿠白，身体羸弱，头晕心悸，少气懒言，舌质淡嫩，苔少，脉稍滑细弱无力。

证候分析：胎赖气血以养，血虚气弱，则胎元失养，故胎虽存活，但生长迟缓，而腹形明显小于正常月份；气血亏虚，肌肤失于充养，故面色萎黄或㿠白，身体羸弱；血虚心脑失养，故头晕心悸；气虚阳气不布，则少气懒言；舌淡嫩，少苔，脉稍滑细弱无力均为气血虚弱之征。

治法：补气益血养胎。

方药：胎元饮（方见胎漏、胎动不安）。

若血虚甚者，重用当归，酌加枸杞、首乌养血安胎；兼气滞，加苏梗、砂仁理气行滞；伴大便秘结，加玄参、肉苁蓉润肠通便。亦可选八珍汤加减，双补气血以养胎育胎。

2. **脾肾不足证**

主要证候：妊娠腹形明显小于妊娠月份，胎儿存活，腰膝酸软，纳少便溏，或形寒畏冷，手足不温，舌质淡，苔白，脉沉迟。

证候分析：胞脉系于肾，脾肾不足，精血匮乏，胞脉失去温养，故胎元存活但生长迟缓，孕母腹形小于妊娠月份；腰膝酸软，纳少便溏，形寒畏冷，四肢不温，倦怠无力，舌淡，苔白，脉沉迟，均为脾肾不足之征。

治法：补益脾肾，养胎长胎。

方药：寿胎丸（方见胎漏、胎动不安）合四君子汤

寿胎丸固肾安胎，四君子汤健脾益气，以益气血生化之源，使胎有所养。

3. 血寒宫冷证

主要证候：妊娠腹形明显小于妊娠月份，胎儿存活，形寒怕冷，腰腹冷痛，四肢不温，舌淡苔白，脉沉迟滑。

证候分析：素体阳气不足，或孕后过食寒凉，或大病久病，戕伐阳气，阴寒内盛，生化不足，以致胎萎不长；阴盛阳衰，失于温煦，则形寒怕冷，腰腹冷痛，四肢不温；舌淡苔白，脉沉迟滑均为血寒宫冷之征。

治法：温肾扶阳，养血育胎。

方药：长胎白术散（《叶氏女科证治》）加巴戟天、艾叶。

炙白术　川芎　川椒　干地黄　炒阿胶　黄芪　当归　牡蛎　茯苓

原方为温宫扶阳，益血养胎，主治宫寒胎元失养者。

方用白术、茯苓、黄芪健脾和胃，助气血生化，使胎元得养；阿胶、地黄、当归、川芎养血益阴以濡养胞胎；川椒、巴戟天、艾叶温肾扶阳以温煦胞宫；牡蛎咸寒以引诸药入肾而养胎元，并有补钙长胎之功。

若肾阳虚，腰腹冷痛明显者可加杜仲、鹿角片以增强温阳育胎之力。

【转归预后】

胎萎不长，经过精心调治，可继续顺利正常发育、生长，足月分娩。若未及早诊治或调治不当，则会影响胎儿生长发育，可导致过期不产，甚至胎死腹中。本病直接影响新生儿质量，故宜及早诊断和治疗。否则先天不足，影响后天的体能与智力。

【预防与调摄】

1. 忌烟、酒、吸毒。保持心情舒畅。

2. 加强营养，食用高热量、高蛋白、高维生素、叶酸、钙剂等营养丰富易于消化的食物。

3. 孕妇左侧卧位，增加子宫血流量，改善胎盘灌注，定期吸氧。

4. 积极治疗妊娠剧吐及妊娠合并症，如妊娠高血压综合征等。

5. 定期产前检查，及早发现，及早治疗。若发现胎儿畸形应及早终止妊娠。

6. 适时分娩，一般不超过预产期。

【临证参考】

胎萎不长属西医高危妊娠范畴之一，主要病理是气血精不足以荣养其胎，而致胎儿生长迟缓。治疗本病宜健脾胃，以益生化之源、峻补气血、滋养胎儿，并宜固肾安胎。本病早期治疗，效果较好。早期诊断重在对孕妇的观察，若妊娠3～4个月，腹部不见隆起，有重度

恶阻病史、胎漏病史，或嗜烟酒、偏食史，均应引起足够的重视。

现代有学者对胎萎不长进行了实验和临床研究，发现益气化瘀能多方面提高 IUGR 大鼠和临床患者红细胞变形能力，改善母血高凝、黏聚、浓缩状态，提高仔鼠或胎儿体重，改善胎盘功能，增加子宫－胎盘－胎儿血供，抑制子宫平滑肌痉挛，防止子代幼年智力、体格、免疫能力低下等。并认为血瘀存在于 IUGR 的病变过程之中，故临证中若出现血瘀兼证，应酌选养血活血之品改善血循环以促胎儿长养，这为活血化瘀安胎法提供了实验依据。

【文献选录】

《女科百问·七十二问》：答曰：胎之在胞，以气血滋养……若冷热失宜，气血损弱，则胎萎燥而不育，或过年久而不产。

《景岳全书·妇人规》曰：妊娠胎气本乎血气，胎不长者，亦惟血气之不足耳。故于受胎之后而漏血不止者有之，血不归胎也；妇人中年血气衰败者有之，泉源日涸也；妇人多脾胃病者有之，仓廪薄则化源亏而冲任穷也；妇人多郁怒者有之，肝气逆则血有不调，而胎失所养也。或以血气寒而不长者，阳气衰则生气少也；或以血热而不长者，火邪盛则真阴损也。

《陈素庵妇科补解·胎瘦不长》：何至瘦而不长……盖胎瘦由于母血不足也。母血之不充由于脾胃之衰弱耳。

第八节　胎死不下

胎死腹中，历时过久，不能自行产出者，称为"胎死不下"，亦称"胎死腹中"、"子死腹中"。

西医学的"死胎"、"胎儿死亡综合征"与本病相似，可互参。

关于死胎的记载，最早见于《后汉书·华佗传》，记述了华佗凭脉诊断双胎，且以针药并用下死胎的医案。在《诸病源候论·妊娠胎死腹中候》已有胎死的因证记载："此或因惊动倒仆，或染温疫、伤寒，邪毒入于胞脏，致令胎死。其候当胎处冷，为胎已死也。"《经效产宝》载有疗死胎不下的方药。宋代《圣济总录·产难门·子死腹中》云："子死腹中，危于胎之未下。"已认识到胎死不下有危急之预后。《证治准绳·女科》提出了治疗法则："寒者热以行之，热者凉以行之，燥者滑以润之，危急者，毒药下之。"张景岳在《景岳全书》中认识到胎死，可因"胎气薄弱，不成而殒"，并提出"当速去其胎，以救其母"。现代医学认为胎死腹中，日久不下，容易发生凝血机制障碍，可危及孕母生命。

【病因病机】

本病的主要病机有虚实两端，虚者气血虚弱，无力运胎外出；实者瘀血、湿浊阻滞气机，碍胎排出。气血虚弱、气滞血瘀、湿浊阻滞是导致胎死不下的主要病因。

1. 气血虚弱　素体虚弱，或孕后久病体虚，气血亏损，胎失所养而致胎死腹中；又因气虚失运，血虚不润，不能促胎外出。

2. **气滞血瘀** 孕期跌仆外伤，或寒凝血滞，瘀阻冲任，损及胎元，胎死腹中；复因瘀血内阻，产道不利，碍胎排出。

3. **湿浊瘀阻** 孕妇素体脾虚，孕后饮食劳倦伤脾，脾虚失运，湿浊内停，困阻气机，胎失其养，以致胎死；气机不畅，则死胎滞涩不下。

【诊断要点】

1. **病史** 可有胎漏、胎动不安病史。

2. **临床表现** 妊娠中、晚期，孕妇可自觉胎动停止，腹部不再继续增大；若胎儿死亡时间较长，可出现口中恶臭，腰酸腹坠，阴道出血，脉涩等。如临产发生称"死产"，须产科处理，不在此节阐述。

3. **检查**

(1) 腹部检查：妊娠中晚期腹围缩小，宫底下降，扪不到胎动，听不到胎心音。

(1) 妇科检查：乳房变松软，子宫小于妊娠月份，但宫口未开。

(2) 辅助检查：妊娠试验、盆腔 B 超检查有助确诊。

【辨证论治】

死胎一经确诊，急当下胎。下胎之法，必须根据母体的强弱，审慎用药，不宜概投猛攻峻伐之品，致伤孕妇正气。如孕妇本身气血已虚，则宜先固本元，补气养血益母，然后再行下胎。

下死胎时，如伴有阴道大量出血，或死胎不能排尽者，则需中西医结合治疗，采取吸宫、钳刮等手术，尽快取出胎物，迅速止血，以免重伤气血，变生他证。

1. **气血虚弱证**

主要证候：妊娠中、晚期，孕妇自觉胎动停止，腹部不再继续增大，小腹疼痛或有冷感，或阴道流血，色淡质稀，面色苍白，心悸气短，精神倦怠，食欲不振，或口有恶臭，舌质淡，苔白，脉细涩无力。

证候分析：孕妇气血虚弱，气虚运送无力，血虚产道失于濡润，故胎死腹中，不能自下；死胎内阻，气血运行不畅，胞脉失于温养，故小腹疼痛或有冷感，阴道流血；气血不足，故面色苍白，神疲气短，食欲不振；胎死日久，腐臭之气随冲气上逆，则口出恶臭；舌淡，苔白，脉细涩无力，亦为气虚血少，运行不畅之象。

治法：补益气血，活血下胎。

方药：救母丹(《傅青主女科》)。

人参 当归 川芎 益母草 赤石脂 荆芥穗（炒黑）

原方治子死产门难产，治但救其母，而不必顾其子矣。

方中人参大补元气为君；当归、川芎补血，使气充血旺为臣；益母草活血又善下死胎；赤石脂化恶血，使恶血去而胎自下；炒荆芥引血归经，使胎下而不致流血过多。全方有补气血，下死胎之效。

2. 气滞血瘀证

主要证候：孕妇自觉胎动停止，腹部不再继续增大，小腹疼痛，或阴道流血，紫黯有块，口气恶臭，面色青黯，口唇色青，舌质紫黯，苔薄白，脉沉或弦涩。

证候分析：瘀血内阻，碍胎排出，则胎死不下；瘀阻冲任，故小腹疼痛，阴道出血，色紫黯或有血块；胎死瘀久，秽气上冲则口臭；面青唇黯，舌紫黯脉涩，均为气滞血瘀之征。

治法：理气行血，祛瘀下胎。

方药：脱花煎（方见堕胎、小产）。

方中当归、川芎活血，川芎又能行血中之气为君；肉桂温通血脉，红花祛瘀，牛膝引血下行为臣药；车前子软坚滑利以下胎。合而用之，瘀血去而死胎下。临证中常加枳壳、香附理气行滞，使气行则血行，以助排胎外出，或加黄芪补气运胎。

3. 湿浊瘀阻证

主要证候：胎死腹中，小腹疼痛或有冷感，或阴道流血，色黯滞，胸腹满闷，精神疲倦，口出秽气，舌苔厚腻，脉濡细。

证候分析：脾虚失运，水湿内停，湿浊困阻气机，则胎死不下，小腹疼痛，胸腹满闷；胎死日久，死胎已为湿浊瘀邪化腐，腐气上冲，则口出秽气；苔白腻，脉濡细均为脾虚湿困之征。

治法：运脾燥湿，活血下胎。

方药：平胃散（《和剂局方》）加芒硝。

苍术　厚朴　陈皮　甘草

原方治脾胃不和，不思饮食，心腹胁肋胀满刺痛等。

方中苍术燥湿健脾，健运中州，甘草健脾和中，厚朴、陈皮燥湿行气，芒硝润下，使中州健运，湿浊瘀邪得以运行，则死胎自下。

【转归预后】

本病及早处理，预后大多良好。若死胎稽留宫内时间超过3周以上仍不能自行排出者，可发生宫内感染和弥漫性血管内凝血，甚至危及产妇生命。

【预防与调摄】

1. 定期作产前检查，若胎儿大小与妊娠月份不符，要密切观察，及早确诊和处理。

2. 孕后应慎劳逸，节房事，调情志，多食有营养而易于消化的食物。避免感染外邪，积极治疗对胎儿有影响的痼疾。

3. 胎死腹中，一经确诊，应立即住院，速下死胎。

【临证参考】

胎死腹中，一经确诊，应从速促其下胎。古代对死胎诊断有舌色青，口恶臭，呕恶，腹中冷，阴中流水或下如赤豆汁等，可作参考。临床必须结合B超确诊。中药辨证治疗时，须严密观察药效。如出现产兆，可加服1剂或用针刺或配静脉滴注催产素加强宫缩，尽快排出死胎。如服药 2～3 天仍无效，应予手术治疗，根据不同情况采取钳刮或人工引产。如胎死 3 周以上者，应作凝血功能检查，如有异常应纠正后，方能下胎。因死胎稽留过久，易发生凝血机制障碍，导致弥散性血管内凝血，危及孕妇生命。

【文献选录】

《景岳全书·妇人规·产育类》：凡子死腹中者，多以触伤，或犯禁忌，或以胎气薄弱不成而殒，或以胞破血干持久困败，但察产母腹胀舌黑者，其子已死。若非产期而觉腹中阴冷重坠，或为呕恶，或秽气上冲而舌见青黑者，皆子死之证，宜速用下死胎方下之。

《胎产心法·子死腹中论》：子死腹中，急于胎之未下。……然下胎最宜谨慎，必先验明产母面赤舌青，腹中阴冷重坠，口秽气喘的确，方可用下，若见紫黑血块血缕，尤为确候。

第九节　子　　满

妊娠 5～6 月后出现腹大异常，胸膈满闷，甚则遍身俱肿，喘息不得卧者，称"子满"。又称"胎水肿满"。本病最早见于隋代《诸病源候论》，与西医"羊水过多"相似。

在古代文献中多将子满与子气、子肿一并论述。如《诸病源候论·妊娠胎间水气子满体肿候》曰："胎间水气子满体肿者，此由脾胃虚弱，脏腑之间有停水，而夹以妊娠故也"。《叶氏女科证治·卷二》云："妊娠五六月间，腹大异常，胸膈胀满，小水不通，遍身浮肿，名曰子满。此胞中蓄水也，若不早治，生子手足必然软短，形体残疾，或水下而死。"对病因病机、主要证候、转归预后作了论述。

【病因病机】

子满多由脾胃虚弱，土不制水，水渍胞中所致，或因胎元缺陷，发展为畸胎。

【诊断】

1. **病史**　有早孕、病毒感染史或孕妇糖尿病史，或有畸胎、双胎史。

2. **临床表现**　妊娠中期后，腹大异常，腹部胀满，腹皮绷紧而发亮，胸胁满闷，甚至喘息不得平卧，行动艰难，或伴有腹部、下肢、外阴水肿，小便短少，甚至不通。

3. **检查**　腹部触诊有明显液体震荡感，胎位不清，胎心音遥远或听不清，B 超检查可测羊水量，并可测出双胎或部分畸形。

【辨证论治】

本病为本虚标实证，治宜标本兼顾，本着治病与安胎并举的治则，健脾消水而不伤胎。

主要证候：妊娠中期后，腹部增大异常，胸膈满闷，呼吸短促，神疲体倦，四肢不温，小便短少，甚则喘不得卧，舌淡胖，苔白，脉沉滑无力。

证候分析：素体脾虚，因孕重虚，脾虚土衰，水反侮土，水湿泛滥，湿渗于胞，胞中蓄水，故腹大异常；水湿上迫胸膈，则胸膈满闷，呼吸短促，喘不得卧；神疲乏力，四肢不温，舌淡胖，苔薄白，脉沉滑无力，均为脾虚之象。

治法：健脾利水，养血安胎。

方药：鲤鱼汤加黄芪、桑白皮或当归芍药散。

(1) 鲤鱼汤（《千金要方》）

鲤鱼　白术　白芍　当归　茯苓　生姜　橘红

原方治妊娠腹大、胎间有水气。

方中鲤鱼行水消肿为君，又适合食疗，对妊娠者颇有裨益，白术、茯苓、生姜、橘红健脾理气燥湿以行水；当归、白芍养血安胎，使水去而不伤胎，黄芪补气，桑白皮平喘下气利水。

若喘甚不得卧加杏仁、苏叶宣肺平喘；尿少甚至尿闭者加车前子、泽泻利尿消肿；兼肾阳虚者加桂枝温阳化气行水，配以桑寄生、续断养血补肾安胎。

(2) 当归芍药散（方见妊娠腹痛）

【转归与预后】

本病一部分是由胎儿畸形所致，若确诊为胎儿畸形，应及早引产终止妊娠。

【预防与调摄】

孕后禁辛辣、生冷、暴饮暴食。饮食宜清淡，注意调理脾胃，发病后低盐饮食，适当休息，每周测一次体重。

【临证参考】

国际和平妇幼保健院用古方当归芍药散治疗羊水过多效果显著，西医认为羊水系由母儿间隙通过胎盘组织透析而来，也有部分来自胎儿尿液排出，羊水在不同孕期有不同容量。当归芍药散养血活血，柔肝健脾，利水除湿，活血不碍胎，利水不伤阴，对一般羊水过多证能使羊水减少，孕妇足月分娩，这可能与该方能调节血液循环和胎儿吞噬、排泄功能有关，西医利尿药虽可用，但不少有排钾、排钠及其他副作用，有的甚至是孕妇禁忌，疗效不及中药。

【文献及病案选录】

《胎产心法》：所谓子满者，妊娠至五六月，胸腹急胀，腹大异常或遍身浮肿，胸胁不分，气逆不安，小便艰涩，名曰子满。

《女科经纶》引齐仲甫曰：妊娠以经血养胎，或夹水气，水血相搏以致体肿，皆由脾胃虚，而脏腑之间宿有停水所夹，谓之子满，若水停不去，浸渍其胎，则令胎坏。

《刘奉五妇科经验》：胡某某，女，31 岁，初诊日期：1971 年 10 月 10 日，妊娠 5 个月，近日发现体肿，体重明显增加，腹围增大较速，超过妊娠月份，伴有倦怠无力，懒言，腹部胀痛，呼吸困难，心悸，不能平卧，行动不便，小便较少，纳食不香，舌质淡润，脉缓。西医诊断为羊水过多。治拟健脾补肾，温阳除湿。方药：焦白术 10g、茯苓皮 10g、菟丝子 15g、泽泻 10g、陈皮 6g、猪苓 6g、防风 4.5g，内服本方 10 余剂后，体重减轻，腹围缩小，产前随诊，未见羊水过多，足月正常分娩 1 男婴。

第十节 子 肿

妊娠中晚期，孕妇出现肢体面目肿胀者称"子肿"。亦称"妊娠肿胀"。古人根据肿胀的部位、性质和程度不同，又有子肿、子气、皱脚、脆脚等名称。《医宗金鉴·妇科心法要诀》云："头面遍身浮肿，小水短少者，属水气为病，故名曰子肿。自膝至足肿，小水长者，属湿气为病，故名曰子气。遍身俱肿，腹胀而喘，在 6~7 个月时者，名曰子满。但两脚肿而肤厚者，属湿，名曰皱脚；皮薄者属水，名曰脆脚。"如在妊娠 7~8 月以后，只是脚部浮肿，休息后常能自消，无其他不适者，为妊娠晚期常见现象，可不必治疗。

早在《金匮要略·妇人妊娠病脉证并治》篇就有"妊娠有水气，身重，小便不利"用葵子茯苓散治之的记载。唐代《经效产宝·卷三上》明确指出"脏气本弱，因产重虚，土不克水"的发病机理。明代李梴《医学入门·卷之五》提出"子肿"的病名沿用至今。《沈氏女科辑要》认为妊娠肿胀："不外有形之水病，与无形之气病而已。"对该病的病因与治疗作了探讨。

【病因病机】

肺通调水道，脾运化水湿，肾化气行水，人体水液代谢赖此三脏。肺、脾、肾任何一脏发生病变，均可引起水液代谢障碍而发生肿胀。尤其是脾，"诸湿肿满皆属于脾"。水湿为病，其制在脾。妊娠肿胀的发生与妊娠期特殊生理有密切的关系。此病多发生在妊娠 5~6 月以后，此时胎体逐步长大，升降之机括为之不利，若脏器本虚，胎碍脏腑，因孕重虚。因此脾肾阳虚、水湿不化，或气滞湿停为妊娠肿胀的主要机理，脾肾两脏功能失常往往互相影响或相继出现。

1. **脾虚** 脾气素虚，因孕重虚，或过食生冷，内伤脾阳，或忧思劳倦伤脾，脾虚不能敷布津液反聚为湿，水湿停聚，流于四末，泛于肌肤，遂发水肿。

2. **肾虚** 肾气素虚，孕后精血下聚养胎，有碍肾阳敷布，不能化气行水，且肾为胃之关，肾阳不布，关门不利，膀胱气化失司，水聚而从其类，泛溢而为水肿。

3. **气滞** 素多忧郁，气机不畅，孕后胎体渐长，有碍气机升降，两因相感，气滞湿停，浊阴下滞，溢于肌肤，遂发子肿。

【诊断】

1. **病史** 素体脾、肾虚，情志抑郁，或孕早期感染致畸病毒；严重贫血、原发性高血压、慢性肾炎、糖尿病等合并妊娠；多胎妊娠等。

2. **临床表现** 主要特征为浮肿，多发生于妊娠 20 周以后，开始由踝部肿起，渐延至小腿、大腿、外阴部、腹部甚至全身。要警惕隐性水肿，即体表浮肿并不明显而体重增加每周超过 0.5kg 或每月超过 2.3kg。

3. **检查**　根据水肿的程度分为四度：

Ⅰ°：（+）小腿及足部明显浮肿，休息后不消退；

Ⅱ°：（++）水肿上延至大腿与外阴部；

Ⅲ°：（+++）水肿延至外阴及腹部，肿势较前明显；

Ⅳ°：（++++）全身浮肿或伴有腹水。

尿检：可有少许红、白细胞及管型。24 小时尿蛋白定量 ≥0.5mg 为异常。同时关注血压、体重变化。

B 超：了解有无畸胎、双胎、多胎以及羊水情况。

【鉴别诊断】

1. **妊娠合并慢性肾炎**　孕前有急、慢性肾炎病史，孕前浮肿，孕后逐渐加重，浮肿首先发生在眼睑，24 小时蛋白尿 ≥0.5g，尿中有各种管型或红、白细胞，血中尿素氮升高。

2. **妊娠合并心脏病**　孕前有心脏病史，通过心电图、心功能检查可确诊。此病仍为威胁孕产妇四大死亡症之一，务必重视。

【辨证论治】

肿胀性质有水病和气病之分。病在有形之水，皮薄，色白而光亮，按之凹陷即时难起；病在无形之气，皮厚而色不变，随按随起。水肿的病变有在脾、在肾之别。病在脾者，四肢面目浮肿，皮薄而光亮，伴脾虚证；病在肾者，面浮肢肿，下肢尤甚，伴肾虚证。妊娠肿胀的治疗应本着治病与安胎并举的原则，以运化水湿为主，适当加入养血安胎之品，慎用温燥、寒凉、峻下、滑利之品，择用皮类利水药，以免伤胎。

1. **脾虚证**

主要证候：妊娠数月，面目四肢浮肿，或遍及全身，皮薄光亮，按之凹陷不起，面色㿠白无华，神疲气短懒言，口淡而腻，脘腹胀满，食欲不振，小便短少，大便溏薄，舌淡体胖，边有齿痕，舌苔白润或腻，脉缓滑。

证候分析：素体脾虚，加之妊娠数月，胎体上升阻碍中焦，机括不利，脾主肌肉四肢，脾阳不运，水湿停聚，浸渍四肢肌肉，故面目四肢浮肿；脘腹胀满，少气懒言，尿少便溏，舌体胖，边有齿痕，苔白润而腻，脉缓滑为脾虚生湿之象。

治法：健脾利水。

方药：白术散（《全生指迷方》）加砂仁。

白术（蜜炙）　茯苓　大腹皮　生姜皮　橘红

原方治疗胎水。

方中重用白术，意在补脾利湿，白术健脾燥湿为君，宜用蜜炙，使其燥湿而不伤阴血；茯苓健脾利中焦湿邪；砂仁、生姜温中理气；大腹皮下气宽中行水；橘红调气和中，全方具有健脾除湿，利水消肿之功。

2. **肾虚证**

主要证候：妊娠数月，面浮肢肿，下肢尤甚，按之如泥，腰酸乏力，下肢逆冷，小便不利，舌淡，苔白润，脉沉迟。

证候分析：肾气素虚上不能温煦脾阳，运化水湿；下不能温煦膀胱，化气行水；水道莫制，泛溢肌肤，故面浮肢肿；湿性重浊，故肿势下肢尤甚；腰酸乏力，下肢逆冷，小便不利，舌淡，苔白润，脉沉迟均为肾虚之象。

治法：补肾温阳，化气行水。

方药：真武汤（《伤寒论》）

附子　生姜　茯苓　白术　白芍

原方治太阳病发汗后阳虚水泛变证。

方中附子大辛大热，温阳化气行水为君，病势急重，非此莫属，因其有毒，用时必须遵循以下两点：①用量不宜太重，一般 6~9g。②入药先煎、久煎。一般病情可易桂枝通阳化气行水。生姜、白术、茯苓健脾燥湿，白芍开阴结，与阳药同用，引阳入阴，以消阴翳。

3. **气滞证**

主要证候：妊娠三四月后，肢体肿胀，始于两足，渐延于腿，皮色不变，随按随起，胸闷胁胀，头晕胀痛，苔薄腻，脉弦滑。

证候分析：妊娠数月，胎体上升，机括为之不利，肺气壅塞，不能通调水道，或素性抑郁，气滞水停，加之脾胃受累，中州水湿停滞，发为妊娠肿胀。

治法：理气行滞，除湿消肿。

方药：天仙藤散（《校注妇人良方》）

天仙藤　香附　陈皮　甘草　乌药　生姜　紫苏叶　木瓜

原方治疗妊娠胎水肿满。

天仙藤行气祛风消肿为君，配疏肝理气之香附、乌药，宣肺行水之紫苏叶，理脾和胃之橘皮、木瓜、甘草，使三焦气顺，水调湿除而肿自消。

【转归与预后】

子肿往往是子痫早期症状之一，早期发现，早期治疗，对控制病情发展、防止向子痫转化有重要意义。

【预防与调摄】

重视孕期保健，定期产前检查，注意体重、水肿、蛋白尿、血压的变化情况。发病后予低盐饮食，控制饮水量，禁生冷油腻之品。浮肿严重者应休息，抬高两下肢，注意保暖。

【临证参考】

妊娠水肿是妊娠高血压疾病的早期症状之一，为中药治疗该病的有效时期。该病病机，古人多主脾肾阳虚，治以温阳化气行水。限于历史条件，中医古籍将妊娠水肿与子晕、子痫分开论治。然从西医学看，妊娠水肿多伴有高血压（先兆子痫），若不辨证与辨病相结合，浪投温阳助火之品，致血压骤升，造成子痫危症，后果不堪设想。妇女妊娠期间，阴血聚以养胎，肝阴不足，相火偏旺，临床实为多见。因而对该病治疗，一定要临证详辨，深思再三。

有人针对西医治疗该病的原则提出不宜使用利尿剂，认为利尿剂可使血液浓缩，导致脏器灌流量进一步减少，致使胎盘缺血加重，使病情恶化，这与中医治疗该病不可一味利尿祛湿，而以补脏为主，使脏腑功能健运，湿邪自消，同时注意养血安胎的治法有所印证。

【文献与病案选录】

《诸病源候论·妊娠胎间水气子满体肿候》：胎间水气，子满体肿者，此由脾胃虚弱，脏腑之间有停水，而挟以妊娠故也。妊娠之人，经血壅闭，以养于胎，若挟有水气，则水血相搏，水渍于胎，兼伤脏腑。脾胃主身之肌肉，故气虚弱，肌肉则虚，水气流溢于肌，故令体肿。水渍于胞，则令胎坏。

《湖南省老中医医案选》：刘天鉴医案　彭妇，42岁，6月中旬患子肿，经当地医治不效，至8月中旬病势转危，延予诊治，患者卧床不起，赤身裸体，遍身浮肿，头面及四肢均肿大，阴户肿更甚，高热，口渴，冷饮不休。小便全闭，按其六脉洪大而疾，舌红绛。胎孕将8月，诊毕予思忖其症，高热身肿者常有，而阴肿大如此，实为罕闻，消肿退热止渴乎？抑安胎乎？思之良久，乃悟水既气也，气行则水行，气机不利，则水为之壅遏，气为肺所主，是肺气壅滞，不能通调水道，肺气之遏滞，又为胃热之蒸，胃之蒸是内火之灼，故自沃水以救其焚，否则必有吸尽西江之势，治以宣肺行水，清热安胎，方用生石膏、知母、桑白皮、地骨皮、蒲公英、银花、生地、木通、黄柏、花粉、竹叶、连翘、山栀、尖贝、甘草。服1剂，小便即通，解出赤黑色尿大盆，大便亦解出黑臭稀便，服完2剂，肿已消三分之二，阴户肿大亦消过半，热退渴止。再以原方继服2剂，过3日诸证悉平。

第十一节　子　晕

妊娠期出现以头晕目眩，状若眩冒为主证，甚或眩晕欲厥，称"妊娠眩晕"，亦称"子晕"。子晕有轻重之分，若发生在妊娠中后期，多属重证，往往伴有视物模糊、恶心欲呕、头痛等，多为子痫先兆。因此及时正确的治疗妊娠眩晕是预防子痫发生的重要措施之一。

明、清以前，本病多同在"子痫"病症中一并探讨。至清代《叶氏女科证治》才将子晕与子痫从病因论治上分别论述。以后《女科证治约旨》进一步明确指出本病病因是由"肝火上升，内风扰动"或"痰涎上涌"所致。

【病因病机】

本病发生的主要机理是阴血不足、肝阳上亢或痰浊上扰。经曰："诸风掉眩，皆属于肝"。又有"无风不作眩"，"无虚不作眩"，"无痰不作眩"等经验之说。

1. 阴虚肝旺：素体阴虚，孕后血聚养胎，阴血愈不足，阴不潜阳，肝阳鸱张，上扰清窍，故发眩晕。

2. **脾虚肝旺**：素体脾虚，运化失职，水湿内停，精血输送受阻，复因孕后阴血养胎，肝失濡养，体不足而用偏亢，肝阳挟痰浊上扰清窍，发为眩晕。

3. **气血虚弱**：素体气血不足，孕后气以载胎，血以养胎，气血因孕更虚，气虚清阳不升，血虚脑失所养，故发眩晕。

【诊断】

1. **病史** 严重贫血、原发性高血压、慢性肾炎、糖尿病、双胎、羊水过多等。

2. **临床症状** 以头晕目眩为主证，重症多发生在妊娠中晚期，常伴有头痛、耳鸣、视物模糊、浮肿胸闷、心烦呕恶等症，往往是子痫的先兆症状，应引起重视。

3. **检查** 测血压，收缩压高出基础血压 4.0kPa（30mmHg），舒张压高出基础血压 2.0kPa（15mmHg），或基础血压不高，孕 20 周后血压高于 18.7/12.0kPa（140/90mmHg），同时作眼底检查。浮肿由踝部开始，渐延至小腿、大腿、腹部甚至全身，呈凹陷性水肿。尿常规检查可见蛋白尿。

【应急处理】

应住院密切观察病情变化，及时镇静、降压，中药加强育阴平肝潜阳之功。做好床边护理，防止发为子痫。

【辨证论治】

本病以眩晕为主证，其实质是因孕而虚，属本虚标实证。阴虚肝旺，但见头晕目眩；脾虚痰阻，多兼四肢浮肿、呕恶；气血虚弱必兼气血虚弱之象，大抵以此为别。其病机特点主要是肝阳上亢，治宜育阴潜阳，随证选加滋阴、化痰、补益气血之品，慎用温阳助火之剂，以免助风火之邪。

1. **阴虚肝旺证**

主要证候：妊娠中后期，头晕目眩，视物模糊，耳鸣失眠，心中烦闷，颜面潮红，口干咽燥，手足心热，舌红或绛，少苔，脉弦数。

证候分析：素体肝肾阴虚，孕后阴血下注养胎，阴虚肝旺，水不涵木，风阳易动，上扰清窍，故头晕目眩，视物模糊，耳鸣失眠；颜面潮红，口燥咽干；舌红，少苔，脉弦数均为阴虚火旺之象。

治法：育阴潜阳。

方药：杞菊地黄丸（方见经行头痛）加石决明、龟甲、钩藤、白蒺藜、天麻。

六味地黄汤滋肾壮水，枸杞、菊花清肝明目，加龟甲、石决明育阴潜阳，钩藤、白蒺藜、天麻平肝潜阳。

若热象明显可酌加知母、黄柏滋阴泻火；口苦心烦加竹茹、黄芩清热除烦，水肿明显加茯苓、防己、泽泻；有动风之兆者加羚羊角镇肝熄风。

2. 脾虚肝旺证

主要证候：妊娠中晚期，头晕头重目眩，胸闷心烦，呕逆泛恶，面浮肢肿，倦怠嗜睡，苔白腻，脉弦滑。

证候分析：脾虚湿聚，孕后阴血养胎，阴血益虚，肝失滋养，肝阳挟痰浊上扰清窍，故头重目眩，如眩冒状；面浮肢肿，胸闷泛恶，纳差便溏，苔白腻，脉弦滑均为脾虚痰阻之象。

治法：健脾化湿，平肝潜阳。

方药：半夏白术天麻汤(《医学心悟》) 加钩藤、丹参、蔓荆子。

法半夏　白术　天麻　茯苓　橘红　甘草　生姜　大枣　蔓荆子

原方治眩晕，有湿痰壅遏者，书云："头旋眼花，非天麻、半夏不除是也，半夏天麻白术汤主之"。

方中以半夏为君，取其燥湿化痰，又兼降逆止呕；以天麻、白术为臣，天麻善能平肝熄风止头眩，与半夏合用，为治风痰眩晕的要药；佐茯苓健脾渗湿，与白术合用，尤能治生痰之本，橘红理气化痰，使气顺则痰消；姜枣调和脾胃，甘草和中调药；加钩藤增强平肝熄风之效，丹参活血行滞。全方共奏燥湿化痰、平肝潜阳之功，佐以健脾，标本同治，阳潜痰消，眩晕自愈。

3. 气血虚弱证

主要证候：妊娠后期头晕目眩，眼前发黑，心悸健忘，少寐多梦，神疲乏力，气短懒言，面色苍白或萎黄，舌淡，脉细弱。

证候分析：素体气血不足，孕后气以载胎，血以养胎，因孕重虚，气血愈感不足，气虚则清阳不升，血虚则脑失所养，即发眩晕；心悸健忘，少寐多梦，神疲乏力，舌淡，脉细弱均为气血不足之象。

治法：调补气血。

方药：八珍汤(《正体类要》) 加首乌、钩藤、石决明。

当归　川芎　白芍　熟地黄　党参　白术　茯苓　炙甘草

原方治气血两虚证。

方中八珍加首乌调补气血，钩藤、石决明平潜肝阳。

【转归与预后】

子晕有轻重之分，气血虚弱型属轻证，阴虚肝旺，脾虚肝旺为重证，多是子痫的先兆症状，应引起足够的重视。及时、正确的治疗，预后大多良好；否则病势发展可导致子痫，甚则影响母子生命。

【预防与调摄】

1. 调情志，保持心情舒畅，勿受精神刺激。
2. 禁辛辣，宜服高蛋白、维生素类及富含钙、铁的营养丰富的食物，低盐饮食。
3. 休息，充足睡眠，安静环境，左侧卧位。

4. 测体重、血压、胎盘功能及尿蛋白。

【临证参考】

妊娠眩晕，临床以眩晕为主证，本病因孕而虚，阴血不足及脾虚为本，肝旺为标，属本虚标实证。本病重症属先兆子痫范畴，往往伴有高血压、水肿、蛋白尿。应与西医妊娠高血压疾病互参。治疗宜辨证与辨病相结合，适当配以活血祛瘀、行水消肿，可获较好疗效。及时、正确的诊断与治疗本病可以防止子痫的发生。

【文献与病案选录】

《女科证治约旨》：妊娠眩晕之候，名曰子眩，如因肝火上升，内风扰动，致昏眩欲厥者，宜桑丹杞菊汤主之，……如因痰涎上涌，致眩晕欲呕者，宜加味二陈汤主之。

《哈荔田妇科医案医治》：聂某某，女，25 岁，已婚，1978 年 3 月 24 日初诊，素性易怒，现妊娠 7 月，头晕目眩，肢麻挛动，烦躁不安，夜寐不实，目赤口苦溲如茶叶，大便燥，下肢微肿，舌红，苔黄微腻，脉象弦数有力，测血压 23.7/13.2kPa（180/100mmHg），此系肝郁化火，扰乱心神，阴虚火炽，风阳上旋，乃欲发子痫之兆，亟须力挽狂澜之施，法拟熄风清热，安神除烦。

处方：嫩钩藤 15g 白蒺藜 9g 明天麻 4.5g，赤芍药、粉丹皮、女贞子各 9g，东白薇 15g，龙胆草、川黄连各 6g，首乌藤、云茯苓各 2g，炒枣仁 9g，天竺黄 6g，3 剂　水煎服。前方连服 2 剂，眩晕已减，肢挛渐平，烦闷臻止，夜寐尚安，惟大便不畅，脉弦滑略数，舌苔薄黄，血压 21.1/12.0kPa（160/90mmHg），风阳得戢，病入坦途，前方既效，当锲而不舍，嫩钩藤 15g，明天麻 4.5g，白蒺藜 9g，东白薇 15g，龙胆草 4.5g，淡条芩 9g，粉丹皮 9g，女贞子、云茯苓各 9g，首乌藤、决明子各 9g，服药 7 剂，诸症悉已，血压 18.7/10.5kPa（140/80mmHg），停药后血压一直正常，届期举子，情况良好。

第十二节　子　痫

妊娠晚期或临产前及新产后，突然发生眩晕倒仆，昏不知人，两目上视，牙关紧闭，四肢抽搐，全身强直，须臾醒，醒复发，甚至昏迷不醒者，称为"子痫"，又称"子冒"、"妊娠痫证"。根据发病时间不同，若发生在妊娠晚期或临产前，称产前子痫；若发生在新产后，称"产后子痫"。临床以产前子痫多见。子痫是产科的危、急、重症，严重威胁母婴生命安全。本病属西医的"妊娠高血压疾病"，其中妊娠高血压、子痫前期、子痫，以往统称为妊娠高血压综合征。目前仍是孕产妇及围产儿死亡的重要原因之一。

古书早有类似疾病的记载，《诸病源候论·妊娠痓候》提出"……妊娠而发者，闷冒不识人。须臾醒，醒复发，亦是风伤太阳之经作痓也。"对本病病机，刘完素认为是"肾水衰而心火旺，肝无所养所致。"《万氏女科》指出"子痫乃气虚夹痰夹火症也。"《沈氏女科辑要·妊娠似风》概括该病病因曰："一为阴亏，二为气滞，三为痰伙。"归纳诸家之说，子痫的发生，主要是阴虚不足为本，风、火、痰为标。

【病因病机】

本病病机主要是肝风内动及痰火上扰。若孕妇素体肝肾不足或脾胃虚弱，因孕重虚，或忿怒伤肝，肝郁化火，火盛动风，风助火威，风火相煽；或湿聚成痰，痰火交炽，蒙蔽清窍。妊娠晚期、临产时或产后，阴血聚下或阴血暴虚，阳失潜藏，五志化火，气血逆乱，筋脉失养，神不内守，而发筋脉痉挛、四肢抽搐、神志昏迷等症。如此多脏受累，因果相干，病情复杂，危及生命。

1. **肝风内动**　素体阴虚，孕后阴血养胎，肾精愈亏，心肝失养，肝阳上亢，生风化火，风火相煽，遂发子痫。

2. **痰火上扰**　素体阴虚，阴虚内热，灼津成痰，痰热交炽，或素体脾虚或肝郁克脾，脾虚湿聚，郁久化热，痰热壅盛，上蒙清窍，发为子痫。

【诊断】

1. **病史**　孕前可有或无高血压史、肾病史、糖尿病史、家族高血压病史；双胎、多胎妊娠，羊水过多，葡萄胎病史；子痫病史等。

2. **临床表现**　妊娠后期，或正值分娩时，或分娩后，忽然眩晕倒仆，昏不知人，两目上视，牙关紧闭，四肢抽搐，角弓反张，须臾醒，醒复发，甚或昏迷不醒。或者在先兆子痫的基础上出现抽搐昏迷症状为子痫。

3. **检查**　妊娠前或妊娠 20 周前可有或无高血压史，妊娠 20 周后血压升高到 18.7/12.0kPa（140/90mmHg），或较基础血压升高 4.0kPa（30/15mmHg），伴蛋白尿、水肿即可诊断为子痫前期。血液检查：红细胞比容升高、血液黏稠度、全血黏度异常，处在高凝状态。肝肾功能检查：尿酸、尿素氮、肌酐、谷丙转氨酶异常。测定二氧化碳结合力，确定有无酸中毒。眼底检查：严重时视网膜小动脉痉挛。全身小动脉痉挛是子痫前期——子痫的基本病变。

【鉴别诊断】

主要与妊娠合并癫痫发作相鉴别：癫痫既往有类似发作史。发作前一般无头痛、头晕、眼花、胸闷，亦无高血压、水肿、蛋白尿等症状与体征。

【急症处理】

一经确诊，立即住院治疗，积极处理。治疗原则为解痉、降压、镇静、合理扩容、必要时利尿、适时中止妊娠，中西医配合抢救。

【辨证论治】

对子痫应防重于治，因其病程进展有明显的阶段性，所以中医治疗重点在子痫前期，即先兆子痫，以滋阴养血、平肝潜阳为法，防止子痫的发生（参照子晕）。子痫一旦发生，要充分注意昏迷与抽搐的发作程度与频率，治疗以清肝熄风、安神定痉为主，因病情危急，需中西医结合抢救治疗。

1. 肝风内动证

主要证候：妊娠晚期或临产前及新产后，头痛，眩晕，突然发生四肢抽搐，昏不知人，牙关紧闭，角弓反张，时作时止，伴颜面潮红，口干咽燥，舌红或绛，苔无或花剥，脉弦细而数。

证候分析：素体肝肾阴虚，孕后血聚养胎，阴血愈虚，肝阳上亢，故头痛眩晕，颜面潮红，临产前或分娩时及新产后，阴血暴虚，阴虚风动，筋脉劲急，故手足抽搐，腰背反张；风火相煽，扰犯神明，以致昏仆不知人；阴虚内热，故颜面潮红；口燥咽干，舌红或绛，苔少，脉弦细而数，均为阴虚阳亢之征。

治法：滋阴潜阳，平肝熄风。

方药：羚角钩藤汤或止抽散

（1）羚角钩藤汤（方见经行头痛）

若喉中痰鸣，酌加竹沥、天竺黄、石菖蒲清热涤痰。

（2）止抽散（湖北中医学院附院验方）

2. 痰火上扰证

主要证候：妊娠晚期，临产时或新产后，头晕头重，胸闷泛恶，突然倒仆，昏不知人，全身抽搐，气粗痰鸣，舌红，苔黄腻，脉弦滑而数。

证候分析：阴虚于下，火旺于上，临产前或分娩时及新产后，阴血下聚或阴血暴亡，心肝火旺，灼津伤液，炼液成痰，痰郁化火，痰火上扰清阳，故头晕头痛，昏不知人；痰热互结，则胸闷烦热，气粗痰鸣；脉滑数，苔黄腻，均为痰热内盛之征。

治法：清热开窍，豁痰熄风。

方药：牛黄清心丸（《痘疹世医心法》）加竹沥或安宫牛黄丸。

牛黄　朱砂　黄连　黄芩　山栀　郁金

原方主治热邪内陷，热入心包。

牛黄、竹沥清心化痰开窍为君，黄芩、黄连、山栀清心肝之热为臣，郁金开郁结，使气通脉畅，痰热消，抽搐止。

安宫牛黄丸（《温病条辨》）：温开水溶化灌服或鼻饲，每次半丸～1丸，每日2～3次。

【转归与预后】

子肿、子晕（先兆子痫）、子痫，可视为同一疾病的不同阶段，首先是子肿、子晕，为中医药治疗的有效时期，若此时治疗不及时，病情进一步发展，可出现先兆子痫，稍有不慎，一触即发为子痫。子痫一旦发作，需中西医结合抢救，若治疗及时，处理得当，可控制抽搐，母子可能平安；若抽搐反复发作，抽搐时间长，往往预后不良，危及母子生命。

【预防与调摄】

对于子痫要树立防重于治的思想，早期诊断与治疗对控制病情发展有重要意义；注意休息，左侧卧位，调节情志，饮食宜高蛋白、高维生素，一般不严格控制食盐。若发展成子痫，护理更为重要，宜单人房间，避声、光刺激，床周加护档，防止病人跌仆，取下活动性假牙等，昏迷期间禁止饮食。若子痫不能控制可考虑终止妊娠；子痫得以控制，亦应适时终止妊娠，以减少母婴围产期死亡率和产后并发症。

【临证参考】

先兆子痫、子痫均为产科重症，是孕产妇及围产儿死亡的主要原因之一。"上工治未病"，重在防治，中医中药在对该病的预防上有一定优势。子肿、子晕是中医药治疗的有效时期。湖北中医学院附院报道，对孕早期辨证属肝肾阴虚者，妊高征的发病率明显高于其他孕妇，如早期用滋补肝肾药治疗，可明显降低妊高征的发病率。在对该病的治疗上，湖北中医附院用一贯煎加止抽散（处方：天竺黄 12g　地龙 30g　羚羊角 2g　郁金 10g　琥珀 9g　黄连 9g　胆南星 12g）治疗妊高征 100 例，有效率达 95.7%。郭天玲用当归芍药散治疗妊高征 92 例，对控制轻、中度患者的血压和预防子痫发生具有与西药相似的疗效。中西医结合治疗妊高征的时间虽不长，但已显示出其优势，长期服用副作用小，急、重症病人可配合少量解痉镇静剂，使病人处于清醒状态下接受治疗，母婴受镇静剂影响小，饮食起居正常，因而产妇宫缩无力、产后出血、胎儿缺氧、窒息等症状的发生率均明显降低。

【文献与病案选录】

《诸病源候论·妊娠痉候》：体虚受风，而伤太阳之经，停滞经络，后复遇寒湿相搏，发则口噤背强，名之为痉。妊娠而发者，闷冒不识人，须臾醒，醒复发，亦是风伤太阳之经作痉也，亦名子痫，亦名子冒也。

《医学心语》：其症最暴且急……若频发无休，非惟胎妊骤下，将见气血随胎涣散，母命亦难保全。

《中国现代名中医医案精华》哈荔田医案：鱼场下坡王某某之妻，24 岁。初诊：1952 年仲秋。主诉：妊娠近 7 月，肢面浮肿，头痛目眩，泛恶欲呕，因家道不丰，仍日夜操劳不辍。一日突发抽搐神迷、目吊口噤、全身痉挛、乍作乍止。举家惶惶，不知所措，急遣人邀余往诊。

诊查：余至时正直发作，入视其状，见四肢抽搐有力，面青唇紫，少顷抽定，脉诊弦滑，舌质暗，边有瘀斑，询之烦热心悸，头目疼痛。

辨证：余退而语其夫：此子痫也，乃因素体血虚，怀孕期间血聚养胎，致阴血更亏，阴虚火旺，火旺则化风，肝风内动，筋脉失养，遂有此证。前者头痛目眩，泛恶欲呕，已是内风欲动之兆，乃不知静养，以致于此。倘反复发作，对于母体、胎儿恐有危害。书方如下：

先予熊胆 0.6g，研末，冲入竹沥水 15g，即服，以清热解痉兼涤痰涎（倘无熊胆，可用蛇胆或鸡胆代之），后服下方药。

处方：秦当归 12g，杭白芍 24g，刘寄奴 12g，桃仁泥 9g，南红花 9g，麦门冬 9g，黑芝麻 12g，嫩钩藤 12g，紫贝齿 15g，白僵蚕 9g，苏地龙 9g，条黄芩 9g，磁雅连 9g。水煎，嘱服 1 剂，以观动静。翌日晨其夫来告，谓头煎服后抽搐渐平，随服 2 煎，头痛亦减，余曰：病虽稍定，恐有复萌，原方药再服 1 剂，冀得无虞。

药后再被邀诊，病妇脉缓神清，抽痛未作，惟口干纳差，肿势依然。再予育阴清热、养血活血、兼疏筋化湿之剂。

处方：秦当归 12g，赤白芍 9g，天仙藤 12g，南红花 12g，茯苓皮 15g，宣木瓜 9g，香附米 6g，麦门冬 9g，肥玉竹 9g，女贞子 12g，桑寄生 12g，黄芩 6g，黄连 6g，白僵蚕 9g，六神曲 12g，2 剂

数年后，王某携 1 小儿与余邂逅途中，谈及往事，谓其妻服 2 诊方后，诸症悉退，擂未再发，并足月顺产 1 子，即此小儿也。

第十三节 子 嗽

妊娠期间，咳嗽不已，称"妊娠咳嗽"，亦称"子嗽"。本病的发生与发展与妊娠期特殊生理有关。若咳嗽剧烈或久咳不愈，可损伤胎气，导致堕胎、小产。

早在《诸病源候论》中就有"妊娠咳嗽候"，认为本病的发生主要责之于肺，但随四时气候之变更，五脏应之，皆能令人咳。朱丹溪认为"胎前咳嗽，由津液聚养胎元，肺失濡润，又兼痰火上炎所致"，治以润肺为主。清代张璐重视妊娠咳嗽，认为若久咳不已，则易动胎，提出"妊娠咳嗽"宜以安胎为主的治疗大法。

【病因病机】

咳不离于肺，也不止于肺；肺不伤不咳，脾不伤不久咳。妊娠咳嗽，久咳不已，病变部位在肺，关系到脾，总与肺、脾有关。

1. **阴虚肺燥**　素体阴虚，肺阴不足，孕后阴血下聚养胎，因孕重虚，虚火上炎，灼肺伤津，肺失濡养，而致咳嗽。

2. **脾虚痰饮**　素体脾胃虚弱，痰湿内生，孕后气以载胎，脾虚益甚，或暴饮暴食，或生冷伤脾，脾失运化，水湿内停，聚湿生痰，痰饮射肺，而发咳嗽。

【诊断】

1. **病史**　孕前肺气虚或有慢性咳嗽史，或孕后贪凉饮冷。
2. **临床表现**　本病以妊娠期间，咳嗽不已为主要特征。注意与孕期外感而咳者相鉴别。
3. **辅助检查**　胸透与胸部摄片以排除其他器质性病变，对本病诊断有重要意义。妊娠早期不宜作胸透与胸部 X 线摄片，避免对胎儿造成伤害。

【鉴别诊断】

与抱儿痨相鉴别　抱儿痨孕前多有痨病史，未治愈即孕或孕后复发。除久咳不愈外，还伴有痨咳的症状与体征。必要时在孕 6 个月后作胸部 X 线摄片及相关检查以鉴别。

【辨证论治】

病因不同，症状各异。阴虚肺燥，干咳无痰，口燥咽干；脾虚痰饮，咳嗽痰多，胸闷气促，大抵以此为别。本病治疗以清热润肺、化痰止咳为主，重在治肺，兼顾及脾。因其久咳伤气，气虚不能载胎，有碍胎气之嫌，因而在治疗用药上，必遵循治病与安胎并举的原则，一是治咳照顾胎元，若有动胎之兆，应加入安胎之药；一是对有些治咳药如降气、豁痰、滑利等可能碍胎者要慎用。

1. 阴虚肺燥证

主要证候：妊娠期间，咳嗽不已，干咳少痰或痰中带血，口干咽燥，失眠盗汗，手足心热，舌红，少苔，脉细滑数。

证候分析：素体阴虚，孕后阴血养胎，因孕重虚，虚火内生，灼肺伤津，故干咳少痰；肺络受损则痰中带血；久咳不已，口燥咽干，失眠盗汗，舌红，少苔，脉细滑数均为阴虚内热之象。

治法：养阴润肺，止咳安胎。

方药：百合固金汤（《医方集解》）去当归、熟地，加桑叶、阿胶、炙百部、黑芝麻。

百合　熟地黄　生地黄　麦冬　白芍　当归　贝母　生甘草　玄参　桔梗

原方治肺伤咽痛，喘嗽痰血。

方中百合润肺止咳为君；玄参、麦冬养阴润肺；生地、芝麻滋补肝肾；贝母、百部润肺化痰止咳；桑叶、桔梗、甘草清肺利咽；阿胶、白芍养血敛阴止血，且能安胎；当归虽养血，但以行为养，恐有动胎之弊，故弃而不用；肺虽喜润恶燥，但润之太过，易聚湿生痰，故去熟地。全方滋肾养阴润肺，使金水相生，阴津充足，虚火自平，则咳嗽自愈。

2. 脾虚痰饮证

主要证候：妊娠期间，咳嗽痰多，胸闷气促，甚至喘不得卧，神疲纳呆，舌质淡胖苔白腻，脉濡滑。

证候分析：素体脾虚，孕后气以载胎，脾虚益甚，运化失职，水湿停聚，聚湿成痰；痰饮射肺，肺失肃降，故咳嗽痰多，胸闷气促，喘不得卧；神疲纳呆，舌质淡胖苔白腻，脉濡滑均为脾虚痰饮之象。

治法：健脾除湿，化痰止咳。

方药：六君子汤（《校注妇人良方》）加苏梗、紫菀。

党参　白术　茯苓　甘草　半夏　陈皮　生姜　大枣

原方治胃气虚弱，用此方调和脾胃，诸症自愈。

方中四君子汤调和脾胃，脾胃健运，痰湿自除。加陈皮、法夏、紫菀、苏梗加强化痰止咳之功，标本同治，子嗽自愈。

【转归与预后】

子嗽经过适当的治疗和休息，一般预后良好。若咳嗽经久不愈，反复发作，或素体脾肾不足，或有流产甚至习惯性流产病史患者，病情进一步发展损伤胎气，导致胎漏、胎动不安甚至堕胎、小产。

【预防与调摄】

妊娠期间勿贪凉或取暖太过，以免招致外邪犯肺。饮食宜清淡、新鲜而富有营养，勿暴饮暴食。素体阴虚孕妇，孕期禁辛辣燥热之品，可常用滋阴润肺之生梨、百合等食疗。同时保持心情舒畅。

【临证参考】

子嗽一证，因孕而咳，病变部位主要在肺，关系到脾。孕后阴血下聚养胎，阴虚肺燥，临床以虚证、热证居多。治疗以养阴清热，化痰止咳为主。但用药时尤应注意，久咳伤胎气，因而自始至终要顾护胎元，虽言肺喜润恶燥，且子嗽多由肺燥所致，但用药宜清润，不可滋腻太过，恐聚湿生痰，致久咳难愈。

【文献与病案选录】

《医宗金鉴·妇科心法要诀》：妊娠咳嗽，谓之子嗽。嗽久每致伤胎。有阴虚火动，痰饮上逆，有感冒风寒之不同。因痰饮者，用二陈汤加枳壳、桔梗治之；因感冒风寒者，用桔梗汤，即紫苏叶、桔梗、麻黄、桑白皮、杏仁、赤茯苓、天冬、百合、川贝母、前胡也；若久咳，属阴虚，宜滋阴润肺以清润之，用麦味地黄汤治之。

《妇科探真病案》张某某，女，28岁，已婚。初诊：妊娠6个月，咳嗽3月余。3个月前，因感冒咳嗽，痰多，经中西药治疗效果不显著。近半月来咳嗽加剧，痰不多，伴恶心，声音嘶哑，咽痒，口干，但不欲饮水，食欲不好，大便正常，小便微黄。

检查：面色垢腻，体胖怠惰，声音嘶哑，鼻塞声重，胸廓外形无异常，虚里搏动不明显。上腹无痞块，下肢无浮肿。舌体正常，舌质边尖鲜红，苔薄黄，脉沉弦。

治法：润肺、止咳、降逆。

方药：黄芩知母汤加味：黄芩10g，知母10g，天门冬15g，百合10g，柿蒂10g，淡竹茹3g，枳实10g，上药水煎2次，合成1中碗，微温服，1日1剂，连服3剂。

复诊：服药后，咳嗽减轻，夜间偶有咳嗽，但不影响睡眠，咽仍痒，声嘶，面垢腻。前方加白薇10g，蝉蜕3个，煎服法同上，连服3剂。

三诊：咽痒轻，咳嗽愈，食纳仍呆滞，上腹痞满，大便不调，舌体胖大，苔白滑，改用二陈汤加味。陈皮15g，半夏10g，茯苓10g，枳壳15g，苏梗10g，木香10g，姜厚朴10g，上药水煎3次，合成1中碗，饭后温服，1日3剂，连服3剂，3个月后随访不见咳嗽复发。

第十四节　妊娠小便淋痛

妊娠期间出现尿频、尿急，淋沥涩痛等症，称"妊娠小便淋痛"，或"妊娠小便难"，俗称"子淋"，类似于西医的妊娠合并泌尿系感染。

本病最早见于汉代《金匮要略·妇人妊娠病脉证并治篇》。隋代巢元方《诸病源候论·诸淋候》明确指出淋证病位在肾与膀胱，其机理是"淋者，肾虚膀胱热故也"。《沈氏女科辑要笺正》指出本病"阴虚热炽，津液耗伤者为多。不比寻常淋沥皆由膀胱湿热郁结也。非一味苦寒胜湿淡渗利水可治"，进一步完善了本病的病因病机及治疗。

【病因病机】

病因总因于热，机理是热灼膀胱、气化失司，水道不利。其热有虚实之分，虚者阴虚内热；实者心火亢盛，湿热下注，现分述如下：

1. 阴虚津亏　素体阴虚，孕后精血下聚养胎，阴精益亏，虚火内生，下移膀胱，灼伤津液，则小便淋沥涩痛。

2. 心火偏旺　素体阳盛，孕后阴血养胎，阴不上承，心火偏旺，或孕后过食辛辣助火之品，热蕴于内，引动心火，心火移热于小肠，传入膀胱，热灼津液，故小便淋沥涩痛。

3. 膀胱湿热　摄生不慎，用具不洁，感受湿热之邪或胎压膀胱，尿液留滞，致湿热之邪入侵，膀胱气化不利发为本病。

【诊断】

1. 病史　孕前有尿频、尿急、尿痛病史或有不洁性生活史。

2. 临床表现　妊娠期间，尿频、尿急、尿痛或伴小腹坠胀，腰部酸痛。

3. 检查　尿常规可见红细胞、白细胞或少量蛋白。

【鉴别诊断】

1. 转胞　即妊娠小便不通。根据病情程度不同，可表现为尿不得出或淋沥点滴而下，与子淋相似，但无灼热疼痛感，尿液常规检查基本正常。

2. 妊娠遗尿　孕期小便不能控制而自遗为遗尿，也可出现小便淋沥不禁与子淋相似。但遗尿无尿痛灼热感，尿液常规检查基本正常。

【辨证论治】

子淋一证，多因于热，但有虚热、实热之分。应重点了解尿频、尿急、尿痛的情况以辨其虚实。虚热者小便淋沥不爽，溺后尿道刺痛不适，色淡黄；实热者小便艰涩不利，灼热疼痛，溺短赤。治疗上均以清润为主，不宜过于苦寒通利，以免重耗阴液，损伤胎元。

1. 阴虚津亏证

主要证候：妊娠期间，小便频数，淋沥涩痛，量少色淡黄，午后潮热，手足心热，大便干结，颧赤唇红，舌红少苔，脉细滑数。

证候分析：素体阴虚，孕后阴血养胎，阴虚益甚，阴虚内热，津液亏耗，膀胱气化不利，故小便频数，淋沥涩痛，量少色淡黄；手足心热，午后潮热，颧赤唇红；大便干结，舌红苔少，脉细滑数均为阴虚内热之象。

治法：滋阴清热，润燥通淋。

方药：知柏地黄丸（方见经行口糜）加麦冬、五味子、车前子。

2. 心火偏亢证

主要证候：妊娠期间，小便频数，尿短赤，艰涩刺痛，面赤心烦，渴喜冷饮，甚至口舌生疮，舌红欠润，少苔或无苔，脉细数。

证候分析：心火偏旺，移热于小肠，热灼膀胱，水道不利，故小便淋沥涩痛，尿短赤；口舌生疮，面赤心烦，舌红欠润，舌红少苔，脉细数均为心火偏旺之象。

治法：清心泻火，润燥通淋。

方药：导赤散（《小儿药证直诀》）加玄参、麦冬。

生地　甘草梢　木通　淡竹叶

原方治小儿心热。

生地清热养阴生津，使肾精足则心火降为君，加麦冬、玄参养阴生津降心火，木通苦寒上清心火下通利小便，淡竹叶清心除烦，引热下行。甘草梢直达病所，清热止淋且调和诸药。方中木通用量以 6g 为宜，有研究报道木通用量超过 15g 可损伤肾功能。亦可以通草代之。

3. 湿热下注证

主要证候：妊娠期间，突感尿频尿急尿痛，尿意不尽，欲解不能，小便短赤，小腹坠胀，胸闷纳少，带下黄稠量多，舌红苔黄腻，脉弦滑数。

证候分析：湿热之邪，侵入膀胱，湿热蕴结，气化不利，故小便短赤；下腹坠胀，带下黄稠，胸闷纳少，舌红苔黄腻，脉弦滑数均为湿热内盛之象。

治法：清热利湿，润燥通淋。

方药：加味五苓散（《医宗金鉴》）

黑栀子　赤茯苓　当归　黄芩　白芍　甘草梢　生地黄　泽泻　车前子　木通　滑石

原方治阴肿。

方中黑栀子、黄芩、滑石、木通清热泻火通淋；茯苓、泽泻、车前子利湿通淋；白芍、甘草养阴清热又可缓急止痛；当归、生地养血安胎，使邪去而不伤正，治病而不动胎，实为湿热子淋之良方；滑石性较滑利，当归活血易动胎，应审慎用之。

【转归与预后】

子淋是常见的妊娠并发症，如能及时正确的治疗则预后良好。严重者可出现寒战、高热、体温升高可达 39℃ ~ 40℃，甚至可由高热引起流产、早产，如反复发作，可发展成慢性肾盂肾炎，必要时可中西医结合治疗。

【预防与调摄】

妊娠期间注意阴部卫生，节制性生活，以防湿热秽浊之邪上犯膀胱，饮食宜慎温燥、辛辣及油腻之品。一旦患子淋，应多饮开水，左侧卧位或左右轮换以减少子宫对输尿管的压迫，使尿液通畅。因泌尿系感染而引起者，治疗应及时彻底，3 次尿液培养均无细菌生长始停药，对抗生素的选用要慎重，尤其在孕早期 3 个月以内，不能用伤胎之约。

【临证参考】

子淋一证，热证、虚证居多，多属肾虚膀胱有热，即或实证，也多本虚标实。治疗以清润为主，本着治病与安胎并举的原则，慎用苦寒清降滑利之品以防碍胎。运用中药治疗子淋，副作用小，疗效满意，既能治疗母体的尿路感染，又无损于胎儿。

【文献与病案选录】

《产科心法》：肾开窍于二阴，与膀胱为表里，热则小便淋沥，甚者心烦闷乱，用子淋散主之。

《妇人大全良方》：夫淋者，由肾虚膀胱热也，肾虚不能制水，则小便数也。膀胱热，则小便行涩而数不宣。妊娠之人胞系于肾，肾间虚热而成淋，疾甚者心烦闷乱，故谓之子淋也。

《中医妇科临证经验选病案》：陈某，女，23岁，工人，1978年10月5日初诊，本人自述，妊娠已6个月，小便淋沥不利，时尿道涩痛，尿色淡黄，四肢浮肿，身重疲倦，起则头眩，胸闷腹胀，纳呆。诊之舌苔白腻，脉濡滑。此为下焦湿热所致。

治法：祛湿清热，用加味四苓汤。

方药：猪苓10g，云苓10g，白术10g，泽泻10g，黄柏10g，知母10g，甘草10g，共3剂。

二诊：服上方3剂后，诸症好转，小便已不涩痛，再守前方，3剂而愈。

第十五节　妊娠小便不通

妊娠期间，小便不通，甚至小腹胀急疼痛，心烦不得卧，称"妊娠小便不通"，古称"转胞"或"胞转"。以妊娠晚期7~8个月时较为多见。

转胞首见于《金匮要略·妇人杂病脉证并治》："妇人病饮食如故，烦热不得卧……不得溺也……肾气丸主之"，以方测证乃肾虚所致。朱丹溪总结前人经验结合自身临床经验，提出本病由血气虚弱，不能上载其胎，治以补虚为主；并创"丹溪举胎法"，用香油涂手，自产户伸入托其胎，溺自下。

【病因病机】

妊娠小便不通的病因病机主要是胎气下坠，压迫膀胱，致膀胱不利，水道不通，溺不得出。属本虚标实证，临床有肾虚、气虚之分。

1. **肾虚**　素有肾气不足，胞系于肾，孕后肾气愈虚，系胞无力，胎压膀胱，溺不得出，或肾虚不能化气行水故小便难。

2. **气虚**　素体虚弱，中气不足，妊娠后胎体渐长，气虚无力举胎，胎重下坠，压迫膀胱，溺不得出。

【诊断】

1. **临床表现** 多发生在妊娠晚期，以小便不通、小腹胀满疼痛为主证。
2. **检查** 尿液常规检查基本正常。

【鉴别诊断】

与子淋鉴别：子淋以小便淋沥涩痛为主，转胞以小腹胀急疼痛、溺不得出为主。

【辨证论治】

本病以小便不通为主，但其实质是肾虚或气虚。治疗本着"急则治其标，缓则治其本"的原则，以补气升提助膀胱气化为主，不可妄投通利之品，以免影响胎元。

1. **肾虚证**

主要证候：妊娠小便频数不畅，继则闭而不通，小腹胀满而痛，坐卧不安，腰膝酸软，畏寒肢冷，舌淡，苔薄润，脉沉滑无力。

证候分析：肾虚系胞无力，胎压膀胱或命门火衰，不能温煦膀胱，化气行水，故小便频数不畅，甚则小便不通；溺蓄胞中，致小腹胀急疼痛，坐卧不宁；畏寒肢冷，腰膝酸软，舌淡，苔薄润，脉沉滑无力均为肾虚之象。

治法：温肾补阳，化气行水。

方药：肾气丸(《金匮要略》)去丹皮、附子，加巴戟天、菟丝子。

干地黄　山药　山萸肉　泽泻　茯苓　桂枝　附子　丹皮

方中地黄、山萸肉、山药滋补肝肾，泽泻、茯苓渗利行水，桂枝温阳化气，巴戟天、菟丝子温肾，诸药共奏温肾扶阳，化气行水之功。附子有毒，一般列为妊娠禁药，丹皮泻火伤阴，故弃而不用。亦有认为附子温阳化气行水之功独擅，不需去之，惟用量不宜过大，以9g左右（先煎）为妥。

2. **气虚证**

主要证候：妊娠期间，小便不通，或频数量少，小腹胀急疼痛，坐卧不安，面色㿠白，神疲倦怠，头重眩晕，舌淡，苔薄白，脉虚缓滑。

证候分析：气虚无力举胎，胎重下坠压迫膀胱，水道不利，以致溺不得出或频数量少；溺停膀胱，膀胱胀满，故小腹胀急疼痛，坐卧不安；面色㿠白，头重眩晕，舌淡，苔薄白，脉虚缓滑，均为气虚之征。

治法：补中益气，导溺举胎。

方药：益气导溺汤(《中医妇科治疗学》)

党参　白术　扁豆　茯苓　桂枝　炙升麻　桔梗　通草　乌药

党参、白术、扁豆、茯苓补气健脾以载胎，升麻、桔梗升提举胎；乌药温宣下焦之气，桔梗、通草化气行水而通溺。全方共奏益气导溺之效。

【预防与调摄】

孕前及早纠正后屈位子宫，以防止孕后嵌顿，诱发小便不通。孕后勿强忍小便，或尿急操劳或过久屈蹲。孕后小便不通者，可取仰卧高臀位，缓解先露部对膀胱的压迫。若小便不通时间长，尿潴留过多，使用导尿法排出尿液时，应注意速度放缓，不可过急，以免引起患者昏厥或出现血尿。

【临证参考】

子淋与转胞同属妊娠期中伴发的小便异常，然病因、症状、治法均不相同，切不可误作一病。妊娠小便不通有鲜明的病机特点，本虚标实，表现为小便不通，小腹胀急疼痛的标实证，其病因主要是虚，或肾虚或气虚，导致载胎无力，胎重下坠，压迫膀胱所致。治疗时，不可因其小便不通，而滥用通利之法，使虚者愈虚，犯虚虚之戒。若小便胀痛难忍，可本着急则治标、缓则治本的原则，采用导尿术等法以救其急，待病情缓解，再调理善后。

【文献与病案选录】

《丹溪心法》：胞转证，凡强忍小便，或尿急疾走，或饱食忍尿……气迫于胞，故屈戾不得舒张也。

《中医妇科临床经验选》：周某，女，29 岁，干部，1976 年 4 月 8 日初诊。

妊娠已 8 个月，面目及下肢浮肿，疲乏，头眩怕冷，腰腿酸软，小便不通，大便溏泻。诊之舌质淡，苔薄白，脉沉迟而虚。

治法：温补肾阳行水，用金匮肾气丸。

处方：熟地 10g，山药 10g，山萸肉 10g，泽泻 10g，茯苓 10g，丹皮 6g，桂枝 6g，熟附子 6g，共 3 剂

二诊：服上方 3 剂后，尿量增多，下肢浮肿已消，但大便仍烂，腰腿仍酸软。继服上方，加白术 10g，巴戟天 10g，连服 6 剂而愈。

第十六节　妊娠身痒

妊娠期间，孕妇出现与妊娠有关的皮肤瘙痒症状，称"妊娠身痒"。西医学的"妊娠合并荨麻疹"，"妊娠肝内胆汁淤积症"等引起的全身瘙痒，可参阅本节论治。

【病因病机】

痒是一种自觉症状，属虚，属风，属火，是由风、湿、热、虫邪客于肌肤，气血不和，或血虚生风化燥，肌肤失于濡养所致。妊娠身痒与妊娠特殊生理有密切关系。

1. **血虚**　素体阴血虚，孕后阴血聚而养胎，阴血愈亏不能濡养肌肤，化燥生风，风胜则痒。

2. **营卫不和** 素体肝肾不足，冲任亏虚，孕后冲任养胎，因孕重虚，冲为血海，任主胞胎，冲任不调，营卫不和，肌肤失养发为身痒。

3. **风热** 素体阳盛，血分蕴热，孕后阴血养胎，阴分必亏，风热之邪乘虚侵入肌肤与血热相合，生风化燥发为身痒。

【诊断】

1. **病史** 过敏性体质，或过食鱼虾，或有妊娠肝内胆汁淤积症病史。

2. **临床表现** 妊娠身痒，主要包括妊娠痒疹和妊娠肝内胆汁淤积症，前者以痒为主，伴局部红疹或隆起风团，皮肤干燥，急性者一周可停止发作，一般对胎儿及产妇都无影响，相当于西医所称"妊娠合并荨麻疹"。后者多发生在妊娠晚期，仅感瘙痒而无皮肤病变，瘙痒以躯干、手脚掌、下肢为主，甚至全身，夜间尤甚，并随妊娠进程逐步加重，随后可出现黄疸，伴乏力、恶心、尿黄、纳差等，其症状、体征产后消失，下次妊娠复发，早产率增高。

3. **检查** 荨麻疹等皮肤病，检查一般无特殊变化。

妊娠胆淤症：血清胆酸浓度增高，ALT、胆红素轻度升高，肝功能正常。

【鉴别诊断】

1. **风疹** 是由风疹病毒引起的全身发疹性疾病。典型症状：发热，耳后和枕骨下淋巴结肿大，1~2天内身上起小红斑丘疹，但不累及手掌足底，1~2天内身热红疹消退，可致胎儿畸形，应终止妊娠。

2. **妊娠疱疹** 是与妊娠有密切关系的皮肤病。表现为红色荨麻疹样斑块，以及红斑基底上及临近处出现疱疹或环行分布的小水泡。

3. **疱疹样脓疱病** 是妊娠期最严重的皮肤病，在炎性红斑的基底上直接出现脓疱，大小不一，在旧病灶边缘重新发生新脓疱，脓疱融合成痂皮，最后痂皮剥脱而慢慢愈合。

【辨证论治】

妊娠身痒有轻重之异，既要辨证求因，又要结合西医检查辨病，妥善处理，以免延误病情。本病多由血虚、风热、营卫不调等所致。治疗上血虚者养血为主，佐以滋肾养阴；风热者疏风清热，养血安胎；营卫不调者调和营卫，滋补肝肾。

1. **血虚证**

主要证候：妊娠期皮肤干燥瘙痒，无疹或有疹，疹色淡红，日轻夜甚或劳累加重，也有全身剧痒，坐卧不安，抓破流血；面色㿠白，心悸怔忡或烦躁失眠；舌淡，苔白，脉细滑弦。

证候分析：素体阴血虚，孕后阴血养胎，阴血益虚不能濡养肌肤则皮肤干燥；血虚化燥生风，风盛则瘙痒难忍；面色㿠白，心悸怔忡，舌淡，苔白，脉细均为血虚之象。

治法：养血祛风，滋养肝肾。

方药：当归地黄饮子（《证治准绳》）合二至丸

当归　川芎　白芍　生地黄　防风　荆芥　黄芪　甘草　白蒺藜　首乌

原方治小儿心血凝滞，内蕴风热。

四物汤养血，荆芥、防风祛风解表，白蒺藜疏风止痒，黄芪既益气又配当归养血，首乌配二至丸滋养肝肾阴血。全方滋阴养血祛风，治风先治血，血行风自灭，风祛则痒消。

2. 风热证

主要证候：妊娠期全身皮肤瘙痒，出现大小不等的风团，上半身尤甚，疹块色红有灼热感，剧痒，遇热加剧，伴咽喉肿痛，头痛，舌红，苔黄，脉浮滑数。若因鱼腥虾蟹等过敏，可伴腹胀，纳呆，泄泻等。

证候分析：素体阳盛，血分蕴热，孕后阴血养胎，阴分必亏，风热之邪乘虚侵入肌表，阻于皮肤，发为身痒；热为阳邪，其性上炎，故红疹身痒以上身为甚；热邪致病，故红疹灼热，遇热加剧；咽喉肿痛，头痛，舌红，苔黄，脉浮滑数均为风热之证。

治法：疏风清热，养血安胎。

方药：消风散（方见经行风疹块）去木通、石膏，加桑叶、龙骨、牡蛎。

荆芥、防风、蝉蜕、牛蒡子疏风透表，以祛在表之风邪为君，配苍术疏风除湿，苦参清热燥湿，知母泻火；因风邪浸淫血脉，损伤阴血，故配当归、生地、胡麻养血活血，滋阴润燥，寓有"治风先治血，血行风自灭"之意；生甘草清热解毒，调和诸药；木通淡渗利下；滑石大寒恐有碍胎之嫌，故弃而不用；加桑叶疏风清热，龙骨、牡蛎收敛治疮疡痒疹。

3. 营卫不调证

主要证候：妊娠中晚期身痒以腹壁及大腿内侧瘙痒为甚，抓破后有血溢皮损。皮肤干燥，夜间或劳累后瘙痒加剧，腰酸，眼眶黑，舌淡暗，苔白，脉细滑尺弱。

证候分析：冲任由肝肾所主，素体肝肾不足、冲任虚损；冲为血海，任主胞胎，孕后冲任养胎，因孕重虚，冲任失调，营卫不和，内不得通，外不得泄，气血运行失常，肌肤失于濡养而致身痒，皮肤干燥；身痒夜间尤甚，腰酸，眼眶黑，舌淡，苔白，脉细滑尺弱均为肝肾不足、营卫不调之象。

治法：补冲任，调营卫。

方药：四物汤合桂枝汤（《伤寒论》）加首乌、桑寄生、地肤子。

当归　生地黄　川芎　桂枝　芍药　甘草　生姜　大枣

四物汤养血祛风，桂枝解肌发表祛风，配白芍，益阴敛营，一治卫强，一治营弱，调和营卫；生姜大枣合甘草既调和营卫，又升腾脾胃生发之气；首乌、桑寄生滋补肝肾益冲任；地肤子祛风止痒。

【转归与预后】

妊娠身痒宜早期诊断，一般瘙痒证，可按中医辨证治疗，多无大碍。凡属病毒感染，影响胎儿生命或致畸作用明显的一类疾病，应考虑终止妊娠。

【预防与调摄】

妊娠期饮食宜清淡而富有营养，多食蔬菜水果，禁辛辣、鱼腥、烟酒、肥腻及生冷之品，发病后尤应注意。此外，注意劳逸结合，保持心情舒畅，以维持气血调和。若是妊娠胆淤症，应列为高危妊娠，定期对患者胎盘功能及胎儿情况进行测定。

【临证参考】

妊娠身痒，证有轻重，临诊时既要审证求因，又要辨证与辨病相结合，区别对待，稳妥处理。一般瘙痒证多因血虚、风热、营卫不调所致，多由妊娠期阴血下聚养胎，阴虚血热，化燥生风，风胜则痒所致。治疗根据痒者皮中有风，循"治风先治血，血行风自灭"之古训，以养血祛风、滋补肝肾、清热润燥、调和气血为主，同时注意饮食调护。

【文献与病案选录】

《女科秘方》：妇人胎产遍身生疮，此症乃因内受风热之故，宜用首乌散。

《妇科指归·卷二》：此因皮毛中风湿不必服药。先用炒荆芥穗擦之，不愈，再用樟水调烧酒擦之即愈。

《裘笑梅妇科临床经验选》：顾某某，31 岁。1978 年 2 月 10 日初诊。

妊娠 7 月，皮肤瘙痒已近半月，无皮疹，平素易患感冒。脉象弦滑，舌质偏绛。肺气素弱，腠理不实，风邪乘虚，客于肌肤。治用清肺祛风，益气固表，以标本两顾：荆芥 1.2g、防风 1.2g、地肤子 9g、紫草 6g（后下）、北沙参 9g、孩儿参 12g、玉竹 12g、桑寄生 15g、桑白皮 9g、知母 9g、白鲜皮 9g。3 剂。

二诊（1978 年 2 月 13 日）：药后肌肤瘙痒基本消失，胸闷，咳嗽无痰。肺失肃降，宜润肺化痰：炙前胡 9g、炙苏子 4.5g、化橘红 4.5g、紫草 6g（后下）、知母 9g、炙牛蒡 9g、地肤子 9g、北沙参 9g、甜杏仁 9g。3 剂。

第十七节　妊　娠　贫　血

妊娠期间出现倦怠、乏力、气短、面色苍白、浮肿、食欲不振等，检查呈现血红蛋白或红细胞总数降低，红细胞比容下降，称妊娠贫血。相当于西医的妊娠合并贫血。

妊娠贫血，中医无此病名，但在古医籍中，已有涉及妊娠血虚的论述。《妇人大全良方·妊娠胎不长养方论》指出："胎不长乃因脏腑衰损，气血虚羸。"《景岳全书·妇人规》云："妊娠胎气本乎血气，胎不长者，亦为血气不足耳。"《傅青主女科》曰："夫血所以养胎也，温和则胎受其益，血荫乎胎，则血必虚耗。"贫血与血虚有关，但血虚不一定贫血。

【病因病机】

妊娠贫血的机理有三个方面：先天禀赋不足，精血亏虚；后天脾胃虚弱，生化乏源；大病失血，精血暗耗。加之妊娠后阴血下聚养胎，血为胎夺，母体精血更虚而发为本病。

1. 气血两虚　素体脾胃虚弱，或孕后劳倦思虑过度，或饮食失节，或久病大病失养，均可损伤脾胃导致气血不足。

2. **心脾两虚**　心主血，脾生血，若劳伤心脾，营血暗耗，致心脾血虚。

3. **肝肾不足**　肝藏血，肾藏精，精化血。素体肝肾不足，孕后精血养胎，肝肾不能滋养冲任，冲任血虚，必致母胎失养。

【诊断】

1. **病史**　孕前或有贫血病史。先天性贫血可由家族遗传，许多慢性病及感染性疾病，或长期偏食，营养不良导致铁、叶酸、维生素 B_1 等缺乏均可引起贫血。

2. **临床表现**　贫血早期症状主要为疲倦、乏力，随着贫血的加重可出现头晕、心悸、气短、纳呆、低热等，甚至出现下肢、面目浮肿，并可见面色无华、萎黄或㿠白，舌质淡，爪甲不荣，脉细无力等。

3. **检查**　血液检查是诊断本病的重要依据。若血红蛋白 < 100g/L、红细胞 < 3.5×10^{12}/L、血细胞比容 < 0.30，即可诊断为妊娠贫血，但应注意复查，以排除差错，并进一步作血片检查，以确定属哪种贫血。

【鉴别诊断】

本病应与妊娠肿胀、妊娠合并心脏病相鉴别。

【辨证论治】

妊娠贫血，血聚养胎，血为胎夺，多为虚证。血由脏腑化生，五脏之中，心主血，脾生血，肝藏血，肾藏精，精化血，所以贫血一证，总与心、脾、肝、肾有关。或由脏腑虚损，气血亏虚所致，或气血化源不足，或失血伤血，精血暗耗太过。

1. **气血两虚证**

主要证候：孕后面色萎黄，四肢倦怠，乏力，口淡纳差，腹胀便溏，或见妊娠浮肿，或腰酸、腹痛下坠，舌淡胖，苔白，脉缓无力。

证候分析：素体气血不足，孕后血聚养胎，气载胎，气血愈虚，血虚则面色萎黄，气虚则四肢乏力；腰酸，腹痛下坠，纳差，腹胀，便溏，舌淡胖，苔白，脉缓无力均为脾胃虚弱、气血不足之象。

治法：补气养血。

方药：八珍汤（《正体类要》）

当归　川芎　白芍　熟地黄　党参　白术　茯苓　炙甘草

原方治伤损，失血过多，或因 g 伐，血气耗损，恶寒发热，烦躁作渴等证。

方中四君子汤补气，四物汤补血，气血双补，而无贫血之虞。

2. **心脾两虚证**

主要证候：孕后面色无华，心悸怔忡，失眠多梦，头昏眼花，唇甲色淡，舌淡，苔少，脉细弱。

证候分析：素体脾虚血少，孕后阴血养胎，致心血不足，心神失养，故心悸怔忡，失眠多梦；面色无华，唇甲色淡，舌淡，苔少，脉细弱，均为心脾气血两虚之证。

治法：益气补血，健脾养心。

方药：归脾汤（《济生方》）

党参 黄芪 白术 茯神 酸枣仁 龙眼肉 木香 远志 生姜 大枣 炙甘草 当归

原方治思虑伤脾或健忘怔忡、惊悸盗汗等症。

方中党参、黄芪、白术、甘草、生姜、大枣甘温补脾益气，当归养肝而生心血，茯神、枣仁、龙眼肉养心安神，远志交通心肾而定志宁心，木香理气醒脾，以防益气补血药滋腻太过碍脾。

3.肝肾不足证

主要证候：孕后常头晕目眩，腰膝酸软，或肢麻或痉挛，或胎儿小于孕月，舌黯红，少苔，脉细弦滑。

证候分析：素体肝肾不足，孕后阴血养胎，肝木失养，肾精失藏，肝肾精血不足故头晕目眩；腰膝酸软，或肢麻或痉挛，胎儿失于濡养，故胎儿小于孕月；舌黯红，苔少，脉细弦滑均为肝肾不足之象。

治法：滋补肝肾。

方药：大补元煎（方见月经后期）加首乌、桑寄生。

当归补肝血，熟地、枸杞子、杜仲滋肾益阴，牛膝补肝肾而引药归经，肉桂温肾助阳，寓阴中求阳之意，炙甘草既和中又可调和诸药，加生首乌、桑寄生滋肾养血安胎。

【转归与预后】

妊娠轻度贫血通过饮食调护，适当补充铁剂、叶酸以及中医辨证治疗，可维持正常妊娠。严重贫血可引起胎漏、胎动不安、胎萎不长，甚至胎死腹中、堕胎、小产。

【预防与调摄】

妊娠后应注意补充铁剂、叶酸。定期作血常规检查。对贫血患者，孕前应对是否适合怀孕进行咨询，孕后定期进行检查。

饮食调护尤为重要，宜食富于营养、易于消化的食物，少食肥腻、辛辣、生冷之品，不可偏食。孕后宜保持心情舒畅，防止过度思虑，以免损伤心脾，暗耗精血。

【临证参考】

妇女不足于血，孕后阴血养胎，血为胎夺，因此孕期的特殊生理使贫血较之平时更易发生。血由脏腑所化生，五脏之中，脾生血，心主血，肝藏血，肾藏精，精化血，任何一脏功能失调都会影响到精血。中医无妊娠贫血病名，而以妊娠血虚示之，其诊断与辨证主要是通过症状与体征、舌脉来体现的。治疗以调理脏腑、补养气血以培补孕期耗损之不足。实验研究表明治疗妊娠贫血的中成药"复血康"，具有改善气血运行、加速血液循环、调整肠的蠕动、促进对铁的吸收等功能。

【文献选录】

《竹林女科·安胎门》：妊娠通身酸懒，面色青黄，不思饮食，精神困倦，形容枯槁，此血少无以养胎也，宜四物汤。

《妇科玉尺·胎前门》：盖胎之所以不安者，除一切外因，总由气血虚，不能荣养胎元所致。

第十八节　难　产

妊娠足月，临产分娩困难者，称"难产"。古书有"乳难"之称，《神农本草经》有"子难"的记载。难产处理不及时，可导致母子双亡，或留下严重后遗症。

《诸病源候论·产难候》阐述了各种难产的病因，《妇人大全良方》论述因母而致难产病理，主要责之气与血，提出"惟气顺则血和，胎安则产顺。"杨子建《十产论》详细介绍了难产证治 11 种，还有纠正胎位的各种手法。

【病因病机】

难产病因归纳起来有产力异常、产道异常、胎儿、胎位异常。其中产道异常、胎儿、胎位异常于分娩之际需手术助产。本节主要讨论"产力异常"。

产力是促使胎儿从宫内娩出的动力，包括子宫收缩力，腹肌及肛提肌收缩力等，以子宫收缩力为主。当子宫收缩力的强度、频率及节律发生异常时，就会影响到产程的顺利进展而发生滞产甚至难产。

产力异常导致难产的机理主要是气血失调，分虚实两证。或气血虚弱，不能促胎外出，表现为宫缩乏力；或气滞血瘀，碍胎外出，表现为子宫收缩不协调，子宫收缩过强，产程过长。

1. **气血虚弱**　素体元气不足，或临产用力过早，耗伤气力，不能促胎外出，或临产胞浆早破，水干液竭，滞涩难产。

2. **气滞血瘀**　临产过度紧张，忧惧恐怖，以致气结，或产前安逸过度，气血运行不畅，碍胎外出。

【诊断】

1. **病史**　妊娠足月，宫缩规律进入产程，但产程进展缓慢，甚至滞产。

2. **临床表现**　虚者子宫收缩虽协调但乏力，临产后宫缩持续时间短、力量弱、间歇时间长、感神疲乏力；实者子宫收缩不协调（强直），持续腹痛，产妇烦躁不安，精神疲惫。

3. **检查**　虚证表现为宫缩乏力，子宫收缩时宫壁不坚硬，子宫颈口不能如期张开，先露下降缓慢。实证表现为宫缩不协调，子宫收缩时宫壁坚硬，但宫口不能扩张，出现痉挛性狭窄环时，坚箍胎体，阻碍下降，胎心持续过速。

【鉴别诊断】

主要是通过 B 超及骨盆测量，与由产道异常、胎位异常及胎儿异常引起的难产相鉴别。

【辨证论治】

产力异常分虚实两证，因虚者表现为宫缩时间短而弱，间歇时间长，宫缩时腹部亦软，宫口不能如期扩张；因实者子宫收缩不协调，自觉宫缩很强，持续性疼痛，拒按。治疗上，虚者补之，使气血充足，产力正常，产道润畅，自然分娩；实者理气活血，催生下胎。用药注意补虚不宜过于滋腻，以防滞产；化瘀不可过用破血耗气药，以防伤正。

1. 气血虚弱证

主要证候：临产阵痛轻微，宫缩时间短而弱，间歇长，产程进展慢，或下血量多，色淡或胎膜早破，面色无华，神疲肢软，心悸气短，舌淡，苔薄，脉大而虚或沉细而弱。

证候分析：气血虚弱，无力促胎外出，故阵痛轻微、宫缩短、力量弱；气虚不能摄血则下血量多；面色无华、神疲肢软、心悸气短、舌淡、苔薄、脉大而虚均为气血不足之象。

治法：大补气血。

方药：蔡松汀难产方（经验方）

黄芪（蜜炙）　当归　茯神　党参　龟甲（醋炙）　川芎　白芍（酒炒）　枸杞

水煎。只取头煎，顿服。

黄芪、党参、茯神补益中气，以助母力为君；当归、川芎、白芍养血为臣药，枸杞子、龟甲滋肾填精，血旺精足以润胎助产。若宫口已开全而产力不足时，亦可加服独参汤或含服参片，大补元气助其产力。

2. 气滞血瘀证

主要证候：产时腰腹疼痛剧烈，间歇不匀，宫缩虽强，但无规律，久产不下，下血量少，色暗红，精神紧张，心情烦躁，胸闷脘胀，时欲呕恶，面色紫暗，舌黯红，苔薄白，脉弦大或至数不匀。

证候分析：气滞血瘀，气血运行受阻，胎儿欲娩不出故腰腹疼痛剧烈；宫缩不协调，心情烦躁，胸闷呕恶，舌黯红，脉不匀，均为气滞血瘀之象。

治法：理气活血，化瘀催产。

方药：催生饮（《济阴纲目》）加益母草。

当归　川芎　大腹皮　枳壳　白芷

原方治临产生育艰难。

当归、川芎活血，大腹皮、枳壳破气散结下胎，白芷芳香通窍，加益母草共奏行气活血、催生下胎之功。

【转归与预后】

难产贵在及时诊断和正确处理，如处理不及时或不正确，会危及母婴生命或留下后遗症。首先当分清引起难产的原因是产力异常、产道异常还是胎儿、胎位异常。如发现有头盆不称、产道异常或产力异常得不到纠正，估计不能从阴道分娩者应及时施以剖宫产。如属于一般产力异常可按中医辨证处理，必要时中西医结合治疗。

【预防与调摄】

难产对母婴健康危害较大，故当做好产前检查，早期发现及时治疗。对孕妇做好产前教育，解除思想顾虑和恐惧心理。分娩时鼓励多进食，做到"睡、忍痛、慢临盆"，排空大、小便，适当运用镇静剂和宫缩剂，发现异常，及时处理。

【临证参考】

难产是严重威胁孕妇和胎儿健康与生命安全的一种病证，一旦发生必须作出正确诊断，及时处理。本节讨论"产力异常"所致的难产，产力是促使胎儿由子宫内娩出的动力，包括子宫收缩力及腹压两个方面的力量，以子宫收缩力为主。临床辨证有虚实两证，虚者阵痛微弱，坠胀不甚；实者阵痛剧烈，腹痛不已。治以调和气血为主，虚者补而调之，实者通而调之，但不宜过于攻破以免耗气伤血。情绪对孕妇的影响也很大，分娩期间焦虑能导致产程延长、分娩并发症增多及难产率增高。

【文献选录】

《保产要旨》：难产之故有八，有因子横、子逆而难产者，有因胞水沥干而难产者，有因女矮小或年长遣嫁，交骨不开而难产者……有因体肥脂厚，平素逸而难产者，有因子壮大而难产者，有因气虚不运而难产者。

《妇人大全良方·产难门》：凡妇人以血为主，惟气顺则血顺，胎气安而后生理和。今富贵之家，往往保惜产母，惟恐运动，故差出入，专坐卧。曾不思气闭而不舒快，则血凝而不流畅，胎不转动，以致生理失宜，临产必难，甚至闷绝……贫者生育，日夕劳苦，血气舒畅，生理甚易，何俟乎药！则孕妇常贵于运动者明矣。

附：纠正胎位法

一般于孕28周开始行转胎法：

（1）针灸：至阴穴，取双至阴穴，患者取正坐垂足位，或取仰卧屈膝位，放松腰带，排空小便，用75%乙醇棉球局部消毒，然后用5分毫针，斜刺向上，进针1～2分深，手法平补平泻，中等强度刺激，得针感为佳，留针15分钟。针刺毕，嘱患者带艾条回家自灸（放松腰带，仰卧屈膝，由治疗者点燃艾条，对准双侧至阴穴距离0.4～0.6寸远，以温热感为度，灸10～15分钟），每日1～2次，7天为1疗程，至胎位转正，即可停止。配合膝胸卧位（排空小便，松解腰带，膝胸卧位，每日2次，每次15分钟）效果更好。

（2）药物转胎

保产无忧散（《傅青主女科》）：又称保产十三太保方。

炙黄芪、荆芥各2.4g，川贝3g，当归、川芎各4.5g，羌活、甘草各1.5g，生姜3片，菟丝子3g，白芍3.6g，厚朴2.1g，枳壳1.8g，蕲艾2.1g。

原方保胎。临产热服，催生如神。

功用：益气升阳，养血活血。

适应证：气血亏虚型胎位不正。

本方既有保胎之功，又有催生之力，能促进气血运行、经络畅通，增强胎儿活动，从而达到矫正胎位目的，实为保生效方。服后宽松腰带，于房内慢步。一般孕7~8个月时服用效果好。

第十一章

产后病

产妇在产褥期内发生与分娩或产褥有关的疾病，称为"产后病"。从胎盘娩出至产妇全身各器官除乳腺外恢复至孕前状态的一段时期，称产后，亦称"产褥期"，一般约需 6 周。古人有"弥月为期"、"百日为度"之说，俗称"小满月"与"大满月"，即产后一月（弥月）为小满月，产后三月（百日）为大满月。目前根据临床实际，将产后七日内称为"新产后"。

常见的产后病有：产后血晕、产后痉病、产后发热、产后小便不通、产后小便淋痛、产后腹痛、产后身痛、产后恶露不绝、产后汗症、缺乳、产后乳汁自出、产后抑郁、产后血劳等。上述诸病，多发生于新产后。历代医家将产后危急重症概括为"三病"、"三冲"、"三急"。如汉代《金匮要略·妇人产后病脉证治》指出："新产妇人有三病，一者病痉，二者病郁冒，三者大便难。"又《张氏医通·妇人门》云："败血上冲有三，或歌舞谈笑，或怒骂坐卧，甚者逾墙上屋，口咬拳打，山腔野调，号佛名神，此败血冲心，多死。……若饱闷呕恶，腹满胀痛者曰冲胃。……若面赤呕逆欲死曰冲肺。……大抵冲心者，十难救一，冲胃者，五死五生，冲肺者，十全一二。"又论："产后诸病，唯呕吐、盗汗、泄泻为急，三者并见必危。"前人所指的产后病，涉及范围较广，根据现代临床的认识来看，古人所说的产后"三冲"，与西医产科的羊水栓塞有相似之处，是产时危急重症。近年来，由于疾病谱的变化和对某些疾病的重新认识，本章新增临床常见的产后抑郁及产后血劳。

产后病的病因病机可归纳为四个方面：一是亡血伤津。由于分娩用力、出汗、产创和出血，而使阴血暴亡，虚阳浮散，变生他病，易致产后血晕、产后痉病、产后发热、产后大便难、产后小便淋痛、产后血劳等。二是元气受损。分娩是一个持续时间较长（初产妇约需持续 12~14 小时，经产妇一般为 6~8 小时）的体力持续消耗过程。若产程过长，产时用力耗气，产后操劳过早，或失血过多，气随血耗，而致气虚失摄、冲任不固可致产后小便不通、产后恶露不绝、产后乳汁自出、产后汗症、产后发热、产后血劳等。三是瘀血内阻。分娩创伤，脉络受损，血溢脉外，离经成瘀。产后百节空虚，若起居不慎，感受寒热之邪，寒凝热灼成瘀；或胞衣、胎盘残留，瘀血内阻，败血为病，可致产后腹痛、产后发热、产后恶露不绝、产后抑郁等。四是外感六淫或饮食房劳所伤。产后元气、津血俱伤，腠理疏松，所谓"产后百节空虚"，生活稍有不慎或调摄失当，均可致气血不调，营卫失和，脏腑功能失常，冲任损伤而变生产后诸疾。

综上所述，由产后亡血伤津、元气受损、瘀血内阻所形成的"多虚多瘀"的病机特点，是产后病发生的基础和内因。有学者通过对 200 例正常自然分娩产妇与 100 例健康未孕妇女对照组之间红细胞免疫黏附活性、植物血凝素皮试、血液流变学、甲皱微循环、血常规的实验检测和产妇恶露量、色、质及腹痛、便秘、神疲倦怠等临床征象观察，初步验证了中医妇科学这一传统理论的客观性和科学性，从而为产后病的病因病机学说及防治产后疾病提供了理论与临床依据。

产后病的诊断：在应用四诊采集病史、体征资料，进行八纲、脏腑、气血辨证之时，还须根据新产后的生理、病因病机特点进行"三审"，即先审小腹痛与不痛，以辨有无恶露停滞；次审大便通与不通，以验津液的盛衰；再审乳汁的行与不行和饮食多少，以察胃气的强弱。同时还应根据病证，了解产妇体质，产前、产时、产后情况，参以脉证，必要时配合妇科检查及相应的实验室检查、辅助检查进行全面综合的分析，才能作出正确的诊断。

产后病的治疗原则：应根据亡血伤津、元气受损、瘀血内阻、多虚多瘀的特点，本着"勿拘于产后，亦勿忘于产后"的原则，结合病情进行辨证论治。《景岳全书·妇人规》云："产后气血俱去，诚多虚证。然有虚者，有不虚者，有全实者。凡此三者，但当随证随人，辨其虚实，以常法治疗，不得执有诚心，概行大补，以致助邪。"此种立论，颇为中肯，实为产后辨证论治之要领。常用的具体治法有补虚化瘀、清热解毒、益气固表、调理肾肝脾等。补虚化瘀，以补益气血尤以补血为主，佐以化瘀，庶使瘀去血生；清热解毒，以清泄产后感染邪毒为主，佐以凉血化瘀，务使邪毒不入营血，而无邪陷心包之虞；益气固表，以补肺健脾为主，佐以调和营卫，使之充皮毛，实腠理，而无"百脉空虚"、"腠理疏松"之伤；调理肾肝脾，以顺应和恢复肾肝脾各自功能为主，佐以调和气血，疗产后诸虚百损，损伤脏腑之疾，而无产后抑郁、产后血劳之苦。选方用药，又须照顾气血，行气勿过于耗散，化瘀勿过于攻逐，时时顾护胃气，消导必兼扶脾，寒证不宜过用温燥，热证不宜过用寒凉；解表不过于发汗，攻里不过于削伐；掌握补虚不滞邪、攻邪不伤正的原则，勿犯虚虚实实之戒。同时应注意产后用药"三禁"，即禁大汗以防亡阳，禁峻下以防亡阴，禁通利小便以防亡津液。此外，对产后病中的危急重症，如产后血晕、产后痉病、产后发热等，临证时必当详察，及时明确诊断，必要时中西医结合救治，以免贻误病情。

产后病的调护：居室宜寒温适宜，空气流通，阳光充足，不宜关门闭户；衣着宜温凉合适，以防外感风寒或中暑；饮食宜清淡，富含营养而易消化；不宜过食生冷辛辣和肥腻煎炒之品，以免内伤脾胃；宜劳逸结合，以免耗气伤血；心情宜轻松舒畅，不宜悲恐抑郁太过，以防情志伤人。产后百日内，不宜交合，勿为房室所伤；尤宜保持外阴清洁卫生，以防病邪乘虚入侵。

第一节　产后血晕

产妇分娩后突然头晕眼花，不能起坐，或心胸满闷，恶心呕吐，痰涌气急，心烦不安，甚则神昏口噤，不省人事，称为"产后血晕"。可与西医"产后出血"和"羊水栓塞"互参。

隋代《诸病源候论》对产后血晕已有一定的认识，列有"产后血运闷候"，指出："运闷之状，心烦气欲绝是也。"同时指出："亦有去血过多，亦有下血极少，皆令运。若产去血过多，血虚气极，如此而运闷者，但烦闷而已；若下血过少，而气逆者，则血随气上，掩于心，亦令运闷，则烦闷而心满急。二者为异。亦当候其产妇血下多少，则知其产后应运与不运也。然烦闷不止，则死人。"唐代《经效产宝·产后血晕闷绝方论》从病机证治方面进行论述："产后血晕者，其状心烦，气欲绝是也。……若下血多晕者，但烦而已。下血少而气逆者，则血随气上掩，心下满急……若不急疗，即危其命也。"首次提出以烧秤锤江石令赤，淬醋熏气促其苏醒的外治法，并提出多条急救方。宋代《妇人大全良方》对该病的症状描述"眼见黑花，头目旋晕，不能起坐，甚致昏闷不省人事"，与今人认识基本相同，主张"下血多而晕者……补血清心药治之，下血少而晕者……破血行血药治之"。明代《景岳全书·妇人规》从辨证施治的角度进行阐述，指出本病有虚、实两端："但察其面白、眼闭、口开、手冷、六脉细微之甚，是即气脱证也"；"如果形气脉气俱有余，胸腹胀痛上冲，此血逆证也"。主张虚者以人参急煎浓汤；实者宜失笑散治之。对猝时昏晕、药不及者，速以醋涂口鼻，或用破旧漆器，或用干漆，烧烟熏之急治。清代《傅青主女科·产后血晕不语》于治法中增加"急用银针刺其眉心，得血出则语矣，然后以人参一两煎汤灌之，无不生者"的急救方法，充分体现了中医学"急则治其标，缓则治其本"的治疗原则。历代医家对产后血晕的认识，给今人奠定了良好的基础，某些中医急救措施，影响甚远，沿用至今，对指导临床具有一定的意义。

【病因病机】

导致产后血晕的病机不外乎虚、实两端，虚者多由阴血暴亡，心神失守而发；实者多因瘀血上攻，扰乱心神所致。

1. 血虚气脱　产妇素体气血虚弱，复因产时失血过多，以致营阴下夺，气随血脱，而致血晕。《女科经纶》引李东垣之论曰："妇人分娩，昏冒瞑目，因阴血暴亡，心神无所养。"

2. 瘀阻气闭　产时或产后感受风寒，寒邪乘虚侵入胞中，血为寒凝，瘀滞不行，以致恶露涩少，血瘀气逆，上扰神明，而致血晕。《血证论·产血》中云："下血少而晕者，乃恶露上抢于心，心下满急，神昏口噤，绝不知人。"

【诊断】

1. 病史　产妇既往患有严重的贫血、血小板减少症、凝血功能障碍，或产时软产道裂伤、产后宫缩乏力、胎盘剥离不全、剥离后滞留、胎盘嵌顿、胎盘植入或胎膜残留等。

2. 临床表现　以产妇新产之后数小时内，突然头晕目眩，不能起坐，或晕厥甚则昏迷不省人事为主要特点。

3. 检查

（1）产科检查：了解胎膜、胎盘是否完整，子宫收缩情况，有无软产道损伤等征象，观察阴道流血量。

（2）实验室检查：血常规、血小板计数、凝血酶原时间、纤维蛋白原等有关凝血功能的实验室检查，有助于临床诊断。

（3）其他检查：B超、心电图、心脏功能检测、肾脏功能检测、血压测量等可辅助诊断。

【鉴别诊断】

产后血晕与产后郁冒、产后痉病、产后子痫均可发生于新产之际，四者临床表现虽有相似之处，但病因病机各有不同，治法各异，故临证时必须详细辨识，予以鉴别，方不致误。

1. **产后郁冒** 虽都可见眩晕症状，但产后郁冒是因产后亡血复汗感受寒邪所致，症见头眩目瞀，郁闷不舒，呕不能食，大便反坚，但头汗出；而产后血晕则多由产后阴血暴亡，心神失养，或瘀血停滞，气逆攻心所致，晕来势急，病情严重，临床诊断时以不省人事，口噤，甚则昏迷不醒为其特点。

2. **产后痉病** 口噤不开为二病的相似之处，但产后痉病多由产时创伤，感染邪毒，或产后亡血伤津，筋脉失养所致，其发病时间较产后血晕缓慢，其症状以四肢抽搐，项背强直，角弓反张为主，二者易于鉴别。

3. **产后子痫** 虽都可见神志不清，但产后子痫除了产前有头晕目眩、头面及四肢浮肿、高血压、蛋白尿等病史以外，尚有典型的抽搐症状，可与产后血晕相鉴别。

【急症处理】

产后血晕无论虚实都属危急重症，应予以高度重视，查明原因，积极进行中西医结合抢救，以免延误病情，危及产妇生命。

中医治疗本病应本着"急则治其标，缓则治其本"的治疗原则。当产后血晕发生休克时，应首先抗休克，促其复苏，采取下列措施：

1. 立即将产妇置于头低脚高的仰卧体位，同时予以保温。

2. 针刺眉心、人中、涌泉等穴，强刺激以促速醒。

3. 丽参注射液、参麦注射液、参附注射液静脉推注或点滴，迅速补充血容量以抗休克。

4. 结合西医有关"产后出血"的原因，即子宫收缩乏力、胎盘因素、软产道裂伤、凝血功能障碍，进行中西医结合的抢救。

【辨证论治】

产后血晕应根据眩晕的特点及恶露多少等临床表现辨别虚实。虚者为脱证，恶露量多，面色苍白，心悸愦闷，甚则昏厥，目闭口开，手撒肢冷，一般多见于产后大出血。实者为闭证，恶露量少或不下，面色紫黯，心腹胀痛，神昏口噤，两手握拳。临证时需配合实验室等各项检查，明确病因，分别处理。

1. **血虚气脱证**

主要证候：产时或产后失血过多，突然晕眩，面色苍白，心悸愦闷，甚则昏不知人，眼闭口开，手撒肢冷，冷汗淋漓。舌淡无苔，脉微欲绝或浮大而虚。

证候分析：由于产时或产后失血过多，心失所养，故令晕眩，心悸愦闷，甚则昏不知人；血虚不能上荣于目，故眼闭；气随血脱，阳气不能达于四末，故四肢厥冷；营阴暴脱，阴不内守，虚阳外越，故冷汗淋漓。舌淡无苔，脉微细欲绝或浮大而虚，乃为血虚气脱之征。

治法：益气固脱。

方药：参附汤(《校注妇人良方》)

人参　附子

原方治阳气暴脱之证。

方中人参大补元气，固脱生津；附子温里散寒，回阳救逆。

若阴道下血不止加姜炭、黑芥穗以增强止血之力。

若病人神志昏迷，难以口服药物时，可行鼻饲。待病人神志清醒之后，则应大补气血，方用当归补血汤(《医理真传》)加减。

2.瘀阻气闭证

主要证候：产后恶露不下或量少，少腹阵痛拒按，突然头晕眼花，不能起坐，甚则心下急满，气粗喘促，神昏口噤，不省人事，两手握拳，牙关紧闭，面色青紫，唇舌紫黯，脉涩。

证候分析：由于产时感寒，气血凝滞，以致恶露不下或量少；寒凝血滞，瘀血内阻，则少腹疼痛拒按；败血停留，气机不畅，上攻于心肺，故心下急满，气粗喘促，甚则神昏口噤，不省人事；瘀血内停，经络阻滞，则两手握拳；面色青紫、唇舌紫黯、脉涩为血瘀气滞之征。

治法：行血逐瘀。

方药：夺命散(《妇人大全良方》)加当归、川芎。

没药　血竭

原方治血瘀气逆之闭证。

方中没药、血竭活血理气，逐瘀止痛；加当归、川芎以增强活血行瘀之力。瘀去则气机调畅，气逆可平，晕厥亦除，神志自清。若兼胸闷呕哕者，加姜半夏、胆南星以降逆化痰。

【预防与调摄】

本病多由产后大出血发展而来，因此防治产后大出血是预防产后血晕的主要措施。

1.注意做好孕期保健。对双胎、多胎、羊水过多、妊娠高血压综合征等有可能发生产后出血的孕妇，或有产后出血史、剖宫史者，应严格把好产前检查关，择期住院待产；对胎盘早剥者，应及早处理，避免发生凝血功能障碍。

2.提高助产技术，正确处理分娩三个产程。认真检查胎盘、胎膜是否完整，有无残留。如发现软产道损伤等体征，应及时处理。

3.注意子宫收缩及阴道出血情况，同时观察血压、脉搏及全身情况。

4.一旦发生产后出血量多，须迅速查明引起出血的原因，及时纠正失血引起的低血容量，进行针对性治疗。

在产妇分娩过程中，应注意保暖，避免风寒，注意外阴部清洁卫生，避免产妇情绪激动，并应注意产后饮食调摄，清除其他导致产后血晕的因素，确保产妇生命安全。

【临证参考】

产后血晕属危急重症之一。西医妇产科学中没有与本病相对应的病名，但临床中因产后出血引起的虚脱、休克或羊水栓塞等病，可与产后血晕互参。近代《中国医学百科全书·中医妇科学》明确指出了产后血晕的病因病机为失血过多，血不上荣于脑或败血上攻所致。临证应辨其虚实，分清脱证与闭证。治疗应本着急则治其标，缓则治其本的原则。当产后血晕发生休克时，应采取中西医结合手段针对病症进行抢救，促其复苏。待病情稳定后，再行辨证施治。

【文献选录】

《金匮要略今释·妇人产后病脉证治》引丹波氏云：产后血晕，自有两端。其去血过多者，属气脱，其证眼闭口开，手撒肢冷，六脉细微或浮是也。下血极少而晕者，属血逆，其证胸腹胀痛，气粗，两手握拳，牙关闭是也。

《景岳全书·妇人规》：血晕之证本由气虚，所以一时昏晕，然血壅痰盛者，亦或有之。如果形气脉气俱有余，胸腹胀痛上冲，此血逆证也，宜失笑散；若痰盛气粗，宜二陈汤；如无胀痛、气粗之类，悉属气虚，宜大剂芎归汤、八珍汤之类主之。

第二节 产 后 痉 病

产褥期内，突然发生四肢抽搐，项背强直，甚则口噤不开，角弓反张者，称为"产后痉病"，又称"产后发痉"、"产后痉风"。

本病与西医学的产后抽搐症和产后"破伤风"相似。产后破伤风，病情发展快，变化迅速，若抢救不及时，可危及产妇生命。

产后痉病始见于东汉·张仲景所著《金匮要略》，曰："新产妇人有三病，一者病痉……"。同时指出引起产后发痉的原因，多为产后血虚，汗出过多，风邪乘虚侵入而致。隋代《诸病源候论》已专设"产后中风痉候"，从病因病机、症状及预后方面进行论述，提出"产后中风痉者，因产伤动血脉，脏腑虚竭，饮食未复，未满日月，荣卫虚伤，风气得入五脏，伤太阳之经，复感寒湿，寒搏于筋，则发痉。其状口急噤，背强直，摇头马鸣，腰为反折，须臾十发，气急如绝，汗出如雨，手拭不及者，皆死"。宋代《妇人大全良方》认为是"产后汗多变痉，因气血亏损，肉理不密，风邪所乘"，以小续命汤速灌之。明代《景岳全书·妇人规》强调"凡遇此证，速当察其阴阳，大补气血。用大补元煎或理阴煎及十全大补汤之类，庶保其生，若认为风痰而用发散消导等剂，则死无疑矣"。清代《傅青主女科》则提出用加减生化汤治疗此病。综上所述，历代医家对本病已有明确的认识。随着医学的不断发展，现代临床中遇有此病，首先应辨明原因，进行针对性治疗，必要时中西医结合抢救，方可减少产妇的死亡率。

【病因病机】

本病的发生，主要是亡血伤津，筋脉失养，或感染邪毒，直窜经络所致。后者病情尤为急重，应严密观察病情变化，采取相应的抢救措施。

1. 阴血亏虚　素体阴血亏虚，复加产后失血伤津，营阴耗损，津液虚竭，筋脉失养，阴虚风动而致发痉。《景岳全书·妇人规》曰："产后发痉，乃阴血大亏症也。"

2. 感染邪毒　多因接生不慎，或产创出血，护理不洁，邪毒乘虚入侵，直窜筋脉，以致发痉。《校注妇人良方·产后门》说："去血过多，元气亏极，或外邪相搏，以致牙关紧急，四肢痉强。"

【诊断】

1. 病史　有素体血虚阴亏，产时或产后失血过多，复多汗出；或接生不慎，护理不洁，产创感染等病史。

2. 临床表现　以产后四肢抽搐，项背强直，甚则牙关紧闭，角弓反张为特征。

3. 检查

(1) 产科检查：阴道流血量多，或软产道损伤。

(2) 实验室检查：血常规、血钙、细菌培养等可协助诊断。

【鉴别诊断】

1. 产后子痫　产后子痫多发生于产后 24 小时以内，既往有妊高征病史，临床上患者出现抽搐，同时伴有神昏；而本病多在产后数日后发病，可有产时、产后失血过多或不洁接产史，且出现四肢抽搐、角弓反张等症状的同时，神志清楚。

2. 癫痫产后发作　产妇既往有癫痫病史。

【急症处理】

1. 控制抽搐　一旦抽搐发作，首先控制病情，选用解痉、镇静药物。同时配用针刺疗法。取穴：长强、鸠尾、阳陵泉、人中、颊车、筋缩、合谷、百会等，采取强刺激手法。(详参《针灸治疗学》)

2. 护理　患者应置于单人暗室，保持空气流通，避免一切外来刺激；防止受伤，有假牙者取出假牙，将压舌板或开口器置于上下白齿之间，同时保证病人呼吸道通畅。

【辨证论治】

产后痉证，首辨虚实，而后定法。属阴血亏虚者，当以养血熄风为主；属感染邪毒者，当以解毒镇痉为主。注意不可过用辛温之品，以防燥血伤津，变生他证。

1. 阴血亏虚证

主要证候：产后失血过多，骤然发痉，头项强直，牙关紧闭，四肢抽搐，面色苍白或萎黄，舌淡红，少苔或无苔，脉虚细。

证候分析：产时或产后失血过多而致亡血伤津，筋脉失养，血虚肝风内动，故头项强直，牙关紧闭，四肢抽搐；血虚不能上荣于面，故面色苍白或萎黄；舌淡红，少苔或无苔，脉虚细，皆为阴血亏虚之征。

治法：育阴养血，柔肝熄风。

方药：三甲复脉汤（《温病条辨》）加天麻、钩藤、石菖蒲。

白芍　阿胶　龟甲　鳖甲　牡蛎　麦冬　干地黄　炙甘草　麻仁

原方治温病热邪久羁下焦，热深厥甚，阴血亏虚之证。

方中白芍、阿胶、干地黄、麦冬滋阴养血为君，取"治风先治血"之意。龟甲、鳖甲、牡蛎育阴潜阳为臣；天麻、钩藤平肝熄风，石菖蒲宁心开窍，合而为佐；炙甘草健脾和中为使。全方共奏育阴养血，柔肝熄风之效。

2. 感染邪毒证

主要证候：产后头项强痛，发热恶寒，牙关紧闭，口角抽动，面呈苦笑，继而项背强直，角弓反张，舌黯红，苔薄白，脉弦大而浮。

证候分析：产后感染邪毒，循经窜注，正邪相争，故发热恶寒，头项强痛；邪毒内陷，窜行经脉，故牙关紧闭，口角抽动，面呈苦笑；邪毒入里，直犯筋脉，筋脉拘急，故项背强直，角弓反张；舌黯红，脉浮而弦，为感染邪毒之征。

治法：解毒镇痉，理血祛风。

方药：玉真散（《外科正宗》）加僵蚕、蜈蚣。

天南星　防风　白芷　天麻　羌活　白附子

原方治破伤风，为创伤之后，感受风毒之邪。

方中白附子、天南星祛风化痰，定搐解痉；羌活、防风、白芷疏散经络中之风邪，导邪外出；天麻熄风解痉。诸药配伍，共奏祛风解痉止痛之效。

若邪毒内传攻心，病情急重，伴高热不退，抽搐频繁发作者，当急以中西医结合抢救，控制抽搐。

【预防与调摄】

提高产科手术质量，减少分娩过程中的出血量。在接生过程中，严格执行无菌操作，防止产时感染。免疫接种破伤风类病毒是预防产后破伤风的最佳方法。

【临证参考】

产后痉病常发于产后24小时后至产后数日之内，以突发四肢抽搐，项背强直，甚则口噤不张，角弓反张为主要临床表现。可与西医学中的产后抽搐症或产后破伤风互参。近代《中华医学大辞典》已明确指出产后痉证是因产后血虚，腠理不密，汗出而风邪搏之所致；亦有因去血过多，致孤阳无依；或类伤寒而误服表汗攻下之药致气愈虚而血愈耗，筋脉失于荣养，而致燥极生风。并提出审因论治的方案。

产后痉病重在预防。一旦发现有感染邪毒的可能应及时予以免疫接种破伤风类病毒。对于阴血亏虚致痉者当注意产后起居、饮食的调摄。

【文献选录】

《女科撮要》：产后发痉，因去血过多，元气亏极；或外邪相搏，其形牙关紧急，四肢颈强，或腰背反张，肢体抽搐。若有汗而不恶寒者，曰柔痉。若无汗而恶寒者，曰刚痉。然产后患之，实由亡血过多，筋无所养而致。故伤寒汗下过多，溃疡脓血大泄，多患之，乃败症也。若大补血气，多保无虞。

第三节　产后发热

产褥期内，出现发热持续不退，或突然高热寒战，并伴有其他症状者，称"产后发热"。如产后 1～2 日内，由于阴血骤虚，阳气外浮，而见轻微发热，而无其他症状，此乃营卫暂时失于调和，一般可自行消退，属正常生理现象。

本病感染邪毒型发热，类似于西医学的产褥感染，是产褥期最常见的严重并发症，为危急重症，至今仍为产妇死亡的重要原因之一。外感发热包涵了西医学的"产褥中暑"，其重症亦可危及生命，应予高度重视。

产后发热的记述最早见于《素问·通评虚实论》："帝曰：乳子而病热，脉悬小者何如？岐伯曰：手足温则生，寒则死。"指出根据脉象、手足寒温判断产后发热的转归与预后。汉代《金匮要略·妇人产后病脉证治》则记载了产后瘀血内结兼阳明腑实发热腹痛及"产后中风发热"，分列大承气汤、竹叶汤与阳旦汤治之。隋代《诸病源候论》列有"产后虚热候"及"产后寒热候"，指出除外感发热外尚有内伤发热。至宋代《妇人大全良方》首见"产后发热"之病名："凡产后发热，头痛身痛，不可便作感冒治之。"《陈素庵妇科补解·产后众症门》列有"产后发热总论"等多篇，所论病因病机较为全面。明代《景岳全书·妇人规》对本病的认识更加深入，将发热分为外感风寒、邪火内盛、水亏阴虚、劳倦虚烦、去血过多等，其分型论治至今仍基本沿用。清代《医宗金鉴·妇科心法要诀》则将产后发热分为伤食、外感、血瘀、血虚、蒸乳等类型，亦颇合临床实际。由此可见，历代医家对产后发热的病因病机、辨证论治等方面，都在不断充实完善。但对感染邪毒致病者，则未有足够的认识。今天看来，根据其证情严重、传变迅速的特点，应归中医温热病的范畴，故叶天士在《外感温热篇》中指出："产后之法……当如虚怯人病邪而治，总之无犯实实虚虚之禁。"吴又可《瘟疫论》又指出："新产亡血过多，冲任空虚……皆能受邪，与经水适断同法。"可选用热入血室的代表方小柴胡汤治疗产后发热，温病学家为产后发热感染邪毒证提供了有实践意义的施治原则和用药准绳。《中医妇科学》二版教材在产后发热中论治传统的血虚、血瘀、外感发热后，附带提出了"感染邪毒"发热证治。而自《中医妇科学》三版教材至今，均高度重视"感染邪毒"发热，并不断深化相关理论以指导临床。

【病因病机】

根据历代文献记载，引起产后发热的原因很多，但致病机理与产后"正气易虚，易感病邪，易生瘀滞"的特殊生理状态密切相关。产后胞脉空虚，邪毒乘虚直犯胞宫，正邪交争，正气亏虚，易感外邪，败血停滞，营卫不通，阴血亏虚，阳气浮散，均可致发热。

1. **感染邪毒** 产后血室正开，胞脉空虚，若产时接生不慎，或产后护理不洁，邪毒乘虚入侵直犯胞宫，正邪交争而发热。产后正虚，若邪毒炽盛，与血相搏，正虚邪盛则传变迅速，热入营血，甚则逆传心包，出现危急重证。

2. **外感** 产后气血骤虚，元气受损，腠理不密，卫阳不固，外邪乘虚而入，营卫不和，或正值暑令，卒中暑邪，亦可致发热。

3. **血瘀** 产后恶露不畅，当下不下，瘀血停滞，阻碍气机，营卫不通，郁而发热。如肖慎斋《女科经纶·产后证下》云："败血为病，乃生寒热，本于营卫不通，阴阳乖格之故。"

4. **血虚** 产时、产后失血过多，阴血骤虚，以致阳浮于外而发热；血虚伤阴，相火偏旺，亦致发热。如《医宗金鉴·妇科心法要诀·发热证治》曰："产后发热，多因阴血暴伤，阳无所附。"

上述病因病机充分体现了产后病总的发病机理，即阴血骤虚，阳易浮散；瘀血内阻，败血为患；元气虚弱，易感外邪。若邪从肌表入侵，则主外感发热，如外感邪毒从阴户直犯胞宫，则为感染邪毒发热。若邪毒炽盛，与血相搏，传变迅速，病情危重，治不及时，可热入营血，内陷心包，或出现高热、神昏谵语等危重证候，临证必须密切观察。

【诊断】

1. **病史** 妊娠晚期不节房事，或产程不顺（难产、滞产），接生不慎，产创护理不洁；或产后失血过多；或产后不禁房事；或当风感寒；或冒暑受热；或有情志不遂史。

2. **临床表现** 产褥期内，尤以新产后出现以发热为主，表现为持续发热，或突然寒战高热，或发热恶寒，或乍寒乍热，或低热缠绵等症状。若产后24小时之后至10天内出现体温≥38℃，大多数情况下表示有产褥感染。除发热之外，常伴有恶露异常和小腹疼痛，尤其是恶露异常。王淑贞主编《实用妇产科学》中指出："约有1/3~1/2产褥感染首先出现的症状并不是发热……死于阴道分娩后败血症的患者，首先出现的症状是恶露异常"。古籍"产后三审"把先审腹痛与恶露置于首位，实为可贵。

3. **检查**

(1) 妇科检查：软产道损伤，局部可见红肿化脓。盆腔呈炎性改变，恶露秽臭。

(2) 辅助检查：血常规检查见白细胞总数及中性粒细胞升高。宫腔分泌物或血培养可找到致病菌。B超检查见盆腔有液性暗区，提示有炎症或脓肿。彩色多普勒、CT、磁共振等检测，能对感染形成的包块、脓肿及静脉血栓作出定位和定性。产后发热的关键是早期诊断，以排除感染邪毒证，因此证最急最重，危及生命。

【鉴别诊断】

1. **蒸乳发热** 产后3~4天泌乳期见低热，可自然消失，俗称"蒸乳"，不属病理范畴。

2. **乳痈发热** 乳痈发热表现为乳房胀硬、红肿、热痛，甚则溃腐化脓。发热并伴有乳房局部症状是其特点，而产后发热不伴有乳房局部症状。可资鉴别。

3.**产后小便淋痛**　产后小便淋痛、发热恶寒的同时，必伴有尿频、尿急、淋沥涩痛、尿黄或赤，尿常规检查可见红细胞、白细胞，尿培养可见致病菌。

其他如产后痢疾、产后肠痈、产后疟疾所致发热，亦可发生在产褥期，但此类发热与产褥生理无密切关系，应按内科诊治。

【急症处理】

感染邪毒所致的产后发热，是产科危急重症，若治疗不当或延误治疗可使病情进一步发展，邪毒内传，热入营血，或热陷心包，甚则发展至热深厥脱危重之候。此时，应参照"产褥感染"，积极进行中西医救治。

1.**支持疗法**　加强营养，纠正水、电解质平衡紊乱，病情严重者或贫血者，多次少量输血或输血浆。

2.**热入营血**　高热不退，心烦汗出，斑疹隐隐，舌红绛，苔黄燥，脉弦细数。治宜解毒清营，凉血养阴。清营汤（《温病条辨》）加味。或用清开灵注射液，每日 20～40ml，加入 5%葡萄糖注射液或生理盐水内静脉滴注，以清热解毒、醒神开窍。

3.**热入心包**　高热不退，神昏谵语，甚则昏迷，面色苍白，四肢厥冷，脉微而数。治宜凉血托毒，清心开窍。清营汤送服安宫牛黄丸（《温病条辨》）或紫雪丹（《温病条辨》）。或醒脑静注射液，肌内注射，每次 2～4ml，每日 1～2 次，或每次 20ml 稀释于 10%葡萄糖 200ml 或生理盐水 100ml 内，静脉点滴。

4.**热深厥脱**　冷汗淋漓，四肢厥冷，脉微欲绝等亡阳证候，急当回阳救逆，方用独参汤（方见崩漏）、生脉散（《内外伤辨惑论》）或参附汤（方见崩漏）。或用参附注射液肌肉注射，每次 2～4ml，每日 1～2 次，或每次 10～20ml 稀释于 5%或 10%葡萄糖注射液 20ml 内，静脉推注，以回阳救逆，益气固脱。此时病情复杂，势急症重，必须根据病情，配合西医治疗，给予足够的抗生素，或皮质激素，纠正电解质紊乱，抗休克，及时处理伤口。若有盆腔脓肿，切开引流。当病情稳定后，应检查原因，及时处理。

【辨证论治】

产后发热，虚实轻重有别，临证应根据发热的特点、恶露、小腹痛等情况以及伴随的全身症状，综合分析明辨。若高热寒战，持续不退，恶露紫黯秽臭，小腹疼痛拒按，心烦口渴，舌红苔黄，脉数有力，多属感染邪毒；若恶寒发热，头痛身痛，苔薄白，脉浮，为外感发热；寒热时作，恶露量少，色黯有块，小腹疼痛拒按，舌紫黯，脉弦涩，属血瘀发热；若低热不退，恶露量少，色淡，腹痛绵绵，头晕心悸，舌淡，苔薄白，脉细数，乃血虚发热。

治疗以调气血、和营卫为主，时时应重视产后多虚多瘀的特点，实证亦不可过于发表攻里，但又不可不问证情片面强调补虚，而忽视外感邪毒和里实之证，致犯虚虚实实之戒。其中感染邪毒证为产后发热之重症、危症，必须中西医结合治疗。

1.**感染邪毒证**

主要证候：产后高热寒战，热势不退，小腹疼痛拒按，恶露量或多或少，色紫黯如败酱，气臭秽，心烦口渴，尿少色黄，大便燥结，舌红苔黄，脉数有力。

证候分析：新产血室正开，胞脉空虚，邪毒乘虚直犯胞宫，正邪交争急剧，故高热寒战，邪毒稽留体内日久，故热势不退；邪毒入胞与瘀血互结，阻滞胞脉故小腹疼痛拒按，恶露排出不畅，热迫血行则量多，热与血结则量少，热毒熏蒸，故色如败酱，气臭秽；热扰心神故心烦，热灼津液则口渴，尿少色黄，大便燥结；舌红苔黄、脉数有力均为邪毒内燔之征。

治法：清热解毒，凉血化瘀。

方药：五味消毒饮（《医宗金鉴·外科心法要诀》）合失笑散（方见月经过多）加丹皮、赤芍、鱼腥草、益母草

金银花　野菊花　蒲公英　紫花地丁　紫背天葵

五味消毒饮原方疗诸疔，用于毒势不尽，憎寒壮热仍作者。

方中金银花、野菊花、蒲公英、紫花地丁、紫背天葵、鱼腥草清热解毒排脓；蒲黄、五灵脂、益母草活血化瘀；丹皮、赤芍清热凉血活血。共奏清热解毒、凉血化瘀之效。

若高热不退，大汗出，烦渴引饮，脉虚大而数者，属热盛伤津之候。治宜清热除烦，益气生津，方用白虎加人参汤（《伤寒论》）。

石膏　知母　粳米　甘草　人参

方中白虎汤清热除烦，人参益气生津，使热退津复。

若持续高热，小腹疼痛剧烈，拒按，恶露不畅，秽臭如脓，烦渴引饮，大便燥结，舌紫暗，苔黄而燥，脉弦数者，此乃热毒与瘀血互结胞中。治宜清热逐瘀、排脓通腑。方用大黄牡丹皮汤（《金匮要略》）加败酱草、红藤、益母草。

大黄　牡丹皮　桃仁　冬瓜仁　芒硝

大黄牡丹皮汤用于此，以泄热逐瘀，排脓散结，畅通阳明腑道，有使瘀热脓毒排出之功，加红藤、败酱草清热解毒，益母草活血化瘀，共奏清热逐瘀，排脓通腑之效。如有盆腔脓肿，则要切开引流，胎盘残留宫腔者，在抗感染下行清宫术。

本型发热，因产妇体质强弱有别，所感邪毒种类不同，故临床证候错综复杂，变化迅速，邪毒向内传变与血相搏，热毒可入营血，甚而逆传心包，当参照本节"急症处理"内容，迅速救治。

若产后1~2周寒战、高热反复发作，抗菌治疗无效，或见下肢肿胀发硬、皮肤发白，小腿腓肠肌与足底疼痛与压痛，甚者痛不可着地，舌暗脉弦。此为盆腔血栓性静脉炎，是产褥感染的一种特殊形式，属严重并发症。中医可按"脉痹"论治，热毒、瘀阻与湿邪留滞经脉肌肤是其主要病机，治疗以清热解毒、活血化瘀、祛湿通络为主，可选抵当汤（《金匮要略》）合四妙勇安汤（《验方新编》）随症加减。热退后须继续巩固治疗，以避免产后身痛等后遗症的发生。

2.外感证

主要证候：产后恶寒发热，鼻流清涕，头痛、肢体酸痛，无汗，舌苔薄白，脉浮紧。

证候分析：产后元气虚弱，卫阳不固，腠理不实，风寒袭表，正邪交争，则恶寒发热，头痛，身痛；风寒束表则无汗；肺气失宣则鼻流清涕；苔薄白，脉浮紧，为风寒袭表之征。

治法：养血祛风，疏解表邪。

方药：荆穗四物汤（方见经行感冒）加防风、苏叶

方中四物汤养血扶正，荆芥、防风、苏叶疏风散寒解表。

若症见发热，微恶风寒，头痛身痛，咳嗽痰黄，口干咽痛，微汗或无汗，舌红，苔薄黄，脉浮数，此为外感风热之邪。治宜辛凉解表，疏风清热。方用银翘散（《温病条辨》）。

金银花　连翘　竹叶　荆芥穗　薄荷　牛蒡子　桔梗　淡豆豉　甘草　芦根

方中金银花、连翘清热解毒，轻宣透表为君；牛蒡子、薄荷疏风散热，解毒利咽，荆芥穗、淡豆豉辛散表邪，透热外出为臣；竹叶、芦根、桔梗清热生津，止咳化痰为佐；甘草调和诸药为使，共奏疏散风热、辛凉解表之效。

若邪入少阳，症见寒热往来、口苦、咽干、目眩、默默不欲食，脉弦。治宜和解少阳。方选小柴胡汤（《伤寒论》）加味。

若产时正值炎热酷暑季节，症见身热多汗，口渴心烦，体倦少气，舌红少津，脉虚数，为外感暑热，气津两伤。首先应改善暑热环境，降温通风。治宜清暑益气，养阴生津。方用王氏清暑益气汤（《温热经纬》）。

洋参　石斛　麦冬　黄连　竹叶　荷梗　知母　甘草　粳米　西瓜翠衣

方中西瓜翠衣、洋参清热解暑、益气生津为君；荷梗、石斛、麦冬清热养阴为臣；黄连、知母、竹叶清热解毒除烦为佐；甘草、粳米益胃和中为使。全方具有清暑益气、养阴生津之功。

若暑入心营，神昏谵语，灼热烦躁，甚或昏迷不醒，或猝然昏倒，不省人事，身热肢厥，气喘不语，牙关紧闭，舌绛脉数者，治宜凉营泄热，清心开窍。清营汤（《温病条辨》）送服安宫牛黄丸（《温病条辨》）或紫雪丹（《温病条辨》）或至宝丹（《太平惠民和剂局方》）。如失治、误治均可致阳气暴脱，阴液衰竭，而出现昏迷、汗出、肢厥、脉微欲绝等危候，治宜益气养阴，回阳固脱，用生脉散合参附汤。

3. 血瘀证

主要证候：产后寒热时作，恶露不下或下亦甚少，色紫黯有块，小腹疼痛拒按。舌质紫黯或有瘀点，脉弦涩。

证候分析：新产后子宫复旧不良，恶露排出不畅，瘀血停滞胞宫，阻碍气机，营卫失调，阴阳失和，则寒热时作；气机不畅，瘀血内停，故恶露紫黯有块；胞宫、胞脉阻滞，故小腹疼痛拒按。舌质紫黯或有瘀点、脉涩均为血瘀之征。

治法：活血化瘀，和营退热。

方药：生化汤（《傅青主女科》）加丹参、丹皮、益母草。

当归　川芎　桃仁　黑姜　炙甘草

原方治产后血瘀腹痛兼血寒者。

生化汤是家喻户晓的产后代表方。方中重用当归补血活血、化瘀生新为君；川芎活血行气祛风，桃仁活血祛瘀，为臣；炮姜温经散寒，收缩子宫，止痛止血，为佐；炙甘草和中，调和诸药为使。全方补虚化瘀，加丹参、丹皮、益母草加强化瘀清热之功。

4. 血虚证

主要证候：产后低热不退，腹痛绵绵，喜按，恶露量或多或少，色淡质稀，自汗，头晕

心悸，舌质淡，苔薄白，脉细数。

证候分析：产时产后失血伤津，阴血骤虚，阴不敛阳，虚阳外浮，故低热缠绵，自汗。血虚胞脉失养故腹痛绵绵、喜按。气随血耗，冲任不固，故恶露量多，血虚冲任不足则量少，色淡质稀。血虚心脑失养则头晕心悸。舌淡、脉细均为血虚之征。

治法：补血益气，和营退热。

方药：补中益气汤（《脾胃论》）加地骨皮。

黄芪　甘草　人参　当归　橘皮　升麻　柴胡　白术

原治饮食劳倦所伤致热。

本方遵《内经》"劳者温之，损者益之"之义，以补中益气汤甘温除热，加地骨皮甘寒清热，共奏补血益气、和营退热之效。

若阴虚火旺，症见午后潮热，颧红口渴，大便干燥，舌红苔少，脉细数者，治宜滋阴养血，和营清热。方选加减一阴煎（《景岳全书》）加白薇、青蒿、鳖甲。

生地黄　熟地黄　白芍　麦冬　知母　地骨皮　甘草

方中地骨皮、青蒿清火退热为君；知母、白薇、鳖甲、生地滋阴清热为臣；白芍、麦冬、熟地养血滋阴为佐；甘草调和诸药为使。全方共奏滋阴养血、和营退热之效。

【转归与预后】

产后发热的预后由于病因不同而各异。若属血虚、血瘀、外感发热者，病情较缓，积极合理有效治疗，很快即可痊愈。中暑发热，病势较急，若治不及时，可致阴阳离决，危及生命。感染邪毒发热是产后发热中的危急重症，及时治疗抢救，可痊愈。若失治、误治，以致邪毒内传，热入营血，逆传心包，甚则热深厥脱，可危及生命，预后不良，即使抢救成功，亦可造成多器官功能损伤而成产后虚损。

【预防与调摄】

1. 加强孕期保健，注意均衡营养，增强体质，孕晚期应禁房事。

2. 正确处理分娩，产程中严格无菌操作，尽量避免产道损伤和产后出血，有损伤者应及时仔细缝合。

3. 产褥期应避风寒，慎起居，保持外阴清洁，严禁房事，以防外邪入侵。

4. 产后取半卧位，有利于恶露排出。

5. 防患于未然，凡有产道污染、产道手术、胎膜早破、产后出血等有感染可能者，可给予抗生素或清热解毒之品，预防病邪入侵。

【临证参考】

产后发热是产褥期内出现的以发热持续不退，或突然高热寒战为主，并伴有其他症状的疾病。本病的发生主要与产后多虚多瘀的生理特点有关。产后多虚，易感外邪（邪毒、风、寒、热、暑），营卫不和，或阴血亏虚，阳易浮散。产后多瘀，瘀血内阻，营卫不通。临证之际应抓住发热的热型，恶露、小腹情况及伴随症状进行辨证。但由于病情复杂，各型可以相兼,如血虚兼外感,血瘀与邪毒互结,应仔细分辨。感染邪毒型,初期为邪毒乘虚直犯胞宫,热毒与瘀血互结,若热毒不解,邪无出路,则乘虚内侵,热入营血,逆传心包,甚则呈热深厥脱之险恶证候。此时,可分为热入营血、热入心包、热深厥脱三型进行危急重症救治。感染邪毒型发热,是西医所称产褥感染,仍然是导致孕产妇感染死亡的四大原因之一,因此必须高度重视。

近年来,对本病病因病机的探讨及辨证分型的深入研究报道较少,尤其是有关危急重症的处理报道不多,较多的是产后发热的治疗经验,心得体会,以及疗效观察的总结。在治疗上,大多采用传统的辨证分型论治,更多的是以一方为主加减治疗或中西医结合治疗。有学者认为:产后发热,病因常属六淫中的"火毒"为患,极易伤阴,因此,一般的支持疗法实为必要,同时要注意对热毒引起的络脉病变,如下肢血栓性静脉炎,宜活血化瘀,清热解毒,用加味桂枝茯苓丸(桂枝茯苓丸加银花、蒲公英、当归、水蛭等)。盆腔血栓性静脉炎为热毒与瘀血互结,宜清热解毒,活血化瘀,如加味勇安汤(玄参、当归、银花、赤芍、甘草、丹皮、桃仁、川芎、红花、紫花地丁)。若产褥感染引起的腹膜炎属热毒犯脾,治疗应清热解毒,化瘀通腑(银花、连翘、生地、蒲公英、知母、紫花地丁、丹皮、赤芍、大黄等)。这些经验值得借鉴。

【文献与病案选录】

《妇人大全良方》:参苏饮治妇人产后血入栓肺,面黑发喘欲死者。

《景岳全书·妇人规》:产后发热,有风寒外感而热者,有邪火内盛而热者,有水亏阴虚而热者,有因产劳倦、虚烦而热者,有去血过多,头晕闷乱,烦热者。诸证不同,治当辨察。

《医宗金鉴·妇科心法要诀》:产后发热之故,非止一端,如食饮太过,胸满呕吐恶食者,则为伤食发热。若早起劳动,感受风寒,则为外感发热。若恶露不去,瘀血停留,则为瘀血发热。若去血过多,阴血不多,则为血虚发热。亦有因产时伤力劳乏发热者,三日蒸乳发热者,当详其有余不足,或攻或补,或用凉药正治,或用温热反治,要在临证细细参考。

《沈氏女科辑要笺正》:新产发热,血虚而阳浮于外居多,亦有头痛,此是虚阳升腾,不可误谓胃寒,妄投发散,以燔其焰,此惟潜阳摄纳,则气火平而自已。如其瘀露未尽,稍加渗透,亦即泄降之意,必不可过于滋填,反增其壅。感冒者,必有表证可辨,然亦不当妄事疏散,诸之血虚家,不可发汗……惟和其营卫,慎其起居,而感邪恶亦能自解。

《哈荔田妇科医案医话选》:产后多虚固是,但卫外之阳不固,最易感邪内传,由虚转实,若专持产后概属诸虚不足,而不分寒热皆投温补滋腻之剂,则无异于闭门留寇,使邪无出路,以致变生他证。程钟龄说:"凡产后用药,不宜轻投凉剂,又不宜过于辛热。产后气血空虚,用凉剂恐生脏寒,然桂、附、干姜气味辛热,若脏腑无寒,何处消受?理用和平调治,方为合法。若或偏寒偏热之证,又须活方治之,不可谬执也。"这种意见我认为是比较妥当的。举治验一则:患者张某,女,28岁,教员。时值季秋,于产后第四天,因不慎寒暖,将息失宜,初觉形寒不适,体温不高,翌日即恶寒高热,无汗身楚,恶露减少,小腹切痛。自服姜糖水一大碗,并西药解热镇痛片,汗出不解,晚间体温达 40.6℃(腋下)。家属急邀往视，情词恳切。诊其体肤，炕熯蒸热，而不恶寒，颜面潮红，身半以上汗出如洗，口干频饮，便秘溲黄，舌质红，苔干黄，脉浮数有力。此风寒化热，内传气分，已成阳明经证，治宜辛凉泻热，沃焚救涸。处方：银花12g，生石膏30g（先煎），竹叶6g，芥穗6g，天花粉15g，白薇12g，党参9g，鲜石斛12g，当归9g，南红花4.5g，粉甘草6g，粳米一撮煎汤代水。

服一剂后遍身透汗，形困神疲，沉沉入睡。次晨体温降至38.2℃，又一剂则腑行两次，恶露增多，体温续降，大渴已减，腹痛顿除。惟头晕神疲，纳少口干，自汗低热，脉见细数。此余热不解，阴液内伤，再进清热滋阴、养血益胃剂。处方：菊花（后下）、白薇、沙参、麦冬、玉竹、秦当归各9g，银花15g，竹叶3g，红花6g，炒神曲15g，佛手片4.5g，太子参、生牡蛎（先煎）各15g。予服两剂而愈，嘱进糜粥"食养尽之"。

第四节 产 后 腹 痛

产妇在产褥期内，发生与分娩或产褥有关的小腹疼痛，称为产后腹痛。其中因瘀血引起者，称"儿枕痛"。本病以新产后多见。

孕妇分娩后，由于子宫的缩复作用，小腹呈阵阵作痛，于产后1~2日出现，持续2~3日自然消失，西医学称"宫缩痛"、"产后痛"，属生理现象，一般不需治疗。若腹痛阵阵加剧，难以忍受，或腹痛绵绵，疼痛不已，影响产妇的康复，则为病态，应予治疗。

产后腹痛始载于汉代《金匮要略·产后病脉证治》，篇中共三条证治，指出了产后腹痛证分血虚里寒、气血郁滞、瘀血内结虚实不同的治疗方法，其所创当归生姜羊肉汤、枳实芍药散、下瘀血汤一直为后世医家所沿用。隋代《诸病源候论·妇人产后腹中痛候》认为产后腹痛之因多责于"脏虚"，瘀血未尽遇风冷凝结所致，并有变成"血瘕"之虞。宋代《妇人大全良方》论"产后腹痛，或因外感五邪，内伤六淫，或瘀血壅滞所致，当审其因而治之"，并首次提出"儿枕腹痛"之名。由此可见，至宋代，已十分重视血瘀寒凝是产后腹痛的主要病因病机。明代《医学入门》指出：产后腹痛，除瘀血外，更有气虚、血虚之不同。《景岳全书·妇人规》论产后腹痛"最当辨查虚实"，"血有留瘀而痛者，实痛也；无血而痛者，虚痛也"。并告诫不可妄用推逐等剂。这些辨证及治则，确立了诊治产后腹痛的规范。清代《傅青主女科》论产后腹痛责之由血虚、血瘀所致，创散结定痛汤、肠宁汤、加减生化汤治之。历代医家对产后腹痛的病因病机探讨和辨证治疗所积累的丰富理论和经验，至今仍指导着临床实践。

【病因病机】

本病主要病机是气血运行不畅，不荣则痛或不通则痛。产后腹痛的发生与新产后子宫缩复及产妇身体状态密切相关。妊娠期，子宫藏而不泻，蓄藏精血，濡养胎儿，随着胎体逐渐增大，子宫渐蓄至极。分娩后，胎儿、胎衣次第俱下，子宫由藏而泻，并由膨满顿呈空虚状态，加之子宫缩复排出余血浊液，子宫在此一藏一泻过程中，气血变化急剧，若产妇体健，多可适应。若产妇素体气血虚弱，或产时失血过多，或产后调摄失当，而致血虚，冲任、胞脉失于濡养，不荣则痛；或子宫余血浊液，因寒致瘀，或气滞血瘀，或胞衣、胎盘残留，冲任、胞脉阻滞，不通则痛。常见的病因为气血两虚、瘀滞子宫。

1. **气血两虚**　素体虚弱，气血不足，复因产时、产后失血过多，因产重虚，冲任血虚，胞脉失养；或血少气弱，运行无力，血行迟滞，不荣则痛。《沈氏女科辑要笺正》云："失血太多，则气亦虚馁，滞而为痛。"

2. **瘀滞子宫**　产后元气亏损，血室正开，起居不慎，感受寒邪，血为寒凝；或胎盘、胎膜滞留子宫；或情志不畅，肝气郁结，疏泄失常，气滞则血瘀；瘀血内停，阻滞冲任、子宫，不通则痛。《万氏女科》云："腹中有块，上下时动，痛不可忍，此由产前聚血，产后气虚，恶露未尽，新血与故血相搏而痛，俗谓之儿枕痛。"

【诊断】

1. **病史**　素体虚弱，产时产后失血过多，或情志不遂，或当风感寒史。

2. **临床表现**　新产后至产褥期内出现小腹部阵发性剧烈疼痛，或小腹隐隐作痛，多日不解，不伴寒热，常伴有恶露量少，色紫黯有块，排出不畅；或恶露量少，色淡红。

3. **检查**

（1）腹部触诊：腹痛时，下腹部可触及子宫呈球状硬块，或腹部柔软，无块。

（2）辅助检查：实验室检查多无异常。B超提示宫腔可正常或有少量胎盘、胎膜残留。若合并感染，可见粘连带。

【鉴别诊断】

1. **产后伤食腹痛**　多有伤食史，痛在脘腹，常伴有胃脘满闷，嗳腐吞酸，呕吐腹泻，大便秽臭，舌苔垢腻等，而恶露无异常改变。

2. **产褥感染腹痛**　小腹疼痛剧烈，持续不减且拒按，伴有发热恶寒或高热寒战，恶露时多时少，色紫黯如败酱，气臭秽。舌质红，苔黄腻，脉弦数或洪数。实验室检查，血常规、分泌物培养、妇科检查、B型超声检测所获相应阳性资料，可资鉴别（参产后发热）。

3. **产后痢疾**　可有产后腹痛窘迫症状，里急后重，大便呈赤白脓血样，大便常规检查可见多量红细胞、白细胞。

【辨证论治】

产后腹痛辨证以腹痛的性质，恶露的量、色、质、气味的变化为主，结合兼症、舌脉辨其虚实。若小腹隐痛，喜揉按，按之痛减，恶露量少，色淡质稀，伴头晕眼花，心悸怔忡，舌淡，脉虚细者，多属血虚；若小腹胀痛，拒按，或冷痛喜温，得热痛减，恶露量少或不下，色紫黯有块，四肢不温，舌质黯，脉沉紧或弦涩者，多属血瘀。

本病治疗以补虚化瘀，调畅气血为主。虚者补而调之，实者通而调之，促使气充血畅，胞脉流通则腹痛自除。临证时，根据产后多虚多瘀的特点，用药勿过于滋腻，亦勿过于攻逐，使胞脉血足气充濡养子宫，气血畅行，恶露排出，子宫缩复正常，则腹痛自除。若经检查，确有胎盘、胎膜残留者，可以手术清除宫内容物。

1. 气血两虚证

主要证候：产后小腹隐隐作痛数日不止，喜按喜揉，恶露量少，色淡红，质稀无块；面色苍白，头晕眼花，心悸怔忡，大便干结；舌质淡，苔薄白，脉细弱。

证候分析：冲为血海，任主胞胎。素体气血不足，因产耗气伤血，冲任血虚，子宫失养，不通则痛，或血少气弱，运行无力，血行迟涩，故小腹隐痛，喜揉按；营血亏虚，冲任血少，则恶露量少，色淡无块。血虚津亏，肠道失于濡养，故大便干结；面色苍白、头晕眼花、心悸怔忡、舌淡脉细弱均为血虚之征。

治法：补血益气，缓急止痛。

方药：肠宁汤或当归生姜羊肉汤。

（1）肠宁汤（《傅青主女科》）

当归　熟地黄　阿胶　人参　山药　续断　麦冬　肉桂　甘草

原方治产后血虚肠燥之少腹疼。

方中当归、阿胶养血滋阴为君；熟地、麦冬滋阴润燥为臣；人参、山药、甘草益气健脾和中，续断补肾养肝，为佐；肉桂温通血脉为使。全方共奏养血益阴、补气生津之效。血旺则子宫得以濡养，气旺则帅血以行，气通血荣，腹痛自除。

若血虚津亏便秘较重者，去肉桂，加肉苁蓉、火麻仁润肠滋液通便。若腹痛兼有下坠感，为血虚兼气不足，加黄芪、白术益气升提。若腹痛喜热熨者，加吴茱萸、艾叶、小茴香、炮姜温阳行气暖宫止痛。

（2）当归生姜羊肉汤（《金匮要略》）

2. 瘀滞子宫证

主要证候：产后小腹疼痛，拒按，得热痛缓；恶露量少，涩滞不畅，色紫黯有块，块下痛减；面色青白，四肢不温，或伴胸胁胀痛；舌质紫黯，脉沉紧或弦涩。

证候分析：产后百脉空虚，血室正开，寒邪乘虚入侵，寒凝血瘀，或胎盘、胎衣残留，或情志所伤，肝气郁滞，血行不畅，瘀滞冲任，胞脉不通，瘀血停留子宫，故小腹疼痛拒按；血得热则畅行，凝滞稍通，故得热痛减；血行不畅，气滞血瘀，恶露当下不下，故恶露量少，色紫黯有块，涩滞不畅，血块排出瘀滞缓解，故腹痛暂缓；面色青白，四肢不温，或伴胸胁胀痛，舌质紫黯、脉沉紧或弦涩为寒凝或气滞血瘀，瘀滞子宫之征。

治法：活血化瘀，温经止痛。

方药：生化汤（方见产后发热）

全方养血温中，祛瘀止痛，补虚化瘀，寓攻于补之中，化瘀血，生新血，血行流畅，通则不痛。

若小腹冷痛、绞痛较甚者，酌加小茴香、吴茱萸以增温经散寒之功。若瘀滞较甚，恶露血块多，块出痛减，加五灵脂、炒蒲黄、延胡索增强化瘀止痛之效。若小腹胀痛，加香附、乌药、枳壳理气行滞。伴胸胁胀痛者，加郁金、柴胡疏肝理气止痛。伴气短乏力、神疲肢倦者加黄芪、党参益气补虚。

对于瘀阻子宫所致产后腹痛，可借助 B 超观察是否有胎盘、胎衣残留，若有胎盘、胎衣残留，伴血性恶露延长，或出血量多，或量少而腹痛剧烈，服上方未效者，可行清宫术，刮出物送病检，以明确诊断，术后给予生化汤加减补虚化瘀，预防感染。

【转归与预后】

产后腹痛为产后常见病，经积极治疗后大多能痊愈。若失治误治，瘀血日久而成瘀热；或瘀血不去，新血不生，血不归经致产后恶露淋沥不尽，应引起重视。

【预防与调摄】

产后腹痛多见于经产妇，故应做好计划生育工作。产妇在产后应消除恐惧与精神紧张，注意保暖，切忌饮冷受寒，同时密切观察子宫缩复情况，注意子宫底高度及恶露变化。如疑有胎盘、胎衣残留，应及时检查处理。

【临证参考】

产褥早期，因子宫收缩而引起的小腹部疼痛，称"宫缩痛"，为产褥期的正常生理现象。此痛多数产妇可以忍受，少数腹痛较重，或持续不止，则需治疗。中医学认为产后腹痛与产褥期的气血运行不畅有关，根据产后多虚多瘀的特点，治疗以补虚化瘀为主，临证大多以生化汤加减。有资料表明，活血化瘀、调气止痛方药治疗产后腹痛可以改变血液流变学状态，缓解子宫平滑肌痉挛而达到止痛目的。亦有学者报道用针灸治疗产后腹痛，效果显著。除针药治疗外，同时还应稳定情绪，消除紧张、恐惧、忧郁的心理压力，舒畅气机，使气血流畅，有助于疼痛的缓解。

【文献与病案选录】

《妇人良方·产后儿枕心腹刺痛方论》：夫儿枕者，由母胎中宿有血块……若产妇脏腑风冷，使血凝滞在于小腹不能流通，则令结聚疼痛，名曰儿枕也。

《景岳全书·妇人规·产后腹痛》：产后腹痛，最宜辨察虚实。血有留瘀而痛者，实痛也；无血而痛者，虚痛也。大都痛而且胀，或上冲胸胁，或拒按而手不可近者，皆实痛也。宜行之、散之。若无胀满，或喜揉按，或喜热熨，或得食稍缓者，皆属虚痛，不可妄用推逐等剂。

《傅青主女科·产后少腹疼》：妇人产后，少腹疼痛，按之即止，人亦以为儿枕之疼也，谁知是血虚而然乎！夫产后亡血过多，血室空虚，原能腹疼，十妇九然。但疼有虚实之分，不可不辨……大凡虚疼宜补，而产后之虚疼，尤宜补焉。惟是血虚之疼，必须用补血之药，而补血之味，多是润滑之品，恐与大肠不无相碍；然产后血虚，肠多干燥，润滑正相宜也，何碍之有？方用肠宁汤。

《朱小南妇科经验选》：许某，28岁，已婚，农民。患者于1960年夏季，产后4天时，暑天贪凉，晚间未盖好腹部，以致感受风寒，翌晨小腹疼痛，痛势剧烈，恶露骤止，腰酸肢软，头眩目花，家人抬来门诊。

初诊：8月15日。产后感寒，头痛畏寒，胸闷腰酸，恶露阻滞，腹痛殊甚，脉象细迟而涩，舌苔薄白。症属寒邪侵袭，瘀滞内留。治拟温宫祛瘀。炒荆防各 4.5g，炮姜 4.5g，焦楂炭 9g，生蒲黄 9g，五灵脂 9g，川芎 4.5g，当归 9g，川牛膝 9g，大熟地 9g，制香附 9g，乌药 9g。

二诊：8 月 17 日。服药后头眩腹痛略瘥，刻感腰酸不舒，肢节疼痛。治拟固肾养血，健脾温络。防风、防己各 6g，陈艾 6g，当归 9g，熟地 9g，白术 6g，茯苓 9g，陈皮 6g，杜仲 9g，续断 9g，狗脊 9g，牛膝 9g。

三诊：8 月 19 日。经调治后腹痛停止恶露亦行，惟量不多，腰酸肢软，精神疲惫，脉象细迟，舌淡苔薄。治拟养血温中，祛瘀生新。当归 9g，炮姜 2.4g，炒川芎 4.5g，牛膝 9g，制香附 9g，杜仲 9g，续断 9g，白术 6g，炒枳壳 4.5g，白及 6g，陈皮 6g。上方服 2 剂后，恶露正常，诸恙次第就愈。

第五节　产后小便不通

新产后产妇发生排尿困难，小便点滴而下，甚则闭塞不通，小腹胀急疼痛者，称"产后小便不通"，又称"产后癃闭"。多发生于产后 3 日内，亦可发生在产褥期中，以初产妇、滞产及手术产后多见，为产后常见病。本病相当于西医学产后尿潴留。

产后小便不通，始见于隋代《诸病源候论·产后小便不通候》，指出小便不通是由因产动气，胞转屈辟及津液竭燥，胞内热结所致，且两者有小腹胀急或不甚胀急之别。宋代《妇人大全良方》用木通散治产后小便不通。明代薛己在校注《妇人大全良方》录载通气散以治之。《万氏女科》指出："又有恶露不来，败血停滞，闭塞水渎，小便不通……加味五苓散主之。"清代《医宗金鉴》认为"产后热邪夹瘀血流渗胞中，多令小便淋闭，宜四物汤加蒲黄、瞿麦、桃仁、牛膝、滑石、甘草梢、木通、木香治之。"清代《妇科玉尺·产后》宗前人之说谓"小便闭而淋沥，小腹膨胀，宜祐元汤"。其后《沈氏女科辑要》则强调本病"必是气虚不能升举"。张山雷在《沈氏女科辑要笺正》中进而解释为"中州清阳之气下陷，反致膀胱窒塞不通，即所谓州都之气化不行者。"

综上所述，从《诸病源候论》至《沈氏女科辑要笺正》，对产后小便不通的病因病机有了深入的认识，指出了因产动气、气虚下陷、津液竭燥、败血停滞、热邪夹瘀等皆能导致产后小便不通。同时，提出补气温阳、滋肾养阴、活血化瘀、清热利湿等通利小便为主的治法。

【病因病机】

产后小便不通的主要病机是膀胱气化失司所致。《素问·灵兰秘典论》云："膀胱者，州都之官，津液藏焉，气化则能出矣。"尿液的正常排出，有赖于膀胱的气化，而膀胱的气化功能，又与肺、脾、肾三脏密切相关。因肺主气，通调水道，下输膀胱；脾主运化，转输水液；肾主水，司二便，与膀胱互为表里。若肺脾气虚，肾阳不足，或瘀血阻滞，可导致膀胱气化失常，发为小便不通。故常见的病因有气虚、肾虚和血瘀。

1. **气虚**　素体虚弱，肺脾之气不足，复因产时耗气伤血，或新产后忧思劳累过度，以致肺脾之气亦虚，上虚不能制下，无力通调水道，转输水液，膀胱气化不利，故产后小便不通。

2. **肾虚**　先天禀赋不足，复因产时劳伤肾气，肾阳不足，不能温煦膀胱，气化不及，水液内停，致小便不通。若素体肾阴不足，产时耗血伤津，阴虚更甚，津液枯竭，虚热移于膀胱，令州都气化失常，亦致溺不得出。

3. **血瘀**　产程过长，滞产逼胯，膀胱受压过久，气血运行不畅，瘀血阻滞，膀胱气化不利而致小便不通。若瘀久化热，瘀热互结，影响膀胱气化亦可致小便不通。

【诊断】

1. **病史**　多有产程过长，手术助产，会阴侧切，产时产后失血过多等病史。

2. **临床表现**　新产后，尤以产后 6~8 小时后或产褥期中，产妇发生排尿困难，小便点滴而下，甚则癃闭不通，小腹胀急疼痛，脉缓弱或沉细无力或涩。

3. **检查**

(1) 腹部检查：下腹部膨隆，膀胱充盈，可有触痛。

(2) 辅助检查：尿常规检查多无异常。

【鉴别诊断】

产后小便淋痛：两者均为产后排尿困难。本病以小便频急涩痛，欲出未尽为特征，或伴有恶寒发热，尿常规检查可见红细胞、白细胞；产后小便闭塞不通或点滴而下，但无尿痛，尿常规检查无异常。

【辨证论治】

产后小便不通的辨证重在全身症状及舌、脉以别虚实。小便点滴而下者，注意小便的色、质。产后小便不通，小腹胀急疼痛，如小便清白，伴见精神疲惫，语音低弱，舌质淡，苔薄白，脉缓弱者，多属气虚；小便清白，伴见面色晦暗，腰膝酸软，舌质淡，苔薄白，脉沉细无力者，多属肾阳虚；若小便黄热，量少，头晕耳鸣，手足心热，舌红，少苔，脉细数，为肾阴亏损；若小便正常，有产伤史，舌正常，脉涩者，为血瘀；若小便黄赤或混浊，炽热口渴，舌质红，苔薄黄，脉数者，大多由瘀久化热，瘀热蕴结所致。

治疗产后小便不通，应以"通利小便"为主。虚者宜补气温阳，化气行水以助膀胱气化复常，或滋肾养阴，通利小便。实者应活血化瘀、理气行水以利膀胱气化。因病在产后，不可滥用通利小便之品。临证还应注意产后耗气伤津之特点，酌情选用补气与养阴之品，以防邪去正伤。

1. **气虚证**

主要证候：产后小便不通，小腹胀急疼痛，或小便清白，点滴而下，倦怠乏力，少气懒言，语音低微，面色少华，舌质淡，苔薄白，脉缓弱。

证候分析：素体气虚或产时失血耗气，或新产忧思劳累过度，肺脾之气亦虚，无力通调水道，转输水液，水液停滞胪中，膀胱气化不利，故小便不通，小腹胀急疼痛或小便清白，点滴而下；气虚中阳不振，故倦怠乏力，少气懒言，语音低微；产后气虚血亦亏，不能上荣于面，则面色少华；舌淡，苔薄白，脉缓弱，皆为气虚血亏之征。

治法：补气升清，化气行水。

方药：补中益气汤（方见月经先期）加桔梗、茯苓、通草。

补中益气，使膀胱得以气化。加桔梗、茯苓、通草以增益气通溺之效。

2. 肾虚证

主要证候：产后小便不通，小腹胀急疼痛，或小便色白而清，点滴而下，面色晦暗，腰膝酸软，舌质淡，苔白，脉沉细无力。

证候分析：肾虚膀胱气化不利，故小便不通，小腹胀满而痛，或小便色白而清，点滴而下；面色晦暗、腰膝酸软、舌质淡、苔白、脉沉细均为肾虚之象。

治法：温补肾阳，化气行水。

方药：济生肾气丸(《济生方》)

熟地黄　山药　山萸肉　丹皮　茯苓　桂枝　泽泻　附子　牛膝　车前子

原方治肾虚腰重，脚肿，小便不利。

方中肾气丸温补肾阳，加牛膝补肝肾、强腰膝，车前子利水通溺。

若腰膝酸软较甚者加杜仲、续断、巴戟天补肾强腰。若头晕耳鸣者，加当归、鹿角胶、菟丝子补肾益精养血。若产后小便量少，尿黄灼热，小腹不甚胀痛，伴头晕耳鸣，手足心热，舌质红，少苔，脉细数，此乃肾阴亏损，而膀胱气化受阻所致。治宜滋肾养阴，泻火利尿，方用滋肾通关丸(《兰室秘藏》)：黄柏、知母、肉桂。

3. 血瘀证

主要证候：产程不顺，产时损伤膀胱，产后小便不通或点滴而下，尿色略混浊带血丝，小腹胀急疼痛，舌正常或暗，脉涩。

证候分析：产程过长，滞产逼胪，膀胱受压过久，气血运行受阻，瘀血阻滞，膀胱气化不利，水液停留膀胱，故小便不通，小腹胀急疼痛；脉涩为瘀血阻滞之征。

治法：活血化瘀，行气利水。

方药：加味四物汤(《医宗金鉴》)

熟地黄　川芎　白芍　当归　蒲黄　瞿麦　桃仁　牛膝　滑石　甘草梢　木香　木通

原方治产后热邪夹瘀血流渗胞中，令小便淋闭。

当归、川芎养血活血，熟地、白芍养血缓急止痛，蒲黄、桃仁、牛膝活血祛瘀，木通宣通气机，瞿麦、滑石、木通、甘草梢通利小便。全方共奏活血化瘀、行气利水之效。

【转归与预后】

本病经及时治疗后，大多可以治愈。若延治，膀胱过度膨胀可致破裂，或肌肉失去张力而难以恢复，膀胱积尿过久，易感染邪毒致产后尿淋，严重影响产妇生活及产褥期恢复。

【预防与调摄】

产后应鼓励产妇尽早自解小便，产后 4 小时即让产妇排尿，排尿困难者，应消除产妇紧张怕痛心理，多饮水，鼓励产妇坐起排尿；可用温开水冲洗外阴及尿道口周围诱导排尿；下腹部按摩或放置热水袋，刺激膀胱肌肉收缩。注意产褥期卫生，避免外邪入脬加重本病或变生他证。

【临证参考】

产后小便不通是产褥早期常见病，与西医学"产后尿潴留"类同。若产妇经调摄 6～8 小时后仍未解小便，应尽早用中医中药治疗。现代研究报道中，有将本病归纳为六型：气虚型、肾虚型、气滞型、湿热型、寒凝型、血瘀型。其中气虚型以补中益气汤加减，肾虚型以金匮肾气丸加减，气滞型以逍遥散加减，湿热型以八正散加减，寒凝型以桔梗汤合五苓散加减，血瘀型以桂枝茯苓丸合五苓散加减。根据产后多虚多瘀的特点，临证以气虚型、肾虚型、血瘀型为多见。用药方面补气者宜重用黄芪，实验研究证明其有利尿、抑菌、扩张血管等功能。在补气的同时，亦应配合行气活血利水之品，使气行血行则水行，如枳壳、乌药、当归、王不留行、茯苓、泽泻、车前、木通等。外治法治产后小便不通，简便易行，疗效可靠。据报道有针灸、耳针、穴位封闭、按摩、指压等。主穴有足三里、三阴交、关元、中极、归来、曲骨、膀胱俞、阴陵泉等。尚有神阙穴外敷中药如白芥子，或葱白治产后小便不通。此外还有中药灌肠、膀胱冲洗、电针、拔罐等方法，病人易于接受，尤其是药、针结合或中西医结合等综合疗法，临床疗效显著。

【文献与病案选录】

《诸病源候论·产后小便不通候》：因产动气，气冲于脬，脬转屈辟，不得小便故也。亦有小肠本夹于热，因产水血俱下，津液竭燥，脬内热结，则小便不通也。然脬转则小腹胀满，气急绞痛。若虚热津液竭燥者，则不甚胀急，但不通，津液生，气和，则小便也。

《万氏妇人科·产后小便不通》：膀胱者，州都之官，津液藏焉，气化则能出矣。产后气虚，不能运化流通津液，故使小便不通，虽通而亦短少也，勿作淋秘，轻用渗利药，其气益虚，病亦甚，宜加味四君子汤主之。……又有恶露不来，败血停滞，闭塞水渎，小便不通。其症小腹胀满刺痛，乍寒乍热，烦闷不安，加味五苓散主之。

《何子淮女科经验集·产后癃闭》：孙某，女，25 岁，农民。产后两天恶露不下，小便点滴皆无，腹胀而膨大，倍于妊娠 2 月，小腹拒按，气闷欲绝。脉虚弦而紧，苔薄白。证属下元不足而夹瘀滞，水道不行。急宜扶正散瘀，温通下焦。处方：肉桂 5g，当归、益母草各30g，王不留行、川芎、通天草各 9g。1 剂。服药后 3 小时，小便畅下，恶露亦行。次日原方加红花 5g，炮姜 3g 调理数日而愈。

《裘笑梅妇科经验选》：胡某，30 岁，工人。第一胎足月产，临产时伴有先兆子痫，第二产程延长，曾一度胎心变慢，用胎头吸引器助产。产后至今已 10 天，一般情况尚佳，唯感排尿困难。经导尿、理疗、针灸等治疗，均未效，改服中药。诊得脉弦无力，苔薄白质淡红。产后恶露未净，小溲潴留不能自解，头晕，腰酸，夜寐不安。处方：肉桂末 1.5g（吞），炒当归 9g，川芎 2.4g，泽泻 9g，甘草 3g，杜仲 9g，冬葵子 9g。3 剂。

二诊：药后小便已能自解，较通畅，尚感腰酸。原方去冬葵子、甘草，加桑寄生、菟丝子、红枣，再进 4 剂而获痊愈。

第六节　产后小便淋痛

产后出现尿频、尿急、淋沥涩痛等症状称"产后小便淋痛"。又称"产后淋"，"产后溺淋"。

本病可与西医学的产褥期泌尿系感染互参。

早在隋代《诸病源候论·产后淋候》中就有"产后淋"的记载，指出本病因产体虚、热邪乘虚侵袭膀胱所致，并明确提出以肾虚为本，病位在膀胱。唐代《经效产宝》根据"产后多虚"的病机特点，认为"产后患淋，因虚损后有热气客于脬中"所致。宋代《三因极一病证方论》指出："诸治产前后淋闭，其法不同，产前当安胎，产后当去血……瞿麦、蒲黄最为产后要药。"体现了"产后多瘀"的病机与论治特点。《妇人大全良方》云："产后诸淋，因热客于脬，虚则频数，热则涩痛，分虚实论治。"《证治准绳·女科》又说："产妇小水淋沥或时自出，用分利降水之剂二年不愈，余以为肺肾之气虚，用补中益气汤、六味地黄丸而愈。"综合各家论述，产后小便淋痛的主要病因为虚、热、瘀，病位在肾与膀胱。为临床论治产后小便淋痛奠定了基础。

【病因病机】

产后小便淋痛的主要病机是膀胱气化失司，水道不利。肾与膀胱相表里，肾阴亏虚，阴虚火旺，热灼膀胱，或湿热客于脬中，热迫膀胱，或肝郁化热，移热膀胱，膀胱气化不利致小便淋沥涩痛。《妇人大全良方》云："产后诸淋，因热客于脬，虚则频数，热则涩痛。"故本病多热，常见的病因有湿热蕴结、肾阴亏虚、肝经郁热。

1. 湿热蕴结　产后血室正开，若多次导尿消毒不严，或摄生不慎，外阴不洁，湿热之邪乘虚入侵膀胱或过食辛热肥甘厚味之品，酿成湿热，或脾虚湿盛，积湿生热，湿热流注膀胱，膀胱气化不利致小便淋痛。

2. 肾阴亏虚　素体虚弱，复因产时产后失血伤阴，肾阴亏虚，阴虚火旺，热灼膀胱，气化不利，致小便淋痛。

3. 肝经郁热　素体肝旺，复因产后失血伤阴，肝失所养，或产后情志所伤，肝郁气滞，郁而化火，气火郁于下焦，移热膀胱，气化失司，致小便淋痛。

【诊断】

1. 病史　多有产后尿潴留，多次导尿，外阴伤口愈合不良，分娩或产后失血或七情所伤史。

2. **临床表现**　产后出现尿频、尿急、淋沥涩痛为主要临床表现。尿频，即小便次数多，但尿量少，甚则点滴即解；尿急，有尿意即欲解；淋沥，即尿意不尽，总有尿解不完之感；涩痛，则指排尿不畅及尿时感尿道口疼痛。但尿频、尿急、小便淋沥与涩痛必须同时存在，方可诊断为产后小便淋痛。

3. **辅助检查**

(1) 妇科检查：可见外阴伤口愈合不良，尿道口、阴道口充血。

(2) 辅助检查：尿常规检查可见白细胞、脓球，甚则红细胞。尿细菌培养可见致病菌。

【鉴别诊断】

1. **产后小便不通**　见产后小便不通。

2. **尿血**　以小便出血、尿色红赤为特点，多无尿痛感。产后小便淋痛则以尿意频急、淋沥涩痛为主，偶见尿色红赤。但一般以痛者为产后小便淋痛，不痛者为尿血。

3. **尿浊**　产后小便混浊，色白如泔浆，但排尿时无疼痛滞涩感，可资鉴别。

【辨证论治】

产后小便淋痛以尿频、尿急、淋沥涩痛为主要特点。病位在膀胱，病性为热，故临床辨证主要根据全身症状和舌脉以分虚实。若产后小便短涩、淋沥灼痛，伴口渴心烦，舌红，苔黄腻，脉滑数者，多属湿热蕴结；伴腰酸痛、手足心热、头晕耳鸣，舌红少苔，脉细数者，多属肾阴亏虚；若小腹胀满，情志抑郁，或心烦易怒，脉弦者，属肝经郁热。

本病以热证、实证居多，临证以清热通淋为主，根据虚实的不同，实则清利，虚则补益。尚须注意产后多虚多瘀的特点，清热不可过于苦寒，除湿不宜过于通利，补虚不忘化瘀，免犯虚虚实实之戒。

1. **湿热蕴结证**

主要证候：产时不顺，产后突感小便短涩，淋沥灼痛，尿黄赤或混浊，口渴不欲饮，心烦，舌红，苔黄腻，脉滑数。

证候分析：产后血室正开，胞脉空虚，若多次导尿消毒不严，摄生不慎，外阴不洁，感染湿热之邪，或脾虚湿盛，积湿生热，湿热下注，膀胱气化失司，水道不利，致小便淋痛，尿黄赤或混浊，湿热熏蒸则口渴、心烦。舌红，苔黄腻、脉滑数均为湿热内蕴之征。

治法：清热利湿通淋。

方药：加味五淋散（《医宗金鉴·妇科心法要诀》）加益母草

黑栀　赤茯苓　当归　白芍　黄芩　甘草　生地黄　泽泻　车前子　滑石　木通

原方治孕妇小便频数窘涩，点滴疼痛。

方中车前子、木通、滑石利水通淋为君；黑栀、黄芩、赤茯苓、泽泻清热利水、渗湿通淋为臣；当归、生地、白芍滋阴养血以补其虚，使祛邪不伤正为佐；甘草调和诸药、缓急止痛为使；加益母草以增清热利水、化瘀通淋之功。全方共奏清热除湿、利尿通淋之效。

若热伤胞络，尿色红赤者，加白茅根、小蓟、地榆、益母草、旱莲草清热利尿止血；小便混浊者加萆薢、菖蒲分清别浊；口渴引饮，舌红少津者加知母、天花粉、石斛以养阴生津。

2. 肾阴亏虚证

主要证候：产后小便频数，淋沥不爽，尿道灼热疼痛，尿少色深黄，伴腰酸膝软，头晕耳鸣，手足心热，舌红，苔少，脉细数。

证候分析：素体肾阴不足，复因分娩失血伤阴，肾阴愈亏，阴虚火旺，移热膀胱，气化失常致小便频数，热灼津液，水道不利故淋沥不爽，尿道灼热疼痛，尿少色深黄；腰酸膝软、头晕耳鸣、手足心热、舌红，苔少，脉细数均为肾阴亏虚，阴虚火旺之征。

治法：滋肾养阴通淋。

方药：化阴煎(《景岳全书》)

生地黄　熟地黄　牛膝　猪苓　泽泻　黄柏　知母　绿豆　龙胆草　车前子

原方治水亏阴涸，阳火有余之小便癃闭，淋沥疼痛等证。

方中生地、熟地滋阴补肾、壮水制火为君；知母、黄柏苦寒降火、平其阳亢以清其源为臣；猪苓、泽泻、车前子、绿豆、龙胆草清热利湿通淋为佐；牛膝补肾引热下行为使。全方共奏滋阴降火、除湿通淋之效。

若虚火内盛，潮热明显者，加地骨皮、白薇、玄参滋阴清热。尿中带血者加白茅根、小蓟、女贞子、旱莲草清热凉血止血。头晕耳鸣、心烦少寐者加枸杞、白芍、酸枣仁滋肾养血，交通心肾。

3. 肝经郁热证

主要证候：产后小便艰涩而痛，余沥不尽，尿色红赤，情志抑郁或心烦易怒，小腹胀满，甚或两胁胀痛，口苦而干，大便干结。舌红，苔黄，脉弦数。

证候分析：素体肝旺，复因产后失血伤阴，肝失所养，或产后情志所伤，肝郁气滞，郁而化火，气火郁于下焦，热移膀胱，气化失司，而致小便淋痛；热灼津液故尿色红赤；经气不舒则情志抑郁。心烦易怒，小腹胀满，甚则两胁胀痛，口苦而干，大便干结，舌红，苔黄、脉弦数均为肝郁气滞、郁而化火之征。

治法：疏肝清热通淋。

方药：沉香散(《医宗必读·淋证》)。

沉香　石韦　滑石　当归　王不留行　瞿麦　赤芍　白术　冬葵子　炙甘草

原方治气淋脐下妨闷，小便大痛。

方中沉香理气行滞为君；石韦、滑石、瞿麦、冬葵子行水通淋为臣；当归、赤芍、王不留行养血化瘀，白术健脾行水，为佐；甘草缓急止痛，调和诸药为使。全方共奏行气化瘀、利水通淋之效。

【转归与预后】

本病预后与证型和病情的轻重有关，一般初起证轻，多易治愈，但少数病重者，可热入营血，出现高热等证，日久不愈或反复发作，可致脾肾两虚，或虚实夹杂证候。

【预防与调摄】

注意孕期与产褥期卫生，保持外阴清洁，预防感染湿热之邪。积极治疗产后小便不通，若确需导尿，必须严格无菌操作。鼓励产妇多喝水，饮食宜清淡，忌食肥甘辛辣之品。禁房事，注意休息，保持心情舒畅。

【临证参考】

产妇分娩后，由于孕期胎儿对膀胱压迫的缘故，常有小便排解困难，点滴而下，但无涩痛感，一般不作病论，产后6～8小时后多可恢复正常。若产后出现尿频、尿急、淋沥与涩痛同时存在，则为产后小便淋痛的主要临床特征。本病的主要病机为膀胱失司，水道不利，病位在膀胱，病性多热，初起多邪实之证，久病则由实转虚，亦可出现虚实夹杂。临证治疗虽以清热利尿通淋为主，但因病在产后，热邪又易耗气伤津，证虽多实，在通利之时仍应酌情选用滋阴之品以防过利伤阴，祛邪伤正。同时根据产后多瘀的特点，兼有瘀者，在辨证时加入活血化瘀之品。日久不愈或反复发作，导致脾肾两虚者，治宜培补脾肾。虚实夹杂者，宜标本兼治。

【文献选录】

《诸病源候论·产后淋候》：因产虚损，而热气客胞内，虚则气数，热则泄少，故成淋也。

《诸病源候论·诸淋候》：诸淋者，因肾虚而膀胱热故也。

《万氏妇人科·产后淋》：此亦血去阴虚证也。盖肾为至阴，主行水道，去血过多，真阴亏损，一水不足，二水更甚，故生内热，小便成淋而涩痛也，加味导赤散主之。

《傅青主女科·产后编·患淋》：由产后虚弱，热客于脬中，内虚频数，热则小便淋涩作痛曰淋。茅根汤，凡产后冷热淋并治之。

第七节 产后身痛

产妇在产褥期内，出现肢体或关节酸楚、疼痛、麻木、重着者，称为"产后身痛"。又称"产后遍身疼痛"、"产后关节痛"、"产后痹证"、"产后痛风"，俗称"产后风"。

西医学产褥期中因风湿、类风湿引起的关节痛、产后坐骨神经痛、多发性肌炎、产后血栓性静脉炎出现类似症状者，可与本病互参。

对本病的论述，最早见于唐代《经效产宝·产后中风方论》，指出其因"产伤动血气，风邪乘之"所致，并列方治。产后身痛首见于宋代《当归堂医丛·产育宝庆集》，云"产后遍身疼痛"，并指出本病的病因为气弱血滞，并立"趁痛散"以疗之。明代《校注妇人良方·产后遍身疼痛方论》在前人基础上补充了"血瘀滞"与"血虚"之不同，并指出："血瘀者宜补而散之，血虚者宜补而养之。"清代《医宗金鉴·妇科心法要诀》概括本病病因主要有血虚、外感与血瘀。《沈氏女科辑要笺正》根据产后多虚多瘀的特点进一步指出，本病的治疗当以

"养血为主，稍参宣络，不可峻投风药"。实为经验之论，对临证有参考价值。

总之，产后身痛的病因虽不同，但历代医家都强调因产失血多虚为发病之根本，故论治亦提出以养血为主。这一理论至今仍为临床医生所遵循。

【病因病机】

本病的发病机理，主要是产后营血亏虚，经脉失养或风寒湿邪乘虚而入，稽留关节、经络所致。产后身痛的发生，与产褥期的生理密切相关，产后气血虚弱，或产后发热后虚损未复，四肢百骸及经脉失养；或产后气血不足，元气亏损，风、寒、湿邪乘虚而入侵机体，使气血凝滞，经络阻滞或经络失养；或产时耗伤肾气皆可致产后身痛。常见病因有血虚、风寒、血瘀、肾虚。

1. **血虚**　素体血虚，产时产后失血过多，或产后虚损未复，阴血亏虚，四肢百骸空虚，经脉关节失于濡养，致肢体酸楚、麻木、疼痛。

2. **风寒**　产后百脉空虚，营卫失调，腠理不密，若起居不慎，风寒湿邪乘虚而入，稽留关节、肢体，使气血运行不畅，瘀阻经络而痛。此即《内经》所云："风寒湿三气杂至，合而为痹。"

3. **血瘀**　产后余血未净，流滞经脉，或因难产手术，伤气动血，或因感受寒热，寒凝或热灼致瘀，瘀阻经脉、关节，发为疼痛。

4. **肾虚**　素体肾虚，复因产伤动肾气，耗伤精血，腰为肾之府，膝属肾，足跟为肾经所过，肾之精气血亏虚，失于濡养，故腰膝疼痛，腿脚乏力或足跟痛。

【诊断】

1. **病史**　产时产后失血过多，产褥期起居不慎，当风感寒，居住环境潮湿阴冷。

2. **临床表现**　产褥期间出现肢体关节酸楚、疼痛、麻木、重着、畏寒恶风，关节活动不利，甚者关节肿胀。本病多突发，常见于冬春严寒季节分娩者。

3. **检查**

(1) 体征：关节活动不利，或关节肿胀。病久不愈者可见肌肉萎缩，关节变形。

(2) 辅助检查：抗"O"、血沉均正常。如有必要，可进一步做血气分析、血钙、类风湿因子、X线摄片等检查。

【鉴别诊断】

1. **痹证**　本病外感风寒型与痹证的发病机理相近，临床表现也相类似，二者病位都在肢体关节。但本病只发生在产褥期，与产褥生理有关，痹证则任何时候均可发病。若产后身痛日久不愈，迁延至产褥期后，则不属本病，当属痹证论治。

2. **痿证**　二者症状均在肢体关节。产后身痛以肢体、关节疼痛、重着、屈伸不利为特点，有时亦兼麻木不仁或肿胀，但无瘫痪的表现，痿证则以肢体痿弱不用、肌肉瘦削为特点，肢体关节一般不痛。

【辨证论治】

本病辨证首以疼痛的部位、性质为主要依据，结合兼证与舌脉。若肢体关节酸楚疼痛，麻木，伴面色萎黄，头晕心悸，舌淡，脉细弱，属血虚；若肢体关节肿胀，麻木，重着，疼痛剧烈，宛如针刺，屈伸不利或痛无定处，或遇热则舒，伴恶寒畏风，舌苔薄白，脉濡细，属外感风寒；若疼痛较重，痛有定处，麻木，发硬，重着，屈伸不利，伴恶露量少，舌暗，苔白，脉弦涩，属血瘀；若产后腰酸，足跟疼痛，伴头晕耳鸣，舌淡暗，脉沉细弦，属肾虚。

本病以内伤气血为主，而兼风寒湿瘀，临床表现往往本虚标实，治疗当以养血益气补肾为主，兼活血通络祛风止痛。养血之中，应佐以理气通络之品以标本同治；祛邪之时，当配养血补虚之药以助祛邪而不伤正。本病与一般痹证不同，因产后气血俱虚，虽夹外感，也应以调理气血为主。《沈氏女科辑要笺正》云："此证多血虚，宜滋养，或有风寒湿三气杂至之痹，以养血为主，稍参宣络，不可峻投风药。"

1. 血虚证

主要证候：产后遍身关节酸楚、疼痛，肢体麻木；面色萎黄，头晕心悸；舌淡苔薄，脉细弱。

证候分析：素体气血虚弱，产时产后失血过多，百骸空虚，血虚经脉失养，则遍身关节酸楚、疼痛，肢体麻木；血虚不能上荣于面，则面色萎黄，头晕心悸；舌淡苔薄、脉细弱均为血虚之征。

治法：养血益气，温经通络。

方药：黄芪桂枝五物汤（《金匮要略》）加当归、秦艽、丹参、鸡血藤。

黄芪　芍药　桂枝　生姜　大枣

原方治血痹。

方中黄芪益气固表为君；桂枝、芍药温经通络、调和营卫为臣；当归、鸡血藤、秦艽、丹参以增养血通络之功为佐；生姜、大枣和营卫、调诸药为使。全方共奏益气养血、温经通络之效。

2. 风寒证

主要证候：产后肢体关节疼痛，屈伸不利，或痛无定处，或冷痛剧烈，宛如针刺，得热则舒，或关节肿胀，麻木，重着，伴恶寒怕风，舌淡苔薄白，脉濡细。

证候分析：产后元气虚损，气血不足，卫阳不固，腠理不密，起居不慎，风寒湿邪乘虚而入，留滞经络关节，气血受阻，痹阻不通故肢体关节疼痛，屈伸不利。若风邪偏盛，则痛无定处；寒邪独盛，疼痛剧烈，宛如针刺，血得热行，故得热则舒；湿邪偏盛，则关节肿胀，麻木重着。恶寒怕风，舌淡苔薄白，脉濡细乃产后气血虚弱，兼有风寒之征。

治法：养血祛风，散寒除湿。

方药：独活寄生汤（《备急千金要方》）

独活　桑寄生　秦艽　防风　细辛　当归　川芎　干地黄　杜仲　牛膝　人参　茯苓甘草　桂心　芍药

原方治腰背痛。肾气虚弱感风寒湿所致腰痛脚痹。

方中独活祛风散寒、除湿止痛为君；秦艽、防风祛风胜湿，细辛、桂心温经透络散寒，为臣；桑寄生、杜仲、牛膝补肝肾，当归、芍药、川芎、地黄养血和血，人参、茯苓、甘草补气健脾，功在扶正，共为佐使。全方祛风散寒除湿以祛邪，补气血，益肝肾以扶正，共奏扶正祛邪之效。

3. 血瘀证

主要证候：产后身痛，尤见下肢疼痛、麻木、发硬、重着、肿胀明显，屈伸不利，小腿压痛；恶露量少，色紫黯夹血块，小腹疼痛，拒按；舌黯，苔白，脉弦涩。

证候分析：产后多瘀，瘀阻经脉，关节失荣，故四肢关节疼痛、麻木、发硬、重着、屈伸不利，瘀血停滞皮肉之间，故肿胀明显。瘀阻胞宫，故恶露量少，色紫黯夹血块，小腹疼痛。舌黯、苔白、脉弦涩均为瘀血之征。

治法：养血活血，化瘀祛湿。

方药：身痛逐瘀汤（《医林改错》）加毛冬青、忍冬藤、益母草、木瓜

秦艽　川芎　桃仁　红花　甘草　羌活　没药　当归　五灵脂　香附　牛膝　地龙

原方治寒凝血瘀之痹证。

方中当归、川芎、白芍养血和血为君；桃仁、红花、五灵脂、毛冬青、没药、益母草活血逐瘀为臣；香附行气使气行则血行，秦艽、羌活、忍冬藤、木瓜、地龙祛风胜湿，通络止痛，牛膝破血行瘀强筋壮骨，为佐；甘草调和诸药为使，全方共奏养血活血、化瘀祛湿之功。

4. 肾虚证

主要证候：产后腰膝、足跟疼痛，艰于俯仰，头晕耳鸣，夜尿多，舌淡黯，脉沉细弦。

证候分析：腰为肾之外府，膝属肾，足跟为肾经所过，素体肾虚，因产伤损肾气，耗伤精血，肾之精血亏虚，失于濡养，故腰膝、足跟疼痛；头晕耳鸣、夜尿多、舌淡黯、脉沉细弦均为肾气亏损、精血亏虚之征。

治法：补肾养血，强腰壮骨。

方药：养荣壮肾汤（《叶氏女科证治》）加秦艽、熟地黄。

当归　川芎　独活　肉桂　川断　杜仲　桑寄生　防风　生姜

方中桑寄生、川断、杜仲补肾强腰壮筋骨为君；当归、川芎养血活血，加熟地滋肾填精补血为臣；独活、防风、肉桂加秦艽温经散寒、祛风胜湿通络，生姜辛温发散风寒，肉桂温肾散寒，俱为佐使。全方共奏补肾养血、强腰壮骨之效。

【转归与预后】

转归与预后与体质差异、病情的轻重、治疗调摄是否得当有关，若能及时治疗，大多可以治愈，预后亦佳。如果失治、误治，日久不愈，正气愈虚，经脉气血瘀阻愈甚，转虚实夹杂之证，可致关节肿胀不消，屈伸不利，僵硬变形，甚则肌肉萎缩，筋脉拘紧，可致痿痹残疾。

【预防与调摄】

本病以预防为主，注意产褥期护理，要慎起居，避风寒，注意保暖，避免居住在寒冷潮湿的环境；加强营养，增强体质，适当活动，保持心情舒畅。

【临证参考】

产后身痛与痹证相似，但病在产后，与产褥期生理密切相关，也有因产后发热余邪未净，后遗而来。故与痹证同中有异。若本病失治误治，症状延续至产褥期以后，当属"痹证"论治。本病发病的特点，一是以冬春严寒季节分娩者多见；二是突发性，往往在短时间内即可出现肢体关节酸楚、疼痛、麻木、不能屈伸，甚则不能行走。本病病因各异，但总因产后失血过多，气血虚弱不能濡养经脉为其根本，故治疗应以养血为主，纵有外感也不可峻投风药，只宜稍佐宣络之品，临证大多以补益气血，兼祛外邪，进行调治。大多学者用黄芪桂枝五物汤加减治疗本病，疗效显著，亦有用隔姜灸穴位温通血脉、散寒除湿促进气血运行，取得较好疗效。若病久入络，必以益气养血、活络止痛、强壮筋骨为法，可选用独活寄生汤加减调理善后。

【文献与病案选录】

《校注妇人良方·产后遍身疼痛方论第一》：产后通身疼痛者，由气虚百节开张，血流骨节，以致肢体沉重，不利筋脉，引急，发热头痛，宜用趁痛散治之。陈无择云：若兼感寒伤食宜用五积散，若误作伤寒发汗，则筋脉抽搐，手足厥冷，则变为痉，当大补气血为主。

愚按前症：若以手按而痛甚，是血瘀滞也，用四物、炮姜、红花、桃仁、泽兰补而散之。若按而痛稍缓，此是血虚也，用四物、炮姜、人参、白术补而养之。

《叶天士女科》：产后遍身疼痛，因气血走动，升降失常，留滞于肢节间，筋脉引急，或手足拘挛不能屈伸，故遍身肢节走痛，宜趁痛散。若瘀血不尽，流于遍身，则肢节作痛，宜如神汤。

《何子淮女科经验集》：韩某，女，25岁，农民，1月前生产，因第一胎产程过长，失血颇多，且屈肢露体，风从外受，以致经络受阻，产后下肢麻木，全身骨节疼痛，弥月下床，两下肢拘急，屈伸不利，步履困难，恶露亦未全净，苔薄白，脉细软。证属血虚风袭，治宜养血舒筋活络，佐以生新。处方：当归炭、炒白芍、怀牛膝、伸筋草、络石藤、益母草各9g，黄芪、瓜蒌仁各12g，木瓜6g，炒川芎、炙甘草各5g，7剂。药后恶露全净，下肢疼痛略减。原法佐以养血温通：当归、炒白芍、怀牛膝、木瓜各9g，黄芪、桑寄生、伸筋草各12g，独活、秦艽、川芎各6g，桂枝、炙甘草各3g。上方出入调理月余，全身疼痛悉除，下肢活动自如。

第八节 产后恶露不绝

产后血性恶露持续 10 天以上，仍淋漓不尽者，称"产后恶露不绝"。又称"恶露不尽"、"恶露不止"。

西医学产后子宫复旧不全、晚期产后出血与本病可互参。子宫在胎盘娩出后逐渐恢复至未孕前状态的过程称为子宫复旧，需 6~8 周时间。而血性恶露一般持续约 3~4 天，若血性恶露持续延长至 7~10 天，为产后子宫复旧不全最突出的症状。本教材根据临床实际将恶露不绝的时限定为"血性恶露持续 10 天以上"。

本病证《金匮要略·妇人产后病脉证并治》中称之为"恶露不尽"。隋代《诸病源候论》首列"产后血露不尽候"，认为"新产而取风凉，皆令风冷搏于血，致使血不宣消，蓄积在内，则有时血露淋沥下不尽"的病机。又列"产后崩中恶露不尽候"云"产伤于经血，其后虚损未平复，或劳役损动而血暴崩下……若小腹急满，为内有瘀血，不可断之，断之终不断"，归纳本病可由"风冷搏于血"、"虚损"、"内有瘀血"所致，明确了本病的病因病机，尤对血瘀提出"不可断之，断之终不断"的观点，颇有临床指导价值。唐代《备急千金要方》载有治疗恶露不尽的方剂 25 首。宋代《妇人大全良方》更有病机及治法方药的详细记载，如"夫产后恶露不绝者，由产后伤于经血，虚损不足。或分解之时，恶血不尽，在于腹中，而脏腑夹于宿冷，致气血不调，故令恶露淋沥不绝也"。提出用牡蛎散、独圣汤等方药以治之。明代《景岳全书·妇人规》指出产后恶露不止有因血热、伤冲任之络、肝脾气虚、气血俱虚、肝火、风热所致，并出具方药。清代《胎产心法》又指出"产后恶露不止……由于产时损其气血，虚损不足，不能收摄，或恶血不尽，则好血难安，相并而下，日久不止"，或"火动病热"。综上结合临床可归纳为气虚、血瘀、血热三个方面。对于治疗又指出"不可轻而用固涩之剂，造成败血聚内，后患无穷"。现代医家继承恶露不绝的传统理法方药，并加以发挥，如探讨恶露不绝与缺乳的关系，尤其是应用恶露不绝的理论与方药，治疗中期妊娠引产、人工流产、药物流产后导致的子宫出血均取得了新的经验。

【病因病机】

本病的主要病机为冲任为病，气血运行失常。因恶露为血所化，而血源于脏腑，注于冲任，若脏腑受病，冲任为病，则可导致恶露不绝。常见的病机有气虚、血瘀和血热。

1. **气虚** 素体气虚，正气不足，复因分娩失血耗气，或产后操劳过早，劳倦伤脾，气虚下陷，冲任不固，不能摄血，以致恶露不绝。

2. **血瘀** 产后胞脉空虚，寒邪乘虚入胞，血为寒凝；或因七情所伤，血为气滞；或因产留瘀，胞衣胎膜残留为瘀，瘀阻冲任，新血难安，不得归经，以致恶露不净。

3. **血热** 素体阴虚，复因产时伤血，阴液更亏，阴虚内热，或产后过食辛热温燥之品，或感受热邪，或肝郁化热，热扰冲任，迫血下行，导致恶露不净。

【诊断】

1. 病史 了解有无产程过长、组织残留、产后子宫复旧不良等病史。

2. 临床表现 产后血性恶露日久不尽，量或多或少，色淡红、暗红或紫红，或有恶臭气，可伴神疲懒言、气短乏力、小腹空坠；或伴小腹疼痛拒按。出血多时可合并贫血，严重者可致昏厥。

3. 检查

（1）妇科检查：子宫大而软，或有压痛，宫口松弛，有时可见残留胎盘组织堵塞于宫口。当恶露量多、色鲜红时，应仔细检查软产道，及时发现软产道损伤。

（2）辅助检查：血、尿常规，了解感染与贫血情况；B 型超声检查，宫腔内有无残留物，子宫复旧情况，剖宫产切口愈合情况；必要时宫腔分泌物培养或涂片检查。

【鉴别诊断】

本病应与子宫黏膜下肌瘤、绒毛膜癌等所致的出血相鉴别。

1. 子宫黏膜下肌瘤 产后阴道出血淋漓不尽，B 超提示有黏膜下肌瘤，宫内无胎盘胎膜残留，尿 HCG 阴性。

2. 绒毛膜癌 本病 25% 发生于正常妊娠足月产 2～3 个月后，除产后阴道出血淋漓不尽外，有时可见转移症状，如咯血、阴道紫蓝色结节，可拍胸片，查尿 HCG、B 超、诊刮等助诊，如血 β-HCG 异常升高，B 超提示宫内无胎盘胎膜残留、子宫增大而软或有子宫壁肿瘤或卵巢黄素化囊肿。诊断性刮宫，组织物病理检查坏死组织间夹有增生活跃且异型性滋养细胞，则可确诊。

【辨证论治】

本病首在根据恶露的量、色、质、臭气等辨其寒、热、虚、实。如量多、色淡红、质稀、无臭气者多为气虚；色紫暗、有血块、小腹痛者为血瘀；色红或深红、质黏稠或臭秽者多为血热。治疗应虚者补之，热者清之，瘀者化之，并随证选加相应止血药标本同治。

1. 气虚证

主要证候：恶露过期不尽，量多，色淡，质稀，无臭气；面色㿠白，神疲懒言，四肢无力，小腹空坠；舌淡苔薄白，脉细弱。

证候分析：气虚冲任子宫失摄，故恶露过期不止而量多；气虚则阳气不振，血失温煦，故恶露色淡、质稀无臭气；气虚清阳不升则面色㿠白；中阳不振，则神疲懒言，四肢无力；气虚下陷，故小腹空坠；舌淡苔薄白、脉细弱，均为气虚之征。

治法：补气摄血固冲。

方药：补中益气汤（方见月经先期）加艾叶、阿胶、益母草。

方中补中益气汤补益中气，加艾叶、阿胶温经养血止血，益母草祛瘀止血。全方共奏补气摄血之效。

2. **血瘀证**

主要证候：恶露过期不尽，量时少或时多，色暗有块，小腹疼痛拒按，舌紫黯或边有瘀点，脉沉涩。

证候分析：瘀血阻滞冲任、子宫，新血不得归经，故恶露过期不尽，量少或多，色黯有块；瘀血阻滞，经脉不畅，故小腹疼痛拒按；舌紫黯或边有瘀点，脉沉涩，均为瘀血阻滞之征。

治法：活血化瘀止血。

方药：生化汤（方见产后发热）加益母草、炒蒲黄。

全方补虚化瘀，瘀祛则血归经。加炒蒲黄、益母草以增祛瘀止血之效。

若气虚明显，伴小腹空坠者，加党参、黄芪补气摄血；若瘀久化热，恶露臭秽，兼口干咽燥，加紫草、马齿苋、蒲公英加强清热化瘀之功。如 B 超提示宫内有胎盘、胎膜残留，一般应作清宫术，或先服上方加三棱、莪术，加强化瘀，以观后效。

3. **血热证**

主要证候：产后恶露过期不止，量较多，色紫红，质黏稠，有臭秽气；面色潮红，口燥咽干；舌质红，脉细数。

证候分析：素体阴虚，产后失血伤津，阴液益亏，虚热内生，热扰冲任，迫血下行，故恶露过期不尽，量亦多，色紫红，质粘稠而臭秽；虚火上炎则面色潮红；阴液不足，津不上乘，故口干咽燥；舌红，脉细数，皆为血热内扰之故。

治法：养阴清热止血。

方药：保阴煎（方见月经过多）加益母草、七叶一枝花、贯众。

若肝郁化热，症见恶露量多或少，色深红有块，两胁胀痛，心烦，口苦咽干，舌红苔黄，脉弦数者。治宜疏肝解郁，清热凉血。方用丹栀逍遥散（方见月经先期）加生地、旱莲草、茜草清热凉血止血。

【转归与预后】

本病若能及时治疗，大多可愈。反之，出血日久可导致贫血，如有胎盘胎膜残留，可继发感染，严重者可因出血过多而昏厥，应积极抢救。对于产后出血淋漓不止，达 2~3 个月者，应高度警惕绒毛膜上皮癌，宜作相关检查。

【预防与调摄】

1. 加强早期妊娠检查及孕期营养调护，提倡住院分娩。

2. 胎盘娩出后，必须仔细检查胎盘胎膜是否完整，有无副叶胎盘。如发现有宫腔残留，多应立即清宫。

3. 产后注意适当休息，注意产褥卫生，避免感受风寒。增加营养，不宜过食辛燥之品。提倡做产后保健操。

【临证参考】

产后 10 天，血性恶露仍淋漓不尽，临床应视为异常，需积极治疗。对于剖官产后，由于伤口愈合时间较长，出血时间会延长。恶露不尽因出血日久能失血耗气，使病情加重，甚至引起晕厥。在治疗用药方面，针对恶露不绝虚中夹实、瘀热互见的病理，施以益气、化瘀、清热为主的治法。有学者认为其中益气是基础，化瘀是关键，清热是防止本病转变的手段，颇有道理。若发现有胎盘胎膜残留，多应尽快清宫。对于久治不愈者，要警惕变生他病。临证中，根据产后恶露不绝的中医理法方药治疗引产后、人工流产后、药物流产后的阴道不正常出血，亦取得了很好的疗效。

【文献与病案选录】

《陈素庵妇科补解》：产后恶露宜去，但七日后，或半月内，当去尽而止。……然名是恶露，则非新生之血，不可复留，若迟至一二月，犹点滴未尽，则又非恶血可比矣。

《医宗金鉴》产后恶露乃裹儿污血，产时当随胎而下……若日久不断，时时淋沥者，或因冲任虚损，血不收摄；或因瘀行不尽，停留腹内，随化随行。当审其血之色，或污浊不明，或浅淡不鲜，或臭，或腥，或秽，辨其为实为虚，而攻补之。虚宜十全大补汤加阿胶、续断，以补而固之。瘀宜佛手散，以补而行之。

《王渭川妇科治疗经验》：

袁某某，女，成都某信箱厂工人。

诊断日期：1978 年 4 月 6 日。

症状：产后 20 多天，腰酸痛，小腹痛，恶露淋沥不止，自汗出，口味不开，纳食少，睡眠差，梦多，小便色黄，口干喜饮水。脉弦细，舌质红，无苔。

诊断：产后恶露不绝。

辨证：血热气滞，冲任空虚。

治则：养阴清热，理气调冲止血。

方药：自制方（王渭川验方）

生地 12g，熟地 12g，白芍 12g，麦冬 15g，山药 20g，连翘 12g，制香附 10g，台乌 10g，木香 6g，女贞子 20g，旱莲草 24g，乌贼骨 15g，茜草根 15g，冬瓜仁 20g，砂仁 3g。

疗效：上方连服 6 剂，诸症均解。

第九节　产后汗证

产后汗证包括产后自汗和产后盗汗两种。产妇于产后出现涔涔汗出，持续不止者，称为"产后自汗"；若寐中汗出湿衣，醒来即止者，称为"产后盗汗"。自汗、盗汗均是在产褥期内汗出过多，日久不止为特点，统称之产后汗证。

不少妇女产后汗出较平时为多，尤以进食、活动后或睡眠时为著，此因产后气血骤虚、腠理不密所致，可在数天后营卫自调而缓解，不作病论。

产后多汗，早在汉代《金匮要略·产后病脉证治》中即有所论述"新产血虚，多汗出，喜中风，故令病痉"，又认为"郁冒"的发生关系"亡血复汗"，临床表现"但头汗出"等，仲景认为产后多汗出，不仅亡其津液，而且严重者可致阴损及阳，出现亡阴亡阳之危。把"多汗出"视为产后三病的病因之一。隋代《诸病源候论》首列"产后汗出不止候"，指出其病因主要为产时伤血致"阴气虚而阳气加之，里虚表实，阳气独发于外"。并说明汗出不止，津液衰竭，可导致"痉"或"经水断绝"的转归。唐代《经效产宝》疗产后汗不止方以玉屏风散加茯苓、大枣和中，地黄、麦冬养阴，牡蛎固涩止汗，为后世奠立了治疗产后汗症的方药基础。宋代《妇人大全良方》提出了"产后虚汗不止"和"产后盗汗不止"之病名，将产后汗出不止分为"虚汗"和"盗汗"两类。认为"产后虚寒（汗）不止"，因"阳气频虚，腠理不密而津液妄泄也"，并以麻黄根汤、止汗散、人参汤等治疗。明代《校注妇人良方》则明确提出"产后自汗、盗汗"之病名，根据产后亡血伤津，气随血伤的病理特点，认为产后自汗、盗汗均可用补阴血兼益阳气之法治疗。《医宗金鉴·妇科心法要诀》按出汗的部位以辨证情，曰："头汗阴虚阳上越，周身大汗是亡阳。"清代医家多认为产后自汗、盗汗，不同于内科，尤须重视产后亡血伤津的病理特点。如傅青主提出"惟兼气血而调治之"。这些理论至今对临床仍有参考意义。

【病因病机】

本病主要病机为产后耗气伤血，气虚阳气不固，阴虚内热迫汗外出。气虚、阴虚为本病主因。

1. **气虚**　素体虚弱，复因产时伤气耗血，气虚益甚，卫阳不固，腠理不实，阳不敛阴，阴津外泄，乃至自汗不止。

2. **阴虚**　营阴素亏，加之因产失血伤津，阴血益虚，阴虚内热，寐时阳乘阴分，迫津外泄，致令盗汗。醒后阳气卫外，充腠理，实皮毛而汗自止。亦有因气随血伤，醒后卫阳仍不固而自汗不止者。

【诊断】

1. **病史**　注意询问患者平素体质情况，有无结核、贫血等慢性病史。

2. **临床表现**　本病以产后出汗量过多和持续时间长为特点。产后自汗者，白昼汗多，动则益甚；产后盗汗者，寐中汗出，醒后即止。

3. **检查**　对于盗汗疑有肺结核者，应进行肺部 X 线检查。

【鉴别诊断】

本病主要是据出汗时间之不同来鉴别盗汗、自汗。睡中汗出，醒来即止为盗汗；白昼汗出，动则益甚为自汗。至于产后发热之出汗，是以发热为主，易与鉴别。

【辨证论治】

本病临床以产后出汗量过多、持续时间长为特点。据出汗发生时间之不同以分自汗和盗汗。白昼汗多，动则尤甚为气虚自汗；寐中出汗，醒后即止为阴虚盗汗。治疗产后汗证，气虚者，治以益气固表，和营止汗；阴虚者，治以益气养阴，生津敛汗。

1. **气虚自汗证**

主要证候：产后汗出过多，不能自止，动则加剧；时有恶风身冷，气短懒言，面色㿠白，倦怠乏力；舌质淡，苔薄白，脉细弱。

证候分析：产后伤血，气随血耗，腠理不密，卫阳不固，故自汗恶风；动则耗气，故出汗加剧；气虚阳衰，故面色㿠白，倦怠乏力，气短懒言；舌淡，苔薄白，脉细弱，均为气虚之象。

治法：益气固表，和营止汗。

方药：黄芪汤(《济阴纲目》)。

黄芪　白术　防风　熟地黄　煅牡蛎　白茯苓　麦冬　甘草　大枣

原方治卫气不固自汗证。

方中黄芪、白术、茯苓、甘草健脾补气固表，熟地、麦冬、大枣养血滋阴；牡蛎固涩敛汗，防风走表，助黄芪、白术以益气御风，黄芪得防风，其功益彰。全方共奏补气固表止汗之效。

2. **阴虚盗汗证**

主要证候：产后睡中汗出，甚则湿透衣衫，醒后即止，面色潮红，头晕耳鸣，口燥咽干，渴不思饮，或五心烦热，腰膝酸软，舌质红苔少，脉细数。

证候分析：因产伤血，营阴耗损，阴虚生内热，热迫汗出，故产后睡中汗出，甚则湿透衣衫；醒后阳出于阴，卫表得固，故汗出可止；阴虚阳浮于上，故面色潮红，头晕耳鸣；虚热灼阴，津不上乘，故口燥咽干，渴不思饮；五心烦热，腰膝酸软，为阴虚损及肝肾所致；舌质红苔少，脉细数，均为阴虚内热之征。

治法：益气养阴，生津敛汗。

方药：生脉散（方见崩漏）加煅牡蛎、浮小麦、山萸肉、糯稻根。

本方原治暑热汗多，耗气伤阴，及久咳肺虚，气阴两伤。

方中人参益气生津，麦冬、五味子、山萸肉滋阴敛汗，加牡蛎以固涩，浮小麦、糯稻根以止汗。共奏益气养阴、生津敛汗之效。

若口燥咽干甚者，可加石斛、玉竹以生津滋液；五心烦热甚者，加白薇、栀子以清热除烦。

【转归与预后】

产后自汗、盗汗，有气虚和阴虚之分。但临床上阴损及阳，阳损及阴，故自汗、盗汗并非绝对化的分属气虚阴虚。正如《景岳全书·汗证》云："诸古法云自汗者属阳虚……盗汗者属阴虚……自汗盗汗亦各有阴阳之征，不得谓自汗必属阳虚，盗汗必属阴虚也。"产后汗证及时治疗以补虚敛汗，预后良好。但若汗出不止，日久不瘥者，须防气随津脱，变生他疾。对于长期盗汗者，应借助胸片等检查，除外结核病变。

【预防与调摄】

1. 加强产后营养及适当锻炼，以增强体质调和营卫。
2. 适寒温，慎起居，防外感。

【临证参考】

产后自汗、盗汗，因虚所致，前者主要责之于气虚，后者主要责之于阴虚。临床辨证时，除根据出汗时间在昼在夜外，尚须结合兼证及舌脉进行分析。治疗时，针对病因或补气、或滋阴，并宜酌加敛汗之品，标本兼治，方收良效。此外，基于气与津互根互生的生理关系，治疗自汗时，勿忘佐以补津化气之品；治疗盗汗时，勿忘佐以补气生津之物。如此"阴中求阳、阳中求阴"，相得益彰，而其效更佳。

【文献选录】

《诸病源候论·妇人产后诸病候》：夫汗由阴气虚，而阳气加之，里虚表实，阳气独发于外，故汗出也。血为阴，产则伤血，是为阴气虚也，气为阳，其气实者，阳加于阴，故令汗出。而阴气虚弱不复者，则汗出不止也。凡产后皆血虚，故多汗，因之遇风则变为痉，纵不成痉，则虚乏短气，身体柴瘦，唇口干燥，久变经水断绝，津液竭故也。

《医宗金鉴·妇科心法要诀》：产后血去过多则阴虚，阴虚则阳盛，若微微自汗是荣卫调和，故虽汗无妨，若周身无汗，独头汗出者，乃阴虚阳气上越之象也。若头身俱大汗不止，则恐有亡阳之虑也。

第十节 缺 乳

产后哺乳期内，产妇乳汁甚少或全无者，称"缺乳"，又称"产后乳汁不行"。母乳是新生儿最佳天然食物，中医历来重视母乳喂养婴幼儿，故对缺乳的研究由来已久。

早在隋代《诸病源候论》即列有"产后乳无汁候"，认为其病因系"既产则血水俱下，津液暴竭，经血不足"使然。唐代《备急千金要方》列出治妇人乳无汁共 21 首下乳方，其中有猪蹄、鲫鱼等食疗方。宋代陈无择《三因极一病证方论》分虚实论缺乳："产妇有两种乳脉不行，有气血盛而壅闭不行者，有血少气弱涩而不行者，虚当补之，盛当疏之。"这对后世研究缺乳颇有启迪。《妇人大全良方》认为"乳汁乃气血所化"，"乳汁资于冲任"，若"元气虚弱，则乳汁短少"，主张用"涌泉散"、"玉露散"等补气养血，益津增液，调补冲任，使之盛而通乳，至今仍为临床所常用。金元张子和《儒门事亲》所说"妇人有本生无乳者不治，或因啼哭悲怒郁结，气道闭塞，以致乳脉不行"，深化了对病因病机的认识。清代《傅青主女科》论治缺乳着眼于"气血"，虚则补之，实则疏之，"阳明之气血自通，而乳亦通矣"。

【病因病机】

缺乳的主要病机为乳汁生化不足或乳络不畅。常见病因有气血虚弱、肝郁气滞、痰浊阻滞。

1. **气血虚弱** 乳汁为血所化，若素体气血亏虚，或脾胃素弱，气血生化不足。复因分娩失血耗气，致气血亏虚，乳汁化生乏源，因而乳汁甚少或无乳可下。正如《景岳全书·妇人规》云："妇人乳汁，乃冲任气血所化，故下则为经，上则为乳。若产后乳迟乳少者，由气血之不足，而犹或无乳者，其为冲任之虚弱无疑也。"

2. **肝郁气滞** 素多抑郁，或产后情志不遂，肝失调达，气机不畅，乳脉不通，乳汁运行不畅，故无乳。《儒门事亲》曰："啼哭悲怒郁结，气溢闭塞，以致乳脉不行。"

3. **痰浊阻滞** 素体肥胖痰湿内盛或产后膏粱厚味，脾失健运，聚湿成痰，痰气阻滞乳脉乳络，或"肥人气虚痰湿"，无力行乳，复因痰阻乳络，本虚标实，遂致缺乳。《景岳全书·妇人规》曰："肥胖妇人痰气壅盛，乳滞不来。"

此外，《儒门事亲》还指出，"妇人有本生无乳者不治"。首先提出失天发育不良致缺乳的预后。尚有精神紧张、劳逸失常或哺乳方法不当等，均可影响乳汁分泌。经纠正后能促乳汁分泌。

【诊断】

1. **病史** 注意询问有无产时失血过多史，有无产后情志不遂，并了解患者平素体质情况及有无贫血等慢性病史。

2. **临床表现** 产妇在哺乳期中，乳汁甚少，不足以喂养婴儿，或乳汁全无。亦有原本泌乳正常，突然情志过度刺激后缺乳者。

3. **检查** 主要检查乳房及乳汁。虚证者，乳房柔软，不胀不痛，挤出乳汁点滴而下，质稀；实证者，乳房胀满而痛，挤压乳汁疼痛难出，质稠；虚实夹杂者，乳房胀大而柔软，乳汁不多。此外，应注意有无乳头凹陷和乳头皲裂造成的乳汁壅塞不通，哺乳困难。

【鉴别诊断】

本病应与乳痈缺乳相鉴别。后者有初起乳房红肿热痛、恶寒发热、继之化脓成痈等临床特征。

【辨证论治】

本病应根据乳汁清稀或稠、乳房有无胀痛，结合舌脉及其他症状以辨虚实。如乳汁甚少而清稀，乳房柔软，多为气血虚弱；若乳汁稠，胸胁胀满，乳房胀硬疼痛，多为肝郁气滞。治疗如《傅青主女科》指出"全在气而不在血"，强调理气之重要。临证中以调理气血，通络下乳为主。同时，要指导产妇正确哺乳，保证产妇充分休息，有足够的营养和水分摄入。

1. 气血虚弱

主要证候：产后乳汁少甚或全无，乳汁稀薄，乳房柔软无胀感；面色少华，倦怠乏力；舌淡苔薄白，脉细弱。

证候分析：气血虚弱，乳汁化源不足，无乳可下，故乳汁少或全无，乳汁稀薄。乳汁不充，故乳房柔软无胀感；气虚血少，不能上荣头面四肢，故面色少华，倦怠乏力；舌淡苔薄白，脉细弱，均为气血虚弱之征。

治法：补气养血，佐以通乳。

方药：通乳丹（《傅青主女科》）。

人参　黄芪　当归　麦冬　木通　桔梗　猪蹄

原方治产后乳汁不行。

方中人参、黄芪补气；当归、麦冬、猪蹄养血滋阴；桔梗、木通利气通脉。全方补气养血，疏经通络。气血充足，乳脉通畅，则乳汁自出。

2. 肝郁气滞

主要证候：产后乳汁分泌少，甚或全无，乳房胀硬、疼痛，乳汁稠；伴胸胁胀满，情志抑郁，食欲不振；舌质正常，苔薄黄，脉弦或弦滑。

证候分析：情志郁结，肝气不舒，气机不畅，乳络受阻，故乳汁涩少；乳汁壅滞，运行受阻，故乳房胀满而痛，乳汁浓稠；胸胁为肝经所布，肝气郁结，疏泄不利，气机不畅，故胸胁胀满，肝经气滞，脾胃受累，故食欲不振；舌质正常，苔薄黄，脉弦或弦滑均为肝郁气滞之征。

治法：疏肝解郁，通络下乳。

方药：下乳涌泉散（《清太医院配方》）。

当归　白芍　川芎　生地黄　柴胡　青皮　天花粉　漏芦　通草　桔梗　白芷　穿山甲　王不留行　甘草

原方治产后乳汁少或乳汁不行。

方以当归、白芍、川芎补血养血行血，生地、天花粉补血滋阴，青皮、柴胡疏肝散结，白芷入阳明，气芳香以散风通窍，桔梗、通草理气通络，漏芦、穿山甲、王不留行通络下乳，甘草以调和脾胃。全方疏肝理气，补血养血，通络行乳。

若乳房胀痛甚者，酌加橘络、丝瓜络、香附以增理气通络之效；乳房胀硬热痛，触之有块者，加蒲公英、夏枯草、赤芍以清热散结；若乳房掣痛，伴高热恶寒，或乳房结块有波动感者，应按"乳痈"诊治。

3. 痰浊阻滞证

主要证候：乳汁甚少或无乳可下，乳房硕大或下垂不胀满，乳汁不稠；形体肥胖，胸闷痰多，纳少便溏，或食多乳少；舌淡胖，苔腻，脉沉细。

证候分析：素体脾虚，或肥甘厚味伤脾，脾虚气弱行乳无力，或脾虚生痰，痰阻乳络而致乳汁甚少或全无。胸闷纳少、舌淡胖苔腻、脉沉细均为痰浊阻滞之象。

治法：健脾化痰通乳。

方药：苍附导痰丸（方见月经过少）合漏芦散。

漏芦散(《济阴纲目》):

漏芦　蛇蜕　瓜蒌

原方治妇人肥盛,气脉壅滞,乳汁不通,或经络凝滞,乳内胀痛或作痈肿,将欲成者,此药服之自然内消,乳汁通行。两方合用增强化痰通乳之功。气虚明显者,加黄芪、党参、白术健脾益气,以治生痰之源。

【其他疗法】

1. 猪蹄 1 只,鳝鱼(即百爪鱼)适量,木瓜 1 只,共煮汤。
2. 猪蹄 2 只,通草 24g,同炖,去通草,食猪蹄饮汤。
3. 生黄芪 30g,当归 9g,炖猪蹄。
4. 乳房有块者,局部用橘皮煎水外敷;乳房胀痛者可用热水、葱汤洗涤乳房,以宣通乳络。

【转归与预后】

本病若能及时治疗,脾胃功能、气血津液恢复如常,则乳汁可下;但若身体虚弱,虽经治疗,乳汁无明显增加或先天乳腺发育不良"本生无乳者",则预后较差;若乳汁壅滞,经治疗乳汁仍然排出不畅,可转化为乳痈。

【预防与调摄】

1. 孕期做好乳头护理,产检时若发现乳头凹陷者,要嘱孕妇经常把乳头向外拉,并要常用肥皂擦洗乳头,防止乳头皲裂而造成哺乳困难。
2. 纠正孕期贫血,预防产后大出血。
6. 提倡早期哺乳、定时哺乳,促进乳汁的分泌。现在临床提倡母乳喂养,母婴同室,早接触,早吸吮,于产后 30 分钟内开始哺乳,尽早建立泌乳反射。哺乳原则是"按需哺乳"。
7. 加强产后营养,尤其是富含蛋白质食物和新鲜蔬菜,以及充足的汤水。
8. 保持情绪乐观,心情舒畅。适当锻炼,维护气血和调。

【临证参考】

乳汁的分泌量除与乳腺的发育、婴儿的按时吸吮、营养状态、饮食量等有关外,还与精神因素有密切关系。情志不调可影响泌乳机能,如失眠、过劳、焦虑、恼怒、疼痛等均能使乳腺分泌减少。故产时产后均应保持情志舒畅,切忌抑郁。乳房、胸胁为肝经所过,若产后情志不畅,肝气不疏,则可致乳脉闭塞,乳汁分泌甚少或全无。故治疗本病应注意酌加橘络、丝瓜络、香附等理气通络之品。此外,产后缺乳应以调理气血,通络下乳为治法。并注意产后恶露情况,因恶露不尽耗血,影响乳汁生化。同时配合食疗,注意充分休息,保证乳汁生化及运行正常,以喂养婴儿。

【文献选录】

《傅青主女科》：少壮之妇，于生产之后，或闻丈夫之嫌，或听翁姑之碎，遂致两乳胀满疼痛，乳汁不通，人以为阳明火热也，谁知是肝气之郁结乎！夫阳明属胃，乃多气多血之腑也。乳汁之化，原属阳明，然阳明属土，壮妇产后，虽云亡血，而阳明之气实未尽衰，必得肝木之气以相通，始能化成乳汁，未可全责之阳明也。盖乳汁之化，全在气而不在血。今产后数日，宜其有乳，而两乳胀满作痛，是欲化乳而不可得，非气郁而何？……治法宜大疏其肝木之气，而阳明之气血自通，而乳亦通也。

第十一节　产后乳汁自出

产妇在哺乳期中，乳汁不经婴儿吸吮而自然溢出者，称"乳汁自出"。亦称"漏乳"。

若乳母身体健壮，气血旺盛，乳汁充沛，乳房饱满，由满而溢，或断乳之时乳汁难断而自出者，不属病态。

本病始见于隋代《诸病源候论》，书中列有"产后乳汁溢候"，但所言为"经血盛者，则津液有余"的生理性乳汁自溢。至唐代《经效产宝》始论述了其病因为"身虚所致，宜服补药以止之"。宋代《妇人大全良方》进而指出"胃气虚"是身虚之由。明代《校注妇人良方》则提出"气血俱虚"病因说，并补充了"肝经血热"、"肝经怒火"可引起乳汁自溢。

【病因病机】

本病发生分虚实两端。虚者胃气不固，摄纳失常；实者肝郁化热，迫乳外溢。

1. **气虚失摄**　因产耗气伤血，中气不足；或饮食劳倦伤脾，脾胃虚弱，乳房属足阳明胃经，中气不足，胃气不固，摄纳无权，乳汁随化随出而致乳汁自流不止。正如《校注妇人良方》云："产后乳汁自出，乃胃气虚。"

2. **肝经郁热**　产后情志抑郁，郁久化火；或忿怒伤肝，肝火亢盛，乳头属足厥阴肝经所主，火盛则令肝之疏泄太过，迫乳外溢。如《胎产心法》曰："肝经怒火上冲，乳胀而溢。"

【诊断】

1. **病史**　注意了解患者体质情况、情志精神状态及有无贫血等慢性病史。

2. **临床表现**　产妇在哺乳期中，乳汁不经婴儿吸吮而自然溢出，乳汁清稀或黏稠。

3. **检查**　可见双乳头或一侧乳头乳汁点滴而下，渗透衣衫。乳头未见皲裂，乳房柔软或胀满。

【鉴别诊断】

本病应与乳泣及闭经溢乳综合征之乳汁自出相鉴别。

1. 乳泣　为孕期乳汁自然溢出。其乳汁为乳白色或黄白色，乳房无结节。乳汁自出则是在产后哺乳期乳汁自然溢出。

2. 闭经溢乳综合征　产后停止哺乳仍长时间溢乳，往往同时持续闭经，亦有以乳溢与闭经同时出现为特征者。与原发性垂体功能异常有关，可配合有关检查，如 CT、激素测定 FSH、LH、E_2、PRL，予以鉴别。而产后乳汁自出是在哺乳期内。

【辨证论治】

本病分虚实两端。应结合乳房有无胀痛、是否柔软及乳汁稀稠辨证。如乳汁清稀、乳房柔软者多为气血虚弱；若乳汁稠，胸胁胀满，乳房胀痛者，多为肝经郁热。虚者宜补气摄乳，实者宜清热敛乳。

1. 气虚失摄

主要证候：产后乳汁自出，量少质清稀，乳房柔软无胀感；面色无华，神疲乏力；舌质淡，苔薄白、脉细弱。

证候分析：产后气血虚少，中气不足，胃气不固，乳汁失约，故乳汁自出；乳汁化源不足则乳少，质清稀；乳汁外溢，乳房空虚，故乳房柔软无胀感；气虚血少，不能上荣于面，故面色少华；中气不足，则神疲乏力。舌质淡、苔薄白，脉细弱均为气血虚弱之征。

治法：补气益血，佐以固摄。

方药：补中益气汤（方见月经先期）加芡实、五味子。

方以补中益气汤以补益中气，加芡实、五味子固摄收涩。全方有补气固摄敛乳之功。

2. 肝经郁热

主要证候：产后乳汁自出，量多质稠，乳房胀痛，情志抑郁或烦躁易怒，口苦咽干，大便秘结，小便黄赤。舌质红，苔薄黄，脉弦数。

证候分析：情志抑郁，肝郁化热，迫乳外溢，故乳汁自出而量多；热灼乳汁则质稠；肝气不疏，肝失条达，气滞不宣，故乳房胀痛，胸胁胀满；肝郁化火故烦躁易怒；热伤津液故口苦咽干，大便秘结，小便黄赤；舌质红、苔薄黄、脉弦细均为肝经郁热之征。

治法：疏肝解郁，清热敛乳。

方药：丹栀逍遥散（方见月经先期）去生姜，加生地、夏枯草、生牡蛎。

方以丹栀逍遥散舒肝解郁清热，去生姜之辛散，加生地养阴滋血，夏枯草清热散结，生牡蛎平肝敛乳。热去郁散，乳汁自安。

【转归与预后】

本病一般预后良好，但乳头溢液较复杂。若溢出乳汁为血性液，乳房有块者，应警惕乳癌。

【预防与调摄】

1. 加强产后营养及适当锻炼，促进脾胃健运以补气固摄。
2. 保持情绪乐观，心情舒畅。

【临证参考】

本病临床辨证时应注意乳汁性质、乳房有无胀痛、是否柔软等辨证要点。治疗时应注意补益气血，以固摄敛乳；或疏肝清热，凉血敛乳。临床可根据乳汁自出的理法方药探讨溢乳症的中医药治疗。

【文献选录】

《景岳全书·妇人规》：产后乳自出，乃阳明胃气之不固，当分有火无火而治之。无火而泄不止，由气虚也，宜八珍汤、十全大补汤；若阳明血热而溢者，宜保阴煎或四君子汤加栀子；若肝经怒火上冲，乳胀而溢者，宜加减一阴煎。

《医宗金鉴·妇科心法要诀》：产后乳汁暴涌不止者，乃气血大虚，宜十全大补汤，倍用人参、黄芪。若食少乳多，欲回其乳者，宜免怀散，即红花、归尾、赤芍、牛膝也。若无儿食乳，欲断乳者，用麦芽炒熟，熬汤作茶饮之。

《类证治裁·卷八》：产后乳自出，属胃气虚，宜固补（七福饮加黄芪、五味子）以摄之。

附：断乳

若产妇不欲哺乳，或乳母体质虚弱不宜授乳，或已到断乳之时，可予断乳。若不断乳，任其自退，往往可致断乳不全，月经失调，甚者数年后仍有溢乳或继发不孕。务必用药尽快退乳。其治法是消食导滞，活血通经。常用方如下：

1. 麦芽200g，蝉蜕5g，水煎服。
2. 免怀散（《济阴纲目》）：红花、赤芍、当归尾、川牛膝水煎服，连服7剂。可加麦芽（生或炒）、青皮、远志、蒲公英。
3. 皮硝120g～250g装于布袋，排空乳汁后，敷于乳部（暴露乳头），扎紧，待湿后更换。
4. 断乳时不能挤乳或用吸乳器吸乳，这样会刺激泌乳。另外要注意预防乳痈的发生。

第十二节 产后抑郁

产后抑郁是以产妇在分娩后出现情绪低落、精神抑郁为主要症状的病证，是产褥期精神综合征中最常见的一种类型。西医学称之为"产褥期抑郁症"。本病一般在产后1周开始出现症状，产后4～6周逐渐明显，平均持续6～8周，甚则长达数年。若不及时诊治，产妇可伤害胎儿或自杀，应当重视，尽早发现尽快治疗。

本病古代中医学虽无专论，但对有关病因病机、症状、辨证及治疗等早已引起历代医家的重视而散见于历代医籍的相关论述中。

隋代《诸病源候论·产后风虚瘀狂候》较早论述了类似的疾病。宋代《妇人大全良方》较广泛地论述相关病证，分列有"产后癫狂、产后狂言谵语如有神灵、产后不语、产后乍见鬼神"等方论。《陈素庵妇科补解》承《妇人大全良方》所说,并加以综合提高。如在"产后发狂方论"中指出:"产后发狂,其故有三:有因血虚心神失守,有因败血冲心,有因惊恐,遂致心神颠倒。其脉左寸浮而大,外症昏不知人,或歌呼骂詈,持刀杀人。因血虚者,辰砂石菖蒲散。败血冲心者,蒲黄黑荆芥散。因惊者,枣仁温胆汤。总以安神养血为主。"明代《万氏妇人科》曰:"心主血,血去太多,心神恍惚,睡眠不安,言语失度,如见鬼神,俗医不知以为邪祟,误人多矣。茯神散主之。"又云:"产后虚弱,败血停积,闭于心窍,神志不能明了,故多昏聩。又心气通于舌,心气闭则舌强不语也。七珍散主之。"阐述了血气虚弱,心神失养或瘀血停积,闭于心窍所致的病机及证治。《证治准绳》亦有"产后心神恍惚,言事失度,睡卧不安"的描述。清代《医宗金鉴·妇科心法要诀》则进一步指出:"产后血虚,心气不守,神志怯弱,故令惊悸,恍惚不宁也。宜用茯神散……若因忧愁思虑,伤心脾者,宜归脾汤加朱砂、龙齿治之。"充实了本病的辨证论治。

《中医妇科学》七版教材首次编入"产后抑郁"。

【病因病机】

本病发生在产后,与产褥生理和病理有关。产后多虚,血不养心,心神失养,或过度忧愁思虑,损伤心脾;产后多瘀,瘀血停滞,上攻于心;或情志所伤,肝气郁结,肝血不足,魂失潜藏。常见的病因有心脾两虚,瘀血内阻,肝气郁结。

1. **心脾两虚**   《灵枢·本神》曰:"思出于心而脾应之。"产后思虑太过,所思不遂,心血暗耗,脾气受损,气血生化不足,气虚血弱,血不养心,心神失养,故致产后抑郁。《校注妇人良方》薛立斋按:"人之所主者心,心之所主者血,心血一虚,神气不守,此惊悸所由作也。"

2. **瘀血内阻**   产后元气亏虚,复因劳倦耗气,气虚无力运血,血滞成瘀,或产后胞宫瘀血停滞,败血上攻,闭于心窍,神明失常致产后抑郁。《万氏女科》曰:"产后虚弱,败血停积,闭于心窍,神志不能明了,故多昏困。"

3. **肝郁气结**   素性忧郁,胆怯心虚,产后复因情志所伤或突受惊恐,魂不守舍而致产后抑郁。

【诊断】

1. **病史**   素性抑郁,产时或产后失血过多,产后忧愁思虑,过度劳倦,或既往有精神病史、难产史。

2. **临床表现**   主要表现为抑郁,一般在产后1周开始出现症状,产后2周发病,在产后4~6周症状逐渐明显。症状主要有精神抑郁、情绪低落、伤心落泪、悲观厌世、失眠多梦、易感疲乏无力,或内疚、焦虑、易怒,或默默不语,不愿与人甚至丈夫交流。严重者处理事情的能力低下,不能照料婴儿,甚至有伤婴者或反复出现自伤想法。

3. **检查**
(1) 妇科检查:可无异常。
(2) 辅助检查:血常规检查正常或有血色素低于正常。

【鉴别诊断】

1. 产后抑郁综合征 是产褥早期最常见的精神障碍，又称产后轻度抑郁、第三天抑郁症、泌乳忧郁综合征、轻度产后烦躁、产后哭泣和产后心绪不良。其临床表现主要为不明原因的阵发性哭泣和抑郁状态，但不伴有感觉障碍，以产后3日内发病最多，又称"三日闷"。起病急，病程短，病情轻，无需药物治疗，但需心理开导。若病情进一步恶化，亦可发展为产后抑郁性精神病。

2. 产后抑郁性精神病 属精神病学范畴，有精神分裂症状，如迫害妄想和幻听、躁狂和抑郁等。是产后抑郁的发展变化。

【辨证论治】

重视产后多虚多瘀及气血变化的特点，根据产后全身症状及舌脉，辨明虚实及在气在血，分而治之。一般而言，产后情绪低落，忧郁焦虑，悲伤欲哭，不能自制，心神不安，失眠多梦，气短懒言，恶露色淡，质稀，舌淡，脉细者，多属虚。产后忧郁寡欢，默默不语，或烦躁易怒，失眠多梦，神志恍惚，恶露色黯，有块，舌暗有瘀斑，苔薄，脉弦或涩，多属实。

治疗以调和气血、安神定志为主，同时配合心理治疗。尤其须细心观察早期情志异常的改变，以防病情加重。

1. 心脾两虚证

主要证候：产后焦虑，忧郁，心神不宁，常悲伤欲哭，情绪低落，失眠多梦，健忘，精神萎靡；伴神疲乏力，面色萎黄，纳少便溏，脘闷腹胀；恶露色淡，质稀，舌淡，苔薄白，脉细弱。

证候分析："思出于心而脾应之"，产后失血过多，思虑太过，所思不遂，心血暗耗，心失所养，神明不守，故产后焦虑、抑郁、心神不宁。血虚不能养神，故喜悲欲哭，情绪低落，失眠多梦，健忘，精神萎靡。脾虚气弱，气血不足，故神疲乏力，面色萎黄，恶露色淡，质稀。《素问·举痛论》中指出："思则心有所存，神有所归，正气留而不行，故气结矣。"气结于中，脾失运化，故纳少便溏，脘闷腹胀。舌淡，苔薄白、脉细弱均为心脾两虚之征。

治法：健脾益气，养心安神。

方药：归脾汤（方见月经先期）

2. 瘀血内阻证

主要证候：产后抑郁寡欢，默默不语，失眠多梦，神志恍惚；恶露淋漓日久，色紫黯有块，面色晦黯；舌黯有瘀斑，苔白，脉弦或涩。

证候分析：产后气血虚弱，劳倦过度，气血运行无力，血滞成瘀，或情志所伤，气滞血瘀，或胞宫内败血停滞，瘀血上攻，闭于心窍，神明失常，故产后抑郁寡欢，默默不语，失眠多梦，神志恍惚。恶血不去，新血不归，则恶露淋沥日久不止，色紫黯有块。面色晦黯及舌黯有瘀斑、脉弦或涩均为血瘀之征。

治法：活血逐瘀，镇静安神。

方药：调经散（《太平惠民和剂局方》）

当归　肉桂　没药　琥珀　赤芍　白芍　细辛　麝香

原方治产后瘀血留滞经络，四肢面目浮肿者。

方中琥珀镇心安神、活血祛瘀为君；赤芍、没药活血祛瘀，肉桂温通血脉，促进血行，共为臣；当归、白芍养血活血，细辛、麝香辛香走窜，芳香开窍醒神，共为佐使。诸药合用，共奏活血化瘀、镇静安神之效。

3.肝气郁结证

主要证候：产后心情抑郁，心神不安，或烦躁易怒，夜不入寐，或噩梦纷纭，惊恐易醒；恶露量或多或少，色紫黯有块；胸闷纳呆，善太息；苔薄，脉弦。

证候分析：素性忧郁，产后复因情志所伤，肝郁胆虚，魂不归藏，故心神不安，夜难入眠，或恶梦多而易惊醒。肝郁气滞，气机失畅，故胸闷纳呆，烦躁易怒，善太息。肝气郁结，疏泄失调，故恶露量或多或少，色紫黯有块。脉弦为肝郁之象。

治法：疏肝解郁，镇静安神。

方药：逍遥散（方见月经先后不定期）加夜交藤、合欢皮、磁石、柏子仁。

【转归与预后】

本病初起，经过药物及心理治疗，预后良好。但再次妊娠约有 20％复发率，其第二代的认知能力可能受一定的影响。若治不及时，产妇可出现自杀倾向或伤害婴儿，影响夫妻关系及整个家庭。应当予以重视。

【预防与调摄】

重视围产期及产褥期的心理保健和心理护理，产前检查时应了解产妇的性格情况，有无精神病家族史和抑郁症表现等。对于具有发生抑郁症高危因素的产妇给予足够的重视，帮助调解家庭的婆媳、夫妻关系，缓解孕妇对分娩的恐惧害怕心理以及选择生男生女的心理负担，减轻产后的应激压力。

产后保证充足的睡眠和休息，避免过劳和过重的心理负担，了解病人的心理状态和个性特征，做好心理治疗和思想工作。早预防、早发现、早治疗对产后抑郁症的发生和发展极为重要。

【临证参考】

随着医学的发展，心身医学日益受到临床各学科的重视，孕产妇的心理保健尤为重要。目前，产后抑郁症甚为常见，发病率高。西医学关于产后抑郁的研究较早。最早是由皮特（Pitt）1968 年首次提出的。有学者认为产后抑郁症是指发生在产后 1 周内，抑郁持续时间超过情绪不良，但其严重程度不及产后精神病的病证。又有学者指出在产褥期中发生的不伴有精神病症状的抑郁，并不限于产后 1 周内发生者。临床多在产后 2 周发病，大多数患者可恢复正常。本病的发生原因不明，可能与产后内分泌环境的变化和社会心理因素有关，尤其是既往有精神病史，产后焦虑，缺乏社会支持与关爱，生活的压力大，居住环境不良，以及对

"母亲角色"适应不良者的发病率高。由于产后抑郁症没有突出的临床特征，所以往往不被产科医生重视，得不到及时的相应的关注与治疗。近年来，本病发病率有上升的趋势，严重影响了产妇、婴儿的健康与安全，影响了家庭和社会的稳定。越来越引起人们的重视，引起了临床医生的关注，研究报道逐年增多，但产后抑郁至今尚无统一的诊断标准。有学者认为，美国精神病学会 1994 年在《精神疾病的诊断与统计手册》一书中制定的产褥期抑郁症的诊断标准和 Edinburgh 产后抑郁量表可供参考（丰有吉、沈坚主编 . 妇产科学 . 人民卫生出版社，2005 年 8 月）。但目前对产后抑郁症的药物治疗尚缺乏系统的研究。

中医对产后抑郁无专篇论述，根据其临床症状当属产后情志异常、脏躁等。其病因病机、临床表现、治疗的描述多散在"产后惊悸恍惚"、"产后不语"、"产后乍见鬼神"等章节。其主要病因病机与产褥期生理有关。治宜调和气血，安神定志。且须配合心理治疗。《妇人大全良方》曰："改易心志，用药扶持。"即是用心理治疗先医其心，然后根据病情用药物调整，心态复常，才能取得较好的疗效。

【文献与病案选录】

《经效产宝·产后心惊中风方论》：疗产后心虚，怔忡不定，乱语谬误，精神恍惚不主，当由心虚所致。

《陈素庵妇科补解·产后恍惚方论》：产后恍惚，由心血虚而惶惶无定也。心在方寸之中，有神守焉，失血则神不守舍，故恍惚无主，似惊非惊，似悸非悸，欲安而忽烦，欲静而反扰，甚或头旋目眩，坐卧不常，夜则更加，饥则尤剧，宜天王补心丹。

产后抑郁病案：某女，23 岁，已婚，工人。1989 年 7 月 3 日初诊。其夫代述：产后 20 天，抑郁少言 15 天。患者 20 天前顺产一女，因盼子得女，恐其夫不悦，虽母女均安，仍闷闷不乐，出院返家后渐渐情绪低落，抑郁少言，纳食少，乳汁全无，乏力明显，或无端担心其女将有不测，眠差早醒。问其症状，良久始答，语声低微，但回答切题。观面色萎黄，舌质淡，苔白，脉细弱。证属脾虚肝郁，心神失养。治宜健脾舒肝，养心安神。方用柴芍六君子汤加味：醋炒柴胡 10g，杭芍 15g，党参 20g，茯苓 20g，炒白术 15g，陈皮 10g，法夏 12g，炙甘草 10g，炒枣仁 15g，当归 20g，王不留行 20g，炮山甲 10g，藿香 10g，砂仁 6g，炙黄芪 20g。3 剂，水煎服。同时加以劝慰开导，取得其夫配合。

4 天后二诊，自述病情，述药后纳食转馨，抑郁稍舒，夜间已能安静入睡 5 小时，仍较乏力，二便调，查舌脉同上。上方再进 3 剂，诸症消失大半，嘱其以当归 20g，党参 30g，炮山甲 10g，炖鸡或猪脚服食。半月后其夫来述，症状消失，唯乳汁不足。（李喜枝 . 产后抑郁症中医辨治初探 . 云南中医学院学报 .1991.2：1）

第十三节 产 后 血 劳

因产时或产后阴血暴亡，导致日后月经停闭，性欲丧失，生殖器官萎缩，伴表情淡漠、容颜憔悴、毛发枯黄脱落、形寒怕冷、乍起乍卧、虚乏劳倦等一系列虚羸证候者，称"产后血劳"。属产后虚羸或蓐劳范畴。

西医学的席汉综合征可与本病互参。

历代医籍无"产后血劳"之病名，但其相关证候却颇多论述。早在汉代《金匮要略·妇人产后病脉证治》中就有"产后……虚劳不足"用当归生姜羊肉汤治之的记载。隋代《诸病源候论》列有"产后虚羸"、"产后风冷虚劳"等候，指出："夫产损动腑脏，劳伤气血。轻者节养将摄，满月便可平复；重者其日月虽满，气血犹未调和，故虚羸也。然产后虚羸，将养失所，多沉滞劳瘠，乍起乍卧。风冷多则辟瘦，颜色枯黑，食饮不消；风热多则腿退虚乏，颜色无异于常，食亦无味。甚伤损者，皆著床，此劳瘠也。"所论病源及症状与产后血劳颇为相近。宋代《妇人大全良方》则进一步具体提出了对病因病机、治法方药的论述，如"产后虚羸方论第五"指出："产后虚羸者，因产伤损脏腑，劳侵气血。治产后虚羸，脾胃乏弱，四肢无力，全不知饮食，心腹胀满，人参散。"又如"产后蓐劳方论第四"云："此由生产日浅，气血虚弱，饮食未平复，不满日月，气血虚羸，将养所失……不能温于肌肤，使人虚乏劳倦，颜容憔悴，食欲不消。"《三因极一病证方论》指出"产理不顺，疲及筋力，忧劳心虑致虚羸"。清代《医宗金鉴》亦论述虚羸成因为"产后气血两虚，起居不慎"，其症为"懒进饮食，喜眠卧，起则头晕昏迷，骨蒸潮热，盗汗自汗，面色萎黄，肌肉消瘦，气力难支"。其治主张首用六君子汤加减调其脾胃，继用三合散调其荣卫，末用八珍汤、十全大补汤、益气养荣汤补其虚损。综上所述，历代医家不断加深了对产后血劳的认识。

【病因病机】

本病发生的主要病机系产后阴血暴脱，脑髓失养，脏器虚损成劳。精血亏损、脾肾虚损是产后血劳的主要病因。

1. **精血亏损**　产理不顺，气血暴脱，夺血伤精，或素体肝肾不足，或素患久病，日久及肾，复加产时夺血，终致肾虚精亏，精血匮乏，脑髓失充，脏腑虚损，而成产后血劳。

2. **脾肾虚损**　饮食不节，忧思伤脾，脾虚失运，生化乏源，或素禀脾虚不足，或素有宿疾，日久及肾，复因产时失血耗气，产后失于调养，脑髓失充，脾肾虚损为患。

【诊断】

1. **病史**　有产时或产后大出血史，或素体气血不足。

2. **临床表现**　表情淡漠、容颜憔悴、毛发枯黄脱落、肌肤不荣、四肢不举、头晕目眩、腰膝酸软、形寒怕冷，渐至月经停闭、性欲丧失、生殖器官萎缩。

3. **检查**

1. 全身检查：可见毛发枯黄脱落、容颜憔悴、形体羸瘦等。

2. 妇科检查：阴毛稀疏枯黄或全脱落。阴道干涩苍白，子宫体萎缩。

3. 辅助检查：血常规检查，红细胞、血红蛋白降低。

诊断时必具产时或产后大出血的病史，其余不必诸症悉具，但见部分主要症状，结合检查，即可诊断。

【鉴别诊断】

须注意与其他原因引起的闭经、性功能减退鉴别。后两者多无产时、产后失血过多史，与分娩无明显关联。

【辨证论治】

产后血劳，因产时暴伤阴血，临床以产时、产后大出血，继之月经停闭、性欲丧失、生殖器官萎缩，伴表情淡漠、形寒怕冷为主要证候表现和辨证要点。若闭经、毛发脱落、腰膝酸软表现明显者，多为精血亏损，治疗以滋阴养血、填精益髓、充养天癸为主。若形寒怕冷、四肢不温、纳呆食少、腹泻便溏表现明显者，则多为脾肾虚损，治疗以峻补肾脾、调理气血冲任为要。

1. 精血亏损证

主要证候：产后月经闭止，毛发脱落，枯槁无华，头晕目眩，腰膝酸软，性欲丧失，甚或生殖器官萎缩，阴道干涩；舌淡白苔少，脉沉细略数。

证候分析：精血亏虚，不能充养天癸，冲任血海空虚，故月经停闭。脑失所充，发失所荣，故毛发脱落，枯槁无华，头晕目眩；精亏肾虚，外腑失荣，故腰膝酸软；肾主生殖，精亏血少，天癸衰竭，故性欲丧失，甚或生殖器官萎缩；舌淡白苔少，脉沉细略数，均为精血亏损之征。

治法：滋阴养血，填精益髓。

方药：人参鳖甲汤（《妇人大全良方·产后褥劳》）加紫河车。

人参　桂心　当归　桑寄生　白茯苓　白芍药　桃仁　熟地黄　甘草　麦门冬　续断　牛膝　鳖甲　黄芪

原方治产后褥劳。

方中熟地黄、紫河车、鳖甲补精养血，滋肾益阴；人参、黄芪、桂心、白茯苓补气生血；白芍药、当归、麦门冬补血养阴；续断、桑寄生补肾强腰；桃仁、牛膝活血化瘀；甘草调和诸药。全方共奏滋阴养血、填精益髓、大补元气之功。陈氏云："晚食前温服，此药神妙。"

2. 脾肾虚损证

主要证候：产后月经停闭，形寒怕冷，四肢不温，易感风寒，纳呆食少，腹泻便溏，容颜憔悴，毛发枯萎，肌肤不荣；或宫寒不孕，性欲丧失，子宫萎缩；舌淡苔白，脉沉细无力。

证候分析：脾肾虚损，阳气亏虚，失于温煦，生化失期，天癸将竭，冲任亏虚，月经停闭，继发不孕；阳气不足，故形寒怕冷，四肢不温，易感风寒；脾虚失于运化，水谷精气不布，肌肤筋肉失养，故纳呆食少，腹泻便溏，容颜憔悴，肌肤不荣；肾虚毛发失养，则枯萎无泽；肾虚无以作强，故性欲丧失，子宫萎缩。舌淡苔白，脉沉细无力皆为脾肾虚损之候。

治法：峻补脾肾，益气养血。

方药：黄芪散（《妇人大全良方·产后风虚劳冷》）去羚羊角加紫河车、仙茅、仙灵脾。

黄芪　白术　木香　羚羊角　人参　当归　桂心　川芎　白芍药　白茯苓　甘草

原方治产后风虚劳冷。

方中黄芪、白术、人参、白茯苓、甘草健脾益气，益气血生化之源；当归、川芎、白芍药补血调经；桂心、木香温元行气；加紫河车血肉有情之品，滋肾填精；仙茅、仙灵脾补肾温阳。全方峻补脾肾，益气养血。

【转归与预后】

若能注意产后调养，及时、积极治疗，使脏腑、冲任功能复常，气血盈盛，则可望渐趋好转或治愈；反之，则日久不瘥，终成残疾。

【预防与调摄】

1. 加强早期妊娠检查，凡有血液病不宜妊娠者，应劝告避孕或终止妊娠；合并肝炎等病者，应积极治疗并发症；注意分娩过程中减少出血；及时纠正不利于胎儿生长及分娩的不良因素；并加强孕期营养及调护，提倡住院分娩。

2. 注意产前检查，加强接产技术，分娩过程中尽量减少或避免引起出血过多的因素，防止出现软产道损伤，胎盘娩出后，必须仔细检查胎盘、胎膜是否完整，是否有副叶胎盘的可能。

3. 失血过多应及早补充血容量。

4. 产后注意适当休息，定期产后检查，了解产妇健康状况和哺乳情况。

【临证参考】

产后血劳系由产时、产后大出血所引起的一种脏腑、冲任功能衰退的严重疾病。临证应针对病因病机，以温肾填精、健脾养血、调补冲任为要。但需强调，五脏六腑之中，尤以脾肾为重，这是由脾主运化、脾为气血生化之源，肾藏精、主生殖，为先天之本等生理特点所决定的。在恢复两脏功能的同时，亦应注意勿忘补气养血调理冲任。补气养血与调理脏腑功能，两者相辅相成。同时还应注意促进心、肝、肺等其他脏腑的功能恢复。在治疗用药上，除人参鳖甲散、黄芪散外，四君子汤、四物汤、八珍汤、十全大补汤、益气养荣汤等均为补气养血调补阴阳的经典方，应结合运用，方奏显效。

【文献选录】

《妇人大全良方·产后虚羸方论第五》：产后虚羸者，因产伤损脏腑，劳侵气血。轻者，将养满日即瘥；重者，日月虽满，气血犹不调和，故患虚羸也。夫产后气血虚竭，脏腑劳伤，若人年齿少盛，能节慎将养，满月便得平复。如产后多因血气虚弱，虽逾日月，犹常疲乏，或因饮食不节，调适失宜，或风冷邪气所侵，搏于气血，留注于五脏六腑，则令肌肤不荣，颜容萎悴，故曰虚羸。治产后虚羸，脾胃乏弱，四肢无力，全不知饮食，心腹胀满，人参散。

《妇人大全良方·产后褥劳方论第四》：夫产后褥劳者……气血虚羸，将养所失而风冷客之。风冷搏于血气，则不能温于肌肤，使人疲乏劳倦，乍卧乍起，颜容憔悴，食欲不消。

第十二章

妇科杂病

　　凡不属于经、带、胎、产疾病范畴，而又与妇女解剖、生理、病因病机特点密切相关的各种妇科疾病，统称为妇科杂病。

　　本教材收入的常见妇科杂病有：癥瘕、盆腔炎、不孕症、阴冷、阴痒、阴疮、阴挺、妇人脏躁。

　　杂病的病因病机：由于杂病范围广，其病因亦较复杂，寒热湿邪、情志因素、生活因素、体质因素均可致病。其病机主要是肾、肝、脾功能失常，气血失调，直接或间接影响冲任、胞宫、胞脉、胞络而发生妇科杂病。归纳其最常见的病因病机是气滞血瘀、湿热瘀结、痰湿壅阻、肾虚、肝郁、脾虚以及冲任、胞宫、胞脉、胞络损伤及脏阴不足等。

　　杂病的诊断：主要根据各病的临床特征和必要的检查以明确诊断。

　　杂病的治疗：重在整体调补肾、肝、脾功能，调理气血、调治冲任督带、调养胞宫以恢复其生理功能，并注意祛邪。常用治法有补肾、疏肝、健脾、益气、祛瘀、化痰、消癥、清热解毒、甘润滋养及外用杀虫止痒等。杂病大多病程日久，经年累月，治疗难图速愈，必须坚持服药调治，并配合心理治疗，假以时日，方显疗效。

第一节 癥 瘕

　　妇人下腹结块，伴有或胀、或痛、或满、或异常出血者，称为癥瘕。癥者有形可征，固定不移，痛有定处；瘕者假聚成形，聚散无常，推之可移，痛无定处。一般以癥属血病，瘕属气病，但临床常难以划分，故并称癥瘕。《灵枢·水胀》论述了肠覃、石瘕发生的病因病机及临床特点，今天看来应属妇科癥瘕的范畴。癥瘕病名见于《神农本草经》及《金匮要略·疟病篇》。《诸病源候论》较全面地阐述了 癥瘕的病因病机及临床证候特点，病因多责于脏腑虚弱，气候变化，寒温不调，饮食生冷不洁，并依据病因、病形分别命名为七癥八瘕。《备急千金要方》、《外台秘要》皆遵巢氏所论治疗癥瘕。明清医家不再将癥瘕分为七癥八瘕。肠覃、石瘕、七癥八瘕，不过是古人的一种辨证分类方法，今人不必拘泥。

　　西医学的子宫肌瘤、卵巢肿瘤、盆腔炎性包块、子宫内膜异位症结节包块、盆腔结核性包块及陈旧性宫外孕血肿等，若非手术治疗，可参考本病的因证辨治。

【病因病机】

　　癥瘕的发生，主要是由于机体正气不足，风寒湿热之邪内侵，或情志因素、房室所伤、饮食失宜，导致脏腑功能失常，气机阻滞，瘀血、痰饮、湿浊等有形之邪凝结不散，停聚下腹胞宫，日月相积，逐渐而成。由于病程日久，正气虚弱，气、血、痰、湿互相影响，故多互相兼夹而有所偏重，极少单纯的气滞、血瘀或痰湿。主要病因病机可归纳为气滞血瘀、痰湿瘀结、湿热瘀阻和肾虚血瘀。

1. 气滞血瘀　素性忧郁或情志内伤，肝气郁结，冲任阻滞，血行受阻，气聚血凝，积而成块；或经行产后，血室正开，风寒侵袭，血脉凝涩不行，邪气与余血相搏结，积聚成块，逐日增大而成癥瘕。

2. 痰湿瘀结　素体脾虚，脾阳不振，或饮食不节，脾失健运，水湿不化，凝聚为痰，痰浊与气血相搏，凝滞气血，痰湿瘀结冲任、胞宫，积聚不散，日久渐生癥瘕。

3. 湿热瘀阻　经行产后，血室正开，胞脉空虚，正气不足，湿热之邪内侵，与余血相结，滞留于冲任胞宫，湿热瘀阻不化，久而渐生癥瘕。

4. 肾虚血瘀　肾藏精，主生殖，妇人以血为本，气血之根在于肾。若先天肾气不足或后天伤肾，肾虚则气血瘀滞而为肾虚血瘀；或瘀血久积，化精乏源，亦可成肾虚血瘀，阻滞冲任胞宫，日久渐成癥瘕。

【诊断】

1. 病史　有情志抑郁、经行产后感受外邪，或经、带异常等病史。

2. 临床表现　妇人下腹部有肿块，兼有或胀满、或疼痛、或月经不调、或带下异常等症状者，即可诊为癥瘕。

3. 检查

（1）妇科检查：盆腔内可触及子宫或卵巢的肿瘤，或盆腔炎症性肿块，或陈旧性宫外孕包块。尤以子宫肌瘤多见，故要进一步识别子宫肌瘤生长的部位。（图 12-1）

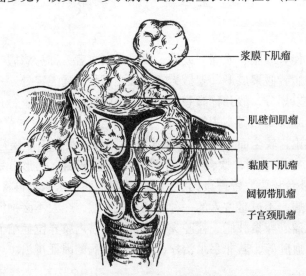

浆膜下肌瘤

肌壁间肌瘤

黏膜下肌瘤

阔韧带肌瘤

子宫颈肌瘤

图 12-1　各型子宫肌瘤

（2）辅助检查：B超、CT、MRI、PET 等影像学检查或腹腔镜检查有助于确定诊断。

【鉴别诊断】

首先应与妊娠子宫及尿潴留鉴别；然后识别妇科良性癥瘕所涉主要病种，如卵巢良性肿瘤、子宫肌瘤、盆腔炎性包块、陈旧性宫外孕。其鉴别要点见表 12-1。

表 12-1 癥瘕的鉴别诊断

	妊娠子宫	尿潴留	卵巢肿瘤	子宫肌瘤	盆腔炎性包块	陈旧性宫外孕
月经	有停经史	无变化	一般无变化	常有月经改变，多见月经量多，经期延长	月经失调，量多，经期延长，痛经	多有停经史
肿块位置	下腹中央	下腹部较表浅固定	多数为一侧，偶有双侧	下腹中央	小腹部，或一侧或双侧	下腹一侧
肿块大小	子宫大小与停经月份相符	一般较大	大小不一	一般较小，超过脐者较少见	大小不一，活动差	一般较小，亦有较大者
肿块性质	质地较软，形态规则	明显囊性感，包块界限不清	囊性或实质性	多为实质性	囊性或实质性	质地较实，界限较清
妇科检查	宫颈软，紫蓝色，宫体软，大小与停经月份相符	下腹膨隆，因膀胱充盈扣诊困难	肿块位于子宫旁，一般无压痛	子宫增大，质硬，或表面不平	脓性白带，宫颈举痛，宫体压痛，有时界限不清，宫旁组织增厚，压痛明显，附件可扣及包块，有压痛	宫颈举痛，宫旁可触及包块，压痛，其大小与停经月份不符
超声波	有胎心胎动波，羊水囊液平波	液平段宽度大	或实性波或液性波	实质性肿块波，波型衰减	有粘连反射波，亦呈活跃的低小波	宫体无变化，宫旁可探及实质性波
病史	有停经史，多数有早孕反应	有排尿不畅史	无特殊病史，常偶然发现	可有月经变化史，可有压迫症状	有慢性盆腔感染史，急性发作时伴高热寒战	有停经史，不规则阴道出血史，腹痛、昏晕史
实验室检查	轻度贫血，白细胞轻度增高，尿妊娠试验阳性	一般无异常	一般无异常	可有贫血	急性期白细胞增高明显	或有重度贫血，白细胞中度增高

【辨证论治】

中医药治疗癥瘕，在选择非手术治疗癥瘕的适应范围后，辨证论治。气滞血瘀者，行气活血，化瘀消癥；痰湿瘀结者，化痰除湿，化瘀消癥；湿热瘀阻者，清热利湿，化瘀消癥；肾虚血瘀者，补肾活血，消癥散结。临证新病多实，宜攻宜破；久病不愈，或术后，以补益气血为主，恢复机体的正气。若正气已复，肿块未除，复以攻破为主。术后若有瘀滞，可于补益气血之时，辅以行气活血之品，并注重调其饮食，增进食欲，改善脾胃功能。正如《医学入门·妇人门》指出："善治癥瘕者，调其气而破其血，消其食而豁其痰，衰其大半而止，不可猛攻峻施，以伤元气。宁扶脾胃正气，待其自化"。

1. 气滞血瘀证

主要证候：下腹部结块，触之有形，按之痛或无痛，小腹胀满，月经先后不定，经血量多有块，经行难净，经色黯；精神抑郁，胸闷不舒，面色晦黯，肌肤甲错；舌质紫黯，或有瘀斑，脉沉弦涩。

证候分析：气血瘀结，滞于胞宫冲任，积结日久，结为肿块。经脉气血循行受阻，气机紊乱，则胀满疼痛，月经先后不定，经行难净。经期凝血下行，则经血量多有块，色黯。精神抑郁，胸闷不舒，面色晦黯，肌肤甲错，及舌质紫黯或有瘀斑，脉沉弦涩，皆为气滞血瘀之征。

治法：行气活血，化瘀消癥。

方药：香棱丸或大黄䗪虫丸。

(1) 香棱丸(《济生方》) 加桃仁、瞿麦、八月札、海藻

木香　丁香　京三棱　枳壳　青皮　川楝子　茴香　莪术

原方治五积，破痰癖，消癥块及冷热积聚。

方中木香、丁香、茴香温经理气，疏通络脉气机，青皮、枳壳疏肝解郁，行气消胀，川楝子行气止痛，除下焦郁结，佐三棱破血中之滞，莪术逐气分之血瘀，加强行气导滞之功，朱砂镇心宁神。全方以行气散结止痛见长。加桃仁、瞿麦、八月札、海藻，加强其活血利水、软坚消癥的作用，共收活血化瘀、理气散结、消癥止痛之功效。

若经行量多，或经漏淋漓不止，加炒蒲黄、五灵脂、血余炭；月经后期量少，加牛膝、泽兰、川芎；经行腹痛加延胡索。

(2) 大黄䗪虫丸(《金匮要略》)

2. 痰湿瘀结证

主要证候：下腹结块，触之不坚，固定难移，经行量多，淋漓难净，经间带下增多；胸脘痞闷，腰腹疼痛；舌体胖大，紫黯，有瘀斑、瘀点，苔白厚腻，脉弦滑或沉涩。

证候分析：痰湿内结，阻滞冲任胞宫，血行受阻，痰湿瘀结，日久成块。痰湿内聚则结块不坚，聚于胞宫则固定难移。瘀血阻碍气机，血失统摄，则经行量多，淋漓难净。经间湿邪下注则带下量多。痰湿瘀血内滞，经脉气血循行不利，则胸脘痞闷，腰腹疼痛。舌胖，紫黯，有瘀斑，苔白厚腻，脉弦滑皆为痰湿瘀结之征。

治法：化痰除湿，活血消癥。

方药：苍附导痰丸 (方见闭经) 合桂枝茯苓丸 (方见胎漏、胎动不安)。

以苍附导痰丸化痰除湿健脾，桂枝茯苓丸活血化瘀，二方相合，祛痰湿，化瘀血，通经络，行滞气，则癥瘕可除。

若脾胃虚弱，正气不足，加党参、白术、黄芪；胸脘痞闷食少加鸡内金、神曲；腰痛加台乌药、桑寄生、续断。

3. 湿热瘀阻证

主要证候：下腹部肿块，热痛起伏，触之痛剧，痛连腰骶，经行量多，经期延长，带下量多，色黄如脓，或赤白兼杂；兼见身热口渴，心烦不宁，大便秘结，小便黄赤；舌黯红，

有瘀斑，苔黄，脉弦滑数。

证候分析：湿热之邪与余血相搏结，瘀阻胞宫冲任，久则结为癥瘕，邪正交争，病势进退，则热痛起伏。经脉滞阻，触之痛剧。邪热内扰，血失统摄，则经行量多，经期延长。湿热下注，邪热熏灼，损伤带脉，则带下量多，色黄或赤白混杂。邪热留恋伤津，则身热、口渴、心烦、便结、溲黄。舌黯红，有瘀斑，苔黄，脉弦滑数为湿热瘀结之象。

治法：清热利湿，化瘀消癥。

方药：大黄牡丹汤（方见产后发热）加木通、茯苓。

4. 肾虚血瘀证

主要证候：下腹部结块，触痛；月经量多或少，经行腹痛较剧，经色紫黯有块，婚久不孕或曾反复流产；腰酸膝软，头晕耳鸣；舌黯，脉弦细。

证候分析：先天肾气不足或房劳多产伤肾，肾气虚则气血瘀滞，故下腹结块；肾虚血瘀，胞脉阻滞，不通则痛故经来腹痛，婚久不孕或流产；腰为肾之府，肾开窍于耳，肾虚故腰酸膝软，耳鸣，舌黯，脉弦细，均为肾虚血瘀之征。

治法：补肾活血，消癥散结。

方药：补肾祛瘀方（方见子宫内膜异位症）或益肾调经汤（方见痛经）。

【外治法】

1. 贴敷法 三品一条枪（《医宗金鉴·外科心法》）：白砒、白矾、雄黄、乳香，加工制成药饼及酊剂，消毒备用。贴敷宫颈外口或插入宫颈管。适用于宫颈癌早期及癌前病变或肥大性宫颈炎。

2. 介入治疗 经股动脉插管，栓塞子宫动脉，治疗子宫肌瘤。严格掌握适应证，未生育者不宜介入治疗，以免影响卵巢血流，导致卵巢功能早衰。

【转归与预后】

中医药治疗良性肿瘤，大多有效。湿热瘀阻者，迁延日久，常遗留腰腹部疼痛，难以在短期内康复。盆腔炎症包块、陈旧血肿、卵巢非赘生性囊肿大都可通过中医药治疗而加速康复。子宫肌瘤则要分清瘤体生长的部位、大小及患者年龄、对生育的要求等区别对待。中医药着重整体调治，对改善症状，缩小瘤体，调经、助孕、安胎有确切疗效，无明显毒副作用。

【预防与调摄】

坚持做好妇女卫生保健工作，定期开展以防癌为主的妇科病普查。40 岁以上者，最好每年普查 1 次，以期早发现，早治疗。患病后，及时采取有效的综合治疗措施，在治疗中定期复查，排除恶性病变。一经明确诊断为恶性肿瘤，按恶性肿瘤及早论治。

【临证参考】

根据子宫肌瘤的临床特征，属癥瘕，又称为"石瘕"。生育期妇女发病率达 20% 以上。

因其生长部位、大小不同，临床对月经的影响亦不同，甚至无临床症状而未被发现。部分子宫肌瘤自发现后未再增大，甚至缩小，平安度过生育期。近几年子宫肌瘤的发病率上升。中医药治疗该病有广阔的前景。《中藏经》曰："积聚癥瘕皆五脏六腑真气失，而邪气并，遂乃生焉"。邪气指瘀血、气滞、痰湿等有形之邪，故治疗以扶正祛邪，攻补兼施。或采用活血化瘀、理气行滞、化痰软坚散结方药治疗，均收到了较理想的疗效。如国内批准生产的"桂枝茯苓胶囊"是由金匮古方桂枝茯苓丸研制而成。部分学者从细胞凋亡、雌、孕激素、免疫功能等多方面对中医药疗效机理做了探讨。中医药治疗卵巢囊肿也有一定的疗效。多以香棱丸加减或桂枝茯苓丸加理气化痰利水之品。但由于本病分类复杂，有恶性变可能。故临证中要首先辨清善恶，择善而从之。妇科恶性肿瘤虽以手术、化疗、放疗治疗为主，但中药常常参与治疗，作为综合治疗的有效措施，多为医患所选用。临床多根据主症及伴随症状的特点，辨证用药，可减缓患者化疗、放疗的不良反应，调整免疫机能，补益机体的正气，提高患者的生存质量，延长生命。

有称陈旧性宫外孕血肿为血瘕，中医治疗参见异位妊娠一节。盆腔炎症肿块，参见慢性盆腔炎一节。

【文献与病案选录】

《素问·骨空论》：任脉为病，男子内结七疝，女子带下瘕聚。

《景岳全书·妇人规》：瘀血留滞作癥，唯妇人有之，其证则或由经期，或由产后，凡内伤生冷，或外受风寒，或恚怒伤肝，气逆而血留，或忧思伤脾，气虚而血滞，或积劳积弱，气弱而不行，总由血动之时，余血未净，而一有所逆，则留滞日积，而渐以成癥矣。

《医宗金鉴·妇科心法要诀》：凡治诸癥积，宜先审身形之壮弱，病势之缓急，而治之。妇人虚，则气血虚弱，不任攻伐，病势虽盛，当先扶正气，而后治其病；若形证俱实，宜先攻其病也。经云：大积大聚，衰其半而止，盖恐过于攻伐，伤其气血也。

《中国现代名中医医案精华·李衡友医案》：简某，女，27岁。初诊，1966年6月18日。主诉：婚后5年不孕。近半年来腰痛，右少腹胀痛，肛门坠胀痛。月经尚正常。诊查：宫颈光滑，宫体后倾，体小，活动差，子宫右后方可触及一囊性肿块，如男拳大，境界不清，左附件（－）。舌苔薄白，脉沉。辨证：下焦湿热久郁，气滞血瘀，渐成癥积。治法：调气活血，逐瘀软坚。治用自拟橘核昆布汤。

处方：橘核12g，昆布10g，海藻10g，鳖甲12g，夏枯草10g，当归10g，赤芍10g，川楝子10g，延胡索10g，香附6g，茯苓10g，海蛤粉12g。

治疗过程中，以龟甲、牡蛎、益母草、白石英、莪术等药加减，并用中药外敷。断续治疗3个多月，症状消失。适患者出差上海，经广慈医院复查，盆腔炎性包块已完全消失。10年后患者因月经过多来我院门诊，据诉盆腔炎症未复发过，妇检未触及附件包块。

《中国现代名中医医案精华·钱伯煊医案》：习某，女，45岁，已婚。初诊：1972年10月10日。主诉：患子宫肌瘤6年。月经量多，出血持续时间长，10余日方能净。末次月经9月28日来潮，12天尚未净，前4天量少，色红，有紫色块。诊查：现感腹痛腰疼，面浮肢肿，便溏溲频。舌苔白腻，舌紫暗，且有瘀点，脉弦。妇科检查：子宫肌瘤如孕8周大。

辨证：证属肾脾两虚，肝气郁结，冲任不固。治法：以健脾益肾，舒肝解郁，固摄冲任。

处方：党参12g，茯苓12g，山药12g，制香附6g，生牡蛎15g，川断12g，白芍12g，桑寄生12g，女贞子12g，枸杞子12g，莲肉12g，生龙骨15g。

经净后加土贝母、乌贼骨等化痰软坚之药，继续治疗。用上法治疗4个月，子宫肌瘤未再增大，月经周期为40~50天，5天净，月经量减少2/3，临床症状明显减轻。

第二节 盆 腔 炎

女性内生殖器官及其周围结缔组织、盆腔腹膜发生的炎症，称为盆腔炎。是妇科常见病。

盆腔炎可分为急性盆腔炎和慢性盆腔炎。急性盆腔炎继续发展可引起弥漫性腹膜炎、败血症、感染性休克，严重者可危及生命。若在急性期未能得到彻底治愈，则可转为慢性盆腔炎，往往日久不愈并可反复发作。盆腔的炎症可局限于一个部位，也可同时累及几个部位，最常见的是输卵管炎及输卵管卵巢炎，单纯的子宫内膜炎或卵巢炎较少见。盆腔炎是生育期妇女的常见病，近年来，国内发病率有上升趋势。

中医古籍无盆腔炎之名，根据其临床特点，可散见于"热入血室"、"带下病"、"经病疼痛"、"妇人腹痛"、"癥瘕"、"不孕"等病证中。《金匮要略·妇人杂病脉证并治》云："妇人中风，七八日续来寒热，发作有时，经水适断，此为热入血室，其血必结，故使如疟状，发作有时。"又说："妇人腹中诸疾痛，当归芍药散主之。"此二条经文的描述，可理解是有关急、慢性盆腔炎临床症状的最早记载。其后《景岳全书·妇人规》曰："瘀血留滞作癥，唯妇人有之，其证则或由经期，或由产后，凡内伤生冷，或外受风寒，或恚怒伤肝，气逆而血留……总由血动之时，余血未净，而一有所逆，则留滞日积，而渐以成癥矣。"此论述与慢性盆腔炎症的发病与临床特点相似。

盆腔炎相当常见，中西医结合诊治优势互补，已取得较好疗效。早在1983年《中国医学百科全书·中医妇科学》已将"盆腔炎"编入，作为中西医通用的病名之一。

一、急性盆腔炎

女性盆腔生殖器官及其周围结缔组织和腹膜的急性炎症，称为"急性盆腔炎"。根据其病变部位的不同，分别称作急性子宫内膜炎、急性输卵管炎、输卵管积脓、输卵管卵巢脓肿、急性盆腔结缔组织炎、急性盆腔腹膜炎等。急性盆腔炎发病急、病情重，病势进展迅速，延迟治疗，可发展为脓毒血症、败血症、感染性休克。其初期临床表现与古籍记载的"热入血室"、"产后发热"相似。

【病因病机】

急性盆腔炎多在产后、流产后、宫腔内手术处置后，或经期卫生保健不当，邪毒乘虚侵袭，稽留于冲任及胞宫脉络，与气血相搏结，邪正交争，而发热疼痛，邪毒炽盛则腐肉酿脓，甚至泛发为急性腹膜炎、感染性休克。

1. 热毒炽盛 经期、产后、流产后，手术损伤，体弱胞虚，气血不足，房室不洁，邪毒内侵，客于胞宫，滞于冲任，化热酿毒，致高热腹痛不宁。

2. 湿热瘀结 经行产后，余血未净，湿热内侵，与余血相搏，冲任脉络阻滞，瘀结不畅，则瘀血与湿热内结，滞于少腹，则腹痛带下日久，缠绵难愈。

【诊断】

1. 病史 近期有经行、产后、妇产科手术、房室不洁等发病因素。

2. 临床表现 呈急性病容，辗转不安，面部潮红，高热不退，小腹部疼痛难忍，赤白带下或恶露量多，甚至如脓血，亦可伴有腹胀、腹泻、尿频、尿急等症状。

3. 检查

（1）妇科检查：下腹部肌紧张、压痛、反跳痛；阴道充血，脓血性分泌物量多；宫颈充血，宫体触压痛拒按，宫体两侧压痛明显，甚至触及包块；盆腔形成脓肿，位置较低者则后穹隆饱满，有波动感。

（2）辅助检查：血常规检查见白细胞升高，中性粒细胞更明显。阴道、宫腔分泌物或血培养可见致病菌。后穹隆穿刺可吸出脓液。B超探查可见盆腔内有炎性渗出液或肿块。

【鉴别诊断】

1. 异位妊娠 输卵管妊娠流产、破裂者，腹腔内出血，临床表现为腹痛、阴道流血，甚至晕厥，与急性盆腔炎相似。盆腔炎者高热，白细胞明显升高。异位妊娠者 HCG（+），后穹隆穿刺可抽出不凝固的积血。

2. 急性阑尾炎 与急性盆腔炎都有身热、腹痛、白细胞升高。盆腔炎痛在下腹部正中或两侧，病位较低，可伴有月经异常；急性阑尾炎多有转移性右下腹痛，有麦氏点压痛、反跳痛。

3. 卵巢囊肿蒂扭转 常有突然腹痛，渐加重，甚至伴有恶心呕吐，一般体温不甚高。B超检查或妇科盆腔检查可资鉴别。

【急症处理】

高热者可选择有关的中药制剂，与抗生素合用，以清热止痛。一般连用 7 日。

1. 穿琥宁注射液 400mg，加入 5% 葡萄糖注射液 500ml，日 1 次，静脉点滴。

2. 醒脑静注射液 20ml，加入 5% 葡萄糖注射液 500ml，日 1 次，静脉点滴。

【辨证论治】

急性盆腔炎发病急，病情重，病势凶险。病因以热毒为主，兼有湿、瘀，故临证以清热解毒为主，祛湿化瘀为辅。治疗须及时彻底治愈，不可迁延。否则，病势加重，威胁生命，或转为慢性盆腔炎，严重影响患者的身心健康，导致不孕或异位妊娠等。

1. 热毒炽盛证

主要证候：高热腹痛，恶寒或寒战，下腹部疼痛拒按，咽干口苦，大便秘结，小便短赤，带下量多，色黄，或赤白兼杂，质黏稠，如脓血，气臭秽，月经量多或淋沥不净；舌红，苔黄厚，脉滑数。

证候分析：热毒内侵，与冲任胞宫气血相搏结，邪正交争，营卫不和，故高热腹痛拒按。热毒损伤任脉带脉，则带下量多如脓血，气臭秽。热毒炽盛，湿邪瘀阻，而见舌红、苔黄腻、脉滑数之象。

治法：清热解毒，利湿排脓。

方药：五味消毒饮（方见产后发热）合大黄牡丹汤（方见产后发热）。

本方以大黄合五味消毒饮，重在清热解毒，桃仁、丹皮凉血祛瘀，芒硝通泻肠胃，使热毒从大便而解，冬瓜仁排脓祛湿。全方有清热解毒、利湿排脓、缓急止痛之功。

带下臭秽加椿根皮、黄柏、茵陈。腹胀满加厚朴、枳实。盆腔形成脓肿者加红藤、皂角刺、白芷。或配合切开排脓等。

病在阳明，身热面红，恶热汗出，口渴，脉洪数，可选白虎汤（《伤寒论》）加清热解毒之品。

热毒已入营血，高热神昏，烦躁谵语，下腹痛不减，斑疹隐隐，舌红绛，苔黄燥，脉弦细数，宜选清营汤加减。

2. 湿热瘀结证

主要证候：下腹部疼痛拒按，或胀满，热势起伏，寒热往来，带下量多、色黄、质稠、气臭秽。经量增多，经期延长，淋漓不止，大便溏或燥结，小便短赤；舌红有瘀点，苔黄厚，脉弦滑。

证候分析：湿热侵袭冲任胞宫，与气血相搏，血行不畅，湿热瘀结，则身热腹痛，胀满不适；邪正交争，互有进退，湿遏热伏则热势起伏，寒热往来；湿热下注损伤任带则带下量多，气臭。热扰冲任，血海不宁，则经血量多；热伤津液则便结，小便短赤；舌红有瘀点，苔黄厚，脉弦滑为湿热瘀结之象。

治法：清热利湿，化瘀止痛。

方药：仙方活命饮（《校注妇人良方》）加薏苡仁、冬瓜仁。

金银花　甘草　当归　赤芍　穿山甲　皂角刺　天花粉　贝母　防风　白芷　陈皮　乳香　没药

方以金银花、甘草清热解毒，防风、白芷发散湿邪，贝母、天花粉清化热痰，当归、赤芍、乳香、没药活血化瘀以止痛，陈皮理气行滞，穿山甲、皂刺引经入络，直达病所。加薏苡仁、冬瓜仁加强清湿热解毒之功。全方清热利湿，化瘀消肿止痛。湿热去，瘀血行，则热退痛缓，疾病可愈。

【转归与预后】

急性盆腔炎经及时有效的治疗，多可在短期内治愈。失治误治，病势加重，可发展为全腹膜炎、败血症、休克，甚至死亡；迁延治疗，多转为慢性盆腔炎，长期腰腹部疼痛，带下量多，常常影响生育。

【预防与调摄】

1. 坚持经期、产后及流产后的卫生保健。

2. 严格掌握妇产科手术指征，术前认真消毒，无菌操作，术后做好护理，预防感染。

3. 对急性盆腔炎要彻底治愈，防止转为慢性而反复发作。

4. 卧床休息，半卧位，饮食应加强营养，选择易于消化的食品。

二、慢性盆腔炎

女性盆腔生殖器官及其周围结缔组织、盆腔腹膜发生慢性炎症性病变，称为慢性盆腔炎，部分为急性盆腔炎未能彻底治疗，或患者体质虚弱，病程迁延所致；常可无急性发病史，起病缓慢，病情反复顽固不愈。临床根据病变特点及部位的不同，分别称为慢性输卵管炎、输卵管积水、输卵管卵巢炎、输卵管卵巢囊肿、慢性盆腔结缔组织炎。

【病因病机】

经行产后，胞门未闭，正气未复，风寒湿热，或虫毒之邪乘虚内侵，与冲任气血相搏结，蕴积于胞宫，反复进退，耗伤气血，虚实错杂，缠绵难愈。

1. **湿热瘀结** 经行、产后，血室正开，余邪未尽，正气未复，湿热之邪内侵，阻滞气血，导致湿热瘀血内结冲任、胞宫，缠绵日久。

2. **气滞血瘀** 七情内伤，脏气不宣，肝气郁结，气机不畅，气滞则血瘀，冲任、胞宫脉络不通。

3. **寒湿凝滞** 素体阳虚，下焦失于温煦，水湿不化，寒湿内结，或寒湿之邪乘虚侵袭，与胞宫内余血浊液相结，凝结瘀滞。

4. **气虚血瘀** 正气内伤，外邪侵袭，留著于冲任，血行不畅，瘀血停聚；或久病不愈，瘀血内结，致气虚血瘀。

【诊断】

1. **病史** 既往有急性盆腔炎、阴道炎、节育及妇科手术感染史，或不洁性生活史。

2. **临床表现** 下腹部疼痛，痛连腰骶，可伴有低热起伏，易疲劳，劳则复发，带下增多，月经不调，甚至不孕。

3. **检查** 妇检子宫触压痛，活动受限，宫体一侧或两侧附件增厚，压痛，甚至触及炎性肿块。盆腔 B 超、子宫输卵管造影及腹腔镜检查有助于诊断。

【鉴别诊断】

1. **子宫内膜异位症** 以进行性加重的痛经为特征，病程长，与慢性盆腔炎相似。后者的特点是长期慢性疼痛，可有反复急性发作，低热，经行、性交、劳累后疼痛加重。子宫内膜异位症平时不痛，或仅有轻微疼痛不适，经期则腹痛难忍，并呈进行性加重。腹腔镜检查有助于确诊。

2. **卵巢囊肿** 慢性盆腔炎形成输卵管积水，或输卵管卵巢囊肿者，需与卵巢囊肿相鉴别。前者有盆腔炎病史，肿块呈腊肠型，囊壁较薄，周围有粘连，活动受限，卵巢囊肿多为圆形或椭圆形，周围无粘连，活动自如，常无明显自觉不适，偶于妇科体检中发现。B超可资鉴别。

【辨证论治】

本病多为邪热余毒残留，与冲任之气血相搏结，凝聚不去，日久难愈，耗伤气血，虚实错杂。临床以湿热瘀结、气滞血瘀、寒湿凝滞、气虚血瘀证多见，除辨证内服有关方药外，还常常以中药保留灌肠、理疗、热敷、离子透入等方法综合治疗，以提高疗效。

1. **湿热瘀结证**

主要证候：少腹部隐痛，或疼痛拒按，痛连腰骶，低热起伏，经行或劳累时加重，带下量多，色黄，质黏稠；胸闷纳呆、口干不欲饮，大便溏，或秘结，小便黄赤；舌体胖大，色红，苔黄腻，脉弦数或滑数。

证候分析：湿热之余邪与气血搏结于冲任胞宫，则少腹部疼痛，邪正交争，病势进退，则低热起伏，经行、劳累耗伤气血，正气虚衰，则病势加重；湿热下注则带下量多色黄；湿热瘀结内伤，则胸闷纳呆、口干便溏或秘结，小便黄赤；舌体胖大，色红，苔黄腻，脉弦数或滑数，亦为湿热瘀结之象。

治法：清热利湿，化瘀止痛。

方药：银甲丸（《王渭川妇科经验选》）

金银花　连翘　升麻　红藤　蒲公英　生鳖甲　紫花地丁　生蒲黄　椿根皮　大青叶　茵陈　琥珀末　桔梗

原方治湿热蕴结下焦的黄白带、赤白带等炎症性疾病。

本方以金银花、连翘、蒲公英、紫花地丁、红藤、大青叶、升麻等药重在清热解毒，以茵陈、椿根皮等清热除湿为辅，伍生鳖甲、蒲黄、琥珀活血化瘀，软坚散结，桔梗辛散排脓。全方合用，共奏清热除湿、化瘀行滞之效。临证中据正气虚损及湿、热、瘀、邪之偏颇，随证加减化裁。

2. **气滞血瘀证**

主要证候：少腹部胀痛或刺痛，经行腰腹疼痛加重，经血量多有块，瘀块排出则痛减，带下量多，婚久不孕；经前情志抑郁，乳房胀痛；舌体紫黯，有瘀斑、瘀点，苔薄，脉弦涩。

证候分析：肝气内伤，气行不畅，血行瘀阻，结于冲任胞脉，则少腹部疼痛，经期加重。瘀血下行则经血量多有块；气血瘀结，带脉失约则带下量多；胞络闭阻则婚久不孕；肝气不疏，肝经阻滞，则情志抑郁、乳房胀痛。舌紫黯，脉弦涩为气滞血瘀之象。

治法：活血化瘀，理气止痛。

方药：膈下逐瘀汤（方见痛经）。

若因外感湿热滞留，冲任胞宫气机失畅而起，症见低热起伏，加败酱草、蒲公英、黄柏、土茯苓、地骨皮。疲乏无力食少加黄芪、白术、焦山楂、鸡内金。有炎症结块者，加皂角刺、三棱、莪术。

3.寒湿凝滞证

主要证候：小腹冷痛，或坠胀疼痛，经行腹痛加重，喜热恶寒，得热痛缓，经行延后，经血量少，色黯，带下淋沥；神疲乏力，腰骶冷痛，小便频数，婚久不孕；舌黯红，苔白腻，脉沉迟。

证候分析：寒湿之邪侵袭冲任、胞宫，与气血相结，血行不畅，则小腹冷痛，经行加重。寒性凝滞故经行错后量少。寒伤阳气，阳气不振，脏腑失温，则神疲乏力，腰骶冷痛，宫寒不孕。湿邪下注则带下淋沥，小便频数。舌黯红，脉沉迟为寒湿凝滞之象。

治法：祛寒除湿，活血化瘀。

方药：慢盆汤（《中医妇科学》四版教材）

红花　丹参　赤芍　葛根　香附　乌药　木香　延胡索　小茴香　桂枝　丹皮　泽泻

方中丹参、赤芍、红花、葛根活血化瘀，解痉止痛；丹皮凉血活血；香附、乌药、木香、延胡理气止痛；小茴香、桂枝温经散寒通络；泽泻清利下焦湿热。共奏祛寒除湿，温经行气活血之功。

4.气虚血瘀证

主要证候：下腹部疼痛或结块，缠绵日久，痛连腰骶，经行加重，经血量多有块，带下量多；精神不振，疲乏无力，食少纳呆；舌质黯红，有瘀点，苔白，脉弦涩无力。

证候分析：瘀血内结，留著于冲任胞宫，则下腹部疼痛结块，痛连腰骶；经期胞宫满溢，瘀滞更甚，则疼痛加重，经血量多有块；病久气血耗伤，中气不足则精神不振，疲乏无力，食少纳呆；气虚津液不化，水湿下注，则带下量多。舌质黯红，脉弦涩无力为气虚血瘀之征。

治法：益气健脾，化瘀散结。

方药：理冲汤（《医学衷中参西录》）。

生黄芪　党参　白术　山药　天花粉　知母　三棱　莪术　生鸡内金

原方治瘀血成癥瘕，气郁满闷，脾弱不能饮食等。

本方以黄芪、党参、白术、山药健脾益气，扶正培元；三棱、莪术破瘀散结；天花粉、知母清热生津，解毒排脓；鸡内金健胃消瘀结。全方有补气健脾、活血化瘀、消癥散结、行气止痛之功效。张锡纯以三棱、莪术消冲脉之瘀血，又以参、芪护气血，使瘀血去而不至伤损气血。且参、芪补气，得三棱、莪术以流通，则补而不滞，元气愈旺，元气既旺，愈能鼓舞三棱、莪术消癥瘕之力，临证相得益彰。

若久病及肾则肾虚血瘀，症见少腹疼痛，绵绵不休，腰脊酸痛，膝软乏力，白带量多，质稀；神疲，头晕目眩，性淡漠；舌黯苔白，脉细弱。治宜补肾活血，壮腰宽带，方选宽带汤（《傅青主女科》）。

【转归与预后】

慢性盆腔炎经积极有效的治疗，大多可好转或治愈，因本病常反复缠绵，故治疗周期较长。未愈者常伴有失眠、疲劳、周身不适等症状，对患者生活质量有一定影响，亦可转为急性盆腔炎。

【预防与调摄】

1. 生育期妇女要坚持个人卫生保健。
2. 急性盆腔炎、阴道炎、淋病、生殖道衣原体和支原体感染者应及时彻底治愈，防止转为慢性炎症，导致输卵管粘连或阻塞。
3. 积极锻炼身体，增强体质。
4. 解除思想顾虑，正确认识疾病，增强治疗的信心。

【临证参考】

盆腔炎是妇科临床常见病，尤以慢性盆腔炎更为多见。近年来，中医治疗慢性盆腔炎的报道较多。中医古籍无盆腔炎之病名，根据慢性盆腔炎的特点，应属于带下病、癥瘕、痛经、月经不调、经病疼痛、不孕症等病证范畴。20 世纪 80 年代，由卫生部组织编写的《中国医学百科全书·中医妇科学》已按中西医通用病名编入"盆腔炎"。

本病的病因病机，急性期多为热毒炽盛或湿热瘀结，慢性期多为湿热瘀结、气滞血瘀、寒湿凝滞、气虚血瘀。可概括为湿、热、瘀、虚。其中湿热瘀结者低热起伏，多为慢性盆腔炎急性发作，或急性盆腔炎转为亚急性盆腔炎者。

急性盆腔炎和慢性盆腔炎虽都有湿热瘀结证，但临床特点有所不同，急性盆腔炎以热毒为主，兼有湿邪和瘀血阻滞，治以清热解毒为主，辅以化瘀利湿。慢性盆腔炎者虽余热未清，或残有热毒，但热势不重，瘀滞与湿邪共存，治以清热利湿化瘀，瘀结日久，酌以软坚散结。

慢性盆腔炎多以中药随证内服为主，兼以外治，酌情选用中药煎剂灌肠、理疗、针灸、离子透入等多种治法。湿热瘀结，低热不退，带下黄稠量多，腹痛不宁，辅以抗生素，中西医结合治疗。急性盆腔炎多以中西医药综合治疗，用足量抗生素控制感染，以中药清热解毒利湿，佐以活血化瘀。

慢性盆腔炎病程长，缠绵难愈，若见气血耗伤，正气不足而虚实错杂者，治疗宜针对其少腹瘀结，正气不足之候，予以扶正祛邪，补气化瘀散结，并加强锻炼，增强体质。盆腔炎常导致输卵管堵塞、宫外孕或不孕症，宜及早诊治。

【文献与病案选录】

《素问·玉机真脏论》：脾传于肾，少腹冤热而痛，出白。

《金匮要略·妇人杂病脉证并治》：妇人腹中诸疾痛，当归芍药散主之。

《济阴纲目·调经门·论经病疼痛》：戴氏曰经事来而腹痛者，经事不来而腹亦痛者，皆血之不调故也，欲调其血，先调其气。

《景岳全书·妇人规·经脉类》：妇人伤寒，或劳役，或怒气发热，适遇经行，以致热入血室，或血不止，或血不行，令人昼则明了安静，夜则谵语如见鬼状者是也。若热因外邪由表而入者，宜一柴胡饮，或三柴胡饮，或四柴胡饮，或良方黄龙汤加生地酌而用之。若或怒、或劳，火由内生，其人多汗而无表证者，宜保阴煎、清化饮、当归六黄汤之类加减主之。若病虽渐愈，但元气素弱，而热有未退，血未止者，宜补阴益气煎，或补中益气汤。若脾气素弱，宜归脾汤。血气俱弱者，宜十全大补汤庶无误矣。若血热多滞者，宜小柴胡汤加丹皮、红花、当归。

第三节 不 孕 症

凡婚后未避孕、有正常性生活、同居 2 年而未受孕者，称为不孕症。从未妊娠者古称"全不产"，西医称原发性不孕；有过妊娠而后不孕者，古称"断绪"，西医称继发性不孕。夫妇一方有先天或后天生殖器官解剖生理方面的缺陷或损伤，无法纠正而不能妊娠者，称绝对性不孕；夫妇一方，因某些因素阻碍受孕，一旦纠正仍能受孕者，称相对性不孕。本节主要讨论相对性不孕症。

不孕症是全世界关注的人类自身生殖健康问题。阻碍受孕的因素有女方、男方或男女双方，据统计女方因素占 40～55%，男方因素占 25～40%，男女双方因素占 20%，免疫和不明原因约 10%，总发病率 10%～15%。世界卫生组织对不孕症定义的时间界定是 1 年。目的是早诊断、早治疗。由于女性生育能力在 30 岁以后开始下降，30～40 岁下降更为明显。故对晚婚求嗣者应及早诊治。

历代医家重视对不孕的研究。夏商周时期（公元前 11 世纪），《周易》记载"妇三岁不孕"，首先提出了不孕病名。

春秋战国时期，《素问·上古天真论》首先提出了肾气盛，天癸至，任通冲盛，月事以时下，故有子的受孕机理。又在《素问·骨空论》中指出"督脉者……此生病……其女子不孕"的病理。

秦汉时期，《神农本草经》紫石英条下记载"女子风寒在子宫，绝孕十年无子"。《金匮要略·妇人杂病脉证并治》温经汤条下说："亦主妇人少腹寒，久不受胎。"温经汤是现有文献记载的第一条调经种子方，被称为调经祖方。

西晋时期，《针灸甲乙经·妇人杂病》"女子绝子，衃血在内不下，关元主之"，率先提出瘀血导致不孕的机理。

隋唐时代，《诸病源候论》专设"无子候"，分列"月水不利无子"、"月水不通无子"、"子脏冷无子"、"带下无子"、"结积无子"等"夹疾无子"病源。明确指出不孕症是许多妇科疾病引起的一种后果。唐代《千金要方·求子》首先提出"凡人无子，当为夫妻俱有五劳七伤、虚羸百病所致"和"全不产"、"断绪"分类。把不孕原因归属夫妻各方，在历史上有重要的学术和社会价值。

宋代《妇人大全良方》继承前贤学术，内设"求嗣门"。

金元时代，朱丹溪对不孕症研究较深，在《格致余论·受胎论》中指出"男不可为父，得阳气之亏者也；女不可为母，得阴气之塞者也"，并首先提出"女涵男"的真假阴阳人不能生育。还在《丹溪心法·子嗣》中增补了肥盛妇人痰湿闭塞子宫和怯瘦妇人子宫干涩不能怀孕的证治。

明代，万全著《广嗣纪要》指出"五不女"和"五不男"不能生育。又在《万氏妇人科》中指出"女子无子，多因经候不调……此调经为女子种子紧要也"。张景岳《妇人规·子嗣类》特别强调治疗不孕应辨证论治，"种子之方，本无定轨，因人而药，各有所宜"，还提出"情怀不畅，则冲任不充，冲任不充则胎孕不受"的七情内伤导致不孕的机理。

清代《傅青主女科》强调从肝肾论治不孕，创制的养精种玉汤、温胞饮、开郁种玉汤、宽带汤至今常用。王清任《医林改错》重视活血化瘀治不孕，认为少腹逐瘀汤"种子如神"，并创对经服药法，即月经来潮之日起连服 5 天以祛瘀生新、调经种子治疗。

历代医籍对不孕症的病名定义、分类、病因病机、辨证论治、辨病论治、服药方法不断完善，尤其强调夫妇双方调治、种子必先调经等，为我们今天研究不孕症积累了宝贵的学术理论和丰富的临床经验。

【病因病机】

1. **肾虚** 肾藏精，精化气，肾精所化之气为肾气。肾中精气的盛衰主宰着人体的生长、发育与生殖。或先天肾气不足，或房事不节、久病大病、反复流产损伤肾气，或高龄，肾气渐虚。肾气虚，则冲任虚衰不能摄精成孕；或素体肾阳虚或寒湿伤肾，肾阳亏虚，命门火衰，阳虚气弱，则生化失期，有碍子宫发育或不能触发氤氲乐育之气，致令不能摄精成孕；或素体肾阴亏虚，或房劳多产、久病失血，耗损真阴，天癸乏源，冲任血海空虚；或阴虚生内热，热扰冲任血海，均不能摄精成孕，发为不孕症。

2. **肝气郁结** 若素性忧郁，或七情内伤，情怀不畅；或因久不受孕，继发肝气不舒，致令情绪低落、忧郁寡欢，气机不畅。二者互为因果，肝气郁结益甚，以致冲任不能相资，不能摄精成孕。又肝郁克脾，脾伤不能通任脉而达带脉，任、带失调，胎孕不受。

3. **瘀滞胞宫** 瘀血既是病理产物，又是致病因素。寒、热、虚、实、外伤均可致瘀滞冲任，胞宫、胞脉阻滞不通导致不孕。或经期、产后余血未净，房事不节亦可致瘀，瘀积日久成癥。如《诸病源候论》引养生方说："月水未绝，以合阴阳，精气入内，令月水不节，内生积聚，令绝子。"现代研究认为：在经期或子宫内膜炎时性交，可致女方产生抗精子抗体或可发生子宫内膜异位症导致不孕。

4. **痰湿内阻** 素体脾肾阳虚或劳倦思虑过度，饮食不节伤脾或肝木犯脾，或肾阳虚不能温脾，脾虚则健运失司，水湿内停，肾阳虚则不能化气行水，湿聚成痰；或嗜食膏粱厚味，痰湿内生，躯脂满溢，遮隔子宫，不能摄精成孕；或痰阻气机，气滞血瘀，痰瘀互结，不能启动氤氲乐育之气而致不孕。

西医认为受孕是一个复杂而又协调的生理过程，必须具备下列条件：卵巢排出正常卵子；精液正常，有正常性生活；卵子和精子能在输卵管内相遇并结合成为受精卵，并能顺利地输入子宫腔内；子宫内膜已准备充分，适合于受精卵着床。各环节中任何一个异常，便可导致不孕症。临床常见女性不孕的原因以排卵障碍和输卵管因素最为常见：

排卵功能障碍：主要表现为无排卵或黄体功能不全。无排卵可因中枢神经系统性、下丘脑性、垂体性、卵巢性，如先天性卵巢发育不良、卵巢早衰等。此外，多囊卵巢综合征、卵泡黄素化不破裂综合征、子宫内膜异位症以及全身性的疾病，如重度营养不良、甲状腺功能异常等也可影响卵巢排卵功能。黄体功能不全则可引起分泌期子宫内膜发育不良而致孕卵不易着床而不孕。

输卵管因素：输卵管具有运送精子、捡拾卵子及将早期受精卵及时运送到宫腔的功能，输卵管壶腹部又是正常受精的场所，故任何导致输卵管阻塞的因素，都可导致精卵不能结合而致不孕。

子宫因素：子宫先天畸形、子宫肌瘤、子宫内膜炎、内膜结核、内膜息肉、宫腔黏连或子宫内膜分泌反应不良等均可影响受精卵着床。宫颈黏液量和性状与精子能否进入宫腔关系密切。雌激素不足或宫颈管感染、宫颈息肉、子宫肌瘤、宫颈口过小均可影响精子穿过而致不孕。

此外，阴道因素、免疫因素、身心因素、性生活因素及染色体异常等也可导致不孕。

【诊断】

通过男女双方全面检查找出不孕原因，是不孕症的诊治关键。但必须明白，检查也给病人带来压力，要对患者同情和关怀，为其保留隐私权。女方检查步骤如下：

1. 询问病史　结婚年龄、丈夫健康状况、性生活情况、月经史、既往史（有无结核、阑尾炎手术、甲状腺病等）、家族史、既往生育史。对继发不孕者尤须问清有无感染病史。

2. 体格检查　注意第二性征的发育，内外生殖器的发育，有无畸形、炎症、包块及溢乳等。

3. 不孕症特殊检查

（1）卵巢功能检查：了解卵巢有无排卵及黄体功能状态。如 BBT、B 超监测排卵、阴道脱落细胞涂片检查、子宫颈黏液结晶检查、宫内膜活检、女性激素测定等。激素的测定以月经周期第 2~5 天的血清基础内分泌水平的检测最为重要，可反映卵巢的基础状态及其储备能力或某些病理状态，必要时测定甲状腺、肾上腺皮质功能等。黄体中期血清 E_2、P 水平可反映卵巢黄体功能。

（2）输卵管通畅试验：常用输卵管通液术、子宫输卵管碘液造影及 B 超下输卵管过氧化氢等显影术。还有在腹腔镜直视下通液（亚甲蓝）。除检查子宫输卵管有无畸形、是否通畅、有无子宫内膜结核和肌瘤外，还有一定的分离黏连的治疗作用。

（3）免疫因素检查：如抗精子抗体（ASAB）、抗内膜抗体（EMAB）、抗心磷脂抗体（ACL）。

（4）子宫腔镜检查：怀疑有宫腔或宫内膜病变时，可做宫腔镜检查或作宫腔黏连分离。

（5）腹腔镜检查：上述检查均未见异常，或输卵管造影有黏连等，可做腹腔镜检查，可发现术前未发现的病变，如子宫内膜异位症等。亦可作黏连分离术、输卵管伞端造口术、内异病灶电凝术、多囊卵巢打孔术。必要时剖腹探查。

（6）当怀疑垂体病变时，如催乳素（PRL）反复升高或伴有乳头溢乳，应作头颅 CT、MRI 检查，排除垂体病变引起的不孕。

【鉴别诊断】

不孕症应与暗产相鉴别。暗产是指早早孕期，胚胎初结而自然流产者。此时孕妇尚未有明显的妊娠反应，一般不易觉察而误认为不孕。《叶氏女科证治·暗产须知》曰："惟一月堕胎，人皆不知有胎，但谓不孕，不知其已受孕而堕也"。通过 BBT、早孕试验及病理学检查可明确。

【治疗】

不孕症的原因很复杂，治疗不孕症大多较困难，疗程较长，但亦有经短期一般治疗即受孕者，临证必须因人施治。

（一）一般治疗

首先增强体质，养成良好的生活习惯。治愈影响受孕的疾病。教会患者掌握性生活的基本知识，学会预测排卵，选择适当日期性生活（排卵前 2～3 天，排卵日和排卵后 24 小时内）和把握适当的性交次数，均有利于提高受孕率，同时要建立良好的医患合作关系。

（二）辨证论治

不孕症的辨证要点在于辨明脏腑、气血、冲任、胞宫的寒、热、虚、实。治疗重点是温养肾气，填精益血，调理冲任、胞宫气血，使经调病除，则胎孕可成。常见的证型是肾虚、肝郁、瘀滞胞宫和痰湿内阻。

1. 肾虚证

（1）肾气虚证

主要证候：婚久不孕，月经不调或停闭，经量或多或少，色黯；头晕耳鸣，腰酸膝软，精神疲倦，小便清长；舌淡、苔薄，脉沉细，两尺脉弱。

证候分析：肾气不足，冲任虚衰，不能摄精成孕，而致不孕；冲任失调，血海失司，故月经不调，量或多或少；腰为肾之府，肾虚则腰酸膝软；神疲，小便清长，舌淡、脉沉细，尺脉弱均为肾气虚之象。

治法：补肾益气，温养冲任。

方药：毓麟珠（《景岳全书》），又名调经毓麟丸。

人参　白术　茯苓　白芍　当归　川芎　熟地黄　炙甘草　菟丝子　杜仲　鹿角霜　川椒

原方治妇人血气俱虚，经脉不调，不受孕者，惟毓麟珠随宜加减用之为最妙。

方中八珍双补气血，温养冲任；菟丝子、杜仲温养肾气，调补冲任，鹿角霜、川椒温肾助阳。诸药合用，既能温补先天肾气以生精，又能培补后天脾胃以生血，使精血充足，冲任得养，胎孕可成。临证中常以仙灵脾、巴戟天温肾助阳、增强性功能以代川椒。

（2）肾阳虚证

主要证候：婚久不孕，月经迟发，或月经后推，或停闭不行，经色淡暗，性欲淡漠，小腹冷，带下量多，清稀如水。或子宫发育不良；头晕耳鸣，腰酸膝软，夜尿多；眼眶黯，面部黯斑，或环唇黯；舌质淡黯，苔白，脉沉细尺弱。

证候分析：肾阳不足，命门火衰，阳虚气弱，肾失温煦，不能触发氤氲乐育之气以摄精成孕，故不孕；肾阳亏虚，天癸不充，故月经迟发或经闭；先天不足，生化失期，故子宫发育不良；阳虚水泛，水湿下注任带，故带下量多，清稀如水；腰膝酸软、面斑多、环唇黯，脉沉细尺弱均为肾阳亏虚之征。

治法：温肾暖宫，调补冲任。

方药：温胞饮或右归丸。

温胞饮（《傅青主女科》）

巴戟天　补骨脂　菟丝子　肉桂　附子　杜仲　白术　山药　芡实　人参

原方治下部冰冷不受孕。

方中巴戟天、补骨脂、菟丝子、杜仲温肾助阳益精气；肉桂、附子补益命门，温肾助阳以化阴；人参、白术益气健脾以养化源并除湿；山药、芡实补肾涩精而止带。全方共奏温肾助阳暖宫，填精助孕之效。

黄绳武《傅青主女科评注》在"下部冰冷不受孕"中指出："温胞汤方……重在温补心肾之火，以养精益气，使火旺而精不伤，阳回而血亦沛，有如春风化雨，万物资生，即所谓'天地氤氲，万物化醇'。其制方妙义，读者宜仔细研求之。"

《临证指南》云："任脉为病，用龟甲以静摄，督脉为病，用鹿角以温煦。"肾阳虚无排卵不孕，在前方基础上适时加入龟、鹿或熟地配熟附子调补肾之阴阳、通补奇经之品，可促排卵以助孕。

肾阳虚，也可选右归丸（方见崩漏）加龟甲，全方温补肾阳为主，辅以滋养肾阴，体现阴阳互根，阴中求阳，"则阳得阴助而生化无穷"。现代有实验研究证实右归丸有促排卵作用。

若子宫发育不良，应积极早治，加入血肉有情之品如紫河车、鹿角片（或鹿茸）及桃仁、丹参、茺蔚子补肾活血，通补奇经以助子宫发育；若性欲淡漠者，选加淫羊藿、仙茅、石楠藤、肉苁蓉温肾填精。

（3）肾阴虚证

主要证候：婚久不孕，月经常提前，经量少或月经停闭，经色较鲜红。或行经时间延长甚则崩中或漏下不止；形体消瘦，头晕耳鸣，腰酸膝软，五心烦热，失眠多梦，眼花心悸，肌肤失润，阴中干涩；舌质稍红略干，苔少，脉细或细数。

证候分析：肾阴亏虚，精血不足，冲任血海匮乏，月经量少或停闭不行，阴虚血少，不能摄精则婚久不孕；若阴虚生内热，冲任胞宫蕴热，不能摄精凝孕，亦不孕，热迫血行，则月经常提前，经期延长甚或崩中漏下；腰膝酸软，五心烦热，舌红脉细数均为肾阴虚之征。

治法：滋肾养血，调补冲任。

方药：养精种玉汤（《傅青主女科》）。

当归　白芍　熟地黄　山萸肉

原方治身瘦水亏火旺不孕。

方中重用熟地黄滋肾水为君；山萸肉滋肝肾为臣；当归、白芍补血养肝调经为佐使。全方共奏滋肾养血、调补冲任之功。傅氏认为："此方之用，不特补血，而纯于填精，精满则子宫易于摄精，血足则子宫易于容物，皆有子之道也。"本方即四物汤去川芎辛温，加山萸肉滋肾益精。

临证时加龟甲、知母、紫河车、首乌、肉苁蓉、菟丝子、丹皮加强滋肾益精之功，稍佐制火，疗效更佳。

亦可选用左归丸（方见崩漏）或育阴汤（《百灵妇科》）。

左归丸以大队滋补肾阴药，配补阳药，阳中求阴，"则阴得阳升而泉源不竭"。稍佐活血，尤其重视配伍其归经入冲、任、督的龟、鹿等血肉有情之品，调补肾之阴阳的同时，又使任督相通，一身阴阳脉气平衡协调，还兼通补奇经，以达调经种子之效。如阴虚火旺，可选加二至丸、白芍、知母；若肾虚肝郁，则宜配以柴胡、郁金、合欢皮之类疏肝解郁。

育阴汤（方见滑胎），为韩百灵教授治疗肾阴亏损所致不孕、不育的经验方，具滋阴补肾固冲、助孕、安胎之功。

2. 肝气郁结证

主要证候：婚久不孕，月经或先或后，经量多少不一，或经来腹痛；或经前烦躁易怒，胸胁乳房胀痛，精神抑郁，善太息；舌黯红或舌边有瘀斑，脉弦细。

证候分析：肝气郁结，气机不畅，疏泄失司，血海蓄溢失常，故月经或先或后，经量多少不一；肝失条达，气血失调，冲任不能相资，故婚久不孕；肝郁气滞，血行不畅，不通则痛，故经来腹痛；经前烦怒、胸乳胀痛，脉弦均为肝气郁结之征。

治法：疏肝解郁，理血调经。

方药：开郁种玉汤（《傅青主女科》）

当归　白芍　白术　茯苓　天花粉　丹皮　香附

原方治肝郁不孕。

方中重用白芍养肝平肝为君；合当归养血为臣，酒洗开郁；白术健脾，茯苓健脾宁心，香附为解郁要药；丹皮泻郁火，妙配花粉润燥生津。本方从逍遥散化裁而成，全方乍看平淡无奇，但处处着眼养肝和开郁。因肝体阴而用阳，肝体得养则肝气条达而不郁。

3. 瘀滞胞宫证

主要证候：婚久不孕，月经多推后或周期正常，经来腹痛，甚或呈进行性加剧，经量多少不一，经色紫黯，有血块，块下痛减。有时经行不畅、淋沥难净，或经间出血。或肛门坠胀不适，性交痛；舌质紫黯或舌边有瘀点，苔薄白，脉弦或弦细涩。

证候分析：瘀血内停，阻滞冲任胞宫，故月经多推后，不能摄精成孕，故婚久不孕；瘀血阻滞，冲任不畅，不通则痛，故经来腹痛，经色紫黯有块；瘀阻胞宫，血不归经，故经来难净，或经间少量出血；舌黯脉涩也是瘀滞之征。

治法：逐瘀荡胞，调经助孕。

方药：少腹逐瘀汤（方见痛经）

原方治小腹积疼痛……更出奇者，此方种子如神。

王清任创制的少腹逐瘀汤、血府逐瘀汤、膈下逐瘀汤分别适用于血瘀偏寒、偏热、偏气滞的不同血瘀证。血瘀偏寒而致胞宫瘀滞证，除平时服药外，尤以经来之日始，连服 5 日，逐瘀荡胞，有利于助孕。盆腔炎、附件炎导致不孕，多选用膈下逐瘀汤、当归芍药散，抓住瘀、湿、热、虚的不同进行加减。常可配合外治法，如中药外敷下腹部或用活血行气通腑药、水煎保留灌肠等以改善盆腔瘀滞，促进怀孕。

4. 痰湿内阻证

主要证候：婚久不孕，多自青春期始即形体肥胖，月经常推后、稀发，甚则停闭不行；带下量多，色白质黏无臭；头晕心悸，胸闷泛恶，面目虚浮或㿠白；舌淡胖，苔白腻，脉滑。

证候分析：《景岳全书》云："痰之化无不在脾，而痰之本无不在肾。"脾肾素虚，水湿难化，聚湿成痰，痰阻冲任、胞宫，气机不畅，经行推后或停闭；痰阻冲任，脂膜壅塞，遮隔子宫，不能摄精成孕而致不孕；亦可因痰阻气机，气滞则血瘀，痰瘀互结于冲任、胞宫，不能萌发启动氤氲乐育之气而致不孕。胸闷泛恶，舌淡胖，苔白腻均为痰湿内阻之征。

治法：燥湿化痰，行滞调经。

方药：苍附导痰丸（《叶氏女科证治·调经》）。

茯苓　法半夏　陈皮　甘草　苍术　香附　胆南星　枳壳　生姜　神曲

原方治肥盛之妇，躯脂迫塞，痰涎壅盛，血滞而经不行，治宜行气导痰而经自通。

方中二陈汤燥湿除痰；苍术健脾燥湿；枳壳、香附行气化痰；胆南星清热化痰；生姜、甘草和中。全方重在燥湿化痰以治标，常加仙灵脾、巴戟天、黄芪、党参补肾健脾以治本，先治标或标本兼顾，痰湿得化，再加强补肾调经助孕，经调而子嗣矣。

（三）辨病与辨证结合

近30多年来，中医和中西医结合学者重视病证结合、宏观辨证与微观辨证相结合论治不孕，初步总结了一些成功经验和基本思路。

1. 排卵障碍性不孕　包括无排卵和黄体功能不全。伴发的病种如先天性卵巢发育不良、席汉氏综合征、无排卵性功能失调性子宫出血、多囊卵巢综合征、高催乳素血症、未破裂卵泡黄素化综合征、子宫内膜异位症、卵巢早衰等。无排卵者，治疗多以补益肾气，平衡肾阴阳，调整肾－天癸－冲任－胞宫轴以促排卵，如六味地黄丸、金匮肾气丸、左、右归丸（饮）加减，又如促排卵汤（《罗元恺论医集》）。黄体功能不全者，治疗多以补肾疏肝为主。常见的证型有脾肾阳虚、肝肾阴虚、肾虚血瘀、肾虚痰湿和肾虚肝郁等。常选方如定经汤、逍遥散等。

2. 免疫性不孕　导致免疫性不孕的因素很多，在人体中不论精子、卵子、受精卵、性激素、促性腺激素及精浆，都具有一定的抗原性，导致免疫反应，造成不孕。造成不孕的免疫反应可分为同种免疫、局部免疫及自身免疫3种。目前进行的大多是对抗精子免疫性不孕的研究。中医学认为引起免疫性不孕的常见病因病机是肾虚血瘀、阴虚火旺、气滞血瘀和湿热瘀结，并按相应的证型进行临床和实验室研究，取得一定的经验，值得进一步探讨。

3. 输卵管阻塞性不孕　多因盆腔慢性炎症导致输卵管黏连、积水、僵硬、扭曲或闭塞，使输卵管丧失其输送精子、卵子和受精卵的功能，或壶腹部扭曲造成精卵结合障碍而发为不孕。《女科经纶》指出："夫痃癖癥瘕，不外气之所聚，血之所凝，故治法不过破血行气。"输卵管阻塞性不孕的中医常见的证型为气滞血瘀、湿热瘀阻、肾虚血瘀、寒凝瘀滞。治疗多以疏肝理气，化瘀通络为主，内服外治（中药保留灌肠或外敷下腹部）；配合导丝扩通（介入治疗），尤其腹腔镜手术配合术前术后的中药治疗，更可提高疗效。

对于上述治疗无效者，可根据病情选择或配合西药，或选择生殖助孕技术治疗。

（四）发挥中医药在辅助生殖技术中的治疗作用

近几年来，中医药渗透到现代辅助生殖技术中的各个环节发挥作用。例如在孕前调经助孕；诱导排卵；提高子宫内膜容受性，提高妊娠率，已有较丰富的经验；并在有效降低西药毒副作用等方面有了长足的发展；尤其在安胎方面更有确切的疗效。此外，对预防和治疗卵巢过度刺激综合征也有可喜的疗效。上述各环节的治疗，值得进一步研究。

【转归与预后】

不孕症的预后与患者的年龄、发育、不孕原因、病程长短等密切相关。一般而言，年龄较轻、发育正常、功能性不孕、病程短者，预后较好；反之，年龄大、发育欠佳、器质性病变不孕症、病程长者，疗效较差。

【预防与调护】

不孕症应重视"未病先防"、"病中防变"和"病后防复"的"三级预防"措施。在中医古籍中蕴含丰富的"求嗣"文化遗产，对"未病先防"尤为重视。可归纳为：

1．遵循求嗣之道。在选择婚配、婚龄、聚精养血、交合有时、交合有节诸方面均要符合求嗣之道。

2．调治劳伤痼疾。尤以种子先必调经和治疗带下病最为紧要。

3．舒畅情志。夫妻之间的良好心态环境"两情甜畅"尤为重要。

4．做好个人卫生防感染。实行计划生育防流产。

【临证参考】

不孕症不但是一个相当复杂的疾病，中医强调未病先防是关键。引起不孕症除多种病因外，还有心理和社会因素的作用。在临证中必须全面掌握有关资料，更要把握一些关键问题，才不至于茫无定见。临床可从下列思路考虑不孕症的处理。

临证思路：抓住主诉，检查原因，分析病位，辨明虚实，拟定计划。重视一般治疗，尤要突出辨证论治。张景岳曰："种子之方本无定轨，因人而药各有所宜"确为名言。肾藏精，主生殖，故调经种子重在补肾；妇女以血为本，故调经种子贵在养血；妇女以肝为重，肝郁可致不孕，不孕可致肝郁，故调经种子妙在疏肝。痰瘀凝结，精卵受阻，祛瘀化痰，功在疏通。

病证结合思路：不孕症的诊治，除主要按传统辨证论治外，还注意病证结合，多用中医辨证与西医辨病结合。经近几十年的研究，形成了一些基本思路，也寻觅到某些中西医论治的结合点，尤其对排卵障碍性不孕、免疫性不孕等展示了继续研究的前景，但仍有很大难度。

中医药在辅助生育技术中的治疗思路：在实施现代辅助生殖技术中的各个环节都正在发

挥中医药调经助孕、强身健体的作用。显示了中西医优势互补以提高临床疗效。孕后补肾健脾，益气养血安胎以提高成功率。近年来在对使用西药超促排卵而产生的"卵巢过度刺激综合征"，应用中医药治疗虽有良好的治疗苗头，但提出了许多新课题正在探讨之中。

【文献与病案选录】

《诸病源候论·无子候》：然妇人夹疾无子，皆由劳伤血气，冷热不调，而受风寒，客于子宫，致使胞内生病，或月经涩闭，或崩血带下，致阴阳之气不和，经血之行乖候，故无子也。

《圣济总录》：妇人所以无子，由冲任不足，肾气虚寒故也。

《褚氏遗书·求嗣》：合男女必当其年，男虽十六而精通，必三十而娶；女虽十四而天癸至，必二十而嫁，皆欲阴阳气完实而交合，则交而孕，孕而育，育而为子，坚壮强寿。

《中国名老中医药专家学术经验集》(5)：刘某，女，30岁。1992年9月19日初诊。

患者结婚3年，同居，未避孕，但未怀孕。素月经规则，量中。近一年则经量减少，色黯，仅用半包卫生巾。经间期阴道少许下血，色鲜红，1～2天自止。末次月经9月13日。平时带下少，阴道干涩，少腹胀痛，性欲差。眼眶黯，形体瘦削，舌淡红苔白，脉弦滑。

妇科检查未见异常。配偶精液正常。

诊断：(1) 月经过少；(2) 经间期出血；(3) 不孕。

辨证：肝肾阴虚。

治法：滋养肝肾，调经助孕。

处方：生地15g，山萸肉、丹皮各12g，旱莲草、女贞子、白芍各15g，淮山药、丹参、太子参各20g，桑寄生25g，牛膝、泽泻各15g。每日1剂，服10剂。

1992年10月10日二诊：上次经后未再出现经间期出血，诸症改善。舌尖红，苔微黄，脉细弱。守上法继续调补。处方：桑寄生25g，菟丝子、淮山药、珍珠母各20g，熟地、太子参、丹参各15g，山萸肉12g，鸡血藤30g，麦芽40g。嘱每日1剂，每次经后服14剂。

1993年1月16日三诊：经治疗后已无经间期出血，末次月经1992年12月24日，量中，经后行输卵管通液术，有少许阻力，回流5ml，提示输卵管通而不畅。舌淡红，苔白，脉细。拟活血通络，疏肝养血以助孕。处方：丹参、益母草各20g，赤芍、郁金、桃仁、乌药各15g，丹皮、枳壳各12g，川芎、青皮各10g，麦芽45g。每日1剂，服7剂。

1993年2月9日四诊：停经40余天，妊娠试验阳性，喜获妊娠。嘱注意饮食、休息，慎重养其胎。

第四节 阴 冷

阴冷是指妇人外阴及阴中寒冷，甚则冷及小腹尻股之间，性欲淡漠者。《金匮要略》又称为"阴寒"。

本病相当于西医学的"性感异常"，为女性激素水平低下所致，可引起不孕。

【病因病机】

本病的发病机理主要是阳气不达，阴中或阴器失于温煦。

1. **肾阳虚衰** 先天禀赋不足，或久病伤肾，或房劳多产，损伤肾气，肾阳不足，命门火衰，下元虚寒，冲任胞中失于温煦所致。

2. **寒客下焦** 经期、产后，胞脉空虚，风寒之邪乘虚而入，客于下焦，外阴及阴中失于温煦而发为阴冷。

3. **痰湿下注** 素体肥胖，多湿多痰，或饮食所伤，脾失健运，痰湿内生，流注下焦，阳气不得敷布而致阴冷。

4. **瘀血内阻** 跌仆、金刃伤及腹部或阴部，或七情所伤，气机不畅，气血失和，使气血瘀滞，阴部失于荣养和温煦而致阴冷。

【诊断】

1. **临床表现** 外阴或阴中冷感，甚至可波及小腹，可伴有性欲减退或性冷淡等。

2. **检查** 无明显阳性体征。

【鉴别诊断】

本病当与性欲减退症鉴别，后者是女性对性的兴趣降低，不一定有阴冷，但两者可以相互影响，或同时并见，或单独出现。

【辨证论治】

病因有虚实两类，虚者因肾阳不足，实者为风寒外侵、痰湿下注、瘀血阻滞所致。治疗时当分别论治，不能见阴冷，一概给予温阳之品，而犯虚虚实实之戒。药物治疗与心理疏导相结合，疗效更佳。

1. **肾阳虚衰证**

主要证候：外阴及阴部寒冷，甚则小腹冷痛，或性欲淡漠，形寒肢冷，腰脊酸楚，甚则腰尻寒冷，精神倦怠，纳少便溏；或月经后期，量少色淡黯，带下量多，色白清稀；或婚久不孕。舌淡，苔白，脉沉迟。

证候分析：肾阳不足，下元虚衰，冲任胞中失于温煦，故外阴及阴部寒冷，甚则小腹冷痛，腰尻寒冷；阳虚不能温煦形体四末，故形寒肢冷，精神倦怠；阳虚脏腑生化失期，胞宫不能按时满盈，故月经后期，量少色淡黯；阳虚不能温化水湿，流注下焦，损伤任带二脉，故带下量多，色白清稀，纳少便溏；阳虚气弱，不能触发氤氲乐育之气以摄精成孕，故婚久不孕。腰脊酸楚，舌淡，苔白，脉沉迟均为肾阳虚衰之候。

治法：温肾壮阳。

方药：肾气丸（《金匮要略》）加巴戟天、淫羊藿、鹿角胶。

干地黄　山药　山茱萸　茯苓　丹皮　桂枝　泽泻　附子

原方治肾阳不足证。

方中干地黄滋阴补肾；山茱萸、山药补肝脾益精血；附子、桂枝助命门以温阳化气；茯苓健脾渗湿；丹皮清肝泄火；加巴戟天、淫羊藿补肾壮阳，鹿角胶温补精血。全方合用具有温肾壮阳之功。

2. 寒客下焦证

主要证候：外阴及阴户寒冷，或伴小腹冷痛，畏寒肢冷，腰胯或遍身骨节寒冷疼痛，或性欲淡漠，或月经后期，舌淡，苔白，脉沉紧。

证候分析：风寒外侵，客于外阴，寒凝气滞，故外阴及阴户寒冷，腰胯或遍身骨节寒冷疼痛；寒邪易伤阳气，故小腹冷痛，畏寒肢冷，性欲淡漠；寒凝血脉，血行不畅，故月经后期。舌淡，苔白，脉沉紧，为寒客下焦之候。

治法：温经散寒。

方药：温经汤（方见月经后期）加乌药、艾叶

方中肉桂温经散寒暖宫，通利血脉；当归、川芎、白芍养血活血调经；丹皮、莪术、牛膝活血祛瘀；人参、甘草补气和中；加乌药、艾叶温中散寒。全方寒热虚实并用，而以温经散寒、祛瘀调经为主。

3. 痰湿下注证

主要证候：外阴及阴户寒冷，或伴小腹寒冷，形体肥胖，胸脘痞闷，精神倦怠，饮食不振，或呕恶痰多，或带下量多，色白质黏，大便不实，舌淡胖，苔白腻，脉滑或濡缓。

证候分析：痰湿内停，阻滞经络，阳不敷布，故外阴及阴户寒冷，或伴小腹寒冷；痰湿内阻，中阳不振，则形体肥胖，胸闷呕恶，精神倦怠，饮食不振，大便不实；痰湿下注，伤及任、带二脉，故带下量多而黏腻。舌淡胖，苔白腻，脉滑或濡缓为痰湿内停之象。

治法：燥湿化痰。

方药：苍附导痰汤（方见月经过少）

方中茯苓、半夏、陈皮、甘草化痰燥湿，和胃健脾；苍术燥湿健脾；香附、枳壳理气行滞；南星燥湿化痰；神曲、生姜健脾和胃，温中化痰。

4. 瘀血阻滞证

主要证候：外阴及阴中寒冷，少腹刺痛，或性欲淡漠，甚至厌恶，或月经后期，色黯有血块，经前乳房、胸胁胀痛，经行腹痛明显，舌质黯，有瘀点或瘀斑，脉弦细涩。

证候分析：瘀血阻滞，阴部失于荣养和温煦而致阴冷，故外阴及阴中寒冷，少腹刺痛，或性欲淡漠，甚至厌恶；肝郁气滞，经脉不通，故经前乳房、胸胁胀痛，经行腹痛明显；瘀血阻滞，血行不畅故月经推后，经色黯而有块；舌质黯，有瘀点或瘀斑，脉弦细涩均为瘀血阻滞之候。

（1）内治法

治法：活血化瘀。

方药：少腹逐瘀汤（方见痛经）

方中肉桂、干姜、小茴香温经散寒；当归、川芎、赤芍养营活血；蒲黄、五灵脂、没药、延胡索化瘀止痛，寒散血行，阳气得布，自无阴冷之虞。

（2）外治法　蛇床子散（《金匮要略》）纳阴中。

蛇床子仁

【转归与预后】

本病失治，可致不孕。

【预防与调摄】

1. 节房事，少生育，以免损伤肾气。
2. 经期、产后，衣着要寒温适度，忌冒雨涉水，以防风寒之邪入侵。
3. 治疗期间禁食生冷之品，宜食羊肉、狗肉、大蒜等温性之品。
4. 保持乐观情绪，解除不必要的思想负担，增强战胜疾病的信心。

【临证参考】

阴冷是指妇人外阴及阴中寒冷，或伴有性欲淡漠者。其病因有虚有实，虚者因肾阳不足，实者因风寒外侵、痰湿下注、瘀血阻滞所致。

现代医学认为，任何导致盆腔血液循环减少或障碍的疾病，都可以使局部组织的营养减少，新陈代谢障碍，从而使局部的温度降低；自主神经功能紊乱、内分泌功能低下，特别是激素水平下降，也可以造成小腹、外阴等部位的温度降低，而表现阴冷。

第五节 阴 痒

妇女外阴瘙痒，甚则痒痛难忍，坐卧不宁，或伴带下增多等，称为"阴痒"，有称"阴门瘙痒"、"阴䘌"等。

西医学"外阴瘙痒症"、外阴炎、阴道炎、外阴白色病变等出现以阴痒为主证时，亦可参照本病辨证论治。

阴痒是妇科常见病。《肘后备急方·治卒阴肿痛颓卵方第四十二》首载了治疗"阴痒汁出"、"阴痒生疮"的方药。隋·巢元方详细论述了阴痒的病因病机，内为脏气虚，外为风邪虫蚀所为，在《诸病源候论·妇人杂病诸候》曰："妇人阴痒，是虫蚀所为。三虫九虫，在肠胃之间，因脏虚虫动作，食于阴，其虫作势，微则痒，重者乃痛。"又曰："肾荣于阴器，肾气虚……为风邪所乘，邪客腠理，而正气不泄，邪正相干，在于皮肤故痒。"薛己总结妇人阴痒属肝经所化，有肝脾郁怒、肝脾气虚、湿热下注等证候，分别以龙胆泻肝汤、逍遥散、归脾汤、小柴胡汤等加减治疗，外以桃仁膏、雄黄等杀虫。明·张三锡在《医学准绳六要·治法汇》中主张"阴中痒，亦是肝家湿热，泻肝汤妙"，同时又指出"瘦人燥痒属阴虚"，为后人从阴虚血燥生风治疗阴痒提供了依据。

【病因病机】

阴痒者，内因脏腑虚损，肝肾功能失常，外因湿、热或湿热生虫，虫毒侵蚀，则致外阴痒痛难忍。如《景岳全书·妇人规》所言："妇人阴痒者，必有阴虫，微则痒，甚则痛，或为脓水淋沥，多由湿热所化。"

1. 肝经湿热　情志伤肝，肝气郁结，郁积化热，肝郁克脾，脾虚湿盛，湿热互结，流注下焦，日久生虫，虫毒侵蚀外阴肌肤，则痒痛不宁。亦有外阴不洁或房事不洁，直接感染湿热或虫邪致阴痒者。

2. 肝肾阴虚　素体肝肾不足，或产育频多，或房室过度，沥枯虚人，或年老体弱，肾气渐乏，天癸竭，阴精耗伤，肝肾阴血亏损，阴虚生风化燥，阴部皮肤失养而瘙痒不宁。

西医妇科学认为：阴虱病、蛲虫病、霉菌性阴道炎、滴虫性阴道炎、外阴皮肤病、尿液及化纤内裤刺激，以及糖尿病、黄疸、神经性皮炎等全身性疾病都可导致阴痒。

【诊断】

1. 病史　有不良的卫生习惯，带下量多，长期刺激外阴部，或有外阴、阴道炎病史。
2. 临床表现　妇人前阴部瘙痒时作，甚则难以忍受，坐卧不安，亦可波及肛门周围或大腿内侧。
3. 检查
(1) 妇查：外阴部皮肤粗糙，有抓痕，色素减低，甚则皲裂、破溃、黄水淋沥。
(2) 实验室检查：白带镜检正常或可见念珠菌、滴虫等。

【鉴别诊断】

1. 股癣　皮肤真菌所致的体癣，发生于股内侧及会阴部者称为股癣，病灶边缘呈堤状，清晰可见，表面有鳞屑，有明显的炎症改变。阴痒则无明显的堤状边缘病灶。但股癣为原发病，也可伴阴痒。

2. 湿疹　皮肤病变分布呈对称性，境界明显，易反复发作，经用水洗或食鱼腥虾蟹，往往使病情加重，且可发生于全身任何部位。阴痒者无上述特点。

【辨证论治】

阴痒有虚实之分，生育期多实证，多见肝经湿热下注；绝经前后，多虚证，多见肝肾阴虚，血燥生风。实者清热利湿，解毒杀虫；虚者补肝肾，养气血。阴痒者局部痒痛，在内治的同时，应重视局部治疗护理，采用外阴熏洗、阴道纳药等法，有益于早日康复。

1. 肝经湿热证
主要证候：阴部瘙痒难忍，坐卧不安，外阴皮肤粗糙增厚，有抓痕，黏膜充血破溃，或带下量多，色黄如脓，或呈泡沫米泔样，或灰白如凝乳，味腥臭；伴心烦易怒，胸胁满痛，口苦口腻，食欲不振，小便黄赤；舌体胖大，色红，苔黄腻，脉弦数。

证候分析：肝经湿热，随经脉下注于前阴，日久生虫，湿热熏蒸，虫毒侵蚀则瘙痒难忍，皮肤增粗如革，甚则破溃充血。湿热秽液下泻则带下量多，色质味异常。热毒炽盛则如脓如酪，湿盛则如水如泔。胸满口苦，小便黄及舌体胖大，色红，苔黄腻，脉弦数均为肝经湿热之征。

治法：清热利湿，杀虫止痒。

方药：龙胆泻肝汤或萆薢渗湿汤，外用蛇床子散。

（1）龙胆泻肝汤（《医宗金鉴》）

龙胆草 黄芩 栀子 泽泻 木通 车前子 当归 柴胡 甘草 生地黄

原方治肝经火盛、湿热下注所致热痒阴肿及筋痿阴湿等症。

方中龙胆草泻肝经火热之邪为君；柴胡、黄芩、栀子苦寒，助龙胆草清泻肝火为臣；泽泻、木通、车前引湿热之邪从小便而解，当归养血补肝，缓诸药苦寒之弊而共为佐，甘草调和诸药而为使。

阴虫侵蚀者加鹤虱、川楝子、槟榔；大便干燥者加大黄、枳实；小便短赤加瞿麦、滑石；外阴皮肤破溃加蒲公英、野菊花、金银花、冰片（冲）；带下色黄呈泡沫状加茵陈、椿根皮，呈凝乳状加土茯苓、萆薢。

（2）萆薢渗湿汤（《疡科心得集》）

重在清热利湿，引湿热从小便而解。适用于脾虚生湿，湿郁化热，湿热下注，热邪熏灼，阴部痒痛，小便黄赤者。

（3）蛇床子散（《中医妇科学》1979年版）水煎，趁热先熏后坐浴。

2.肝肾阴虚证

主要证候：阴部瘙痒难忍，干涩灼热，夜间加重，或会阴部肤色变浅白，皮肤粗糙，皲裂破溃；眩晕耳鸣，五心烦热，烘热汗出，腰酸腿软，口干不欲饮；舌红苔少，脉细数无力。

证候分析：肝肾阴虚，精血亏损，血虚生风化燥，肌肤失养，瘙痒干涩；阴虚生热，虚热熏灼则灼热；肝肾阴虚，精血不荣，皮肤失润则粗糙、皲裂，反复搔抓则破溃；虚热内扰，则见头晕目眩，五心烦热；舌红苔少，脉细数无力，均为肝肾阴虚之征。

治法：滋阴补肾，清肝止痒。

方药：知柏地黄汤（方见经行口糜）加当归、栀子、白鲜皮。

方以六味地黄汤滋补肝肾之阴，知母、黄柏、栀子清泻肝火，当归养血祛风，白鲜皮止痒。全方滋补肝肾阴精，清泻肝火，阴复火去则瘙痒可宁。

临床若见赤白带下加白及、茜草、海螵蛸，白带量多加马齿苋、土茯苓，烘热汗出加牡蛎、黄芩，外阴干枯加首乌、木瓜、生甘草，瘙痒不止加防风、徐长卿、薄荷。

【外治法】

1.熏洗盆浴：蛇床子30g，百部30g，苦参30g，徐长卿15g，黄柏20g，荆芥（或薄荷）20g（后下）。亦可选用市售洁尔阴、洁身纯等中药制剂。

2.阴道纳药：根据白带检查结果，针对病源选药纳阴中（参见带下过多）。

【转归与预后】

阴痒经积极治疗，保持外阴部清洁卫生，多可治愈。部分患者因治疗不当，可发展成阴疮。因全身性疾病所致者，随原发病的进退，或愈或反复迁延日久。也有少数患者阴痒日久不愈，病情迁延日久，致使阴部长期失于滋养而转为恶证外阴癌。

【预防与调摄】

保持会阴部的清洁卫生，及时更换内衣裤，瘙痒者避免肥皂水烫洗，及搔抓等强刺激损伤。

【临证参考】

阴痒与带下关系密切，其虚实辨证，除了依据瘙痒主证的性质、程度，结合年龄与兼证、舌脉分析，所伴带下量、色、质、气味亦是辨证的重要参考。本病与女性生殖器的某些炎症，尤其是阴道炎有一定的相关性，论治之时，可根据妇科及白带检查的阳性结果，针对性地选择用药或内外合治之。对病情反复、病程迁延、经久难愈的患者，又当注意查明导致阴痒的原发疾病，辨病与辨证结合施治。

若阴痒，疼痛，外阴皮肤色素变白，西医称之为"外阴白色病变"，据报道有2%为癌前病变，故严重者要局部活检送病理。内服外治基本可参本节，有学者以温肾活血治之。更有学者通过临床和实验研究结果表明：肝肾不足、精血虚少是本病发生的主要内因；血虚风燥、脉络瘀阻是本病的病理机转；补泄兼施、内外同治为本病的主要治则；滋养肝肾、养血活血，佐以祛风除湿止痒则为本病的主要治法。临床对本病的治疗以外治法为主，除药物外，还可配合针灸、穴位注射、激光穴位照射等治疗。

【文献与病案选录】

《医宗金鉴·妇科心法要诀》：妇人阴痒，多因湿热生虫，甚则肢体倦怠，小便淋沥，宜服逍遥散、龙胆泻肝汤。

《外科正宗·杂疮毒门》：一妇人肝经风湿下流阴器，浮肿痒甚，致抓出血不痛。以消风散加苦参、胆草、泽泻、木通、山栀，外以蛇床子汤熏洗，搽擦银杏散，十余日痒止肿消而愈。

第六节　阴　疮

妇人外阴部结块红肿，或溃烂成疮，黄水淋沥，局部肿痛，甚则溃疡如虫蚀者，称"阴疮"，又称"阴蚀"、"阴蚀疮"。

本病多见于西医的外阴溃疡、前庭大腺脓肿。

《神农本草经》多次述及"阴蚀"。张仲景在《金匮要略·妇人杂病脉证并治》论述了妇人"少阴脉滑而数者，阴中即生疮"，并以狼牙汤洗治。宋代陈言在《三因极一病证方论·蜜疮证治》中论述阴疮的证候及病机："或痛或痒，如虫行状，淋露脓汁，阴蚀几尽，皆由心神烦郁，胃气虚弱，致气血留滞。"张介宾《景岳全书·妇人规》总结："妇人阴中生疮，多湿热下注，或七情郁火，或纵情敷药，中于热毒"，为后世治病求本，辨证治疗阴疮奠定了基础。

【病因病机】

主要由热毒炽盛，或寒湿凝滞，侵蚀外阴部肌肤所致。

1. **热毒** 经行产后，卫生护理不当，邪毒侵袭，或湿热蕴积，伏于肝脉，滞于冲任，侵蚀外阴肌肤，破溃成疮。

2. **寒湿** 久居阴寒湿冷之所，寒湿乘虚侵袭，凝滞于内，邪气不能外达，内陷于冲任肌肤；或阳气虚衰，气血失和，与痰湿凝结，肌肤失养，日久则溃腐成疮。

【诊断】

1. **病史** 有经期、产后外阴部感染、外阴溃疡、前庭大腺脓肿等病史。

2. **临床表现** 外阴红肿结块或外阴及阴道的皮肤黏膜肿痛破溃，脓水淋沥，甚至身热不适，带下量多。

3. **妇科检查** 外阴局部，多见于小阴唇及大阴唇内侧，次为前庭黏膜及阴道的周围溃疡、糜烂、破溃流脓，或覆有脓苔。

【鉴别诊断】

阴痒 以外阴部瘙痒为主症，局部可有抓痕。阴疮虽可伴有痒痛，但以外阴部皮肤黏膜破溃肿胀，脓水淋沥为主症。

临证要与外阴恶性肿瘤如外阴癌相鉴别。还要与梅毒、艾滋病等性传播疾病所引起的外阴溃烂相鉴别。

【辨证论治】

阴疮有寒热之别，发病急骤，外阴部红肿热痛，甚至脓水淋沥，伴身热者，为实为热。外阴部破溃处质硬，不痛不痒，日久不消，形体虚羸者，多属虚寒。若疮疡溃腐，久不收口，脓水淋沥，恶臭难闻，往往属气血衰败之候。治疗应内外兼顾，在全身用药的同时，重视局部治疗。

1. **热毒证**

主要证候：外阴部皮肤局限性焮红肿胀，破溃糜烂，灼热结块，脓苔稠黏，或脓水淋沥；全身见身热心烦，口干纳少，便秘尿黄。舌红苔黄腻，脉弦滑数。

证候分析：湿热之邪内侵，与阴部气血相搏结，经脉阻塞，蕴结成毒，腐肉酿脓，故局部皮肤焮红肿胀，破溃糜烂，脓汁黏稠，淋沥不尽。热毒与正气相争则身热，扰心则烦，伤津则口干便秘，湿热下注则尿黄。舌红苔黄腻、脉弦滑数均为热毒之征。

治法：清热利湿，解毒消疮。

方药：龙胆泻肝汤（见阴痒）。

若局部灼热疼痛加金银花、败酱草、大黄，肿痛不宁加乳香、没药、川楝子，肿胀酿脓未破加炮山甲、皂刺、红藤、白蔹。

若会阴部一侧,或双侧局限性红肿疼痛,灼热结块,酿脓未破,身热口渴,舌红苔黄,为热毒壅盛,治宜清热解毒,消肿止痛。方用仙方活命饮(《校注妇人良方》)。

2.寒湿证

主要证候:阴部肌肤肿溃,触之坚硬,色晦黯不泽,日久不愈,脓水淋沥,疼痛绵绵;伴面色㿠白,精神不振,疲乏无力,畏寒肢冷,食少纳呆;舌淡苔白腻,脉沉细缓。

证候分析:寒湿相结,凝滞经脉,瘀阻于前阴,肌肤失于温养,则肿溃蚀烂,晦黯不泽,脓水淋沥。日久不愈,伤气耗血,阳气虚衰,脾气不振则精神萎靡,疲乏无力,畏寒肢冷,食少纳呆。舌淡苔白腻、脉沉细缓均为寒湿凝滞、正气不足之征。

治法:温经散寒,除湿消疮。

方药:阳和汤或托里消毒散。

(1)阳和汤(《外科证治全生集》)加防己、黄芪。

熟地黄　麻黄　鹿角胶　白芥子　肉桂　生甘草　炮姜炭

原方治阴疽、乳岩、结核等阴凝证。

方中重用熟地、鹿角胶滋阴补阳为君;辅以肉桂、炮姜、麻黄、白芥子温通血脉,助阳活血为臣;生甘草解毒调和诸药而为佐使;加黄芪补气,防己利水,二者合用,化气行水而除湿,且能托疮收肌。全方共奏温经通络、祛寒除湿、解毒消疮之功。

(2)托里消毒散(《外科正宗》)

适用于阴疮日久,正虚邪盛,气短神疲,中气不足,气血两虚者。

【外治法】

1.阴蚀生疮方(《千金要方》):雄黄、矾石、麝香共研细末,搽于患处。
2.紫金锭:醋调,敷于肌肤破溃处。
3.金黄散:香油调敷,适于阴疮初起未溃者。
4.脓肿形成未溃破者,疼痛难忍可切开引流排脓。

【转归与预后】

病程短者,热毒为患,及时治疗,多可在短期内治愈。寒湿日久,则不易在短期内痊愈,常常迁延日久,反复缠绵。发生癌变者则预后不良。

【预防与调摄】

保持会阴部清洁卫生。有异常痒痛,带下增多者,应及时就医诊治。坚持月经期及产褥期卫生保健。

【临证参考】

阴疮病因复杂。若按上述论治,久不收口者,要与外阴癌或梅毒所呈现的溃疡相鉴别。

【文献与病案选录】

《诸病源候论·妇人杂病诸候》：阴疮者，由三虫九虫动作侵食所为也。诸虫在人肠胃之间，若脏腑调和，血气充实，不能为害。若劳伤经络，肠胃虚损，则动作侵食于阴，轻者或痒或痛，重者生疮也。

《妇人大全良方·产后门》：凡妇人少阴脉数而滑者，阴中必生疮，名曰䘌疮，或痛或痒，如虫行状，淋露脓汁，阴蚀几尽者。此皆由心神烦郁，胃气虚弱，致气血留滞……治之当补心养胃，外以熏洗，坐导药治之乃可。

《外科正宗·杂疮毒门》：妇人阴疮，乃七情郁火，伤损肝脾，湿热下注为患，其形固多不一，总由邪火所化也。

《女科撮要·阴疮》：一妇人腐溃，脓水淋沥，肿痛寒热，小便赤涩，内热作渴，肢体倦怠，胸胁不利，饮食少思，3月余矣。用补中益气，内柴胡、升麻各用一钱，加茯苓一钱，炒山栀二钱，数剂少愈。又与归脾加山栀、川芎、茯苓30余剂，诸症悉退。惟内热尚在，再与逍遥散，倍用山栀而愈。

第七节 阴 挺

妇女子宫下脱，甚则脱出阴户之外，或阴道壁膨出，统称为阴挺，又称阴脱、阴菌、阴痔、产肠不收、葫芦颓等。因多由分娩损伤所致，故又有"产肠不收"之称。西医分别称为"子宫脱垂"、"阴道壁膨出"。

隋代巢元方在《诸病源候论·妇人杂病诸候四·阴挺出下脱候》云："胞络伤损，子脏虚冷，气下冲则令阴挺出，谓之下脱。亦有因产而用力偃气而阴下脱者。诊其少阴脉浮动，浮则为虚，动则为悸，故令脱也。"巢氏总结的正气内虚、临产损伤致阴挺的病因病机为后世医家所认同，亦与西医学的认识基本一致。明·张介宾在《景岳全书·妇人规》描述阴挺的临床特征为"妇人阴中突出如菌、如芝，或挺出数寸"，提出"当以升补元气，固涩真阴为主"，至今仍不失为中医治疗阴挺的指导原则。

【病因病机】

阴挺与分娩损伤有关，产伤未复，中气不足，或肾气不固，带脉失约，日渐下垂脱出。亦见于长期慢性咳嗽、便秘、年老体衰之体，冲任不固，带脉提摄无力而子宫脱出。

1. **气虚** 素体虚弱，中气不足，分娩损伤，冲任不固，带脉失约，或经行产后负重操劳，耗气伤中；或久居湿秽之地，寒湿袭于胞络，损伤冲任带脉而失于固摄，久则子宫坠落下脱。

2. **肾虚** 先天不足，或房劳多产，伤精损肾；或年老体弱，肾气亏虚，冲任不固，带脉弛纵，无力系胞，而致子宫脱出。

【诊断】

1.病史　多有分娩损伤史，或产后过早操劳负重，或长期咳嗽，或便秘努责史。

2.临床表现　自觉小腹下坠隐痛，阴道口有物脱出（图 12 – 2），持重、站立则脱出加重，卧床休息则可缩复还纳。亦可见带下增多，外阴湿秽不适，小便频数或失禁。

3.妇科检查　患者取膀胱截石位后，检查判断子宫脱垂的程度、阴道前后壁膨出及会阴撕裂的程度。

根据患者平卧，用力屏气时子宫下降的程度，划分为 3 度（图 12 – 3）。

Ⅰ度：子宫颈下垂到坐骨棘以下，但不超越阴道口。轻型：宫颈外口距处女膜缘 < 4cm；重型：宫颈已达处女膜缘。

Ⅱ度：轻型宫颈已脱出阴道口；重型宫颈及部分宫体已脱出阴道口。

Ⅲ度：宫颈及宫体全部脱出至阴道口外。

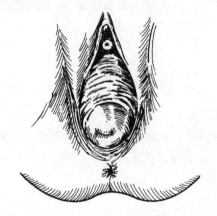

图 12 – 2　子宫脱垂

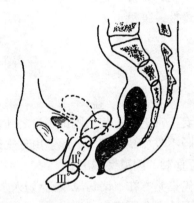

图 12 – 3　子宫脱垂分度

【鉴别诊断】

1.宫颈延长　宫体仍在盆腔内，宫颈细长如柱状，阴道前后壁无膨出，前后穹隆位置无下降。

2.宫颈肌瘤、宫颈息肉、子宫黏膜下肌瘤　可脱出至阴道口，但脱出物下界见不到宫颈外口，阴道内可触及宫颈。

【辨证论治】

中医治疗子宫脱垂，主要根据临床证候特点，分别予以补虚、举陷、固脱，或补中气，或补肾气，佐以升提。合并湿热者，宜先清热利湿，热清湿去仍以补气扶正为主。除中药全身治疗外，还要重视局部熏洗、护理及卫生保健，必要时可手术修补治疗。

1.气虚证

主要证候：子宫下移或脱出于阴道口外，阴道壁松弛膨出，劳则加重，小腹下坠；身倦懒言，面色不华，四肢乏力，小便频数，带下量多，质稀色淡；舌淡苔薄、脉缓弱。

证候分析：脾虚中气不振，气陷于下，冲任不固，带脉失约，无力提系则子宫下垂，小腹下坠。脾主肌肉四肢，气虚则身倦懒言，四肢无力，面色不华。脾虚而失约故小便频数，湿邪下注则带下量多。舌淡苔薄、脉缓弱亦为脾气虚弱之征。

治法：补中益气，升阳举陷。

方药：补中益气汤（见月经先期）加金樱子、杜仲、续断。

方中人参、黄芪、甘草益气升提，白术健脾除湿，升麻、柴胡升阳，当归补血，陈皮理气。全方健脾益气，升清降浊，固摄冲任，提系子宫。"胞络者，系于肾"，故加金缨子、杜仲、续断补益肾气，以加强提系子宫之效。

若带下量多清稀加茯苓、车前子、莲子，小便频数加益智仁、乌药、桑螵蛸，腰痛加菟丝子、桑寄生，小腹胀痛加香附、茴香，阴中痛加白芍、郁金、川楝子。

2.肾虚证

主要证候：子宫下脱，日久不愈；头晕耳鸣，腰膝酸软冷痛，小腹下坠，小便频数，入夜尤甚，带下清稀；舌淡红、脉沉弱。

证候分析：肾藏精而系胞，肾虚则冲任不固，带脉失约，系胞无力，故子宫下脱，小腹下坠。腰为肾之府，肾虚腰府失养，膀胱失温，则腰膝酸软冷痛，小便频，带下清稀。舌淡红，脉沉弱等皆为肾虚之候。

治法：补肾固脱，益气升提。

方药：大补元煎（见月经后期）加黄芪。

方以熟地、当归滋阴养血，山茱萸、枸杞、杜仲补肾滋肾，人参、山药、黄芪、甘草益气升提、健脾固带而益生化之源。全方补肾滋阴，健脾肾之气而固脱。

若子宫脱出日久，局部破溃，红肿不消，黄水淋沥，灼热痒痛，带下量多，小便黄赤，先以龙胆泻肝汤加减，清泻肝经湿热。

【外治法】

1.草药单方

（1）枳壳 100g，煎水熏洗，日 1 次。适用于子宫脱垂无溃损者。

（2）鲜马齿苋 100g，蒲公英 50g，枯矾 10g，水煎，温洗，适用于黄水淋漓者。

2.子宫托

适用于Ⅰ、Ⅱ度子宫脱出，且符合子宫托适应证者。常用的为塑料制的环状及喇叭形子宫托，放入阴道内将子宫上托，早放晚取，月经期、妊娠期停放。

3.手术治疗

保守治疗效果不理想者，可手术治疗。按患者的子宫脱垂的程度、年龄、对生育的要求等选用相应的术式。

【转归与预后】

轻度子宫脱垂者，坚持卫生保健、中医药治疗，病情可好转或治愈；较重者，尤其是合并阴道前后壁膨出者，药物治疗效果欠佳；随着年龄的增长，子宫脱出常加重，易伴有小便失禁，影响身心健康。

【预防与调摄】

坚持新法接生，到医院分娩，会阴裂伤者及时修补，坚持产褥期卫生保健；脱垂者应避免重体力劳动，经常保持大便通畅，有慢性咳嗽者，要积极治疗。

【临证参考】

子宫脱垂，以虚为主，常见气虚、肾虚。本着"陷者举之"、"脱者固之"的原则，主以益气升提，补肾固脱，或补脾或固肾或脾肾同治之。惟局部破溃，黄水淋漓者，当先以清热除湿以治其标。一般而言，Ⅰ～Ⅱ度脱垂，在内服药物治疗的同时，辅以针灸、药物注射或使用子宫托等方法，综合施治，疗效较佳，并可望痊愈。对病程长、反复发作，治疗无效或病情严重者，可根据患者年龄、对生育的要求及其健康状况，选择适当的手术方式治疗。

【文献与病案选录】

《景岳全书·妇人规》：妇人阴中突出如菌、如芝，或挺出数寸，谓之阴挺。此或因胞络伤损，或因分娩过劳，或因郁热下坠，或因气虚下脱，大都此证。当以升补元气、固涩真阴为主。

《简明医彀·阴挺》：盖阴挺之证，因于郁怒伤肝，积久不舒，肝气亢极，致阴中突出长数寸，痛痒水湿，牵引腰股，小便涩短，先服龙胆泻肝汤或当归龙荟丸，次兼主方及补中益气汤、归脾汤加柴胡、青皮、川芎、茯苓、山栀、黄柏之类。又有阴中如茄坠出，直身则收入，前方加升麻、柴胡、藁本。

《校注妇人良方·妇人阴挺下脱方论》：一妇人阴中挺出五寸许，闷痛重坠，水出淋沥，小便涩滞，夕与龙胆泻肝汤，分利湿热；朝与补中益气汤，升补脾气，诸证渐愈。再以归脾汤加山栀、茯苓、川芎、黄柏，间服调理而愈。后因劳役或怒气，下部湿痒，小水不利，仍用前药即愈。

第八节　妇人脏躁

妇人无故悲伤欲哭，不能自控，精神恍惚，忧郁不宁，呵欠频作，甚则哭笑无常，称为脏躁。孕期发病者又称"孕悲"。

《金匮要略·妇人杂病脉证并治》首先将妇人脏躁的证候特点描述为："喜悲伤欲哭，像如神灵所作，数欠伸。"其后历代医家多沿袭仲景的论述，并以甘麦大枣汤或淡竹茹汤治疗。王肯堂《证治准绳·女科》以红枣烧存性，米饮调服，治脏躁自悲、自哭、自笑。近代医家陆渊雷《金匮要略今释》："此病有发作性，其证候之复杂变幻，一切病无与伦比。"认识到脏躁属情志异常。

【病因病机】

脏躁者，乃脏阴不足，有干燥躁动之象。是五脏失养导致的情志异常。

本病的病因病机，与患者的体质因素有关。性格内向之人，素多抑郁，忧愁思虑，积久伤心，劳倦伤脾，心脾耗伤，化源不足，脏阴已亏。若因经孕产乳，精血内耗，五脏失于濡养，五志之火内动，上扰心神，发为脏躁。

【诊断】

1. **病史** 多有精神抑郁，所愿不遂，情志内伤等病史。

2. **临床表现** 以情绪低落，呵欠频作，悲伤欲哭，哭后恢复如常为特征。或情绪不稳，哭笑无常，周期性发作。

3. **检查** 无相关的器质性病变。

【鉴别诊断】

癫狂 癫狂亦属神志疾病，意识错乱，伤人毁物，甚至自残。《医宗金鉴》描述为："癫疾始发意不乐，甚则神迟语不伦，狂乃凶狂多不眠，目直骂詈不识亲。"显示与脏躁不同，脏躁者虽自悲哭，情绪低落，但意识清楚，发作后复如常人。

【辨证论治】

本病为内伤虚证，病在心脾肾，故虽有火不宜苦降，虽有痰不宜温化，当以甘润滋养法治之。

主要证候：情绪低落，精神不振，神志恍惚，心中烦乱，夜卧不眠，发作时自欲悲哭，默默无语，不能自主，呵欠频作，甚则哭笑无常；伴口干，大便燥结。舌红或嫩红，苔少，脉细弱而数或弦细。

证候分析：阴血内耗，心脾两虚，神不守舍，则神志恍惚。心血不足，神不安则惨泣悲伤。心火上灼，情志波动不宁则哭笑无常。五志之火内动，则心烦不眠，脾虚神疲则呵欠频作。阴津失润则口干便秘。舌红苔少、脉细弱皆为心脾两虚，阴血不足之征。

治法：养心安神，甘润健脾。

方药：甘麦大枣汤(《金匮要略》)。

甘草 小麦 大枣

原方治妇人脏躁。

方中甘草甘平入脾，补中缓急，清泻心火；小麦养心血，安心神；大枣生津润肺除燥。三药相合，有养血生津、安心神、补脾肺、缓躁止悲之功。

若虚火上扰，心烦不眠，加黄连、竹茹；心血不足，夜卧多梦加炒枣仁、丹参、茯神、首乌；血虚生风，手足蠕动、振颤，加珍珠母、钩藤、生地、当归；咽干口燥加天花粉、石斛、白芍。

若病见头晕耳鸣，腰膝酸软，心烦易怒，神志恍惚，或悲哭，或喜笑无常，舌红，脉弦细略数，证属肝肾阴虚，治宜补益肝肾，养心安神。方用百合地黄汤（《金匮要略》）合甘麦大枣汤。

若兼痰浊闭塞清窍之诸证，可于前方中选加胆南星、石菖蒲、郁金、茯神等。

【转归与预后】

预后良好，多可在短期内治愈。致病因素未解除者，可反复发作。

【预防与调摄】

培养健康的心理状态，形成良好的人际关系，防止情志内伤。医护人员在用药物治疗的同时，注重心理咨询疏导，解除病人的心理障碍，消除致病因素，使病人能正确对待疾病，以早日康复。

【临证参考】

脏躁特指妇女的情志异常。张仲景描述其临床特点为"喜悲伤欲哭，象如神灵所作，数欠伸"。后世认为此病不仅悲伤欲哭，亦有哭笑无常者。上海市精神卫生中心曾对50例悲伤欲哭女性病人之临床资料进行分析，结果表明：其发病大多与环境因素有关，较妊娠、产后、生育频繁、月经不调、天癸将绝等更密切。近代医家报告，大多以甘麦大枣汤加味治疗，或随证施治，可采用养血宁心、疏肝理气、化痰利湿、清热滋阴、镇心安神等法。

【文献与病案选录】

《灵枢·本神》：心气虚则悲，实则笑不休。

《金匮玉函经二注·妇人杂病》：《内经》以肺之声为哭，又曰并于肺则悲。《灵枢》曰悲哀动中则伤魂。此证因肝虚肺并，伤其魂而然也。盖肝阳脏也，肺阴脏也。阳舒而阴惨，肝木发生之气不胜肃杀之邪，并之，屈而不胜，生化之火被抑，扰乱于下，故发为脏躁，变为悲哭，所藏之魂，不得并神出入，遂致妄乱，象如神灵。木气被抑而不前，筋骨拘束而不舒，故数作欠伸。然治相并之邪，必安之和之。用小麦养肝气止躁，甘草、大枣之甘，以缓气之苦急，躁止急缓，则藏安而悲哭愈。然又曰亦补脾气者，乃肝病先实脾，不唯畏其传，且脾实而肺得母气以安。庶不离位过中而复下并矣。

《张氏医通·神志门》：脏躁者，火盛灼津，肺失其润，心系了戾而然，故用甘草缓心系之急而润肺燥，大枣行脾胃之津，小麦降肝火之逆，火降则肺不燥而悲自已也。凡肺燥悲伤欲哭，宜润肺气降心火为主，余尝用生麦散、二冬膏，并加姜枣治之，未尝不随手而效。若作癫疾，用金石药则误矣。

《校注妇人良方·妊娠疾病门》：一妊妇无故自悲，用大枣汤二剂而愈。后复患，又用前汤，佐以四君子加山栀而安。

《蒲园医案·妇科杂证门》：邓某，女，32岁。

症状：头昏冒，喜欠伸，精神恍惚，时悲时喜，自哭自笑，默默不欲饮食，心烦失眠，怔忡心悸，多梦纷纭，喜居暗室，颜面潮红，舌苔薄白，脉象弦滑。

诊断：子脏血虚，受风化热，虚热相搏，扰乱神明。

治法：拟养心缓肝法，宗金匮甘麦大枣汤与百合地黄汤加减主之。

粉甘草18g，淮小麦240g，大红枣10枚，炒枣仁15g，野百合60g，生牡蛎30g

水煎服，日服2剂，数剂见效，20剂痊愈。

第十三章 计划生育

计划生育是为了实现人口与经济、社会、资源、环境的协调发展而实施的生育调节，即有计划地控制生育。我国人口众多，采取综合措施，控制人口数量，提高人口素质，是我国必须长期坚持的一项基本国策。计划生育的基本内容包括：

晚婚：按国家法定年龄推迟3年以上（25岁左右）结婚为晚婚，以初步奠定好学习和工作的基础。

晚育：按国家法定年龄推迟3年以上生育为晚育。晚育可使夫妇双方适应婚后生活，并为生育做好充分的精神和物质准备。

节育：提倡一对夫妇只生育一个子女。实行计划生育是以避孕为主。

优生优育：通过计划生育工作，避免先天性缺陷代代相传，防止先天因素影响后天发育。计划生育手术，应当保证受术者的安全。本章主要介绍避孕、避孕失败补救措施和绝育以及节育措施常见不良反应的中医药治疗。

第一节　避　孕

避孕是计划生育的主要措施。是采用器具、药物或利用生殖生理的自然规律达到避孕目的。

一、工具避孕法

是利用器具防止精液泄入阴道，阻止泄入阴道内的精子进入子宫腔，或改变子宫腔内的环境或杀精毒胚干扰着床等，以实现避孕目的的方法。目前常用的避孕工具有宫内节育器和阴茎套。

1. **宫内节育器（IUD）**　是一种安全、有效、经济、简便、可逆的避孕工具。目前已成为我国育龄妇女的主要避孕措施，是世界上使用IUD最多的国家，并不断更新换代。

（1）适应证：已婚育龄妇女，愿意选用而无禁忌证者均可放置。

（2）禁忌证：生殖器官炎症，如急性盆腔炎、阴道炎、重度宫颈糜烂等；月经紊乱，如近3个月月经过多，月经频发或不规则阴道流血，重度痛经等；生殖器肿瘤、宫颈口过松、重度子宫脱垂等；严重的全身性疾患，如心力衰竭、重度贫血等；严重的出血性疾患。

（3）放置时间：常规为月经干净后3~7天；人工流产术经过顺利且宫腔在10cm以内，无感染或出血倾向者可即刻放置；足月产及孕中期引产后3个月或剖宫产术后半年。

（4）宫内节育器的选择：第一代IUD已于1993年被淘汰。现在用活性IUD为第二代，首选的宫内节育器为带铜 T 形或宫形宫内节育器。T 型 IUD 依其横臂宽度（mm）分为 26、28、30 号 3 种。宫腔深度 > 7cm 者用 28 号，≤7cm 者用 26 号。

此外，宫形环、母体乐、吉妮 IUD、带铜的 V 型节育器等，也是我国常用的 IUD。

（5）放置方法：受术者排空膀胱后取膀胱截石位，常规消毒外阴、阴道后铺孔巾，并作双合诊，仔细复查子宫大小、位置及附件情况。窥器暴露宫颈，消毒阴道、宫颈和宫颈口，以宫颈钳夹住宫颈前唇，稍向外牵拉，使子宫呈水平位。用探针顺子宫屈向探测宫腔深度，将节育器放于放置器上，轻轻送到宫底，然后轻轻退出放置器。带有尾丝者在距宫口 2cm 处剪断。观察无出血可取出放置器及阴道窥器。吉妮环需插入宫底悬挂在宫腔中。

（6）注意事项：经后无性生活史，检查白带正常。严格无菌操作，以防感染；节育器要一次放至宫底部，不可扭动放置器；哺乳期子宫小而软，易穿孔，操作必须轻柔；术后休息 3 日，1 周内避免重体力劳动，2 周内忌性交及盆浴；定期随访，一般在术后第 3、6、12 月各随访 1 次，以后每年随访 1 次，特殊情况应随时复诊，术后 3 个月内月经期及排便时注意有无 IUD 脱落。

（7）节育器的取出与换置

①放置期限：带铜节育器可放置 3～5 年，有铜套时可放置 10～15 年；带孕酮节育器一般可放置 10 年。

②取器指征：放置期限已满需更换者；计划再生育；宫内节育器并发症较重，治疗无效者；宫内节育器变形或移位者；要求改用其他避孕措施或绝育者；围绝经期妇女停经半年后或月经紊乱者，或丧偶、离婚者；带器妊娠者。

③取器时间：月经干净后 3～7 天为宜；如因为盆腔肿瘤需取出，则随时可取；带器妊娠者，妊娠终止时同时取出。

④取器方法：常规消毒后，有尾丝者，用止血钳夹住尾丝后轻轻牵引取出；无尾丝者，其方法的前三步与放置方法相同，然后用子宫探针探测节育器位置，再将取环钩呈水平位送达宫腔底部节育器所在的位置，旋转 90°，钩住节育器下缘轻轻拉出；取器困难者，可在 B 超监视下操作或借助宫腔镜取出。

⑤更换节育器：旧节育器取出后，可立即放置新的，或待下次月经干净 3～7 天后再放置。

（8）宫内节育器的副作用及并发症

副作用：有月经过多、经期延长、下腹或腰骶部疼痛、白带增多，一般数月后渐消失，或参"宫环出血"处理。

并发症：有术时出血、子宫穿孔，盆腔炎等。

2. 阴茎套　亦称避孕套，由男方掌握，适于每次性交时使用。因具有防止性传播疾病传染的作用，故应用甚广。

（1）阴茎套型号：通常分为大、中、小三号（直径分别为 35、33、31mm）。

（2）使用方法：使用前选择合适的阴茎套型号，吹气检查证实确无漏孔，排去贮精囊内空气后，将其套在阴茎上。排精后阴茎尚未软缩时，捏住套口和阴茎一起取出。

二、药物避孕法

1. **适应证**　凡身体健康、愿意避孕且月经基本正常的育龄妇女均可使用。

2. **禁忌证**　严重高血压、糖尿病、肝肾疾病及甲状腺功能亢进者不宜应用；血栓性疾病、充血性心力衰竭、血液病及哺乳期不宜应用；子宫肌瘤、恶性肿瘤或乳房内有肿块者不宜应用；精神病生活不能自理者；月经稀少或年龄＞45岁者；年龄＞35岁的吸烟妇女不宜长期使用，以免卵巢功能早衰。

3. **药物种类及使用方法**

(1) 短效避孕药：适用于长期同居的夫妇，有效率达99%以上，大多由雌激素和孕激素配伍组成，目前常用的有炔诺酮、甲地孕酮、炔诺孕酮、左炔诺酮等孕激素与炔雌醇组成的各种复方制剂，除一般的复方片剂外，还有双相片和三相片。

(2) 长效口服避孕药：多由长效雌激素和人工合成的孕激素配伍组成。避孕有效率达96%~98%。服药1次可避孕1月。服药方法最好采用在月经来潮第5日服1片，第10日服第2片，以后按第1次服药日期每月服1片；或在月经来潮第5日第1片，第25日服第2片，以后每隔28日服1片。

长效避孕药停药时，为防止体内雌激素蓄积导致的月经失调，应在月经周期第5日开始服用短效口服避孕药3月，作为停用长效避孕药的过渡。

(3) 长效避孕针：目前提供的有两种，单纯孕激素和雌、孕激素混合类，复方甲地孕酮、避孕针I号等，有效率达98%。

肌注1次可避孕1个月。首次于月经周期第5日和第12日各肌注1支，第二月后在每次月经周期第10~12日肌注1支。一般于注射后12~16日月经来潮。

(4) 紧急避孕药：用于无防护性性生活后或避孕失败后几小时或几日内的紧急补救，以防止非意愿妊娠发生。在无保护性性生活后3日（72小时）之内服用，有效率可达98%，适用于仅需临时避孕者。

①雌、孕激素复方制剂：复方炔诺孕酮事后避孕片，含炔诺孕酮0.5mg，炔雌醇0.05mg，首次2片，12小时后再服2片。

②单纯孕激素制剂：炔诺孕酮，首次半片，12小时后再服半片。

③单纯雌激素制剂：53号抗孕片，性交后即服1片，次晨加服1片。

④非激素类药物：米非司酮，单剂量600mg口服。

(5) 阴道局部用避孕药

①避孕药膜：内含杀精子的主药烷苯聚氧醇50mg。因其不干扰内分泌，故不影响月经周期与阴道生理，有效率达95%以上。性交前，取一张药膜对折两次成原来的1/4，或者揉成松软团块，用食指将其送入阴道深处，待3~5分钟药膜溶解后再性交，少数妇女偶可出现白带增多，局部轻度灼热感及外阴瘙痒等症状。

②避孕药片：每片含苯基聚乙二醇醚60mg，性交前塞入阴道深处1片，待5~10分钟后性交。

③避孕药膏：每100g药膏含醋酸苯汞90mg和对羟基苯甲酸乙酯50mg。使用时，将药膏

挤入专用的注入器内约 10g，性交前取仰卧位，将注入器缓缓插入阴道深部再后退少许，在退至相当于宫颈附近时推药，然后将注入器边推药边退出阴道。

(6) 皮下埋植避孕法：适用于大多数育龄妇女，放置一次可避孕 5 年，有效率在 99％ 以上。

①国产 I 型：每套为 6 根硅橡胶囊，每根长 3.4cm，直径 2.4mm，每根含左旋 18 – 炔诺孕酮 36mg，总量为 216mg。

②国产 II 型：每套为 2 根硅橡胶棒，每根长 4.4cm，直径 2.4mm，每根含左旋 18 – 炔诺孕酮 75mg，总量为 150mg。

放置方法：于月经周期的 7 天以内在上臂内侧作皮下扇形插入。如在使用中途希望生育，可随时取出，生育力迅速恢复。凡能引起肝酶活跃的药物如巴比妥、利福平等为禁忌，因能降低血药水平而影响避孕效果。

4. 药物副反应及治疗

(1) 类早孕反应：少数人服药后可出现类早孕反应，如恶心、头晕、乏力、食欲不振、呕吐等，轻者 2～3 个月能自然消失或减轻，重者可口服抗副反应片（每片含奋乃近 0.5～5mg、咖啡因 30mg、维生素 B_6 30mg、颠茄 8mg、溴化钾 50mg），每晚临睡时服，1 片/次；维生素 B_6 每次 10mg，3 次/日；维生素 C 每次 100mg，3 次/日。

(2) 闭经：除外妊娠后的闭经，可用黄体酮肌注，每次 20mg，1 次/日，连续使用 3 天，以达到撤退性出血的目的；对闭经或服药后经量渐少者应停药，采用其他方法避孕。

(3) 过敏反应：个别妇女注射避孕针后可出现过敏反应。因此每次注射避孕针后应观察 15 分钟左右，无异常反应方可离去，如有过敏反应者应停药，采用其他方法避孕。

(4) 月经不调：常见周期缩短、经期延长、经量增多或减少。周期缩短者适当增加服药天数可使周期延长；经血量多、经期延长者可口服维生素 K_3 每次 8mg，3 次/日，或 6 – 氨基己酸每次 0.5g，3 次/日。

(5) 突破性出血：是短效口服避孕药常见的症状，指按正常规定服药没有漏服或错服情况下发生阴道出血。月经前半周期出血且量不多者，每晚加服炔雌醇 1 片与避孕药片同时服到第 22 天后停药；出血多者则每晚加服炔雌醇 2 片；月经后半周期出血量不多者，每晚加服避孕药 1/2～1 片，连续服至 22 天；出血量多如月经或出血已近月经期者，可停止服药，将此次出血作月经处理，在出血的第 5 天开始重新服药；对连续 2 个周期发生出血者，可采用预防性加药，于每次出血前两天加服炔雌醇片或避孕药至第 22 天，一般需连续加服一个月经周期。

5. 注意事项 避孕药片的主要成分在糖衣上，应将药瓶置阴凉、干燥处保存，以免失效；按时服药，漏服应于次日补服；定期检查乳房，如发现有肿块应停止用药并诊治；用药期间应注意其他药物对避孕药避孕效果的影响以及避孕药对其他药效的影响；停用长效药时，最后一次服药后，应改用短效药 1～2 月作为过渡，以免发生月经不调；哺乳期妇女宜在产后 6～8 个月后开始服药，以免使乳汁减少；如准备生育，最好停服避孕药后半年再妊娠，此期间可采用工具避孕。

三、其他避孕法

1. **安全期避孕法**　卵子自卵巢排出后可存活 1~2 日，而受精能力最强时间是排卵后 24 小时内，精子进入女性生殖道可存活 2~3 日。因此，排卵前 2~3 日、排卵期及排卵后 1 日内为易孕期，其余的时间不易受孕，故被视为安全期。采用在安全期内进行性生活而达到避孕目的，称为安全期避孕法。由于其单靠避开易孕期进行性生活而不用其他药具避孕，故又称自然避孕法。

使用安全期避孕应先确定排卵日期。由于妇女的排卵过程可受情绪、健康状况或外界环境等因素的影响而推迟或提前，还可能发生额外排卵，故安全期避孕法并不十分可靠，失败率达 20%。

2. **体外排精避孕**　即在性交达到高潮即将射精时，阴茎迅速自阴道退出，在体外射精，避免精液进入阴道，从而达到避孕目的。此法虽简便，但必须在夫妻双方密切配合下才能使用，而且由于射精前尿道分泌液中含有精子，故这种方法亦并非十分可靠。

3. **免疫避孕法**　从 20 世纪 60 年代后期免疫避孕在国际上受到很大重视。但由于安全性等问题的考虑，目前尚在试验阶段。

第二节　避孕失败补救措施

一、人工流产

人工流产是指用人工方法终止早期妊娠，可通过手术流产（负压吸引术、钳刮术）和药物流产达到目的，是避孕失败的补救措施。

（一）负压吸引术

1. **适应证**　妊娠 6~10 周内要求终止妊娠而无禁忌证者；妊娠 6~10 周内因某种疾病而不宜继续妊娠者。术前必须做 B 超明确为宫内妊娠及其孕月大小，使人工流产更为稳妥。

2. **禁忌证**　生殖器官急性炎症，如阴道炎、宫颈炎、盆腔炎等（治疗后方可手术）；各种疾病的急性期，或严重的全身性疾病不能耐受手术者；妊娠剧吐酸中毒尚未纠正者；术前相隔 4 小时两次体温在 37.5℃ 以上者。

3. **术前准备**　详细询问有关病史，如月经史、孕产史、避孕史，以排除有无禁忌证等；妇科检查了解生殖器的基本情况；全身检查如心、肺、血压等；实验室检查，如阴道分泌物常规检查。术前测体温，若体温 >37.5℃，或 3 天内有性交史者暂不宜手术。

4. **手术步骤与方法**

（1）前 2 步与放置宫内节育器相同。

（2）探针探测宫腔深度和子宫屈向。

（3）扩张宫颈：宫颈扩张器以执笔式顺子宫位置方向扩张宫颈管，一般自 5 号开始，扩张至大于准备用的吸管半号或 1 号，扩张时用力要稳、准、轻。

（4）吸管的选择：孕 6 周以下用 5 号吸管，孕 7 周以下选 6 号吸管，孕 7~9 周选 7 号吸管，孕 9 周以上用 7~8 号吸管。

（5）吸宫：将吸管接上胶管和负压瓶，并将吸管送入子宫底后再稍退少许，负压在 400~500mmHg，吸管由宫底向宫口方向往返抽动并同时按一定方向转动，使能吸到宫腔各壁。吸宫干净的征象为子宫壁变粗糙，子宫收缩使吸管抽动时有紧涩感，宫颈口有血性泡沫排出，子宫无活动性出血。

（6）吸宫完毕再测宫腔深度，并用小号刮匙轻刮宫腔一周，尤其要注意宫底及两侧宫角部，以防吸宫不全。

（7）检查吸出物有无绒毛及胚胎组织，与妊娠月份是否相符。有异常情况时应送病理检查。

（8）擦净阴道血性物，检查宫口无活动性出血后，取下宫颈钳及阴道窥器。

5. 人工流产并发症的诊断与防治

（1）人流综合征

①诊断要点：头晕、恶心、呕吐、面色苍白及出冷汗，甚至晕厥；心跳过缓，每分钟 < 60 次，心律不齐，血压下降；多在吸引术中或结束时发生。

②处理：发生在手术结束时且不严重者可平卧，待其自然恢复后再起床；反应较重，心率在每分钟 50 次以下者应静脉注射阿托品 0.5mg，并吸氧。

③预防：手术动作轻柔；扩张宫颈缓慢；负压不宜过高，特别是宫腔已收缩后；勿过度、多次吸引或吸刮；精神过度紧张者术前给予止痛处理；心脏病及原心率偏慢者术前给予阿托品 0.5mg。

（2）子宫穿孔

①诊断要点：宫腔深度超过应有深度，且无到底感；吸引过程中突感阻力消失或有突破感，同时吸管进入而无到底的感觉；腹痛剧烈，或有内脏牵拉感，严重时可有出汗、面色苍白、血压下降；内出血或腹膜刺激征象；吸出物或夹出物系宫腔以外的组织，如脂肪、肠管或输卵管等；双合诊时子宫穿孔局部有明显压痛。

②处理：凡子宫穿孔较小（探针或小号吸管造成），且在穿孔后无吸引操作，受术者症状很轻，宫腔内容物已清除干净，无内出血症状者，可保守治疗；若在胚胎未吸出前发生上述穿孔，可换有经验医师避开穿孔部位，完成吸宫术后再行保守治疗。卧床休息，选用加强宫缩、止血、抗感染的药物治疗。严密观察受术者血压、脉搏、体温及有无腹痛、腹胀、恶心、呕吐、内出血等征象。上述治疗进行 1 周后无明显异常征象即保守治疗成功；若出现内出血或内脏损伤征象应及早剖腹探查。

（3）人流不全

①诊断要点：人流术后阴道持续或间断出血超过 10 天，或出血量大于月经量，夹有黑色血块或烂肉样组织；人流术后腰酸腹痛，有下坠感，常在阵发性腹痛后阴道出血增加，或夹有血块；妇科检查子宫体软，较正常稍大，宫颈口松弛，甚至可见残留组织；人工流产术后 2 周，尿 HCG 阳性，或血 β-HCG 未降至正常水平；B 超检查宫腔内有组织物残留。

②处理：流血不多者可先用 2~3 天抗生素，并服中药化瘀生新以观察治疗；流血多应立即清宫，术后用抗生素和宫缩剂；不全流产伴有大出血、失血性休克时，应先行休克抢

救，情况好转时再进行刮宫；伴有急性感染应将大块胎盘组织轻轻夹出，同时应用大量抗生素控制感染后再行刮宫；所有宫腔刮出物均送病理检查。

（4）宫腔或宫颈管内口粘连

①诊断要点：人流术后闭经或月经过少，伴周期性下腹胀痛，肛门坠胀感；妇科检查子宫稍大，压痛明显，宫颈举痛，附件压痛，探针探查宫腔时不能顺利进入，或进入后引流出暗红色血液；B超控查可有宫腔积液；子宫碘油造影宫腔有狭窄，或充盈缺损，或根本无法显影；宫腔镜检查可直接观察到粘连部位、形态及萎缩内膜的面积。

②处理：如属宫颈内口粘连，用探针伸入颈管，慢慢分离并探入宫腔，即可见暗红色黏稠经血流出，积血流净后再用宫颈扩张器扩至 7～8 号；如属宫腔粘连，用探针或 4 号扩张器伸入宫腔后左右横向摆动，分离宫腔粘连，或在宫腔镜检查直视下分离粘连，粘连分离后可放置宫内节育器一枚。分离术后需用抗生素预防感染，并服中药调经。

③预防：正确选用吸管，避免负压过高；吸管进出宫颈口不带负压；术后常规使用抗生素 3 天预防感染。

（5）人流术后感染

①诊断要点：人流术后 2 周内出现下腹疼痛、发热、腰痛、阴道分泌物混浊等症状；白细胞增高，中性粒细胞增加；妇科检查子宫体压痛，稍大而软，或双侧附件增厚，或有包块，压痛明显。

②处理：广谱抗生素静脉注射或肌肉注射给药，疗程至少 1 周；甲硝唑，0.2g/次，4 次/日，连服 1 周。结合中药辨证论治。

③预防：严格掌握适应证，有炎症者需抗感染治疗后方可人工流产；术后注意外阴部卫生，术后 1 个月禁性交；术后应预防性使用抗生素。

（二）钳刮术

适用于 10～14 周之间要求终止妊娠而无禁忌证，或因某种疾病不宜继续妊娠者。术前扩张宫颈管，多用橡皮导尿管 16 号或 18 号导尿管缓慢插入宫颈，次日行钳刮术时先取出导尿管。术时先夹破胎膜流尽羊水，再钳夹胎儿组织及胎盘，适当使用宫缩药，必要时搔刮宫腔一周，观察宫缩和出血情况并防感染。

二、药物流产

1. 米非司酮配伍前列腺素类药物

目前药物流产以米非司酮与米索前列醇配伍为最佳方案。

（1）适应证：正常宫内妊娠，孕龄 7 周以内，自愿要求药物终止妊娠的健康育龄妇女；高危人流对象；对手术流产有恐惧心理者；剖宫产术后半年内，哺乳期。

（2）禁忌证

①肾上腺疾病或与内分泌有关的肿瘤、糖尿病、肝肾功能异常、血液病和血栓性疾患患者；

②心血管系统疾病、青光眼、胃肠功能紊乱、哮喘、高血压（血压在 20/13.3kPa 以上）、贫血（血红蛋白低于 95g/L）患者；

③过敏体质者；

④带器妊娠或疑宫外孕者；

⑤妊娠剧吐；

⑥生殖器官急性炎症；

⑦长期服用利福平、异烟肼、抗抑郁药、西咪替丁、前列腺素抑制剂（阿司匹林、吲哚美辛等）、巴比妥类药物者；

⑧距医疗单位较远而不能及时就诊者。

2．给药方法

（1）用药前准备：给用药对象讲清服药方法、疗效及副反应；排除用药禁忌证。

（2）用药方法及观察：

米非司酮＋米索前列醇：空腹或进食 2 小时后口服米非司酮每次 25mg，每日 2 次，连服 3 天（总量 150mg 共 6 片），每次服药后禁食 2 小时；用药第 3 天晨服完最后 1 片米非司酮后隔 1 小时，在医院空腹口服米索前列醇 0.6mg（3 片）。用药后在门诊休息 1～2 小时观察血压、脉搏、腹泻次数、腹痛程度、阴道出血时间、出血量及有无胚囊排出等。胚囊排出后阴道出血不多，1 小时后可回家休息；阴道活动性出血随诊；在院观察 6 小时胚囊仍未排出，即行清宫术；胚囊已排出，但阴道流血多于正常月经，或检查有胚胎组织残存者，即行清宫术，或服生化汤加味以观察。2 周后回院复查尿 HCG 及盆腔 B 超。

第三节　经腹输卵管结扎术

（一）适应证

已婚妇女，夫妇双方自愿绝育且无禁忌证者；患有严重全身疾病不宜生育者。

（二）禁忌证

1．全身性急性感染性疾病、急慢性盆腔炎、腹壁皮肤感染等。

2．全身状况不佳，如心力衰竭，血液病等，不能胜任手术者。

3．严重的神经官能症或对绝育手术有顾虑者。

4．24 小时内体温两次高于 37.5℃者。

（三）手术时间

1．非孕妇女以月经干净 3～4 天为宜，产后、流产后其月经尚未复潮时必须排除妊娠后施行。

2．人工流产或取环术后立即进行。

3．剖宫取胎及其他腹部手术时同时进行。

4．正常分娩或中孕引产后 1 日以上。

（四）术前准备

1．术前做好思想工作与咨询，常规体检及妇科检查。

2．检查血常规及出凝血时间、尿常规，必要时需做肝、肾功能检查，胸透及其他相关检查。

3. 按妇科腹部手术前常规准备。

（五）手术步骤与方法

1. 排空小便后，取头低臀高仰卧位，手术野常规消毒、铺巾。

2. 切开皮肤，在耻骨联合上两横指处做切口，产后选择在子宫底下两横指。横行或纵行切开 2～3cm，逐层切开腹壁进入腹腔。

3. 寻找输卵管常用的方法有三种：

（1）指板法：先用一食指进入腹腔扪及输卵管并置其峡部，另一手执指板贴食指送入腹腔，板夹达指尖夹住输卵管，食指与指板同时一起移至输卵管壶腹部，取出输卵管。适应于前位子宫。

（2）钳夹法：用卵圆钳伸入腹腔，沿膀胱顶至子宫前壁，探明子宫大小及位置，卵圆钳移至子宫角处，再向子宫侧壁外张开卵圆钳，轻夹输卵管并逐渐提至切口处，有时取出的是圆韧带或卵巢韧带，输卵管就在其附近，不必重新钳取。常用于后位子宫及腹壁肥厚者。

（3）钩取法：用于子宫后位钩取输卵管较为有利。将输卵管钩按卵圆钳方向进入腹腔，达到子宫底把钩转向一侧子宫角下方，钩端朝前方上提输卵管。

4. 结扎输卵管，多采用抽心包埋法。即于输卵管峡部背面无血管区浆膜下注射普鲁卡因或生理盐水；切开该处浆膜层，剥出输卵管并剪除 1cm 长；两断端用 4 号丝线结扎，再以 0 号丝线连续缝合浆膜层；将输卵管近端包埋于浆膜内，远端游离于浆膜外；检查无出血则将输卵管送回腹腔。同法结扎对侧输卵管。

5. 逐层关闭腹腔。

（六）注意事项

手术应熟练，做到稳、准、轻、快，避免粗暴操作；进入腹腔时避免损伤膀胱与肠管；提取输卵管时勿损伤输卵管系膜；术后注意体温、伤口情况，术后 4 天拆线。

第四节　节育措施常见不良反应的中医药治疗

一、宫环出血

宫环出血系指育龄妇女放置节育器后，节育器位置正常，而出现以经期延长或月经过多、非经期阴道流血等异常子宫出血为主症的疾病。西医学称为宫内节育器（intrauterinedevice，IUD）出血副反应，发生率约占 20%～50%，其中出血过多者占 15%～40%，甚至达60%。古代文献中无相关记载，可参考"经期延长"、"月经过多"结合置环宫内的发病特点进行辨证论治。

【病因病机】

中医学认为，宫内放环所致"金刃损伤"是宫环出血的主要病因。其发病机理主要是环卧子宫，子宫、胞脉为金刃硬物所伤，致子宫藏泻失调，胞脉瘀阻，血不归经而妄行。

1. **肝郁血瘀** 素性抑郁，或因上环而忧思不解，致肝之疏泄功能失调，血海蓄溢失常，而环卧子宫，胞脉瘀阻，恶血不去，新血不得归经而妄行。

2. **阴虚血瘀** 素体肾阴不足，或病久伤阴，产多乳众，阴血愈亏，阴虚内热，热扰冲任，血海不宁，加之环卧子宫，胞脉瘀阻，血不归经而妄行。

3. **气虚血瘀** 素体虚弱，或劳倦过度，损伤脾气，中气不足，摄血无权，冲任不能制约经血，加之环卧子宫，胞脉瘀阻，发为本病。

4. **瘀热互结** 环卧子宫，损伤冲任、胞脉，瘀阻子宫，恶血不去，瘀久化热，热扰冲任，使血不归经而妄行。

【诊断】

1. **病史** 健康育龄妇女有宫内节育器史。

2. **临床表现** 月经失调，如经期的出血量明显多于以往，或月经持续的天数延长达 7 天以上，或非月经期少量阴道流血。

3. **检查**

（1）妇科检查：内外生殖器无器质性病变。

（2）辅助检查：B 超、腹部透视检查节育器的位置正常。

【辨证论治】

本病病位在子宫，证有虚实寒热之分。一般而言，实证多，虚实夹杂亦较常见，纯虚者少；热证多，尤以瘀热为最常见，而寒证少。

1. **肝郁血瘀证**

主要证候：宫内置环后出现经行时间延长或经量多于以往月经量，经色黯红，有血块或经行不畅；精神郁闷，时欲太息，胸胁、乳房胀痛，嗳气口苦；舌质暗红，苔薄，脉弦涩。

治法：理气化瘀止血。

方药：四草止血汤（《中西医结合妇产科学》）。

炒蒲黄 香附 五灵脂 马鞭草 旱莲草 夏枯草 仙鹤草 柴胡 白芍 女贞子 甘草

2. **阴虚血瘀证**

主要证候：宫内置环后出现经行时间延长或经量多于以往月经量，经色黯红，有血块或经行不畅；潮热颧红，咽干口燥，手足心热；舌红，苔少，脉细数。

治法：滋阴化瘀止血。

方药：二至丸（《医方集解》）加味。

女贞子 旱莲草 生地黄 炒蒲黄 丹皮 茜草 山萸肉 仙鹤草 川断 甘草

3. **气虚血瘀证**

主要证候：宫内置环后出现经行时间延长或经量多于以往月经量，经色黯红，有血块或经行不畅；神疲休倦，面色㿠白，气短懒言，小腹空坠；舌淡，苔薄，脉缓弱。

治法：益气化瘀止血。

方药：举元煎(《景岳全书》) 合失笑散(《和剂局方》) 加味。

人参　黄芪　白术　升麻　炙甘草　炒蒲黄　五灵脂　血余炭　茜草　益母草

4. 瘀热互结证

主要证候：宫内置环后出现经行时间延长或经量多于以往月经量，经色黯红，有血块或经行不畅；心烦口渴，或伴发热，小便黄，大便燥结；舌红，苔薄，脉弦数。

治法：凉血化瘀止血。

方药：清经散(《傅青主女科》) 加味。

丹皮　地骨皮　白芍　熟地黄（可改为生地黄）　青蒿　茯苓　茜草　三七　益母草

【转归与预后】

多数患者经治疗后可痊愈，少数无效者，宜取出宫内节育器，采取其他方法避孕。

【预防与调摄】

1. 保持心情舒畅，消除不必要的思想顾虑。
2. 保持外阴清洁，经期禁止性交、盆浴及游泳。
3. 经期避免重体力劳动和剧烈体育运动。
4. 避免寒凉，饮食有节。

二、流产术后出血

流产术后出血系指人工流产或药物流产术后阴道流血超过 10 日，淋沥不净，或血量过多，或流血停止后又有多量阴道流血者。本证与西医学的流产术后绒毛、蜕膜残留或术后盆腔感染均可参考产后恶露不绝辨证治疗。

【病因病机】

中医学认为本病多因机械性刺激或瘀血未净，使冲任脉络受损，或局部气血失和，或术后血室正开，邪毒乘虚而入，而致胞脉或子宫瘀阻，迫血外溢。

1. **瘀阻子宫**　药流或人流术后，损伤冲任子宫，或宫腔内组织物残留，瘀阻子宫，使血不归经而妄行。

2. **气血两虚**　素体脾胃虚弱，或饮食劳倦，或忧思过度，损伤心脾，营血不足，加之手术损伤，使冲任失固，不能制约经血而发病。

3. **湿热壅滞**　药流或人流术后，血室正开，寒湿之邪乘虚而入，蕴久化热，热扰冲任、子宫故出血。

【诊断】

1. **病史**　近期有人工流产或药物流产史。

2. **临床表现**　术后阴道持续或间断出血超过 10 天，或出血量大于月经量，夹有黑色血块或烂肉样组织。

3. 检查

（1）妇科检查：子宫体软，较正常稍大，宫颈口松弛，甚至可见残留组织。

（2）辅助检查：术后 2 周 HCG 阳性，或血 β-HCG 未降至正常水平。B 超检查示宫腔内有组织物残留。

【急症处理】

流产术后阴道大量流血伴失血性休克时，应先抗休克抢救。如为不全流产且宫腔残留物较大时，应及时行清宫术，并将宫腔刮出物送病理检查；伴有急性感染者应给予抗生素，也可选择有关的中药制剂，如双黄连粉针剂 50mg/kg 体重，加入 5% 葡萄糖注射液 500ml 中，1～2次/日，静滴，感染控制后方可行清宫术。

【辨证论治】

1. 瘀阻子宫证

主要证候：出血量时多时少，或淋沥不净，色紫黑，有血块；小腹阵发性疼痛，腰骶酸胀，头昏乏力，恶心欲呕，纳食欠佳，口渴不欲饮，大便秘结；舌质紫黯，脉细涩。

治法：化瘀固冲止血。

方药：生化汤（方见产后发热）加味。

当归　川芎　桃仁　炮姜　炙甘草　益母草　赤芍　续断　党参

2. 气血两虚证

主要证候：出血量多，或淋沥不净，色淡红或稍黯；小腹坠胀，或伴腰痛，神疲乏力，纳食欠佳，头昏心慌，汗出较多，夜寐欠佳；舌质淡红，边有齿痕，脉细无力。

治法：益气养血，固冲止血。

方药：归脾汤（《校注妇人良方》）加减。

党参　黄芪　白术　归身　白芍　艾叶　阿胶　桑寄生　炙远志　陈皮　炙升麻

3. 湿热壅滞证

主要证候：出血量时多时少，色紫黯如败酱，质粘腻，有臭气；小腹作痛，发热头昏，腰酸下坠，纳呆口腻，小便黄少；舌苔黄腻，质红或有瘀点，脉细数无力。

治法：清利湿热，化瘀止血。

方药：五味消毒饮（方见产后发热）加减。

银花　蒲公英　野菊花　红藤　败酱草　薏苡仁　炒当归　赤芍　蒲黄　车前草　益母草　焦山楂　五灵脂

【转归与预后】

本病经积极有效的治疗，多可治愈。湿热壅滞者，邪热之毒迁延日久，常遗留腰腹部疼痛，严重者可致不孕。

【预防与调摄】

1. 坚持合理避孕。
2. 保持外阴清洁，术后两周及经期禁止性交、盆浴及游泳。

附论

第一章
女性生殖系统解剖

女性生殖器官包括内、外生殖器官。内生殖器官位于骨盆内，骨盆和骨盆底组织与产科关节密切，本章对骨盆、骨盆底的结构作简略介绍。

第一节 内 生 殖 器

内生殖器包括：阴道、子宫、输卵管及卵巢。后二者合称为子宫附件（附图1-1）。

一、阴道

位于真骨盆下部的中央，是性交的器官，月经血排出与胎儿娩出的通道。上端包绕宫颈，下端开口于阴道前庭后部，前壁与膀胱和尿道邻接，后壁与直肠贴近。环绕宫颈周围的部分称阴道穹隆，可分为前、后、左、右四部分。阴道后穹隆较深，顶端与子宫直肠窝贴接，后者为腹腔的最低部分，在临床上具有重要意义，可经此处穿刺或引流。阴道后壁长于前壁，一般前壁长约7~9cm，后壁长约10~12cm。上端比下端宽，平时阴道前后壁相贴近。阴道壁有较大的伸缩性，阴道黏膜为复层鳞状上皮，无腺体，受性激素影响，而有周期性变化，幼女及绝经后妇女阴道抵抗力差，容易受感染。阴道壁富有静脉丛，受创伤后易出血或形成血肿。

二、子宫

（一）解剖位置

子宫位于骨盆腔中央，前方为膀胱，后方为直肠，形似倒置的梨形，为空腔器官，前面扁平，后面稍突出。成年妇女的子宫，长约7~8cm，宽4~5cm，厚2~3cm，宫腔容量约5ml。子宫上部较宽，称子宫体，其上端隆突部分称子宫底，子宫底两侧为子宫角，与输卵管相通。子宫的下部较窄，呈圆柱状，称为宫颈。子宫体与宫颈的比例，婴儿期为1:2，成人为2:1。

子宫腔为一上宽下窄的三角形。在子宫体与宫颈之间形成最狭窄的部分称为子宫峡部，非孕时约长1cm，其下端与宫颈内腔相连。子宫峡部的上端，在解剖上较狭窄而称解剖学内口；峡部的下端，因黏膜组织在此处由宫腔内膜转变为宫颈黏膜，又称组织学内口。宫颈内

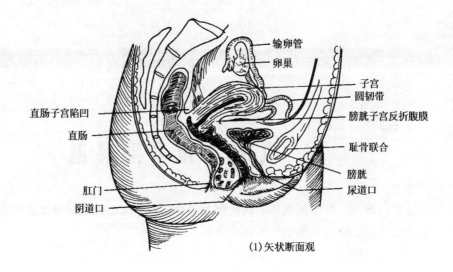

（1）矢状断面观

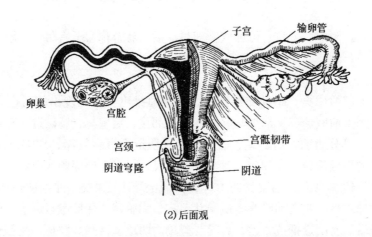

（2）后面观

附图1-1　女性内生殖器

腔呈梭形，称宫颈管，成年妇女约3cm长，其下端为宫颈外口，宫颈以阴道附着部分为界分为两部分，即宫颈阴道上部和宫颈阴道部。未产妇的宫颈外口呈圆形，已产妇的宫颈外口因分娩影响形成横裂，而分为上下两唇（附图1-2）。

（二）生理功能

为一空腔器官，腔内覆有黏膜，称子宫内膜。青春期后在卵巢激素的影响下子宫内膜呈周期性变化并脱落形成月经；性交时精子通过子宫腔到达输卵管；受孕后，子宫为胎儿生长发育的场所；分娩时，子宫收缩使胎儿及其附属物娩出。

（三）组织结构

子宫体壁分为三层，外层为浆膜层，即脏层腹膜，中间层最厚，为肌层，最内为黏膜层，亦称子宫内膜。

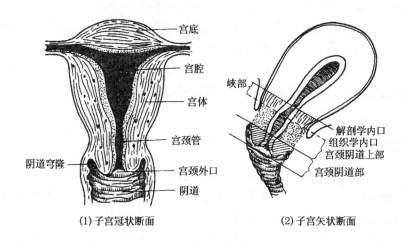

附图 1-2 子宫各部

1. 子宫内膜 为一层粉红色的黏膜组织，较软而光滑。从青春期开始，子宫内膜受卵巢激素的影响，其表面 2/3 能发生周期性变化，称为功能层，余下 1/3 即靠近肌层的内膜无此种变化称为基底层。

2. 子宫肌层 由平滑肌及弹力纤维所组成，非孕时约厚 0.8cm。肌束排列交错，大致可分为三层：外层纵形，内层环形，中层各方交织。肌层中含有血管，子宫收缩时压迫血管可制止出血。

3. 子宫浆膜层 覆盖于子宫体底部及前后面的腹膜，紧贴肌层。在子宫前面近峡部处，腹膜与子宫壁结合疏松，向前反折覆盖膀胱，形成膀胱子宫陷凹。覆盖此处的腹膜称膀胱子宫返折腹膜，与前腹壁腹膜相连接。在子宫后方腹膜沿子宫壁向下，至宫颈后方及阴道的穹隆，再折向直肠，形成直肠子宫陷凹，又称道格拉斯陷凹，并向上与后腹膜相连接。

宫颈主要由结缔组织构成，亦含有平滑肌纤维、血管及弹力纤维。宫颈管黏膜上皮细胞为高柱状，内有许多腺体，可分泌黏液，呈碱性，形成宫颈管内的黏液栓，使其与外界隔开。宫颈阴道部为鳞状上皮覆盖，表面光滑。宫颈外口柱状上皮与鳞状上皮交界处是宫颈癌的好发部位，宫颈黏膜受性激素的影响也有周期性变化。

（四）子宫韧带

子宫共有 4 对韧带以维持子宫的正常位置，还有骨盆底肌及筋膜的支托作用。

1. 圆韧带 起于子宫两侧角的前面，输卵管近端的下方，向前下方伸展达两侧骨盆壁，再穿过腹股沟终止于大阴唇前端，有维持子宫呈前倾位置的作用。

2. 阔韧带 为一对翼形的腹膜皱襞，由子宫两侧延伸至骨盆壁，将骨盆分为前后两部。阔韧带分前后两叶，上缘游离，内 2/3 包围输卵管（伞端无腹膜遮盖），外 1/3 部由伞端下方向外侧延伸达骨盆壁，称骨盆漏斗韧带或卵巢悬韧带，卵巢动静脉由此穿过。卵巢内侧与子宫角之间的阔韧带稍增厚，称卵巢韧带或卵巢固有韧带。阔韧带内有丰富的血管、神经及淋巴管，统称为子宫旁组织，阔韧带下部还含有子宫动静脉、其他韧带及输尿管。

3. 主韧带 位于阔韧带下部，横行于宫颈两侧和骨盆侧壁之间，为一对坚韧的平滑肌与结缔组织纤维束，又称宫颈横韧带，为固定宫颈位置的重要组织。

4. 宫骶韧带　从宫颈后面的上侧方，向两侧绕过直肠到达第2、3骶椎前面的筋膜，将宫颈向上向后牵引，间接地保持子宫于前倾位置。

子宫的位置和固定依赖于上述四对韧带及盆底肌肉、筋膜和其周围结缔组织束的承托。人体直立时，子宫底位于骨盆入口平面稍下，宫颈外口接近坐骨棘水平，子宫呈轻度前倾前屈位。

三、输卵管

为一对细长而弯曲的管状器官，内侧与子宫角相连，外端游离，长约8~14cm。输卵管为卵子与精子相遇受精的场所，也是向宫腔运送受精卵的通道。根据输卵管的形态可分为间质部、峡部、壶腹部、漏斗部或伞部4部分。

输卵管壁由浆膜、肌层和黏膜三层组成，浆膜层为阔韧带的上缘，是腹膜延伸包绕输卵管而成；中层为平滑肌层，当平滑肌收缩时，能引起输卵管由远端向近端的蠕动，以协助受精卵向子宫腔运行；内层为黏膜层，上皮细胞分为纤毛细胞、无纤毛细胞、楔状细胞及未分化细胞4种。纤毛细胞的纤毛自外端向子宫方向摆动，有利于卵子的运送。（附图1-1）

四、卵巢

为一对扁椭圆形的性腺，是产生与排出卵子及分泌甾体激素的性器官。青春期前，卵巢表面光滑；青春期开始后，表面逐渐凹凸不平，成年妇女卵巢的大小约为4cm×3cm×1cm，约5~6g重，呈灰白色，绝经后卵巢萎缩变小变硬。

卵巢位于子宫两侧，输卵管的后下方。以卵巢系膜连接于阔韧带后叶的部位称卵巢门，卵巢血管与神经经此出入卵巢。卵巢外侧以骨盆漏斗韧带连于骨盆壁，内侧以卵巢固有韧带与子宫连接。

卵巢实质可分为皮质和髓质两部分。皮质在外周占卵巢的大部分，其中有数以万计的原始卵泡及致密结缔组织；髓质在卵巢的中心部分，含有疏松结缔组织及丰富的血管、神经、淋巴管及少量与卵巢悬韧带相连续的平滑肌纤维（附图1-3）。

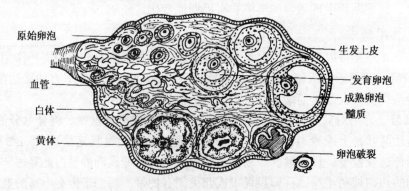

原始卵泡　　　　　　　　　　　　　　　　生发上皮

血管　　　　　　　　　　　　　　　　　　发育卵泡

白体　　　　　　　　　　　　　　　　　　成熟卵泡

　　　　　　　　　　　　　　　　　　　　髓质

黄体　　　　　　　　　　　　　　　　　　卵泡破裂

附图1-3　卵巢的构造（切面）

第二节 外生殖器

一、外阴

女性外生殖器是指生殖器官的外露部分，又称外阴，为两股内侧从耻骨联合至会阴之间的区域。包括阴阜、大阴唇、小阴唇、阴蒂、阴道前庭（附图 1-4）。

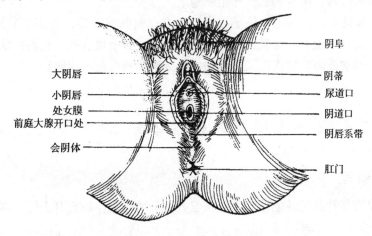

附图 1-4 女性外生殖器

1. **阴阜** 为耻骨联合前面隆起的脂肪垫。青春期该部皮肤开始生长阴毛，分布呈倒置的三角形，其疏密、粗细、色泽可因人而异。绝经后的老年妇女随卵巢功能的减退，阴毛亦逐渐稀落。

2. **大阴唇** 为两股内侧隆起的一对皮肤皱襞，前接阴阜，后连会阴。子宫圆韧带终止于两侧大阴唇前端。其后端在会阴体前相融合而形成后联合。大阴唇内含有大量的皮下脂肪，其内有丰富的血管、淋巴管和神经。当局部受伤时，易发生出血，形成血肿。未婚妇女两侧大阴唇自然合拢，遮盖阴道口及尿道口。经产妇由于分娩，大阴唇松弛而向两侧分开。绝经后大阴唇呈萎缩状，阴毛也稀少。

3. **小阴唇** 为位于大阴唇内侧的一对薄皱襞。表面湿润、色褐、无毛，缺乏脂肪组织，但富于神经末梢、皮脂腺、血管、弹力纤维，非常敏感。两侧小阴唇的前端相互融合，再分为两叶包绕阴蒂，前叶形成阴蒂包皮，后叶形成阴唇系带。大、小阴唇后端相会合，在正中线形成一条横皱襞，称为阴唇系带，但在经产妇由于受分娩影响已不明显。

4. **阴蒂** 位于两侧小阴唇之间的顶端，为与男性阴茎海绵体相似的组织。由阴蒂头、阴蒂体和附于耻骨支上的两个阴蒂脚组成，仅阴蒂头露见，其直径约为 6~8mm，阴蒂头富含神经末梢及海绵状勃起组织，极敏感，属于性感器官之一。阴蒂体可充血勃起。

5. **阴道前庭** 指两侧小阴唇之间的菱形区域，前方为阴蒂，后方为阴唇系带。阴道前庭的前方有尿道外口，后方有阴道口，阴道口与阴唇系带之间有一浅窝，称舟状窝，又称阴道前庭窝。经产妇由于分娩变平或撕裂而不明显。

（1）尿道口：位于阴蒂头下方。尿道口略呈圆形，其后壁有一对并列的腺体，称尿道旁腺，其分泌物有润滑尿道口的作用，但此腺常为细菌潜伏所在。

（2）前庭大腺：又称巴氏腺，位于阴道口大阴唇后部，如黄豆大，左右各一。腺管细长，约1～2cm，开口于前庭后方小阴唇与处女膜之间的沟内，性兴奋时分泌白色黏液，起润滑作用。正常情况下不能触及此腺，若因腺管口闭塞，可形成囊肿，合并感染则为脓肿。

（3）前庭球：又称球海绵体，位于前庭两侧，前部与阴蒂相连，后部与前庭大腺相邻，表面为球海绵体肌覆盖，由有勃起性的组织构成。

（4）阴道口和处女膜：阴道口位于尿道口后方，前庭的后部，为阴道的开口，其大小、形状常不规则。阴道口覆有一层较薄的黏膜称处女膜，膜中央有孔，孔的形状、大小及膜的厚薄因人而异。处女膜多在初次性交时破裂，受分娩影响而进一步破损，产后残留数个小隆起状的处女膜痕。

第三节　女性生殖器邻近器官及血管、淋巴、神经

一、邻近器官

女性生殖器官与骨盆腔其他器官不仅在位置上密切相关，而且其血管、淋巴、神经供应亦难以分开。

1. **尿道**　位于阴道前面，耻骨联合后面，从膀胱三角尖端开始，穿过泌尿生殖膈，终止于阴道前庭部的尿道外口。长约4cm。女性尿道短而直，又接近阴道，易引起泌尿系统感染。

2. **膀胱**　为一空腔器官，位于耻骨联合之后，子宫之前。其大小、形状可因其充盈状态及邻近器官的情况而变化。膀胱充盈时可凸向骨盆腔甚至腹腔。

3. **输尿管**　为一对肌性圆索状管，各长约30cm，粗细不一。输尿管在腹膜后，从肾盂开始沿腰大肌前面偏中线侧下降（腰段），在骶髂关节处，经过髂外动脉起点的前方进入骨盆腔（骨盆段），继续下降到阔韧带底部，向前内方行，在邻近宫颈约2cm处，子宫动脉后方与之交叉，然后经阴道侧穹隆顶端绕向前方而进入膀胱壁（膀胱段），在壁内斜行1.5～2cm，开口于膀胱三角底的外侧角。

4. **直肠**　全长约15～20cm。前为子宫及阴道，后为骶骨。直肠上段有腹膜遮盖，至直肠中段腹膜折向前上方，覆于宫颈及子宫后壁，形成直肠子宫陷凹。

5. **阑尾**　长约7～9cm，通常位于右髂窝内，其位置、长短、粗细变化颇大，有的下端可达右侧输卵管及卵巢部位，而妊娠期阑尾的位置又可随妊娠月份的增加，而逐渐向上外方移位。

二、血管、淋巴及神经

（一）血管

女性内外生殖器官的血液供应主要来自卵巢动脉、子宫动脉、阴道动脉及阴部内动脉。各部位的静脉均与同名动脉伴行，并在相应器官及其周围形成静脉丛，且互相吻合，故癌肿

或盆腔感染易于器官间扩散蔓延。

1. 卵巢动脉 为腹主动脉的一条直接分支（左侧可来自左肾动脉）。在腹膜后沿腰大肌前下行至骨盆腔，并跨过输尿管与髂总动脉下段，经骨盆漏斗韧带向内横行，经卵巢系膜进入卵巢门。并在输卵管系膜内分出若干支供应输卵管，其末梢在子宫角附近与子宫动脉上行的卵巢支相吻合。

2. 子宫动脉 为髂内动脉前干的分支，在腹膜后沿骨盆侧壁向下向前行，经阔韧带基底部、宫旁组织达子宫外侧，于约距宫颈内口水平 2cm 处横跨输尿管而达子宫侧缘，又于阴道上宫颈部分为上、下两支：上支较粗，沿子宫上缘迂曲上行，称子宫体支；下支较细，分布于宫颈及阴道上部，称宫颈 - 阴道支。

3. 阴道动脉 为髂内动脉前干的分支，有许多小分支分布于阴道中下段前后面及膀胱颈、膀胱顶。阴道动脉与子宫动脉的阴道支及阴部内动脉的分支吻合，因此阴道的上 1/3 由子宫动脉的宫颈阴道支供应，中 1/3 由阴道动脉供应，下 1/3 主要由阴部内动脉及直肠下动脉供应。

4. 阴部内动脉 为髂内动脉前干的终支，经坐骨大孔的梨状肌下孔穿出骨盆腔，绕过坐骨棘背面，再经坐骨小孔进入会阴及肛门部，分为痔下动脉、会阴动脉、阴唇动脉、阴蒂动脉。

（二）淋巴

女性生殖系统具有丰富的淋巴管及淋巴结，均伴随相应的血管而行。首先汇入髂淋巴结，然后进入腰淋巴结，最后在第二腰椎部注入胸导管的乳糜池。女性生殖器淋巴主要分为外生殖器淋巴与内生殖器淋巴两组。

（三）神经

1. 外生殖器官的神经支配 主要为阴部神经。系体干神经，由第Ⅱ、Ⅲ、Ⅳ骶神经的分支所组成。

2. 内生殖器官的神经支配 主要由交感神经与副交感神经支配。

第四节 骨盆、骨盆底的结构

骨盆是胎儿娩出的骨产道，其形状、大小与分娩关系密切。

一、骨盆的组成

1. 骨盆的骨骼 包括骶骨、尾骨及左右两块髋骨。骶骨由 5~6 块骶椎合成；尾骨由 4~5 块尾椎合成；每块髋骨又包括髂骨、坐骨及耻骨（附图 1 - 5）。

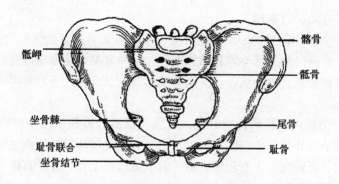

骶岬　　　　　　　　　　　　　　　髂骨

　　　　　　　　　　　　　　　　骶骨

坐骨棘　　　　　　　　　　　　　　尾骨

耻骨联合　　　　　　　　　　　　　耻骨
坐骨结节

附图 1-5　正常女性骨盆（前上观）

2. **骨盆的关节**　包括耻骨联合、骶髂关节和骶尾关节。两耻骨间有纤维软骨，形成耻骨联合，位于骨盆的前方。骶髂关节位于骶骨与髂骨之间，在骨盆后方。骶骨和尾骨由骶尾关节连接，骶尾关节略可活动。

3. **骨盆的韧带**　骨盆各部之间的韧带，较为重要的有骶结节韧带和骶棘韧带。妊娠期因受卵巢激素的影响，骨盆的韧带较松弛，各关节的活动性稍有增加，有利于分娩时胎儿通过。

二、骨盆的分界

以耻骨联合上缘、髂耻缘和骶岬上缘的连线（即髂耻线）为界，将骨盆分为上下两部分：上方为假骨盆（大骨盆），下方为真骨盆（小骨盆）。假骨盆位于骨盆分界线之上，为腹腔的一部分，前方为腹壁下部，两侧为髂骨翼，后方为第 5 腰椎。假骨盆与产道无直接关系，但假骨盆某些径线的长短关系到真骨盆的大小。因此，测量假骨盆的这些径线可以作为了解真骨盆的参考（详见产科检查）。分界线以下为真骨盆，是胎儿娩出时的通道，故又称骨产道。真骨盆有上、下两口，即骨盆入口与骨盆出口，其间为骨盆腔。骨盆腔前壁为耻骨联合，后壁为骶骨与尾骨，两侧壁为坐骨、坐骨棘、骶棘韧带。耻骨联合全长约 4.2cm，骶骨长（指沿其弯曲长度）约 11.8cm，高（指两端即骶岬至骶尖的直线距离）约 9.8cm。因此，骨盆呈前浅后深的形态。坐骨棘位于真骨盆中部，可经阴道或肛门触及，并作为判定子宫位置有无下垂及胎儿先露下降程度的标志。骶骨的前面凹陷形成骶窝，骶岬为第 1 骶椎向前突出部分，是骨盆内测量的重要指示点。耻骨两降支构成耻骨弓。通常女性骨盆较男性骨盆宽而浅，有利于胎儿娩出（附图 1-6）。

三、骨盆底

骨盆底由多层肌肉和筋膜所组成，封闭骨盆出口，中间有尿道、阴道及直肠穿过。骨盆底能承载盆腔脏器并保持其正常位置。若骨盆底的结构与功能异常，可影响盆腔脏器的位置和功能，甚至引起分娩障碍；若分娩处理不当，亦可损伤骨盆底。骨盆底的前面为耻骨联合，后面为尾骨尖、两侧为耻骨降支、坐骨升支及坐骨结节。骨盆底可分为三层：浅层筋膜与肌肉、泌尿生殖膈、盆膈。盆膈为骨盆底最里层最坚韧组织，由肛提肌及其上、下筋膜组

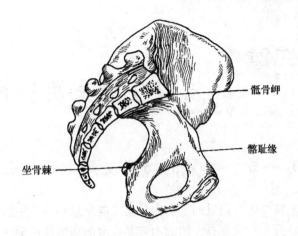

骶骨岬

髂耻缘

坐骨棘

附图 1-6 骨盆的分界（侧面观）

成，有尿道、阴道及直肠贯通其中。

　　肛提肌是位于骨盆底的成对扁肌，有加强盆底托力作用。会阴是指阴道口与肛门之间的软组织，厚 3~4cm，由外向内逐渐变窄呈楔状，表面为皮肤及皮下脂肪，内层为会阴中心腱，又称会阴体。妊娠期会阴组织变软，有很大的伸展性；分娩时，其厚度可由非孕期的 3~4cm 变成薄膜状，有利于分娩的进行。分娩时要保护此区，以免造成会阴裂伤。

第二章
女性生殖系统生理

第一节　卵巢的功能及周期性变化

　　妇女一生的生殖生理变化与卵巢的生殖内分泌功能息息相关。中西医对女性一生各阶段的生理特点认识基本一致。本章重点介绍的内容是卵巢的功能及周期性变化，子宫内膜及生殖器其他部位的周期性变化，下丘脑－垂体－卵巢轴的相互关系，是诊断和治疗女性生殖内分泌疾病的基础。

一、卵巢的功能及周期性变化

　　1. **卵巢的功能**　卵巢为女性的性腺，其主要功能为产生成熟卵子并排卵、产生女性激素和多肽激素等局部调节因子，这两种功能分别称为生殖功能和内分泌功能。

　　2. **卵巢的周期性变化**　卵巢的周期性变化是从卵泡发育至成熟、排卵及黄体形成至萎缩为一个周期。

　　（1）卵泡的发育及成熟：未发育的卵泡称始基卵泡。每一始基卵泡中含有一个卵母细胞，周围有一层梭形细胞围绕。从青春期开始，在垂体前叶促卵泡激素（FSH）作用下，始基卵泡开始发育，但每一月经周期一般只有一个卵泡达到成熟并排卵。妇女一生中总共约有400～500个卵泡发育成熟并排卵，仅占总数的0.1%左右，其余卵泡因不能发育成熟而自行退化，这个退化过程称卵泡闭锁。始基卵泡在发育中，梭形细胞增生很快，由单层变为立方形复层，胞浆中含有颗粒，称颗粒细胞，颗粒细胞分裂很快。颗粒细胞分泌的液体存留在细胞群的空隙中，称卵泡液。当卵泡液增多时，颗粒细胞被挤压至卵泡周围，卵母细胞及围绕卵母细胞的颗粒细胞被挤到卵泡之一侧，此时的卵泡称为窦状卵泡。随着颗粒细胞的继续增殖并分泌更多的卵泡液，卵泡逐渐增大，卵母细胞逐渐向卵泡腔突出，形成卵丘。卵细胞外围有一层很薄的透明膜，称透明带。透明带周围的颗粒细胞呈放射状排列，称放射冠。卵泡周围的间质细胞环绕卵泡排列，增厚形成卵泡膜。卵泡膜分为卵泡外膜和卵泡内膜，内膜细胞和颗粒细胞共同作用下产生雌激素。随卵泡液逐渐增多，卵泡亦日益增大，至直径达18～23mm，此时的窦状卵泡称为成熟卵泡，亦即排卵前卵泡（附图2－1）。

　　（2）排卵：随着卵泡的发育成熟，卵泡逐渐向卵巢表面移行并向外突出，当卵泡接近卵巢表面时，该处表层细胞变薄，最后破裂，出现排卵。即随着卵泡液的流出，卵母细胞透明带、放射冠和卵丘内小部分颗粒细胞同时排出。

　　排卵一般发生在下次月经来潮前14日左右，卵子可由两侧卵巢轮流排出，也可由一侧卵巢连续排出。卵子排出后经输卵管伞端的"捡拾"进入输卵管。

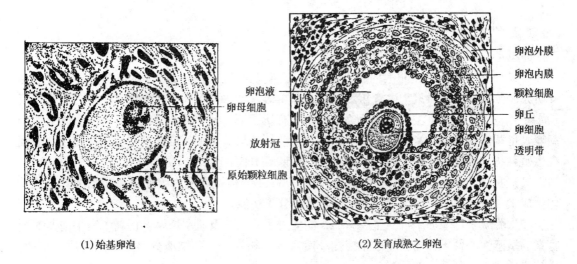

(1)始基卵泡   (2)发育成熟之卵泡

附图2-1 卵泡的发育及成熟

（3）黄体形成与退化：排卵后卵泡液流出，卵泡腔内压下降，卵泡壁塌陷，卵泡膜内血管破裂，血液流入卵泡腔且形成血块，此称血体。卵泡壁的破口被纤维蛋白封闭而修复。卵泡颗粒细胞和卵泡内膜细胞主要在促黄体生成素的作用下积聚黄色的类脂颗粒形成黄体细胞，此时，血体变成黄体。此外，成纤维细胞、毛细血管和淋巴在增生过程中伸入黄体中心，使黄体渐成花瓣状。大约在排卵后7~8天（相当于月经周期的22日左右），黄体体积和功能达到高峰，发育成熟，称成熟黄体，其直径一般为1~2mm，外观黄色。成熟黄体能分泌孕激素及雌激素。正常黄体功能的建立需要理想的排卵前卵泡发育，特别是FSH的刺激，持续性和高水平LH维持。如卵子受精，则黄体继续发育，称妊娠黄体，10周后妊娠黄体开始退化，由胎盘逐渐取代其功能。如卵子未受精，则黄体约于排卵后9~10天开始萎缩，黄色减退，细胞变性，最后细胞被吸收，组织逐渐纤维化而呈疤痕状，外观变成白色，称为白体。黄体寿命一般为12~16日，平均14天（附图2-2）。黄体衰退后月经来潮，卵巢中又有新的卵泡发育，开始新的周期。

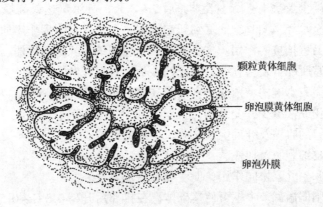

附图2-2 卵巢黄体

二、卵巢分泌的激素及其生理作用

卵巢主要产生雌激素、孕激素、少量的雄激素。

1. **雌激素**　排卵前由卵泡内膜细胞、颗粒细胞分泌，排卵后由黄体细胞分泌，肾上腺皮质亦能分泌少量雌激素。生育年龄妇女，血中雌激素水平呈周期性变化。一般月经周期第1周甚少，排卵前一天达第一个高峰，排卵后有所下降，月经周期21天左右，形成第二个高峰，待黄体萎缩时其水平急速下降，至月经前期达最低水平。雌激素的生理作用主要表现在生殖系统、乳腺、代谢、骨骼、心血管、皮肤等方面：

（1）能促进卵泡发育，且能协同促卵泡素（FSH）促进卵泡内膜细胞和颗粒细胞合成黄体生成素（LH）受体，以支持LH调节卵泡的分泌功能。

（2）雌激素可增加子宫的血液循环，能促进子宫发育及肌层增厚，提高子宫平滑肌对缩宫素的敏感性。使子宫内膜呈增生变化。使宫颈口松弛，宫颈黏液分泌量增加，质变稀薄，易拉成丝状，以利精子的通过。

（3）使输卵管发育，使输卵管蠕动增强和纤毛生长，有利于卵子的输送。

（4）促使阴道上皮细胞增生、角化、黏膜变厚，并能增加细胞内糖原储存量，在乳酸杆菌作用下使阴道呈酸性，不利细菌在阴道内繁殖。

（5）促使大小阴唇增大丰满，并使脂肪沉积和色素沉着。

（6）使乳腺管增生，促进乳腺的发育和增加乳头乳晕的着色。促进其它第二性征的发育。

（7）对丘脑下部和垂体产生正、负反馈调节，从而间接对卵巢功能产生调节作用。

（8）促进水钠潴留。促进肝内蛋白质的合成，使体内脂肪呈女性分布，并改善血脂成分。

（9）促进骨中钙的沉积，青春期后加速骨骼闭合。

（10）使皮肤增殖，真皮增厚，改善弹性及血供。

2. **孕激素**　由颗粒黄体细胞、卵泡膜黄体细胞所分泌，排卵前卵泡中颗粒细胞及肾上腺皮质激素亦能分泌少量孕激素。一般排卵后7~8天，分泌量达最高峰，以后随黄体萎缩分泌量逐渐下降，至月经来潮时，回复到卵泡期水平。孕激素生理作用通常在雌激素作用基础上发挥既有协同又有拮抗的作用。主要表现在生殖系统、乳腺、代谢、体温等方面：

（1）能抑制子宫肌的自发性收缩，降低妊娠子宫对缩宫素的敏感性，利于孕卵的种植与生长发育。使受雌激素影响的增殖期子宫内膜转变为分泌期子宫内膜，为孕卵着床作准备。使宫颈口闭合，分泌黏液减少并变黏稠，拉丝度减少，不利精子穿透。

（2）抑制输卵管的收缩及纤毛生长，调节孕卵的运行。

（3）使阴道上皮细胞脱落加快。

（4）与雌激素和生乳素协同作用，促使乳腺腺泡发育。

（5）兴奋下丘脑体温调节中枢可使基础体温在排卵后升高0.3℃~0.5℃。临床常用基础体温测定作为诊断有无排卵的指标之一。

（6）孕激素在月经中期具有增强雌激素对垂体LH排卵峰释放的正反馈作用；在黄体期

对下丘脑、垂体有负反馈作用，抑制促性腺激素分泌。

（7）促进水钠排泄。

3. 雄激素 主要由肾上腺皮质产生，极少量由卵巢间质部分泌。能促进阴毛、腋毛生长，促进青春期少年肌细胞生长和骨骼的发育，使青春后期骨骺愈合。促进蛋白质合成及骨髓造血。可能与性欲有关。

第二节 子宫内膜及生殖器其他部位的周期性变化

卵巢的周期变化使子宫内膜及生殖器其他部位发生支持生殖的周期性变化。

一、子宫内膜的周期性变化

在一个月经周期内，其组织学变化可分为以下三期：

1. 增生期 行经时功能层子宫内膜剥脱，随月经血排出，仅留下基底层。在雌激素影响下，内膜很快修复，逐渐生长变厚，细胞增生。增生期又可分为早、中、晚三期。

（1）增生早期：内膜的增生与修复在月经期即已开始。约在月经周期的 5~7 日，此期内膜较薄，约 1~2mm。

（2）增生中期：约在月经周期的第 8~10 日，此期特征是间质水肿明显，腺体数增多、增长，呈弯曲形；腺上皮细胞表现增生活跃，细胞呈柱状，且有分裂相。

（3）增生晚期：约在月经周期的第 11~14 日。此期内膜增厚至 3~5mm，表面高低不平，略呈波浪形。组织内水肿明显，小动脉增生。

2. 分泌期 为月经周期的后半期。排卵后，卵巢内形成黄体，分泌雌激素与孕激素，能使子宫内膜继续增厚，腺体增大、弯曲，出现分泌现象。分泌期也分早、中、晚三期。

（1）分泌早期：约在月经周期的第 15~19 日。此期内膜腺体更长，弯曲更明显。腺上皮细胞开始出现含糖原的核下空泡，为该期的组织学特征，间质水肿，螺旋小动脉继续增生。

（2）分泌中期：约在月经周期的第 20~23 日。内膜较前更厚并呈锯齿状。腺体内的分泌上皮细胞顶端胞膜破碎，细胞内的糖原溢入腺腔，称为顶浆分泌。此期间质高度水肿、疏松，螺旋小动脉增生卷曲。

（3）分泌晚期：约在月经周期的第 24~28 日。此期为月经来潮前期。子宫内膜厚达 10mm，并呈海绵状。此期螺旋小动脉迅速增长超出内膜，厚度也更弯曲，血管管腔也扩张。

3. 月经期 约在月经周期的第 1~4 日。体内雌孕激素水平下降，内膜中血循环障碍加剧，内膜功能层的螺旋小动脉持续痉挛，血流减少，组织变性，血管壁破裂形成血肿，促使组织坏死剥脱，变性、坏死脱落的内膜碎片与血液相混一起从阴道排出，形成月经血。

上面的分期描述实际上并不能截然分开，其变化是连续的，在各期之间存在相互交叉的关系。近年来，通过电镜观察子宫内膜的超微结构，发现在月经周期的任何阶段，内膜腺腔中均存在分泌现象。

二、生殖器其他部位的周期性变化

1.阴道黏膜的周期性变化 在月经周期中，随着雌、孕激素的消长，可以引起阴道上皮周期性改变，这种改变在阴道上段更明显。排卵前，阴道上皮在雌激素的影响下，底层细胞增生，逐渐演变为中层与表层细胞，使整个上皮的厚度增加；表层细胞出现角化，其程度在排卵期最明显。细胞内富有糖原，糖原分泌后，经寄生在阴道内的阴道杆菌分解而成乳酸，使阴道内保持一定酸度，可以防止致病菌的繁殖。排卵后，在孕激素的作用下，主要为表层细胞大量脱落，临床上可借助阴道脱落细胞的变化，了解体内雌激素水平和有无排卵。

2.宫颈黏液的周期性变化 月经干净时，体内雌激素水平降低，宫颈管分泌的黏液量很少。随着雌激素水平不断增高，黏液分泌量也逐渐增多，并变为稀薄而透明，状似未凝的蛋清，在排卵期达到最高峰。此黏液有较强的延展性，能拉成细丝而不断，拉丝度可达10cm以上。若将黏液作涂片检查，干燥后可见羊齿状结晶，这种结晶在月经周期第6～7日出现，到排卵期最为清晰而典型。排卵后，受孕激素影响，黏液分泌量逐渐减少，质地变黏稠而混浊，延展性差，易断裂。涂片检查时结晶变模糊，至月经周期第22日左右完全消失，而代之以排列成行的椭圆体。

3.输卵管的周期性变化 在雌激素的作用下，输卵管黏膜上皮纤毛细胞生长、增大；非纤毛细胞分泌增加，为卵子提供运输和种植前的营养物质。雌激素还促进输卵管的发育及节律性收缩。孕激素则抑制输卵管平滑肌节律性收缩的振幅，并抑制输卵管粘膜上皮纤毛细胞的生长，降低分泌细胞分泌黏液的功能。在雌、孕激素的协同作用下，受精卵才能通过输卵管正常到达子宫腔。

第三节　下丘脑－垂体－卵巢轴的相互关系

　　女性的性周期是以月经的周期性变化为标志，而月经周期的调节是一个非常复杂的过程。其主要环节在于丘脑下部－垂体－卵巢三者之间协调作用，因而称为下丘脑－垂体－卵巢轴（HPOA），又称女性性腺轴，是一个完整而协调的神经内分泌系统。性腺轴受中枢神经系统的调控，才能发挥正常生理功能。子宫内膜的周期性变化受卵巢激素的影响，卵巢功能受垂体控制，而垂体的活动又受下丘脑的调节，下丘脑又受大脑皮层的支配。卵巢所产生的激素还可以反过来影响下丘脑与垂体的功能。现将HPOA在月经周期中的变化简述如下：

　　下丘脑的神经分泌细胞分泌卵泡刺激素释放激素（FSH－RH）与黄体生成激素释放激素（LH－RH），二者可通过下丘脑与脑垂体之间的门静脉系统进入脑垂体前叶，脑垂体在其作用下，释放卵泡刺激素（FSH）与黄体生成激素（LH）。二者直接控制卵巢的发育和性激素的周期性变化。FSH、LH在整个月经周期中都有产生，但在排卵前1～2日水平最高，形成高峰，能刺激成熟的卵泡排卵，促使排卵后的卵泡变成黄体，并产生孕激素与雌激素。

　　此外，垂体前叶嗜酸性细胞能分泌一种纯蛋白质，称为催乳激素（PRL），其功能与刺激泌乳有关，其分泌的调节与下丘脑有关。下丘脑分泌的催乳激素抑制激素（PIH）能抑制催乳激素的分泌。

卵巢分泌的性激素反过来影响下丘脑的分泌功能，这种作用称为反馈作用。使下丘脑兴奋，分泌性激素增多者，称为正反馈；反之，使下丘脑抑制，分泌性激素减少者，称为负反馈。

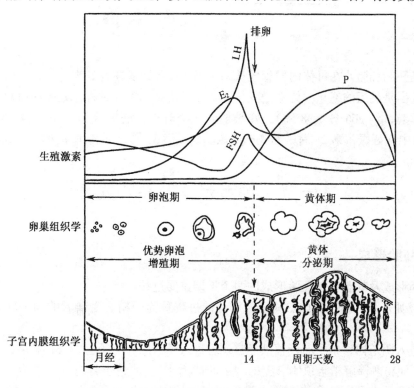

附图2-3 月经周期中下丘脑-垂体-卵巢的变化

循环中雌激素当低于200pg/ml时对垂体FSH的分泌起抑制作用（负反馈）。因此，在卵泡期，随卵泡发育，由于卵巢分泌雌激素的增加，垂体释放FSH受抑制，使循环中FSH下降。当卵泡发育接近成熟，卵泡分泌雌激素使循环中雌激素达到高峰，循环中雌激素浓度达到或高于200pg/ml时，即刺激下丘脑GnRH和垂体LH、FSH大量释放（正反馈），形成循环中的LH、FSH排卵峰。成熟卵泡有LH、FSH排卵峰的作用下排卵，继后黄体形成，卵巢不仅分泌雌激素，还分泌孕酮。黄体形成期在雌、孕两种性激素的联合作用下，无论对垂体LH和FSH的释放还是合成均是抑制作用，使循环中LH、FSH下降，卵泡发育受抑制；黄体萎缩时，由于循环中雌激素和孕激素下降。使雌、孕激素对LH、FSH的抑制解除，故LH、FSH又回升，卵泡又开始发育，新的卵巢周期开始，如此周而复始。

可见下丘脑-垂体-卵巢轴分泌的激素的相互作用是女性生殖周期运转的机制，卵巢是调节女性生殖周期的生物钟。若未受孕，卵巢黄体萎缩，致使子宫内膜失去雌、孕激素的支持而萎陷、坏死，引起子宫内膜脱落和出血。因此月经来潮是一个生殖周期生殖失败，而一个新的生殖周期开始的标志。此外，月经周期还受外界环境、精神因素及体液的影响，大脑皮质也参与生殖内分泌活动的调节。（附图2-3）

第三章

妊娠生理

妊娠是胚胎和胎儿在母体内发育成长的过程。成熟卵受精是妊娠的开始，胎儿及其附属物自母体娩出是妊娠的终止。妊娠是变化复杂而又协调的生理过程，妊娠期通常是从末次月经第一日算起，约 266 日（38 周）。妊娠期分 3 个时期：妊娠开始至 12 周末称早期妊娠，13～27周称中期妊娠，第 28 周后称晚期妊娠。妊娠满 37 周至不满 42 周称足月妊娠。

第一节　胚胎形成与胎儿发育

一、胚胎形成

受精卵形成及其着床是胚胎形成的两个早期重要过程。

1. **受精卵形成**　精子和成熟卵子相结合的过程称为受精。受精后的卵子称为孕卵或受精卵。

精液进入阴道内，精子离开精液经宫颈管进入子宫腔，与子宫内膜接触后，女性生殖道产生 α 与 β 淀粉酶降解精子顶体酶上的"去获能因子"，使精子具有受精能力，称为精子获能。获能主要是在子宫腔和输卵管内进行。卵子从卵巢排出后进入腹腔，经输卵管伞端的"拾卵"作用，进入输卵管壶腹部等待受精。

当精子与卵子相遇，精子顶体外膜破裂，释放出顶体酶，称为顶体反应。通过酶的作用，使精子穿过放射冠和透明带。只有发生顶体反应的精子才能与卵子融合。当精子头部与卵子表面接触时便开始了受精过程。获能的精子穿过次级卵母细胞透明带为受精的开始，而卵原核与精原核融合为受精的完成，形成二倍体的受精卵。受精通常发生在输卵管壶腹部。

2. **受精卵着床**　受精卵的分裂称卵裂。约在受精后第 3 日，分裂成由 16 个细胞组成的实心细胞团，称为桑椹胚。受精卵开始进行有丝分裂的同时，借助输卵管的蠕动和纤毛摆动，逐渐向子宫腔方向移动。约在受精后第 4 日，桑椹胚增加至 100 个细胞时进入子宫腔，在子宫腔内继续分裂发育成早期囊胚。约在受精后第 5～6 日，早期囊胚之透明带消失以后开始着床，受精第 11～12 日完成。晚期囊胚侵入到子宫内膜的过程，称为受精卵着床或植入。着床需经过定位、黏着和穿透三个过程。着床时，内细胞群侧的滋养层（又称极滋养层）先与子宫内膜接触，并分泌蛋白酶，消化与其接触的子宫内膜组织，囊胚则沿着被消化组织的缺口逐渐埋入内膜功能层。经过着床，原来漂流的胚泡紧密附着于子宫壁，进而埋入子宫壁中，从而取得母体营养和保护，建立起母子间结构上的联系。着床过程相当复杂，但必须具备 4 个条件：①透明带必须消失；②囊胚细胞滋养细胞必须分化出合体滋养细胞；③

囊胚和子宫内膜必须同步发育且功能协调；④孕妇体内必须有足量的孕酮。

受精卵着床后，在孕酮作用下，子宫内膜腺体增大弯曲，腺腔中含有大量黏液及糖原。内膜血管充血，结缔组织细胞肥大。月经周期变化暂时停止，此时的子宫内膜称蜕膜。按蜕膜与受精卵的部位关系，将蜕膜分为三部分：①底蜕膜：指囊胚植入深处的子宫蜕膜，将来发育成为胎盘的母体部分；②包蜕膜：覆盖在囊胚上面的蜕膜，约在妊娠12周因羊膜腔明显增大，使包蜕膜和真蜕膜相贴近，子宫腔消失，包蜕膜与真蜕膜逐渐融合，于分娩时这两层已融合；③真蜕膜：又称壁蜕膜，指底蜕膜与包蜕膜以外覆盖子宫腔的蜕膜。囊胚细胞开始从母体血液中获得生长发育必需的营养成分。囊胚内细胞团逐渐分化形成胚胎，滋养细胞逐渐形成胎盘组织。

二、胚胎、胎儿发育

妊娠8周前的胎体称胚胎。自妊娠9周开始，直至分娩前称胎儿。一般以4周为一孕龄单位阐述胚胎及胎儿发育的特征。

4周末：可辨认胚盘与体蒂。

8周末：胚胎初具人形。

12周末：胎儿身长约9cm，外生殖器已发育，四肢可活动。

16周末：胎儿身长约16cm，可辨别性别，有胎动。

20周末：胎儿身长约25cm，体重约300g。开始有吞咽、排尿功能。孕妇腹壁可听到胎心音。

24周末：胎儿身长约30cm，体重约700g，各脏器已发育。

28周末：胎儿身长约35cm，体重约1000g，有呼吸运动，出生后能啼哭。四肢活动好。

32周末：胎儿身长约40cm，体重约1700g，出生后加强护理可存活。

36周末：胎儿身长约45cm，体重约2500g，出生后能啼哭及呼吸，基本可以存活。

40周末：胎儿身长约50cm，体重约3000g，发育成熟。女胎外生殖器发育良好，男胎睾丸已下降至阴囊内。

第二节　胎儿附属物的形成和功能

胎儿附属物是指胎盘、胎膜、脐带和羊水。

一、胎盘

胎盘是由羊膜、叶状绒毛膜和底蜕膜组成。胎盘的生理功能有：

1.气体交换　氧和二氧化碳在胎盘中以简单扩散方式交换。由于胎盘屏障对二氧化碳的扩散度是氧的20倍，故胎儿向母血排出二氧化碳较摄取氧容易得多。二氧化碳进入母血后引起的pH值降低又可增加母血氧的释放。

2.营养物质的供应　葡萄糖是胎儿进行代谢的主要能源，以易化扩散方式通过胎盘从母体进入胎儿。氨基酸多以主动转运的方式通过胎盘屏障。游离的脂肪酸以简单扩散方式通过胎盘屏障，并参与胎儿的脂肪合成。维生素 A、D、E、K 等脂溶性维生素主要以简单扩散方式通过胎盘屏障。胎儿血中的水溶性维生素 B 和 C 浓度高于母血，多以主动运输方式通过胎盘屏障。胎盘中含有多种酶，可将复杂化合物分解为简单物质，使其易于通过胎盘屏障，也能将简单物质合成后供给胎儿，如可将葡萄糖合成糖原，氨基酸合成蛋白质等。

水的交换主要是通过简单扩散方式进行。钾、钠和镁大部分以简单扩散方式通过胎盘屏障，但当母体缺钾时，钾的交换方式即变为主动运输，以保证胎儿体内的正常钾浓度。钙、磷、碘、铁大都是以主动运输方式单向地从母体向胎儿血转运，以保证胎儿正常生长发育。

3. 排除胎儿代谢产物　胎儿的代谢产物如尿素、尿酸、肌酐、肌酸等，经胎盘送入母血，由母体排出体外。

4. 防御功能　胎盘的屏障作用有一定防御功能，但这种屏障作用极有限，各种病毒及分子量小的对胎儿有害药物，均可通过胎盘影响胎儿致畸甚至死亡。细菌、弓形虫、衣原体、螺旋体可在胎盘部位形成病灶，破坏绒毛结构，从而进入胎体感染胎儿。母血中免疫抗体如 IgG 能通过胎盘，使胎儿从母体得到抗体，在生后短时间内获得被动免疫力。

5. 内分泌功能　胎盘是一个具内分泌功能的器官。胎盘不仅能合成与释放多种蛋白质类激素、类固醇激素和脂类激素，还能合成前列腺素、多种神经递质和多种细胞因子，对维持正常妊娠有着不可替代的重要作用。

(1) 绒毛膜促性腺激素 (HCG)：是一种糖蛋白激素，由胎盘合体滋养细胞产生。绒促性素在受精后第 7 天左右便在母体血清和尿中可测出，以后逐渐增多，至妊娠 8～10 周血清中浓度达高峰，持续 1～2 周后迅速下降，至妊娠中晚期，血清浓度仅为峰值为 10%。持续至分娩。分娩后若无胎盘残留，约于产后 2 周内从母血中消失。

绒促性素的主要功能有：作用于月经黄体，与黄体细胞膜上的受体结合，激活腺苷酸环化酶，产生生化反应延长黄体寿命，并使黄体增大成为妊娠黄体，增加甾体激素的分泌，从而维持妊娠。

(2) 胎盘生乳素 (HPL)：由胎盘合体滋养细胞合成，在妊娠 5～6 周时就可在母血中测出，随妊娠进展和胎盘增大，其分泌量持续增加，妊娠 34～36 周达高峰（母血值为 5～15mg/L），并维持至分娩。分娩后 HPL 值迅速下降，约在产后 7 小时即测不出。HPL 有多种生理功能：促进腺泡发育，刺激乳腺上皮细胞合成乳白蛋白，乳珠蛋白和酪蛋白，为产后泌乳作准备，但生乳作用不及垂体生乳素；刺激脂肪分解，使游离脂肪酸增加，供母体应用，使更多的葡萄糖供应给胎儿，因此 HPL 是通过母体促进胎儿发育的重要"代谢调节因子"。

(3) 妊娠特异性 β_1 糖蛋白 ($PS\beta_1G$)：是妊娠期特有的糖蛋白，由合体滋养细胞产生。受精卵植入后，$PS\beta_1G$ 产生后即进入母血循环中，其值逐渐上升，至妊娠足月时达 2000mg/L。可用于预测早孕、早孕并发症的预后，并可作为胎儿宫内情况监测的一项指标。

(4) 绒毛膜促甲状腺素 (HCT)：是糖蛋白激素，其活性与促甲状腺激素相类似，在妊娠期间的生理作用尚不清楚。

(5) 雌激素：妊娠期雌激素是由胎儿、胎盘共同产生，故称胎儿－胎盘单位，在妊娠 10 周前，雌二醇主要来源于卵巢黄体，其后，雌二醇主要来源于胎盘。妊娠期不仅雌激素的量明显增加，雌激素中 3 种成分的构成与非孕期比也有显著区别，即 E_3 增加的程度远大于 E_1 和 E_2，至妊娠末期 E_3 值为非孕妇女的 1000 倍，E_2 及 E_1 值为非孕妇女的 100 倍。

（6）孕激素：妊娠早期，孕酮主要来自黄体。自妊娠 8~10 周胎盘合体滋养细胞是产生孕激素的主要来源，随胎盘的增大母血中孕酮的值逐渐增高，至孕末期可达 180~300nmol/L。其代谢产物为孕二醇，24 小时尿排出值为 35~45mg。

（7）缩宫素酶：是由合体细胞产生的一种糖蛋白。随妊娠进展逐渐增多。主要生理功能是使缩宫素分子灭活，起到维持妊娠的作用。胎盘功能不良时，缩宫素酶活性降低。

（8）耐热性碱性磷酸酶（HSAP）：由合体滋养细胞产生，妊娠 16~20 周母血中可测出。随妊娠进展而增多，直至胎盘娩出后其值下降，产后 3~6 日内消失。动态观察血中浓度，可作为检查胎盘功能的指标。

二、胎膜

由绒毛膜和羊膜组成。胎膜含有甾体激素代谢所需要的多种酶活性，故与甾体激素代谢有关，又因胎膜含多量花生四烯酸（前列腺素前身物质）的磷脂，而且含有能催化磷脂生成游离花生四烯酸的溶酶体，使胎膜在分娩发动上可能有一定作用。

三、脐带

脐带由体蒂演变而成，是连于胚胎脐部与胎盘间的条索状结构，胚胎及胎儿借助脐带悬浮于羊水中。妊娠足月胎儿的脐带长约 30~100cm，直径 0.8~2cm，表面被羊膜覆盖呈灰白色。脐带断面中央有一条管壁较薄、管腔较大的脐静脉；两侧有两条管壁较厚、管腔较小的脐动脉。由于脐血管较长，使脐带呈螺旋状迂曲，脐带是胎儿和母体之间进行物质交换的重要通道和唯一桥梁。若脐带受压使血流受阻时，缺氧可导致胎儿宫内窘迫、甚至胎死宫内。

四、羊水

羊膜腔内的液体称为羊水。足月妊娠时羊水量约 800ml，比重为 1.007~1.025，呈中性或弱碱性，pH 值约为 7.20。羊水为胎儿提供了一个适宜的生长环境，适宜的温度和一定限度的活动空间；使胎儿在羊水中运动自如，促进胎儿肌肉、骨骼及其他组织器官的发育；防止胎儿自身以及胚体与羊膜的粘连而发生畸形；减轻外界环境的暴力冲击和强烈震动，从而防止对胎儿造成损伤；保持胎儿体内水平衡；临产后前羊水囊扩张宫颈口及阴道，有利于产程进展；破膜后羊水有滑润和冲洗产道的作用，利于分娩和减少感染。

第三节　妊娠期母体的变化

妊娠是正常生理过程，为了满足胎儿生长发育的需要，母体各器官系统将发生一系列改变。

一、生殖系统的变化

1. 子宫 变化最明显的是子宫。

(1) 子宫体：妊娠期间子宫体逐渐增大变软。子宫重量由非孕时 50g 增至足月妊娠时的 1000g 左右，约为非孕时的 20 倍。子宫大小由非孕时的 7cm×5cm×3cm 增大至妊娠足月时的 35cm×22cm×25cm。子宫腔容量由非孕时的 5ml，增至妊娠足月时约 5000ml，增加 1000 倍。子宫增大主要是由于子宫肌细胞肥大，以及少量肌细胞、结缔组织的增生以及血管的增多、增粗。子宫肌壁厚度非孕时期约 1cm，于孕中期逐渐增厚，于孕末期又渐薄，妊娠足月时厚度约为 0.5～1.0cm。

随着子宫体积的改变，子宫的形状和位置也有变化。妊娠早期子宫呈球形或椭圆形且不对称，受精卵着床部位的子宫壁明显突出。妊娠 12 周以后，增大的子宫渐呈均匀的长椭圆形直至足月。妊娠 12 周前，子宫位于盆腔内，随着妊娠进展子宫长大，子宫渐上升超出盆腔进入腹腔，并轻度向右旋转，子宫右旋多认为与盆腔左侧有乙状结肠占据有关。

(2) 子宫峡部：位于子宫体部与宫颈之间最狭窄部位。非孕时长约 1cm，妊娠后变软，妊娠 10 周时子宫峡部明显变软。12 周以后，子宫峡部逐渐伸展、拉长、变薄、扩展，成为子宫腔的一部分。临产后可进一步伸展成 7～10cm 长，形成子宫下段。

(3) 宫颈：妊娠后由于宫颈组织水肿，血管增多，妊娠早期宫颈肥大、变软，外观呈紫蓝色。宫颈管内腺体肥大，宫颈黏液分泌量增多，形成黏稠的黏液栓堵塞于宫颈管，有防止细菌入侵子宫腔的作用。

2. 卵巢 略增大。受孕后卵巢黄体因受绒促性素刺激继续生长成为妊娠黄体，分泌雌、孕激素维持早期妊娠。妊娠黄体功能于 10 周后由胎盘取代，妊娠期间卵巢停止排卵。

3. 输卵管 妊娠期输卵管伸长，但肌层并不增厚，黏膜上皮细胞变扁平。

4. 阴道 妊娠期间阴道肌层肥厚，其周围结缔组织变软、黏膜增厚并呈紫蓝色，这些改变有利于分娩时阴道充分伸展、扩张。阴道脱落细胞增多，分泌物也增多常呈白色糊状。阴道上皮细胞糖原积聚，乳酸含量增多，阴道 pH 值降低，有利于防止感染。

5. 外阴 妊娠外阴皮肤增厚，大小阴唇色素沉着，大阴唇及会阴的肌肉血管均增多，同时结缔组织变软，故伸展性增加。

二、乳房的变化

妊娠期乳房有显著的改变。妊娠早期的数周内孕妇常感乳房触痛和刺痛。由于乳腺腺管和腺泡的增多致使乳房增大。乳头变大并有色素沉着致呈黑褐色，易勃起，乳晕亦着色，因有较多散在皮脂腺肥大而形成的结节状小隆起，称为蒙氏结节。妊娠晚期轻轻挤压乳头时，可有少许淡黄色稀薄液体流出，称为初乳。

三、血液循环系统的变化

1. 血液的变化

(1) 血容量：从妊娠 6～8 周血容量开始增加，至孕 32～34 周达高峰，约增加 40％～

45%，平均增加约1450ml。血容量增加包括血浆和红细胞的增加，由于血浆增加多于红细胞增加，血浆约增加1000ml，红细胞约增加450ml，血液呈稀释状态。

（2）血液成分：①红细胞：妊娠期骨髓不断产生红细胞，网织红细胞轻度增多。由于血液稀释，足月妊娠时红细胞计数下降为3.6×10^{12}/L左右，血红蛋白下降为110g/L左右，红细胞容积下降到$0.31 \sim 0.34$。②白细胞：从妊娠7~8周开始增加，至妊娠30周达高峰，上升为$(10 \sim 12) \times 10^9$/L，有时可达15×10^9/L。③凝血因子：妊娠期间凝血因子Ⅱ、Ⅴ、Ⅶ、Ⅷ、Ⅸ、Ⅹ均有增加，使孕妇血液处于高凝状态，血小板略有下降。随妊娠进展，凝血酶原时间及部分凝血活酶时间轻度缩短，凝血时间无明显改变。血浆纤维蛋白原含量比非孕妇女约增加50%，孕末期可达$4 \sim 5$g/L。优球蛋白溶解时间延长，表明妊娠期纤溶活性降低。孕妇红细胞沉降率加快。④血浆蛋白：由于血液稀释，血浆蛋白从孕早期开始降低，主要是白蛋白减少，约为35g/L。

2. 循环系统的变化

（1）心脏：妊娠后期由于子宫体积增大、宫底持续上升，膈肌升高使心脏向左、向上、向前移位，心尖搏动向左移位$1 \sim 2$cm。心浊音界稍扩大。心脏容量从妊娠早期开始至妊娠末期约增加10%，心率每分钟约增加$10 \sim 15$次。心脏位置的改变使大血管轻度扭曲，血液黏稠度下降及血容量增加等原因，使心脏常可出现功能性杂音，多数孕妇在心尖区可听到柔和吹风样收缩期杂音。

（2）心排出量：心排出量自孕8~10周始增加，在妊娠32周时达高峰，左侧卧位测量时，心排量可比非孕时增加30%。

（3）血压：妊娠对动脉压影响较少，收缩压几乎不受影响；舒张压于孕中期时约下降1.3kPa（10mmHg），孕晚期时恢复原有水平。体位改变可影响血压和测定值，坐位较侧卧位高。妊娠期间上肢静脉压无改变，下肢静脉压于孕晚期升高。孕妇也因此而容易发生下肢及外阴静脉曲张。孕妇的中心静脉压一般无改变。孕妇若长时间处于仰卧位姿势，能引起回心血量减少，心排出量亦随之减少而使血压下降，称为仰卧位低血压综合征。

四、泌尿系统的变化

妊娠期间肾脏略有增大，肾功能改变亦较多，这是由于孕妇及胎儿代谢产物增多，肾脏负担加重所致。自孕早期肾小球滤过率（GFR）及肾血浆流量（RPF）即开始增加，至孕中期GFR约增加50%，并持续至足月，而RPF至孕中期约增加35%，但在孕晚期略有下降。孕妇体位改变对GFR和RPF有较大影响，仰卧位时，尿量及钠的排泄与侧卧位相比减少一半，GFR及RPF也都有减少。妊娠期内由于内分泌的改变和增大的子宫压迫，泌尿系统平滑肌张力减弱。自孕中期肾盂及输尿管轻度扩张，输尿管增粗及蠕动减弱，尿流缓慢，加之输尿管有尿液逆流现象，孕妇易患急性肾盂肾炎，且以右侧多见。由于GFR增加，而肾小管对葡萄糖再吸收能力不能相应增加，约有15%的孕妇饭后可出现糖尿。

五、消化系统的变化

妊娠期间受大量雌激素影响，牙龈易充血、水肿、增生，晨间刷牙时易有牙龈出血，分娩后即消失。妊娠期牙齿容易松动和出现龋齿。胃肠平滑肌由孕激素影响张力降低，贲门括约肌松弛，胃内酸性内容物可逆流至食管下部产生"烧心感"。胃酸及胃蛋白酶分泌减少，胃排空时间延长，不少孕妇有上腹部饱胀感。肠蠕动减少，使粪便在结肠停留时间延长，出现便秘，常引起痔疮或使原有痔疮加重。肝脏大小无变化。肝功能无明显改变。胆囊收缩减弱，胆道平滑肌松弛，胆囊排空时间延长，致使胆汁淤积、黏稠，易有胆石形成。

六、呼吸系统的变化

妊娠期胸部解剖学有一定改变，肋骨展平，肋骨下角增大而致胸廓容量增加，胸廓横径增加约 2cm，周径增加 5～17cm。妊娠晚期由于子宫增大，腹压增加，使膈肌升高约 4cm，膈肌活动幅度减少，但因胸廓活动相应增加，以胸式呼吸为主，气体交换仍保持不变。呼吸次数变化不大，每分钟不超过 20 次，但呼吸较深。孕妇于妊娠中期耗氧量增加 10%～20%，肺通气量约增加 40%，因而有过度通气现象。受激素的影响，上呼吸道黏膜增厚，轻度充血水肿，使局部抵抗力减弱，容易发生感染。

七、内分泌腺的变化

1. **垂体**　垂体前叶在妊娠期间增大 1～2 倍。分泌的促性腺激素（Gn）由于受孕期大量雌、孕激素的负反馈作用而分泌减少，分泌的垂体生乳素（PRL）、促甲状腺素（TSH）、促肾上腺皮质激素（ACTH）和黑色素细胞刺激素（MSH）均增多。PRL 从妊娠第 7 周开始增多，随妊娠进展逐渐增量，至分娩前达峰值约 $150\mu g/L$，为非孕妇女的 10 倍。PRL 有促进乳房发育为产后泌乳作准备的作用。分娩后若不哺乳，于产后 3 周内降到非孕时水平，哺乳者约在产后 80～100 天或更长时间内才降至孕前水平。

2. **肾上腺皮质**　妊娠期血清皮质醇浓度明显增加，增为原来的 3 倍以上，进入血液循环后，75% 与皮质类固醇结合球蛋白（CBG）结合，15% 与白蛋白结合，仅有约 10% 的游离皮质醇起作用，故孕妇并无肾上腺皮质功能亢进的表现。妊娠期间醛固酮水平从孕 15 周开始增加，至足月妊娠时是非孕时的 4～20 倍。但仅有 30%～40% 为起活性作用的游离醛固酮，故不致引起过多的水钠潴留。

3. **甲状腺**　甲状腺组织增生，血管增多，使甲状腺体积增大。由于受高雌激素水平的影响，血循环中甲状腺素结合球蛋白（TBG）显著增加，TBG 与 T_3、T_4 的结合力亦增加，致使血浆中结合型 T_3、T_4 增多，而游离的 T_3（FT_3）及游离的 T_4（FT_4）无改变，妊娠期基础代谢率约增加 20%，但孕妇通常无甲状腺功能亢进的表现。孕妇及胎儿体内的促甲状腺激素均不能通过胎盘。

八、新陈代谢的变化

1. **体重**　妊娠 12 周前无明显变化，孕 13 周起平均每周增加 350g，直至孕足月时体重约增加 12.5kg 左右。

2. **碳水化合物代谢**　由于雌、孕激素及胎盘生乳素的作用，血循环中的胰岛素增加，致使孕妇空腹血糖稍低于非孕妇，做糖耐量试验时血糖增高幅度大且恢复延迟。妊娠期间注射胰岛素后降血糖的效果不如非孕妇女，故妊娠期间糖尿病患者胰岛素需要量增多。

3. **脂肪代谢**　妊娠期由于肠道对脂肪吸收能力增加，血脂增高，脂肪能较多积存。

4. **蛋白质代谢**　孕妇处于正氮平衡状态，对蛋白质的需要量增加，妊娠晚期母体及胎儿共贮备蛋白质约 1000g，其中 500g 供给胎儿及胎盘生长的需要，其余 500g 则作为母体子宫、乳腺增生肥大以及母体血容量扩充的需要。

5. **水代谢**　妊娠期水潴留增加，是正常生理性改变。整个妊娠期间母体内总体液量增加平均约为 7L，水钠潴留和排泄形成适当比例而不引起水肿。但至妊娠末期组织间可增加 1～2L。

6. **矿物质代谢**　胎儿生长发育需要大量的钙、磷、铁。胎儿骨骼及胎盘的形成需要较多的钙，妊娠末期胎儿体内含钙 25g，磷 14g，且绝大部分是在妊娠最后 3 个月内积累的，故应在妊娠期间，尤其是最后 3 个月注意补钙，以提高血钙值。胎儿造血及酶合成需要较多的铁，而孕妇贮存的铁量不足，故需补充铁剂，以防止发生缺铁性贫血。

九、皮肤及其他

1. **皮肤的变化**　不少孕妇妊娠期间乳头、乳晕、腹白线及外阴等处皮肤有色素沉着，在面颊可呈不规则的褐色斑块或呈蝶形分布，俗称妊娠斑，分娩后渐减退，但有时不能完全消失。孕妇腹部皮肤可出现不规则平行裂纹，有的甚至出现在大腿、臀部及乳房皮肤，裂纹呈淡红色或紫褐色，质柔软，有皮肤变薄感，称为妊娠纹，见于初产妇。产后上述妊娠纹渐退变呈银白色，持久不消退。

2. **毛发改变**　极少数孕妇有阴毛、腋毛增多、增粗的现象，也有孕妇孕期发生轻度脱发者，极个别严重脱发可致全部脱光。

3. **骨骼、关节及韧带的变化**　骨质在妊娠期间一般无改变，仅在妊娠次数过多、过密又不注意补充钙质时，能引起骨质疏松症。妊娠后期部分孕妇自觉腰骶部及肢体疼痛不适，可能与松弛素（relaxin）使骨盆韧带及椎骨间的关节、韧带松弛有关。

第四章

正常分娩

妊娠满 28 周及以后的胎儿及其附属物，从临产发动至从母体排出的过程，称为分娩。妊娠满 28 周至不满 37 足周（196～258 日）间分娩，称为早产；妊娠满 37 周至不满 42 足周（259～293 日）间分娩，称为足月产；妊娠满 42 周及其后（294 日及 294 日以上）分娩，称为过期产。

分娩发动的原因目前仍不清楚。随着分子生物学研究技术的发展，目前认为子宫功能性改变和胎儿成熟是分娩发动的必然条件，即妊娠稳定失衡学说与缩宫素诱导学说。

第一节　决定分娩的四因素

影响分娩的因素应包括产力、产道、胎儿和精神因素。若各因素正常并能相互适应，胎儿则能从阴道顺利娩出，为正常分娩。

一、产力

是将胎儿及其附属物从子宫腔排出的力量，包括子宫收缩力、腹肌和膈肌的收缩力以及盆底肛提肌的收缩力。

1. **子宫收缩力**　是临产后的主要产力，在整个产程中始终起主导作用。临产后，通过子宫收缩使子宫下段和宫颈进行性扩张，胎儿下降，最后将胎儿及其附属物自产道娩出。临产后正常的子宫收缩具有下述特点。

（1）节律性：节律性的子宫收缩，是临产的重要标志之一。临产开始时，宫缩每次持续30 秒，间歇期约 5～6 分钟。随产程进展，宫缩持续时间逐渐延长，间歇时间逐渐缩短，当宫口开全（10cm）后，宫缩持续时间可达 60 秒，而间歇期可缩至 1～2 分钟。子宫收缩时，子宫肌壁和胎盘受压，血流量减少。在间歇期，子宫肌壁和胎盘血流恢复，胎盘绒毛间隙的血流重新满盈。这种节律性收缩对胎儿十分有利。

（2）对称性和极性：正常子宫收缩起自两侧子宫角部，先迅速以微波形式向子宫底中线扩散，然后向子宫下段扩散，此为子宫收缩的对称性。宫缩强度以子宫底部最强最持久，向下则逐渐减弱，子宫底部收缩力的强度几乎是子宫下段的 2 倍，称为子宫收缩极性。

（3）缩复作用：子宫体部的肌肉在收缩时，肌纤维缩短、变宽，但在舒张时肌纤维不能恢复到原来长度，经过反复收缩，子宫体部的肌纤维越来越短，此现象称为缩复作用。随产程进展，缩复作用使子宫腔内容积逐渐变小，迫使胎先露部不断下降及宫颈管逐渐消失。

2. **腹肌及膈肌收缩力**　是第二产程时娩出胎儿的重要辅助作用。当宫口开全，先露下降至盆底时，前羊水囊和先露部压迫骨盆底组织及直肠，反射性地引起排便动作。产妇主动屏气向下用力，腹肌和膈肌收缩，使腹腔压力增加以协助胎儿娩出。腹压在第二产程，尤其第二产程末期配以宫缩时运用最有效。第三产程时，腹压有助于胎盘娩出。

3. **肛提肌收缩力** 对先露部在盆腔内的内旋转起重要作用。当胎头枕部露于耻骨弓下缘时，能协助胎头仰伸及娩出。第三产程时，肛提肌收缩力有助于胎盘娩出。

二、产道

产道是胎儿娩出的通道，分为骨产道和软产道两部分。

1. **骨产道** 骨产道指真骨盆，是产道的重要部分，其形状、大小与分娩关系密切。

2. **软产道** 是由子宫下段、宫颈、阴道及骨盆底软组织构成的管道。

子宫下段是由子宫峡部发展而来。非孕时子宫峡部长约1cm，妊娠后逐渐伸展，至妊娠12周时已成为子宫腔的一部分，至妊娠末期逐渐被拉长形成子宫下段。临产后，子宫体部因缩复作用肌肉越来越厚，而子宫下段肌壁被牵拉扩张，变得越来越薄，可长达7～10cm，由于子宫上下段肌壁厚薄不同，在子宫内面两者的交界处形成环状隆起，称生理缩复环。

分娩过程中，宫颈变化显著。临产前宫颈长约2cm，分娩过程中初产妇与经产妇宫颈管变化的形式不完全相同。初产妇先有宫颈管短缩、消失，然后扩张。经产妇则宫颈管的短缩、消失和扩张同时进行。临产后，宫颈受子宫体收缩的牵拉和前羊水囊楔形下压的作用，使宫颈管向上、向外扩展，逐渐消失，与子宫下段连成一体，成为子宫下段的一部分。临产前，初产妇的宫颈外口仅容一指尖，而经产妇的较松可容一指。随着子宫收缩及缩复向上牵拉，加之前羊水囊的扩张作用，使宫颈口逐渐扩大，开全时直径达10cm，妊娠足月胎头方可通过。

临产后，随着先露部的下降，前羊水囊和胎儿的先露部将阴道逐渐撑开。破膜后先露部直接进入盆腔达盆底，使软产道的下段成为一个向前弯曲的管道，其前壁短而后壁长，使阴道口开向前方。同时，阴道黏膜皱襞展平，肛提肌向下、向内伸展，会阴体也由厚5cm被拉伸成约2～4mm薄的组织，以利胎儿通过。

三、胎儿

胎儿的大小、胎位及有无畸形是影响分娩过程的重要因素。

1. **胎儿大小** 胎儿的大小是与骨盆大小相对而言的。胎头是胎儿最大、可塑性最小、最难通过骨盆的部分。

2. **胎位** 当胎体纵轴与骨盆轴一致时容易通过产道。若头-盆不称时，则易造成难产。

3. **胎儿畸形** 畸形胎儿的某一部分发育异常，可以增加胎儿的径线，造成头-盆不称而致难产，如脑积水、联体双胎、巨大的畸胎瘤等。

四、精神因素

分娩对产妇来说是一个应激状态。在分娩过程中，精神心理状态可以明显地影响产力，进而影响产程的进展。一般说来，产妇对分娩的安全性有顾虑，对医护人员有依赖性。因此，使产妇了解分娩是一个生理过程，增加对完成分娩的信心，医护人员态度和蔼可亲，增强产妇的信任感，这将有助于减轻产妇对分娩产生的焦虑和抑郁，有利于产程的顺利进行。

第二节　枕先露的分娩机制

分娩机制是指胎儿先露部为适应骨盆各平面的不同形态，被动进行一系列的转动，以其最小的径线通过骨盆各平面的过程。正常分娩以枕先露为最多，占 95.75% ~ 97.75%，又以枕左前位多见，故现以枕左前位为例说明（附图 4 – 1）。

一、衔接

正常胎儿在子宫内胎头呈半俯屈状态，一般以双顶径进入骨盆入口。当胎头颅骨最低点接近或达到坐骨棘水平时，称为衔接。由于骨盆入口的斜径和横径大于前后径，衔接时胎头矢状缝多落在骨盆入口的斜径或横径上，胎头是以枕额径进入骨盆入口。枕左前位时，胎头的矢状缝落在骨盆入口的右斜径上，胎儿枕骨位于骨盆入口的左前方。衔接是一个重要步骤，胎头衔接意味着不存在头盆不称。初产妇在预产期前 1 ~ 2 周内胎头衔接，如临产后仍未衔接，应高度警惕有无头盆不称。经产妇多在临产后才衔接，甚至破膜时胎头才入盆。

二、下降

胎头沿骨盆轴前进称为下降，下降贯穿整个分娩过程。子宫收缩力是使胎儿下降的主要动力。初产妇胎头下降速度因宫口扩张缓慢和软组织阻力大而较经产妇慢。胎头下降的程度常用作判断产程进展的标志。

三、俯屈

胎头入盆后通过俯屈，使胎儿可以最小的枕下前囟径，通过骨盆的各个平面并顺利下降。胎头衔接时呈半俯屈状态，当下降至盆底时，半俯屈的胎头枕部遇到了肛提肌的阻力，使下颏接近胸部，使胎头衔接时的枕额径（11.3cm）俯屈后改变为枕下前囟径（9.5cm），以适应产道的最小径线，有利于胎头继续下降。

四、内旋转

当胎头下降到达中骨盆时，为适应中骨盆的形态而发生旋转，使其矢状缝与中骨盆及骨盆出口前后径一致，称为内旋转。由于中骨盆平面前后径大于横径，当胎头通过中骨盆时，胎头枕部首先受到盆底的阻力，由肛提肌的收缩力将胎头的枕部推向阻力小的前方。枕左前位的胎头向前转 45°，使胎头的小囟门转到耻骨弓下方。内旋转从中骨盆开始至骨盆出口平面完成，以适应中骨盆及骨盆出口前后径大于横径的特点，有利于胎头下降。内旋转一般在第一产程末完成。

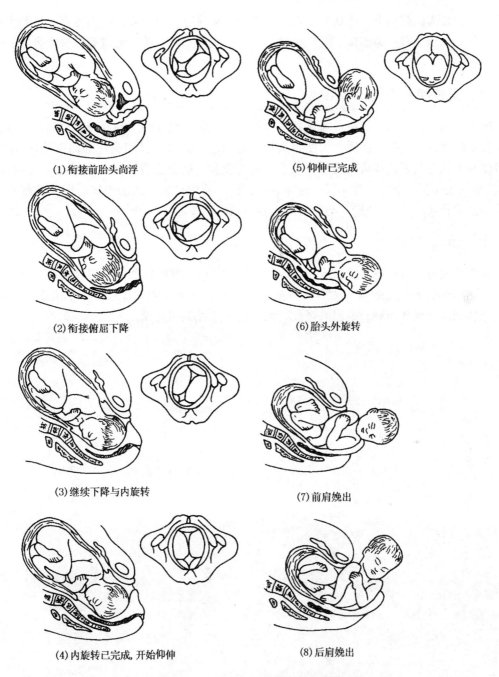

(1)衔接前胎头尚浮

(5)仰伸已完成

(2)衔接俯屈下降

(6)胎头外旋转

(3)继续下降与内旋转

(7)前肩娩出

(4)内旋转已完成,开始仰伸

(8)后肩娩出

附图4-1 枕左前位分娩机制示意图

五、仰伸

胎头完成内旋转后已达到阴道外口。子宫收缩力和膈肌、腹肌的收缩力继续迫使胎头下降,而肛提肌收缩力又将胎头向前推进,两者的共同作用(合力)使胎头沿骨盆轴下段向下向前的方向转为向前向上。当枕骨下部达耻骨联合下缘时，即以耻骨弓为支点，使胎头逐渐仰伸，胎头的顶、额、鼻、口、颏相继娩出。在胎头仰伸时，胎儿的双肩已进入骨盆，并落在左斜径上。

六、复位和外旋转

胎头娩出时，胎儿双肩径沿着骨盆入口左斜径下降。而在胎头内旋转时胎肩仍保持原来的位置。因此，在胎头娩出后，为使胎头与胎肩恢复正常关系，胎头枕部向左旋转45°，以保持胎头矢状缝与胎儿双肩径的垂直关系，称为复位。胎肩在骨盆腔内继续下降，前（右）肩何前向中线旋转45°时，胎儿双肩径转成骨盆出口前后径相一致的方向，胎头枕部需在外继续向左旋转45°，以保持胎头与胎肩的垂直关系，称外旋转。

七、胎儿娩出

胎头完成外旋转即标志着胎肩已完成内旋转的动作。此时，胎儿前肩（右肩）已达耻骨弓下，下压胎头前肩先娩出，然后向上抬胎头，后肩也由会阴前缘娩出。胎儿的双肩娩出后，胎体和双下肢随即顺利娩出。至此，胎儿娩出过程全部完成。

第五章
妇产科检查与常用特殊检查

第一节　妇科检查

妇科检查又称盆腔检查，检查范围包括外阴、阴道、宫颈、宫体及附件。检查前，嘱排空膀胱，必要时行导尿；大便过于充盈者须排便后或先灌肠后检查。患者取膀胱截石位。对无性生活史患者禁作阴道窥器及双合诊检查。如病情需要，应先征得患者及其家属同意后方可进行处女窥（老年窥）检查，男医师对未婚者检查时，需有其他女性人员在场。

一、外阴部检查

观察外阴发育、阴毛多少及分布情况，有无畸形、赘生物、炎症、溃疡、水肿、萎缩或肿瘤、血肿等，皮肤色泽有无变化。然后用右手食指和拇指分开小阴唇，暴露前庭部，观察尿道口、阴道开口有无异常。未婚者处女膜多完整未破。经产妇的处女膜仅留残痕或有会阴侧切疤痕。疑有子宫脱垂者检查时指导患者向下屏气用力，观察有无阴道前后壁膨出、子宫脱垂、尿失禁等。

二、阴道窥器检查

根据患者阴道松弛情况，选用合适的窥器。具体操作如下：

1. **放置方法**　用左手食指和大拇指分开两侧小阴唇，暴露阴道口，右手斜持预先备好的阴道窥器，避开敏感区如阴蒂，直接沿阴道侧后壁缓慢插入阴道内，然后向上向后推进，边推进边将窥阴器两叶转平，且张开两叶，直至充分暴露宫颈为止。观察阴道有无畸形、纵隔、横隔、结节、肿瘤、赘生物等。观察宫颈大小、色泽、外口形状、有无糜烂（糜烂面积、深度、类型等）、撕裂、外翻、息肉和肿块等。积聚于后穹隆的分泌物注意其量、色、质，需要取样时，此时可进行。

2. **双合诊检查**　即检查者用一手的两指或一指放入阴道，另一手在腹部配合检查的方法。是盆腔检查中最重要、最常用的方法，通过扪触阴道、宫颈、子宫、附件、宫旁组织和韧带，以及盆腔内壁有无异常。

检查时检查者一手戴好橡皮手套（或一次性手套），食、中指涂抹润滑剂，轻轻沿阴道后壁进入阴道，了解阴道畅通度、深度以及阴道壁的弹性，有无畸形、瘢痕、肿块；宫颈质地，有无举痛，外口是否松弛。然后将阴道内两指放在宫颈后方，另一手平放腹部脐平处，阴道内手指向上向前方抬举宫颈，将置于腹部的手指自脐部开始逐渐下移，手指往下往后，按压腹壁，内外配合检查子宫的位置、大小、质地、活动度以及有否压痛。继而阴道内两指移向侧穹隆，腹部的手指亦随同移至同侧下腹部，自髂嵴水平开始，边按压腹壁，边向下移，内、外手指相互对合，触摸子宫旁。附件区有无增厚、肿块或压痛，如有肿块尤须注意其位置、大小、形状、质地、活动度、与子宫的关系及有无压痛等。但有时可扪及活动的约4cm×3cm×1cm大之卵巢，触时有酸痛感，切勿作肿瘤对待。一般情况下输卵管不能扪及。若扪及索状物，提示输卵管有病变。

3.**三合诊检查**　即腹部、阴道、直肠联合检查。除以一手食指放入阴道，中指放入直肠以替代双合诊时阴道内的两指外，其余具体检查步骤与双合诊时相同。三合诊的目的是弥补双合诊的不足。能更清楚地了解极度后位的子宫大小，发现子宫后壁、直肠子宫陷凹、骶韧带、骨盆腔内侧壁及后部病变。凡疑有生殖器结核、恶性肿瘤、子宫内膜异位症、炎性包块等，三合诊尤显重要。

4.**直肠-腹部诊**　一手食指伸入直肠，另一手在腹部配合检查。适用于无性生活史、阴道闭锁或其他原因不宜行双合诊的患者。

三、记录

妇科检查完毕应将检查结果按解剖顺序详细记录如下：

1.**外阴**　发育及阴毛多少以及分布情况，婚、产类型。如有异常发现，详加描述。

2.**阴道**　是否畅通，有无畸形，黏膜色泽、有无潮红、弹力及其他情况，阴道分泌物的量、色、性状、气味有否异常。

3.**宫颈**　朝向、大小、质地、外口形状，有无糜烂、撕裂、息肉、纳氏腺囊肿等，有无接触性出血、举痛等。

4.**子宫体**　位置、大小、形状、质地、活动度，有无压痛等。

5.**附件**　有无增厚、肿块、压痛。如有块物，记录其位置、大小、硬度、表面光滑度、活动度以及有无压痛，并写明与子宫及盆壁的关系，左右两侧情况分别记录。

第二节　产前检查

孕妇的监护主要通过定期的产前检查来完成，可及早发现和预防妊娠并发症，保障孕产妇、胎儿及新生儿健康。一般应于妊娠20~28周期间每4周检查1次；28~36周期间，每2周检查1次，自妊娠36周始每周检查1次。凡属高危孕妇，应增加产前检查次数，除一般检查外，重点是腹部四步触诊。

一、腹部检查

孕妇排尿后仰卧于检查床上，头部稍垫高，露出腹部，双腿略屈曲稍分开，放松腹肌。医生站在孕妇右侧进行检查。

1.**视诊**　注意腹形及大小，有无妊娠纹、手术瘢痕等。腹部过大，宫底过高者，可能为双胎、巨大儿、羊水过多；腹部过小，宫底过低者，可能为胎儿宫内发育迟缓（IUGR）

等等。

2. **触诊** 了解腹壁肌的紧张度、子宫肌的敏感程度，首先手测宫底高度，用软尺测耻骨上子宫长度及腹围值。然后四部触诊法检查子宫大小、胎产式、胎先露、胎方位及先露部是否衔接。在作前3部手法时，检查者面向孕妇头部，作第4部手法时，检查者应面向孕妇足端。

第一步手法：检查者两手置于子宫底部，测量宫底高度，估计胎儿大小与妊娠周数是否相符，判断宫底部的胎儿部分，若为胎头则硬而圆且有浮球感，若为胎臀则软而宽且形状略不规则。

第二步手法：检查者左右手分别置于腹部两侧，一手固定，另手轻轻深按，两手交替，判断胎背及胎儿四肢的位置，以间接判断胎方位。平坦饱满者为胎背，可变形的高低不平部分是胎儿肢体，若胎儿肢体活动，更易诊断。

第三步手法：检查者右手拇指与其余4指分开，置于耻骨联合上方握住胎儿先露部，进一步证实是胎头或胎臀，左右推动确定是否衔接。若已衔接，则胎先露部不能被推动。

第四步手法：检查者左右手分别置于胎先露部的两侧，向骨盆入口方向向下深按，再次核实胎先露部诊断的正确性以及其衔接情况。

经上述四步触诊法，若胎先露部仍难以确定，可行肛诊以协助诊断。

3. **听诊** 妊娠20周后，在靠近胎背上方的腹壁用听诊器能听到有节律的钟表样"滴答"的胎心音，其速率为120～160次/分，应注意有无与胎心率一致的吹风样脐带杂音。枕先露时，胎心音在脐的右（左）下方；臀先露时，胎心音在脐右（左）上方；肩先露时，胎心音在靠近脐部下方听得最清楚。

二、骨盆测量

1. 骨盆外测量

（1）髂棘间径（IS）：孕妇取伸腿仰卧，测量两髂前上棘外缘的距离，正常值为23～26cm。

（2）髂嵴间径（IC）：孕妇取伸腿仰卧位，测量两髂嵴外缘最宽的距离，正常值为25～28cm。

（3）骶耻外径（EC）：孕妇取左侧卧位，右腿伸直，左腿屈曲。从第5腰椎棘突下至耻骨联合上缘中点的距离，正常值为18～20cm，可以间接反映骨盆入口前后径的长度，是骨盆外测量中最重要的径线。

（4）坐骨结节间径或称出口横径（TO）：孕妇取仰卧位，两腿弯曲，双手抱膝，测量两坐骨结节内侧缘的距离。正常值为8.5～9.5cm，它直接反映骨盆出口横径的长度。

（5）出口后矢状径：指坐骨结节间径中点至骶骨尖端的长度，正常值为8～9cm。出口后矢状径值与坐骨结节间径值之和＞15cm时，指示骨盆出口无明显狭窄。

（6）粗隆间径（IT）：孕妇取伸腿仰卧位，指两股骨粗隆外缘的距离，正常值为28～31cm。

（7）耻骨弓角度：用左右手拇指指尖斜着对拢，放置在耻骨联合下缘，左右两拇指平放在耻骨降支的上面，测量两拇指间的角度，为耻骨弓角度，正常值为90°，若小于80°为不正常。此角度反映骨盆出口横径的宽度。

2. **骨盆内测量** 孕妇取仰卧截石位，消毒外阴部，医生应戴消毒手套，动作轻柔，以妊娠24~36周阴道松软时测量为宜。

（1）骶耻内径：又称"真结合径"，为骨盆入口前后径的长度，由对角径（DC）减去1.5~2cm即为其值。而对角径是耻骨联合下缘至骶岬上缘中点间的距离，其测量法是将一手食、中指伸入阴道，用中指尖触到骶岬上缘中点，食指上缘紧贴耻骨联合下缘，用另一手食指标记此接触点，抽出阴道内食指，测量中指尖至此接触点的距离即为对角径，正常值为12.5~13cm。减去1.5~2cm即为骶耻内径值。

（2）坐骨棘间径：即两坐骨棘间的距离，正常值为10cm，测量方法是一手食、中指放入阴道内，分别触及两侧坐骨棘，估计其间距离。

（3）坐骨切迹宽度：指坐骨棘与骶骨下部间的距离，即骶棘韧带宽度。将阴道内的食指置于韧带上移动，正常情况下能容纳3横指（约5.5~6cm）。代表中骨盆后矢状径。

3. **阴道检查** 了解软产道有无异常，测量对角径，坐骨棘间径，判断有无骨盆狭窄，胎先露下降情况，注意在妊娠最后一个月内及临产后，应避免不必要的阴道检查。

4. **肛诊** 了解胎先露部，骶骨前面弯曲度，坐骨棘及坐骨切迹宽度以及骶尾关节活动度，可结合肛诊测得出口后矢状径。

5. **绘制妊娠图** 将检查结果，如血压、体重、子宫长度、腹围、胎位、胎心率、浮肿、胎头双顶径等每次检查测得的值记录于妊娠图中，绘制成曲线图，动态观察孕妇和胎儿的情况，可及早发现异常。

6. **辅助检查** 常规检查血象、血型、尿常规、肝肾功能、乙肝六项，必要时作B超检查、心电图、羊水细胞培养等。

三、复诊产前检查

了解前次产前检查后有无改变，及早发现异常情况。

1. 询问前次产前检查后，有无特殊情况，如头痛、眼花、浮肿、阴道流血、胎动异常等。

2. 测量体重和血压，检查有无水肿、蛋白尿及其他异常，复查胎位、胎心率、子宫长度及腹围。

3. 做好孕期各阶段的卫生宣教，并预约下次复诊日期。

4. 胎儿及成熟度的监护。

第三节 妇产科常用特殊检查

妇产科某些疾病的诊断、治疗、疗效观察等常需借助一些特殊检查，如妊娠试验、阴道脱落细胞检查、宫颈黏液检查、基础体温测定、常用女性内分泌激素测定、活体组织检查、诊刮术、阴道后穹隆穿刺术、输卵管通畅检查、超声波检查、内窥镜检查等。

一、妊娠试验

妊娠试验是利用孕妇尿液及血清中含有绒毛膜促性腺激素（绒促性素）的生物学或免疫学特点，检测受检者体内有无绒促性素的方法，可协助诊断早期妊娠。临床上除能检测是否妊娠外，对滋养细胞疾病的诊断、治疗监护及随访具有重要价值。

妊娠试验的方法很多，有免疫测定、放射免疫测定及酶免疫测定、化学发光法等。

1. 免疫试验　绒促性素为糖蛋白激素，具有抗原性，将绒促性素注入动物体内，能使动物血清中产生抗绒促性素抗体，利用特异抗体和相应抗原作用的原理，于体内进行绒促性素定性、半定量及超微量测定。目前临床上普遍应用的是凝集抑制试验。

（1）乳胶凝集抑制试验（定性试验）：呈现凝集抑制现象（不凝集）为阳性。凝集则为阴性。

（2）羊红细胞凝集抑制试验（半定量试验）：选用器皿为多孔血凝板。若为诊断妊娠，可取 3~5 孔；诊断先兆流产须取 10 孔；疑为葡萄胎须取 15 孔。

①稀释试验：此试验常用于停经已达 33 天的早孕、宫外孕、葡萄胎、绒毛膜癌的诊断与随访。早孕的正确诊断率约为 99%，宫外孕约为 80%。

②浓缩试验：此试验常用于滋养细胞疾病治疗后的随访。

（3）早早孕试纸的金标法（定性试验）：此法又称单克隆抗体早孕检测，其原理与酶联免疫相似。操作简单，无需培训和仪器。本法可用随机尿（晨尿更好）而方便病人，且价格便宜，检测速度快，一般 5 分钟可出结果；灵敏度高，一般 50IU/L 即可测出，特异性达 90% 以上。随着试纸条质量的提高和价格的降低，此法作为初筛试验的应用也越来越广。但阴性并不能完全排除宫外孕。

2. 放射免疫测定法　此法由于有放射性污染和报告时间较长，应用逐渐减少。

3. 酶免疫测定法　灵敏度和特异性优于试纸条法，可达 25IU/L，由于无放射污染，检测速度也较快（一般半天可出结果）和较准确，可用于定量分析，在较多的基层单位有应用。

4. 化学发光法　很多大型医院都已采用此法测定血 HCG 或血 β – HCG，此法检测快速（最快可半小时出结果），方便急诊病人，无放射污染，灵敏度和特异性与放射免疫法相似，有替代放射免疫法的趋势。

二、阴道脱落细胞检查

阴道脱落细胞是指脱落在阴道的上皮细胞，主要包括阴道上段、宫颈阴道部、内生殖器及腹腔的上皮细胞，其中以阴道上段、宫颈阴道部的为主。阴道上皮细胞受卵巢激素的影响而有周期性变化。因此，检查阴道脱落细胞可反映体内性激素水平，但必须定期连续观察，才能正确掌握其动态变化。

1. 涂片种类及标本的采取

（1）阴道涂片：主要目的是了解卵巢功能。常用的标本采取方法有：

①阴道侧壁刮片法：一般应从阴道侧壁上 1/3 处刮取分泌物及细胞作涂片。采取标本

时，以阴道窥器扩张阴道（窥器不要蘸润滑剂），用干燥无菌木刮板从阴道侧壁上 1/3 处，轻轻刮取分泌物少许，切勿用力，以免将深层细胞混入，薄而均匀地涂于玻片上，置于 95% 乙醇内固定。

②棉签采取法：在未婚妇女可用卷紧的无菌棉签先蘸生理盐水少许润湿，然后伸入阴道在其侧壁的上 1/3 处轻卷后，徐徐取出棉签，横放在玻片上向一个方向滚涂，置固定液内。

（2）宫颈刮片：为早期发现宫颈癌的重要方法，简便易行，结果可靠。在宫颈外口鳞柱上皮交接处，以宫颈外口为圆心，用木质刮板，轻轻刮取一周，不要过分用力，以免损伤，引起出血。若白带过多，应先用无菌干棉球轻轻拭去，再刮取标本。

20 世纪 80 年代，随着计算机技术的发展引进的 CCT 检查，对传统的巴氏宫颈涂片在显微镜下进行电脑扫描，大大降低了传统涂片的假阴性病例，但制片技术并未有改善，由于成本也贵限制了此法的应用。

20 世纪 90 年代，引入了液基制片技术，其中最具代表性的是 TCT（thin - prepcytology test）和 LCT（liquid - based cytology test）。它们都是使用扫帚状采样器从子宫颈上采取足够数量和细胞样本。将扫帚状采样器的中央刷毛部分轻轻的深插入子宫颈的通道内，以便较短的刷毛能够完全接触到外子宫颈。柔和的向前抵住采样器，并按同一个时针方向转动扫帚状采样器 5 周整（使细胞粘在取样刷上）。再在装有保存液的小瓶内漂洗扫帚状采样器。反复的将扫帚状采样器推入瓶底，迫使刷毛全部分散开来，共 10 次。最后，在溶液中快速的转动扫帚状采样器以进一步地将细胞样本漂洗下来。然后将采样器扔掉，不要将采样器的扫帚头遗留在样本保存瓶内。拧紧瓶盖，将患者的名字和样本号码写在瓶上空白标签处，将患者的个人资料和病历填写在细胞学检验申请表上。送实验室程序化处理，随机取样制成均匀清晰的薄层涂片，更有利于鉴别诊断病情。用此法取样和制片明显优于传统涂片。

2. 阴道细胞学诊断标准 临床常见的是巴氏五级分类法和 TBS 分类诊断法：

（1）巴氏分类法

Ⅰ级：正常，为正常的阴道涂片。

Ⅱ级：炎症，细胞核普遍增大，淡染或有双核。有时炎症改变较重，染色质较多者，需要复查。

Ⅲ级：可疑癌，主要改变在胞核，核增大，核形不规则或有双核，核深染，核与胞浆比例改变不大，称为核异质。

Ⅳ级：高度可疑癌，细胞具有恶性改变，核大，深染，核形不规则，染色质颗粒粗，分布不匀，胞浆少，唯在涂片中癌数量较少。

Ⅴ级：癌，具有典型恶性细胞的特征且量多。

（2）TBS 分类法

90 年代末逐渐引入的 TBS（The Bethesda System）报告法，包含以下几个主要分类：

①良性反应性改变或正常范围：每年定期进行细胞学检查。

②鳞状上皮细胞病变：结果为 ASC－US（不能明确意义的非典型鳞状细胞），建议 3~6 个月后重复细胞学检查。a. 结果为 ASC－H（非典型鳞状细胞不排除高度鳞状上皮内病变）应在阴道镜下行组织活检以及 HPV 检测。b. 结果为 LSIL（低度鳞状上皮内病变），建议 3~

6个月后重复细胞学检查或阴道镜检。复查阳性者，尤其对 HPV 阳性者，应在阴道镜下行组织活检，以及 HPV 检测。复查结果阴性者，则每年定期进行细胞学复查。c. 结果为 HSIL（高度鳞状上皮内病变）应在阴道镜下行组织活检以及 HPV 检测。d. 结果为鳞癌，应在阴道镜下行组织活检以及 HPV 检测。

③腺上皮细胞异常：a. 结果为 AGU–S（不能明确意义的非典型腺细胞），建议 3~6 个月后重复细胞学检查。b. 结果为非典型腺细胞倾向原位腺癌，应在阴道镜下行组织活检以及 HPV 检测。c. 结果为 AGC（非典型腺细胞）应在阴道镜下行组织活检以及 HPV 检测。d. 结果为可疑腺癌、腺癌，应在阴道镜下行组织活检以及 HPV 检测。

④标本满意度和病原分析：提示标本满意度，提示微生物感染及某些病毒感染，进行相应的治疗。

TBS 报告更严谨，更接近组织术语，易与临床沟通；而巴氏五级分类法各级结果区分过于明显，易误导临床医生，对癌前病变的描述也笼统，已逐渐为 TBS 报告法所替代。

由于宫颈癌后果严重且细胞刮片法检查方法简便易行，对患者无痛苦，适用于广大基层医疗单位作为筛查手段，以达到早期发现、早期诊断和早期治疗宫颈癌和其癌前病变。TCT 和 LCT 的灵敏度和特异性均明显优于普通刮片，但因为 TCT 和 LCT 的检查设备昂贵，耗材成本高，目前仅在一些大城市及教学医院使用。另外，细胞学的方法都不能对病变定位，且会受多种因素影响诊断，故细胞学阳性时还要在阴道镜下行活检以最后确诊。细胞学也不能完全避免假阴性，故临床可疑但细胞学阴性时，也要行阴道镜检以免漏诊。但病理取材也有一定的局限性，对于细胞学阳性病理学阴性的病人要交代病人定期（如 3~6 个月）复查涂片以免漏诊。

三、宫颈黏液检查

有正常卵巢功能的育龄妇女在卵巢性激素的影响下，宫颈黏液的物理、化学性状有周期性变化。临床借助宫颈黏液检查观察宫颈黏液结晶变化及黏液拉丝试验以了解卵巢功能。

1. 宫颈黏液结晶检查 取膀胱截石位，用阴道窥器暴露宫颈，先观察宫颈口黏液性状，然后用棉球或棉签拭净宫颈及阴道穹隆的分泌物。用干燥长钳伸入宫颈管 1cm 左右夹取黏液置于玻片上，顺一个方向将黏液涂抹在玻片上，干燥后于低倍显微镜下观察。

（1）宫颈黏液结晶的分类与周期变化

Ⅰ型：典型羊齿状结晶，主梗直而粗硬，分支密而长。

Ⅱ型：类似Ⅰ型，但主梗弯曲较软，分支少而短，似树枝着雪后的形态。

Ⅲ型：不典型结晶，其特点为树枝形象较模糊，分支少而稀疏，呈离散状态。

Ⅳ型：主要为椭圆体或梭形物体，顺同一方向排列成行，比白细胞长 2~3 倍，但稍窄，透光度大。

正常月经周期中，宫颈黏液中羊齿状结晶的出现与消失，有一定的规律性。一般在月经周期第 7 日左右出现Ⅲ型结晶，随着体内雌激素水平的逐渐升高，转变为Ⅱ型，至排卵期见典型的Ⅰ型，排卵后又转为Ⅱ型，以至于Ⅲ型，约在月经周期的第 22 日转为椭圆体。

（2）临床应用：预测排卵期，藉以指导避孕与受孕；若月经过期，宫颈黏液检查出现椭圆体持续 2 周以上，则可能为妊娠，若出现羊齿状结晶，则提示为月经失调而非妊娠；早孕时涂片若见到不典型结晶，提示孕激素不足，有发展为先兆流产的可能；闭经患者若宫颈黏液出现正常周期性变化，提示卵巢功能良好，闭经原因可能在子宫。若无周期性变化则闭经原因在性腺以上的部位；了解有无排卵，功血患者在无流血时应定期检查宫颈黏液，若于流血前或流血当日见到羊齿状结晶提示无排卵。

2. 宫颈黏液拉丝试验 取材方法同上，将宫颈黏液蘸取在玻片上，用针头将黏液垂直上挑，拉成丝状，观察其最大长度，或直接分开夹取黏液的长钳叶，观察其拉丝长度。排卵期黏液可拉到 7～10cm 以上而不断，排卵后黏液变稠，即无拉丝现象。与宫颈黏液结晶检查结合，作为了解卵巢功能的简便方法。

四、基础体温测定

基础体温（BBT）是机体处于静息状态下的体温。由于卵巢排卵后有黄体形成，产生的孕酮作用于下丘脑体温调节中枢，有致热作用而使体温升高（附图 5-1）。

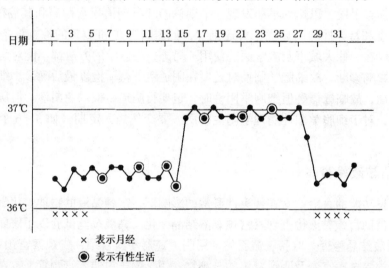

附图 5-1　双相基础体温

1. 测定方法 每日清晨醒后，不要说话，不要起床，不要活动，立即将体温表放于舌下，测口腔体温 5 分钟，每日测量时间最好固定。夜班工作者应在睡眠休息 6～8 小时后，按上述方法测定体温。一般至少需连续测 3 个月经周期。

2. 临床应用

（1）检查不孕原因：常规测量基础体温，了解其卵巢功能，有无排卵，以及黄体功能。

（2）指导避孕与受孕：妇女每月只排卵 1 次，排卵期约在月经周期的中期。基础体温上升 4 日左右可以肯定已排卵，从该时到月经来潮前约 10 日，此间若有性生活一般不会受孕，称为安全期，根据安全期可用以指导避孕。基础体温上升前后 2～3 日是排卵期，此期最易受孕，称为易孕期，故可用以指导不孕妇女掌握易受孕的时期进行性生活。

（3）协助诊断妊娠：妊娠后由于妊娠黄体的作用，雌、孕激素水平均增高，故基础体温于排卵后持续升高。若基础体温上升持续 3 周以上，则提示有妊娠可能。

（4）协助诊断月经失调：基础体温可以反映排卵功能，例如无排卵性功能失调性子宫出血患者，基础体温为单相型。此外，根据基础体温上升持续的时间、体温的高低以及下降的方式又可以反映黄体的功能状态。因此，基础体温可用以诊断月经失调及观察药物疗效。

五、常用女性内分泌激素测定

女性生殖内分泌系统激素包括下丘脑、垂体、卵巢分泌的激素。这些激素在中枢神经系统的影响及各器官间的相互协调作用下，发挥正常的生理功能。

妇科常需测定的激素有卵泡刺激素（FSH）、黄体生成激素（LH）、垂体泌乳素（PRL）。卵巢产生的雌二醇（E_2）、孕激素（P）、睾酮（T）等。

1. 垂体促性腺激素测定 垂体前叶在下丘脑促性腺激素释放激素的控制下分泌促性腺激素，包括卵泡刺激素（FSH）和黄体生成激素（LH）。

闭经患者测定垂体促性腺激素有助于鉴别垂体性闭经和卵巢性闭经。前者垂体促性腺激素水平低，后者垂体促性腺激素升高。

卵巢功能不足（更年期、绝经期、绝经后期、双侧卵巢切除术后、卵巢发育不良、卵巢早衰），垂体促性腺激素水平均升高。如 LH/FSH 比值 > 3，提示多囊卵巢综合征。

2. 垂体泌乳素（PRL）测定 垂体肿瘤、空蝶鞍干扰多巴胺运输，使 PRL 抑制因子减少；下丘脑疾病，颅咽管瘤等；原发性甲状腺功能低下、闭经 - 溢乳综合征、多囊卵巢综合征、卵巢早衰、黄体功能欠佳；药物作用如氯丙嗪、避孕药、雌激素、利血平等；神经精神刺激；长期哺乳等均可引起 PRL 增高。

3. 雌二醇（E_2）测定 临床主要用于：

（1）监测卵巢功能：血 E_2 测定。

（2）判断闭经原因：E_2 持续在早卵泡期或更低的水平，表明卵巢内几乎无卵泡发育，闭经可能由于卵巢功能早衰或继发于下丘脑、垂体功能失调、高泌乳素血症或药物的抑制作用。欲明确原因，还需结合病史及其他辅助检查，E_2 水平符合正常的周期变化，表明卵泡发育正常，应考虑子宫性闭经。

（3）诊断无排卵：E_2 持续在早、中卵泡期水平，无周期性变化，常见于无排卵性功能失调性子宫出血、多囊卵巢综合征等。

（4）监测卵泡发育：使用药物诱导排卵时，测定血 E_2 作为监测卵泡发育、成熟的指标之一，用经指导 HCG 用药及确定取卵时间。

（5）诊断女性性早熟：临床多以 8 岁以前出现第二性征发育诊断性早熟，血 E_2 水平升高 > 275pmol/L 为诊断性早熟的激素的指标之一。

4. 孕酮（P）测定 临床应用主要作为排卵的指标之一，血 P 达到 16nmol（5μg）/L 以上，提示有排卵。若 P 测定符合有排卵，又无其他原因的不孕患者，需配合 B 超观察卵泡的发育及排卵过程，以除外未破卵泡黄素化综合征。探讨避孕及抗早孕药物作用的机理。观察促排卵的效果。了解黄体的功能，黄体期 P 水平低于生理值或月经来潮 4~5 日仍高于生理水平，分别代表黄体功能不足及黄体萎缩不全。肾上腺皮质功能亢进或肿瘤时，孕酮可呈高值。

5. **睾酮（T）测定**　卵巢男性化肿瘤（睾丸母细胞瘤、门细胞瘤），血 T 明显增高；鉴别两性畸形，男性假两性畸形及真两性畸形，T 水平在男性正常范围内；女性假两性畸形则在女性范围；评价多囊卵巢综合征的治疗效果，治疗后血 T 水平应有所下降；多毛症患者血 T 水平正常者，多考虑由于毛囊对雄激素敏感所致；肾上腺皮质增生或肿瘤，血 T 水平可异常升高。

此外，人绒毛膜促性腺激素（HCG）的测定（尿或血），对妊娠及相关疾病的诊断和监测亦很常用。

六、活体组织检查

1. 外阴活组织检查

（1）适应证：确定外阴白色病变的类型及排除恶变；外阴部赘生物或久治不愈的溃疡需明确诊断及排除恶变者；外阴部特异性感染，如结核、尖锐湿疣、阿米巴等。

（2）方法：患者取膀胱截石位，消毒外阴，铺盖洞巾。于取材部位用 1% 普鲁卡因行浸润麻醉。小赘生物可自蒂部剪下或用活体钳钳取，局部压迫止血；病灶面积大者行长 1cm，宽 0.5cm 左右的梭形切口，范围要包括病灶外围的部分正常皮肤，注意应切除皮肤的全层及皮下组织，切口以丝线缝合 1～2 针，外覆无菌纱布，5 日后拆线。标本固定于 10% 甲醛溶液中，送病理检查。

2. 宫颈活组织检查

（1）适应证：适用于宫颈溃疡或有赘生物需要明确诊断者；宫颈细胞学检查巴氏Ⅲ级以上者；TBS 分类鳞状细胞异常者；临床有宫颈接触出血或可疑宫颈癌者；宫颈特异性炎症如结核、阿米巴、尖锐湿疣等；阴道镜检查时反复可疑阳性或阳性者。

（2）术前准备及要求

①无阴道炎症，白带滴虫、念珠菌皆为阴性。若有炎症应先治疗，控制后再行活检。

②无出血性疾患者。有出血性疾病又需行活检时，应复查出凝血时间及血小板计数。异常者先予以纠正，并作好止血准备。

③避免在月经来潮前 1 周内行活检，以免盆腔充血以致切口出血较多或月经来潮时切口仍未愈合，增加内膜组织在切口上种植的机会。

④宫颈锥形切除应在月经干净后 3～7 日施行，并安排在子宫切除术前 1 日。

（3）方法

①钳取法：有单点及多点取材 2 种。单点取材一般用于较晚期宫颈癌患者的最后确诊；多点活检适用于病变不典型或仅细胞学检出可疑恶性细胞或癌细胞者。单点活检可以在病变明显处钳取，多点活检通常在宫颈 3、6、9、12 点处取材，宜在鳞状与柱状上皮或正常与异常上皮交界处取材，取的组织应包括上皮及上皮下组织，以便观察间质的浸润情况。病变不明显者可借助碘试验即席勒试验，在宫颈表面涂以复方碘溶液，在着色浅或不着色的区域取材可提高确诊率。活检后局部填塞纱布，一端留于阴道口外或用带尾纱球，尾线用胶布固定于大腿内侧，嘱患者次日取出；标本固定于 10% 甲醛溶液中，送病检。

②宫颈锥形切除术：用于宫颈刮片多次异常而宫颈活组织检查未能发现病变，或怀疑宫颈管内有癌变者；宫颈活检为鳞状细胞癌组织，但因组织碎小不能确定有无浸润时；作为重度宫颈糜烂与轻、中度不典型增生的治疗手段。

（4）注意事项：用于诊断者，不宜用电刀、激光刀，以免破坏切缘组织，影响诊断；最好选在子宫切除术前一日进行，以免感染影响随后的手术；术后6周可由宫颈上皮组织覆盖创面，分泌物恢复正常。术后2月内禁止性生活；用于治疗者，应在月经干净后3~7日施行。

七、诊断性刮宫术

刮宫术简称诊刮术，主要目的为刮取子宫内膜，做病理检查，明确诊断以指导治疗，如同时疑有颈管病变，则需行分段诊刮。

1. **适应证**　子宫异常出血，需证实或排除子宫内膜癌、宫颈管癌者；月经失调，需了解子宫内膜变化及其对性激素的反应者；不孕症，需了解有无排卵者；疑有子宫内膜结核者；因宫腔残留组织或子宫内膜脱落不全导致长时间多量出血者，不仅起诊断作用，还起治疗作用。

2. **禁忌证**　急性或亚急性生殖道炎症；疑有妊娠者；急性或严重的全身性疾病；手术前体温 > 37.5℃者。

3. **术前准备与操作**　患者取膀胱截石位，常规消毒，钳夹宫颈。若宫颈内口过紧影响操作，可用宫颈扩张器扩张至满意的宽度。取盐水纱布一块垫于阴道后穹隆处，以小号刮匙刮取宫颈管组织一周。取下纱布将其上积存的组织全部装瓶，固定并标记。凡疑有宫颈管病变者应重视这一步（分段诊刮）。再垫一块盐水纱布，顺序刮取宫腔内组织，应特别注意宫角部与宫底部，直至满意。取下纱布上全部组织，固定于另一小瓶，标记后一并送检。查看无活动性出血时术毕。

4. **注意事项**　因不孕症进行诊刮，应选择月经前或月经来潮12小时内，以便判断有无排卵。异常出血疑癌变者随时可行诊刮，刮出组织经肉眼检查高度疑为癌组织时，只要已够检查用，不必全面刮宫以防子宫穿孔、出血、癌组织扩散，若未见明显癌组织，则应全面刮宫，以获得诊断依据和治疗效果。若为双子宫或双角子宫，应将两处的宫内膜全部刮除，以免漏诊与术后淋沥出血。

八、阴道后穹隆穿刺

1. **适应证**　常用以辨明直肠子宫陷凹积液或贴接该部肿块的性质及原因，若为异位妊娠或卵泡破裂等所引起的内出血、盆腔炎性积液或积脓，多积聚或贴接于直肠子宫陷凹部，经此处穿刺吸取标本送检，可以明确诊断。此外，对贴接阴道后穹隆疑为肿瘤而性质不明者，也可用此法采取标本作细胞学或（和）组织学检查判定。

2. **方法**

（1）排尿或导尿后，取膀胱截石位。外阴、阴道常规消毒，覆以无菌洞巾。阴道窥器暴露宫颈及阴道穹隆部，再次消毒，用宫颈钳夹持宫颈后唇向前牵引，充分暴露阴道后穹隆。

（2）以18号腰麻针接10ml注射器，于宫颈后唇与阴道后壁之间（后穹隆中央部），取与宫颈平行而稍向后的方向刺入约2～3cm，然后抽吸。若为肿块，则于最突出或囊感最显著部位穿刺（附图5-2）。

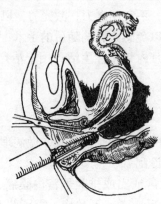

附图5-2　经阴道后穹隆穿刺

（3）吸取完毕，拔针。若有渗血，可用无菌干纱布填塞，压迫片刻，待血止后取出阴道窥器。

3. 注意事项　吸取标本肉眼观察及送检项目基本同腹腔穿刺，疑有腹水者，一般多经腹壁穿刺。经阴道后穹隆穿刺最常用于内出血及炎症，故肉眼观察更为重要。若抽出鲜血，放置4～5分钟，血凝者为血管内血液，应改变穿刺部位、方向或深度；若抽出不凝血（放置10分钟以上确定），则为内出血，可结合病史及体征确定诊断。若抽出为淡红色、稀薄、微混浊，多为盆腔炎症渗出液。若为脓液，则一目了然。应注意进针方向、深度，避免伤及子宫或直肠。如未抽出血液亦不能排除宫外孕，可能为内出血量少、血肿位置高或与周围组织粘连而出现假阴性结果。

九、输卵管通畅检查

（一）通液术

1. 操作方法　根据不同的装置和目的有下列4种方法。

（1）手感通液术：用注射器将生理盐水20～30ml加庆大霉素8万单位、地塞米松5mg、透明质醇酶1500μ，缓慢推入宫腔，如术中无漏液及无明显阻力感，则表示输卵管通畅；如有轻度阻力，但液体仍能缓慢注入则表示通而不畅；若初有上述现象，经安慰和稍停注一会儿后又能顺利注入者则表示有输卵管痉挛，但仍通畅；如果阻力明显且有液体回流则表示输卵管有梗阻。

（2）B超下通液术：生理盐水或者2%过氧化氢20ml注入宫颈导管，同时配合B超观察，横切时，如能见到白色线条或小气泡沿着输卵管方向进入腹腔或在子宫直肠窝内出现无回声则表示输卵管通畅。

（3）腹腔镜下通液术：在行腹腔镜检查时，从输卵管通液装置中注入无菌稀释的美蓝溶液，直视下观察输卵管的形态、蠕动及伞端口有无蓝色溶液溢出，从而了解输卵管通畅抑或梗阻。

（4）治疗性通液术：用通水配方使溶液起到局部浸泡和消炎作用。

2. 注意事项　注射用生理盐水最好加温至接近体温后应用，以免过冷，刺激输卵管发生痉挛；注射时务必使导管贴紧宫颈，以防液体外漏；术毕垫高臀部稍休息。术后 2 周内禁盆浴及性生活，并酌情给予抗生素。

（二）子宫输卵管造影术

将造影剂注入子宫腔及输卵管使之显影，以了解子宫、输卵管内腔的情况，协助诊断子宫内膜息肉、肿瘤、畸形、宫腔粘连、宫颈内口松弛症、盆腔慢性炎症以及输卵管阻塞的部位。

1. 适应证

（1）不孕症：经输卵管通液术检查，显示输卵管不通或通而不畅者；输卵管整复或粘堵手术后，观察手术效果。

（2）习惯性流产：检查有无宫颈内口松弛或子宫畸形。

（3）确定生殖器畸形的类别。

2. 禁忌证　急性或亚急性生殖道炎症；严重的全身性疾病；产后、流产后、刮宫术后 6 周内；停经不能排除妊娠者；过敏性体质或碘过敏者。

3. 术前准备

（1）造影时间：宜在月经干净后 3 ~ 7 日间施行，此间禁止性交。为确定宫颈内口松弛症，应在排卵后进行。

（2）造影剂的种类：常用者为 40% 碘化油，显影清晰，刺激性小；但残存碘油不易被吸收，可引起异物反应性肉芽肿；多量溢入静脉，可引起油栓。用量为 6 ~ 10ml，水剂为 75% 泛影葡胺，能较清楚地显示黏膜及腺体，能迅速通过输卵管，易被吸收，但对腹膜有刺激作用，引起腹痛，需与普鲁卡因配合使用，用量为 10ml。

（3）碘过敏试验：每次造影前必须作过敏试验，并详细询问过敏史及做好应急准备，碘过敏试验阴性方能造影。常用静脉试验，30% 泛影葡胺 1ml 加生理盐水 2ml，静脉注射，严密观察 10 分钟，出现心慌、颊黏膜水肿、恶心、呕吐、荨麻疹为阳性。

（4）测体温：造影前体温 < 37.5℃。

（5）排空大小便：便秘者提前用泻药或造影前灌肠，清除肠内容物，保证摄片清晰。

4. 造影方法　取膀胱截石位，查清子宫位置后，常规消毒外阴、阴道，铺无菌洞巾。窥器暴露宫颈，消毒宫颈、颈管及穹隆部。将造影剂注入导管，驱出管内的液体及气体。以宫颈钳夹持宫颈前唇，顺子宫方位探测宫腔深度后，插入金属导管或双腔管，双腔气囊要跨过宫颈内口，囊内注入 3ml 空气；用金属导管者，应顶紧橡皮塞，固定导管位置，防止碘油漏出。在荧光透视下徐徐注入碘油，当发现宫腔有充盈缺损时，暂停注入，立即摄片。若宫腔充盈良好，待双侧输卵管显影后再摄片。碘油造影于首次摄片 24 小时后，擦净阴道中残存的碘油，再摄 1 张盆腔平片，盆腔内有碘油涂布者表示输卵管通畅，水剂造影剂则应在首次摄片 10 ~ 20 分钟后，摄第 2 张片。

5. **注意事项** 术前必须排空导管内的液体或气体，以防造成充盈缺损而误诊。双腔管的气囊应在宫颈内口的上方。金属导管不可插入过深，以防穿破子宫。重复造影时，术前应肌注阿托品 0.5mg，预防输卵管痉挛。注射压力不可过大，速度不可过快。当出现造影剂外溢入静脉或患者频发呛咳时，应立即停止操作，拔出导管，置患者于头低足高位，严密观察。术后禁性交、盆浴 2 周。输卵管伞端积水者易发生感染，应预防性使用抗生素。

6. **常见的子宫、输卵管造影图像**

(1) 子宫、输卵管结核：宫颈管呈锯齿状不平，宫腔变形或缩小，存在粘连时显示不规则的充盈缺损，输卵管内腔形态不规则、僵直、呈棒状或串珠状。

(2) 输卵管积水：输卵管远端扩张，碘油呈散珠状积聚其中，24 小时后依然不变，盆腔中无造影剂涂布。

(3) 子宫黏膜下肌瘤或内膜息肉：宫腔内有充盈缺损。

(4) 子宫畸形：单角子宫、双角子宫、纵隔子宫或双子宫等。

(5) 子宫腺肌病：碘油弥散入宫壁呈小憩室样。

(6) 宫颈内口松弛症：内口增宽和峡部缺陷。

(7) 恶性葡萄胎或绒毛膜癌：病变侵入肌层时可见龛影，但仅凭影像不能鉴别二者。

十、超声检查

常用的方法有 B 型显像法、多普勒超声法二种。其中最广泛使用的是 B 型超声经腹壁及经阴道探查法。其临床应用主要有：

1. **鉴别增大的子宫** 增大的子宫有子宫肌瘤，显示肌瘤区为边缘明显的实质性暗区，中间常有稀疏光点。若为妊娠子宫，则显示子宫增大，其中光点增多，并可找见来自羊膜囊的圆形光环，即所谓妊娠环。妊娠 5 周时可见妊娠囊，妊娠 6 周时妊娠囊检出率达 100%。妊娠 5~6 周可见心管搏动。妊娠 7 周，妊娠囊内出现强光团是胚芽的早期图像。妊娠 8 周，初具人形。若为葡萄胎，显示在子宫前后壁光带之间出现散在的光点密集，夹杂有大小不等的液性暗区呈飞雪状，故名弥漫小点或飞雪型。若为早期妊娠合并子宫肌瘤，则显示兼有早期妊娠及子宫壁肌瘤声像图。

2. **鉴别胎儿存活或死亡** 早期妊娠的声像图已如前述，至妊娠 3 个月后，可探测到胎动及胎心搏动。故根据早期妊娠有无妊娠环，中期妊娠以后有无胎动及胎心搏动判断胎儿存亡。

3. **胎儿头径测量** 临床上用超声测量胎头双顶径估计胎儿成熟度。若双顶径≥8.5cm，提示胎儿成熟。测量胎头各径，结合母体骨盆测量，可以估计头盆是否相称，作为临床处理难产的参考。此外，探测胎头的位置、大小及形态，还可用于胎位、多胎妊娠、脑积水及无脑儿的诊断。

4. **探测多胎妊娠** 显示两个甚或多个圆形胎头光形、两条或多条脊椎像。

5. **探测胎儿畸形** 显示胎头中线、测量其两侧脑室，若大于 1/3 大脑半球直径应疑为脑积水，若大于 1/2 大脑半球直径，则可肯定；若见胎头轮廓呈半月形弧状光带，则可诊断为无脑儿。

6. **胎盘定位**　显示胎盘为一轮廓清晰的半月形弥漫光点区，通常在子宫前壁、后壁或宫底部看到，并能定其宽度和厚径，但在足月妊娠时，由于子宫扩大，探测深度不够，附着于子宫后壁的胎盘，往往不易显示。故可用反证法，即仔细探测子宫前壁，未发现胎盘而推测胎盘附着于后壁。胎盘定位主要用于协助前置胎盘的诊断。近年来羊膜腔穿刺在诊断、治疗上的应用日益广泛，胎盘定位有助于避免刺伤胎盘及其所致的不良影响。

7. **探测羊水量**　可由测量羊水池的深浅来判定羊水量，正常妊娠的最大羊水池深度不超过6cm。但在判断病理情况时，须取4个分布区羊水池深度的平均测值，如 >7cm 为羊水过多，而 ≤2cm 为羊水过少。

8. **探查宫内节育器**　若有宫内节育器，可显示节育器的位置与形态是否正常。

9. **盆、腹腔包块的定位和（或）定性**

(1) 卵巢肿瘤：卵巢囊肿在子宫一侧或双侧显示边缘清晰的液性暗区，多为单纯性囊腺瘤。若显示液性暗区，其中出现明显的间隔反射，多为多房性黏液性囊腺瘤。囊性畸胎瘤因其内容特殊，介于液体与实质之间，且杂有毛发、骨骼等，故虽呈液性暗区，边界明显，但出现杂乱光团，有牙齿等组织回声。卵巢癌因增生较快，并有坏死液化灶，较正常组织疏松，故在癌瘤的液性暗区内有大小不规则的光团出现，常需与畸胎瘤鉴别。

(2) 巨大卵巢囊肿：在临床上与腹水有时难以区别。显示在广泛的液性暗区中有无漂浮肠管予以鉴别。

十一、常用内镜检查与手术

内镜检查是用连接于摄像系统和冷光源的内窥镜，窥探人体体腔及脏器内部，在镜下诊断疾病或对其进行手术治疗。妇科常用的有阴道镜、宫腔镜和腹腔镜，尤后者近几年更多用于不孕症。

1. **阴道窥镜检查**　阴道窥镜检查是利用阴道镜将宫颈阴道部黏膜放大 10～40 倍，藉以观察肉眼看不到的宫颈表面层较微小的病变。可用于发现宫颈部与癌有关的异型上皮、异型血管及早期癌变的所在，以便准确地选择可疑部位做活组织检查。对早期宫颈癌、外阴癌、阴道癌的普查及早期诊断有一定的临床应用价值。在有条件的机构，宫颈 TCT 细胞学检查、阴道镜检查及病理学检查，已成为早期诊查宫颈癌的三结合步骤。

2. **宫腔镜检查与治疗**　宫腔镜是采用各种膨胀宫腔的方法膨胀子宫腔，并通过一套装置将光源和子宫腔镜直接导入子宫腔内，使其能在直视下对子宫腔内生理的和病理的情况进行观察和治疗。

(1) 适用范围：诊断主要用于探查异常子宫出血、原发或继发不孕的子宫内病因（可以作为取活检或诊刮的"向导"）；治疗用于宫内节育器的定位与取出、输卵管粘堵等。大多数病变可以在宫腔镜下同时进行治疗。

(2) 禁忌证：活动性子宫出血；急性或亚急性生殖道炎症；近期子宫穿孔或子宫手术史；希望继续妊娠者；宫颈难以扩张及宫颈恶性肿瘤等。

3. **腹腔镜检查与治疗**　腹腔镜检查是将腹腔镜自腹壁插入腹腔（妇科主要为盆腔）内观察病变的形态、部位，必要时取有关组织作病理学检查，藉以明确诊断的方法。

（1）适应证：常用于临床诊断不能确定的情况，如内生殖器发育异常、肿瘤、炎症、异位妊娠、多囊卵巢、子宫内膜异位症、子宫穿孔、原因不明的下腹痛等。现临床应用最多为输卵管因素的不孕症相关的手术。

（2）禁忌证：由于腹腔镜检查前须行人工气腹，检查时又须取头低臀高位，故凡有严重的心、肺疾患或膈疝者禁行此项检查；由于结核性腹膜炎、腹壁广泛粘连或其他原因所致腹腔粘连，亦忌行腹腔镜检查，以免造成脏器损伤。

附录 1

妇科病案书写

病案是原始医疗档案，是具有法律效应的医疗文件。一份优质的病案，它既能全面、正确反映疾病的发生、发展以及诊断治疗的整个过程，也能反映疾病的转归和预后，分析研究疾病的基本资料，又是解决医疗纠纷、判定法律责任、医疗保险等事项的重要依据。因此病案质量也是医疗质量一部分。对临床医生来说，病案书写是基本技能，必须掌握。妇科病案具有不同于其他各科的某些特点，如需注意月经史、带下史、婚育史、妇科检查等。

一、病案书写注意点

1. 病史采集 病案是正确诊断的主要依据，而病案的完整正确与病史采集方法密切相关。因此医务人员不仅需要熟悉和掌握有关疾病的基本知识，而且还应掌握采集病史的基本方法。首先要富有同情心、责任心，询问时态度和蔼、语言亲切，使患者对医生产生信任感，特别当患者有难言之隐情时，更应如此。对患者及家属叙述的每一个症状，均应耐心听取，认真对待，细致分析。询问时尽量采用通俗语言，必要时可适当予以启发，但应避免暗示和主观臆测，这样才能获得真实、可靠、完整的病史。对不能亲自口述的患者，可通过对病情了解的亲属获得病史。对曾在外院诊治的患者，应询问或索阅病情资料作为参考。对危重患者如异位妊娠、阴道大量流血等，在初步了解病情后，应立即抢救，以免贻误治疗。

2. 病案书写 必须严肃认真，实事求是，及时记录。做到完整、准确、精练、语句通顺。要求依照有关标准使用中医术语，如"拉肚子"、"不想吃饭"等通俗语言，应使用"腹泻"、"纳呆"等术语表示。病案书写中努力做到重点突出、主次分明、条理清晰，注意前后病情演变的连贯性和系统性，体现整体观念和辨证论治，以及理、法、方、药完整统一原则。

二、病案书写规范

1. 门诊病案

（1）初诊记录

年　　月　　日　　科别：

姓名：　　性别：　　年龄：　　职业：　　病案号：

主诉：病人最痛苦的主要症状（或体征）及持续时间。不能以病名代替主诉。

病史：主症发生的时间、病情的发展变化、诊治经过、目前情况，以及月经、带下、婚育史和重要的既往病史、个人史和过敏史等。

体格检查：

记录生命体征、中西医检查阳性体征及具有鉴别意义的阴性体征。特别要注意妇科检查及舌象（舌体、舌质、舌苔）、脉象。

实验室检查：记录就诊时已获得的有关检查结果。

诊断：

中医诊断：包括疾病诊断与证候诊断。

西医诊断：如不能确诊，可写疑似诊断。

处理：

中医论治：记录治法、方药、用法等。

西医治疗：记录具体用药、剂量、用法等。

进一步的诊治建议：检查项目、护理、饮食宜忌、随诊要求、注意事项。

医师签全名：

（2）复诊记录

年　　月　　日　　时　　科别：

记录以下内容：

①前次诊疗后的病情变化，简要辨证分析、补充诊断、更正诊断。

②各种诊疗措施的改变及原因。

③同一医师原方超过 3 次以上需重新誊写处方。

④3 次没确诊或疗效不佳者必须有上级医师的会诊意见。上级医师的诊疗意见应详细记录，并经上级医师签字负责。

医师签全名：

2. 住院病历

姓名：	出生地：
性别：	常住地址：
年龄：	单位：
民族：	入院时间：　年　月　日　时
婚况：	病史采集时间：　年　月　日　时
职业：	病史陈述者：
发病节气：	可靠程度：

主诉：患者就诊的主要症状、体征及持续时间，一般不宜用诊断或检查结果来代替。多项主诉者，应按发生顺序分别列出。要求重点突出、高度概括、简明扼要。

现病史：围绕主诉系统询问疾病发生、发展、变化及诊治过程。重点写明起病诱因、发病时间、形式、始发症状。主要症状和伴随症状，病情发展与演变过程，检查、诊断和治疗经过，所用过的各种药物的名称、剂量、用法、治疗反应及症状、体征等病情变化。治疗结果和现在症状（结合"十问"加以记录），要求准确、具体，避免流水账式记录。对有鉴别诊断意义的阴性表现也应列入。

既往史：系统全面记录既往健康状况，按时间顺序系统回顾过去曾患疾病的情况，如传染病、地方病、职业病、手术、外伤、中毒及输血史等。

个人史：记录出生地、经历地区、居留地、居住环境和条件、生活和工作情况、饮食习惯、情志状态、特殊嗜好等。

婚育、月经、带下史：月经初潮年龄、月经周期、经期、月经量、经色、经质等情况，有无痛经史及其他伴随症状，末次月经，绝经年龄。带下量、色质、气味等。结婚或再婚年龄、妊娠次数、足月分娩次数、分娩年龄、分娩情况，流产次数，现有子女，末次妊娠日期。配偶及子女的健康状况。采用何种避孕措施等。

过敏史：记录致敏药物、食物名称及其表现。

家族史：记录直系亲属及与本人生活有密切关系亲属的健康状况，有无肿瘤史、遗传疾病史、高血压史。如亲属已死亡则应记录其死因、死亡时间及年龄。

体格检查：

体温（T）　　　　脉搏（P）　　　　呼吸（R）　　　　血压（BP）

整体状况：望神、望色、望形、望态、声音、气味、舌象、脉象。

望神：包括神志、精神状况、表情等。

望色：面容、色泽、病容等。

望形：包括发育、营养、体型、体质等。

望态：包括体位、姿势、步态等。

声音：语言清晰度，语音强弱如前轻后重、低微，异常声音如咳嗽、呃逆、嗳气、哮鸣、呻吟等。

气味：是否正常、有无特殊气味等。

舌象：舌体的形质、动态、舌下脉络、舌色、苔质、苔色、有无津液等。

脉象：各种脉象。

皮肤、黏膜及淋巴结

皮肤、黏膜：包括色泽、纹理、弹性、温度、汗液、斑疹、白痦、疮疡、疤痕、肿物、腧穴异常征、血管征、蜘蛛痣、色素沉着等，并明确记录其部位、大小及程度。也要记录皮肤划痕征。

淋巴结：有无瘰疬，若有，应记录其部位、数目、大小、活动度、压痛、质地等。

头面部：头颅、眼、耳、鼻、口腔。

头部：有无畸形、肿物、压痛，毛发情况（疏密、色泽、分布），有无疖、癣、疤痕。

眼：眉毛（有无脱落）、睫毛（倒睫）、眼睑（水肿、下垂、闭合、歪斜）、眼球（活动情况、震颤、斜视）、结膜（充血、水肿、苍白、出血、滤泡）、巩膜（黄染、充血）、角膜（混浊、瘢痕、反射）、瞳神（大小、两侧是否等大、等圆，得神、失神、神呆）、对光反应等。

耳：耳廓形状，外耳道是否通畅、有无分泌物、乳突有无压痛、听力情况等。

鼻：有无畸形、中隔偏曲或穿孔，有无鼻甲肥大或阻塞，鼻腔分泌物性状、出血（部位、数量），鼻窦有无压痛及嗅觉情况等。

口腔：口唇（颜色、疱疹、皲裂、溃疡），牙齿（龋齿、缺齿、义齿、残根，并注明其位置），齿龈（色泽、肿胀、溢脓、出血、铅线、萎缩），口腔黏膜有无发疹、出血、溃疡及腮腺导管口情况，扁桃体（大小及有无充血和分泌物、假膜），咽（充血及反射等），悬雍垂

（是否居中）等。

颈项：形、态、气管、甲状腺、颈脉。

是否对称，有无抵抗强直、压痛、肿块，活动是否受限。颈动脉有无异常搏动及杂音，颈静脉有无怒张。有无肝颈静脉回流征。气管位置是否居中，有无瘿瘤（如有，应描述其形态、硬度、压痛，有无结节、震颤及杂音）。

胸部：胸廓、乳房、肺脏、心脏、血管。

胸廓：是否对称，有无畸形、局部隆起、凹陷、压痛，有无水肿、皮下气肿、肿块，静脉有无怒张及回流异常。

乳房：大小、有无红肿、橘皮样外观、压痛、结节、肿块等。

肺脏：呼吸类型、动度（两侧对比是否对称）、呼吸速度和特征、肋间隙（增宽、变窄、隆起或凹陷）。语颤、摩擦音，皮下气肿、捻发音。叩诊音（清音、浊音、鼓音、实音，异常者应注明部位）。肺肝浊音界、肺下界、呼吸时肺下缘移动度。呼吸音的性质（肺泡音、支气管肺泡音、管状性呼吸音）强度（减弱、增强、消失）、有无干湿啰音，语言传导有无异常。有无胸膜摩擦音、哮鸣音。

心脏：心尖搏动的性质及位置（最强点），有无震颤或摩擦感（部位、时间和强度）。心脏左右浊音界。心脏搏动的节律、频率，心音强弱、分裂，肺动脉瓣区第二音与主动脉瓣区第二音的比较，额外心音、奔马律等。有无心脏杂音及杂音的部位、性质、心动期间的传导方向、何处最响、强度。心包摩擦音、心律不齐时应比较心率和脉率。

血管：

动脉：桡动脉的频率、节律（规则、不规则、脉搏短绌），有无奇脉，左右桡动脉搏动的比较，动脉壁的性质、紧张度、硬度。股动脉及肱动脉有无枪击音。

周围血管征：毛细血管搏动征，射枪音，水冲脉，动脉异常搏动，Duroziez 征（杜罗征）。

腹部：肝脏、胆囊、脾脏、肾脏、膀胱。

视诊：对称、大小、膨隆、凹陷、呼吸运动、皮疹、色素、条纹、瘢痕、体毛、脐疝、静脉曲张与血流方向、胃肠蠕动波、腹围测量（有腹水或腹部包块时）。

触诊：腹部柔软、紧张，有无压痛、反跳痛（压痛部位及其程度），拒按或喜按。

叩诊：有无移动性浊音、包块（部位、大小、形状、软硬度、压痛、移动度）。

听诊：鼓音，有无移动性浊音。肠鸣音，有无气过水声，血管杂音及其部位、性质等。

肝脏：大小、质地、边缘纯或锐、压痛。表面光滑与否，有无结节。肝浊音界。如有肝肿大，应图示。

胆囊：可否触及、大小、形态、压痛。

脾脏：可否触及、大小、硬度、压痛、表面光滑度及边缘纯或锐。脾浊音界。如有脾肿大，应图示。

肾脏：大小、硬度、叩击痛、移动度。

膀胱：可否触及、上界、输尿管压痛点。

二阴及排泄物

二阴：根据需要进行检查。

排泄物：包括痰液、呕吐物、大便、小便、汗液等。

脊柱四肢：脊柱、四肢、指（趾）甲。

脊柱：有无畸形、强直、叩击痛，运动度是否受限，两侧肌肉有无紧张、压痛。

四肢：肌力、肌张力，有无外伤、骨折、肌萎缩。关节有无红肿、疼痛、压痛、积液、脱臼，活动度，有无畸形（强直），下肢有无水肿、静脉曲张。指（趾）甲（荣枯、色泽、形状等）。

神经系统：感觉、运动、浅反射、深反射、病理反射。

感觉：痛觉、温度觉、触觉、音叉振动觉及关节位置觉。

运动：肌肉有无紧张及萎缩，有无瘫痪（部位和程度，系弛缓性或痉挛性），有无不正常的动作，共济运动及步态如何。

浅反射：腹壁反射、跖反射、提睾反射及肛门反射。

深反射：二、三头肌反射，桡骨膜反射，膝腱反射及跟腱反射。

病理反射：在一般情况下检查弹指反射，跖伸拇反射，具有同样意义而检查方法不同者有 Gordon 征、脑膜刺激征。

记录西医查体的阳性体征及有鉴别诊断意义的阴性体征。各科或专科专病特殊检查情况均可记录在此。

妇科检查：记录外阴的婚产型，有无肿物，阴毛分布情况，阴道是否通畅，阴道黏膜及分泌物情况，宫颈大小，宫颈有无糜烂、触血等，宫体位置、大小、形状、质地、活动度、压痛，附件有无增厚、包块、压痛等。

实验室检查（包括特殊检查）：采集病史时已获得的本院及外院的重要检查结果。记录入院时已取得的各种实验室检查结果及特殊检查结果。如血、尿、便常规、肝功、HBsAg、胸透、心电图、内窥镜、CT、MRI 等。

辨病辨证依据：汇集四诊资料，运用中医临床辨证思维方法，得出中医辨病、辨证依据。

四诊摘要　把四诊所得的资料（与辨证论治有密切关系的）进行全面、系统、扼要的归纳。

辨证分析　要求从四诊、病因病机、证候分析、病证鉴别、病势演变等方面进行书写。

西医诊断依据：从病史、症状、体征和实验室检查等几个方面总结出主要疾病的诊断依据。指主要疾病的诊断依据，并非所有疾病。

入院诊断：

中医诊断：疾病诊断（包括主要疾病和其他疾病）

　　　　　证候诊断（包括相兼证候）

西医诊断：包括主要疾病和其他疾病。

如有修正诊断、确定诊断、补充诊断时，应书写在原诊断的左下方，并签上姓名和诊断时间。

有几个病（证）写几个病（证），病类与证类名称当另行写出，并与病（证）名错过一格，以示从属本病的病类、证类名称；西医诊断写在中医诊断的下方，有几个病写几个病，病名参照 ICD－9，凡超过 2 种以上诊断者，按主次先后顺序排列。

治则治法

治则是治疗的指导原则，治法指具体的治疗方法。

方药

运用成方要写出方名及加减，自拟方可不写方名。处方药物要求每行写四味药，药物名称右上角注明特殊煎服法，右下角写剂量，必要时写明煎法与服法。

辨证调护

指医师对调养、给药，及食疗、护理等方面的要求。

实习医师签全名：

住院医师签全名：

附录 2

主要参考书目

马　莳．黄帝内经素问注证发微．北京：科学技术文献出版社，1998

马　莳．黄帝内经灵枢注证发微．北京：科学技术文献出版社，1998

秦越人．难经集注．北京：人民卫生出版社，1956

孙星衍．神农本草经．沈阳：辽宁科学技术出版社，1997

张　机．金匮要略方论．北京：人民卫生出版社，1956

巢元方．诸病源候论．北京：人民卫生出版社，1982

朱丹溪．格致余论．沈阳：辽宁科技出版社，1959

赵献可．医贯．北京：学苑出版社，1998 年第 2 次印刷

张介宾．景岳全书·妇人规．上海：上海科技出版社，1959

成都中医学院．中医妇科学讲义（二版）．上海：上海科技出版社，1964

齐仲甫．女科百问．上海：上海古籍书局，1983

陈自明．妇人大全良方．北京：人民卫生出版社，1985

傅　山．傅青主女科．商务印书馆，1957

沈金鳌．妇科玉尺．上海：上海科技出版社，1958

叶　桂．叶天士女科．上海：上海锦章图书局印行，

张锡纯．医学衷中参西录．上海：上海科技出版社，1959

广州中医学院妇科教研室．罗元恺医著选．广州：广东科技出版社，1980

钱伯煊妇科医案．北京：人民卫生出版社，1980

韩百灵．百灵妇科．哈尔滨：黑龙江人民出版社，1980

王渭川．王渭川妇科治疗经验．成都：四川人民出版社，1981

朱小南妇科经验选．北京：人民卫生出版社，1981

刘奉五妇科经验选．北京：人民卫生出版社，1982

哈荔田妇科医案医话选．天津：天津科技出版社，1982

成都中医学院．中医妇科学．北京：人民卫生出版社，1986

湖北中医学院．中医妇科学（三版）．上海：上海科技出版社，1974

湖北中医学院．中医妇科学（四版）．上海：上海科技出版社，1979

辽宁中医学院．中医妇科学．上海人民出版社，1976

黄绳武．中国医学百科全书·中医妇科学．上海：上海科技出版社，1983

罗元恺．中医妇科学（五版）．上海：上海科技出版社，1986

罗元恺．中医妇科学（教参丛书）．北京：人民卫生出版社，1988

马宝璋．中医妇科学（六版）．上海：上海科技出版社，1997

罗元恺．实用中医妇科学．上海：上海科技出版社，1994

夏桂成．中医临床妇科学．北京：人民卫生出版社，1994

王永炎、王耀廷．今日中医妇科．北京：人民卫生出版社，2000

王永炎．中医病案规范书写手册．湖南：湖南科技出版社，2000

李经纬、林昭庚．中国医学通史．第一版．北京：人民卫生出版社，2000

张玉珍．新编中医妇科学．北京：人民军医出版社，2001

刘敏如、谭万信．中医妇产科学．北京：人民卫生出版社，2001

欧阳惠卿．中医妇科学．北京：人民卫生出版社，2002

张玉珍．新世纪全国高等中医药院校规划教材《中医妇科学》·第一版·北京：中国中医药出版社，2002年

夏桂成．中医妇科理论与实践．北京：人民卫生出版社，2003年

罗颂平、梁国珍．中西医结合生殖免疫与内分泌学．北京：人民军医出版社，2004年

肖承悰、贺雅平．现代中医妇科治疗学．北京：人民卫生出版社，2004

马宝璋．中医妇科学．北京：中国中医药出版社，2004

尤昭玲、袁家麟．中医妇科学．北京：中国中医药出版社，2005

丰有吉、沈铿．妇产科学．北京：人民卫生出版社，2005

附录 3 方剂索引

一　画

一贯煎(《续名医类案》)　沙参　麦冬　当归　生地黄　川楝子　枸杞子

二　画

二仙汤(《中医方剂临床手册》)　仙茅　淫羊藿　巴戟天　当归　盐知母　盐黄柏

二至丸(《医方集解》)　女贞子　旱莲草

二陈汤(《和剂局方》)　半夏　橘红　白茯苓　甘草

八正散(《和剂局方》)　瞿麦　萹蓄　滑石　木通　车前子　炙甘草　栀子仁　大黄

八珍汤(《正体类要》)　当归　白芍　川芎　熟地黄　人参　白术　白茯苓　炙甘草

八物汤(《医垒元戎》)　当归　川芎　芍药　熟地黄　延胡索　川楝子　炒木香　槟榔

人参养荣汤(《太平惠民和剂局方》)　当归　白芍　熟地黄　人参　黄芪　陈皮　茯苓　白术　远志　肉桂　五味子　甘草

三　画

大黄牡丹皮汤(《金匮要略》)　大黄　牡丹皮　桃仁　冬瓜仁　芒硝

大黄蟅虫丸(《金匮要略》)　大黄　黄芩　甘草　桃仁　杏仁　白芍　生地黄　干漆　虻虫　水蛭　蛴螬　蟅虫

大补元煎(《景岳全书》)　人参　山药　熟地黄　杜仲　当归　山茱萸　枸杞　炙甘草

下乳涌泉汤(《清太医院配方》)　当归　川芎　天花粉　生地　柴胡　青皮　漏芦　桔梗　白芷　穿山甲　甘草　王不留行

小蓟饮子(《重订严氏济生方》)　生地黄　小蓟根　滑石　通草　炒蒲黄　淡竹叶　藕节　山栀子　炙甘草

小营煎(《景岳全书》)　当归　熟地黄　白芍　山药　枸杞子　炙甘草

小柴胡汤(《伤寒论》)　柴胡　黄芩　人参　半夏　生姜　大枣　甘草

上下相资汤(《石室秘录》)　人参　沙参　玄参　麦冬　玉竹　五味子　熟地黄　山萸肉　车前子　牛膝

四　画

止带方(《世补斋不谢方》)　猪苓　茯苓　车前子　泽泻　茵陈　赤芍　丹皮　黄柏　栀子　牛膝

内补丸(《女科切要》)　鹿茸　肉苁蓉　菟丝子　潼蒺藜　肉桂　制附子　黄芪　桑螵蛸　白蒺藜　紫草茸

内补当归建中汤(《备急千金要方·妇人方》)　当归　芍药　甘草　桂心　大枣

分清饮(《中医妇科治疗学》)　栀子　茵陈　猪苓　茯苓　泽泻　木通　枳壳

木通散（《妇人大全良方·产后》）　枳壳　槟榔　木通　滑石　冬葵子　甘草

五味消毒饮（《医宗金鉴·外科心法要诀》）　金银花　野菊花　蒲公英　紫花地丁　紫背天葵

双柏散（经验方）　侧柏叶　大黄　黄柏　薄荷　泽兰

乌药汤（《兰室秘藏》）　乌药　香附　木香　当归　甘草

丹栀逍遥散（《内科摘要》）　丹皮　栀子　当归　白芍　柴胡　白术　茯苓　煨姜　薄荷　炙甘草

少腹逐瘀汤（《医林改错》）　小茴香　干姜　延胡索　没药　当归　川芎　官桂　赤芍　蒲黄　五灵脂

六味回阳饮（《景岳全书》）　人参　制附子　炮姜　甘草　熟地黄　当归

六君子汤（《和剂局方》）　党参　白术　茯苓　甘草　半夏　陈皮

开郁种玉汤（《傅青主女科》）　白芍　香附　当归　白术　丹皮　茯苓　天花粉

长胎白术散（《叶氏女科证治》）　炙白术　川芎　川椒　干地黄　炒阿胶　黄芪　当归　牡蛎　茯苓

化阴煎（《景岳全书》）　生地黄　熟地黄　牛膝　猪苓　泽泻　黄柏　知母　绿豆　龙胆草　车前子

王氏清暑益气汤（《温热经纬》）　沙参　石斛　麦冬　黄连　竹叶　荷梗　知母　甘草　粳米　西瓜翠衣

天仙藤散（《校注妇人良方》）　天仙藤　香附　陈皮　甘草　乌药　生姜　紫苏叶　木瓜

止抽散（湖北中医学院附院验方）　羚羊角　地龙　天竺黄　郁金　黄连　琥珀　胆南星

牛黄清心丸（《痘疹世医心法》）　牛黄　朱砂　黄连　黄芩　山栀　郁金

五　画

四乌贼骨一藘茹丸（《素问·腹中论》）　乌贼骨　茜草根

四君子汤（《太平惠民和剂局方》）　人参　炙甘草　茯苓　白术

四神丸（《证治准绳》）　补骨脂　吴茱萸　肉豆蔻　五味子

四草止血汤（《中西医结合妇产科学》）　炒蒲黄　香附　五灵脂　马鞭草　旱莲草　夏枯草　仙鹤草　柴胡　白芍　女贞子　甘草

四二五合方（《刘奉五妇科经验》）　当归　川芎　白芍　熟地黄　仙茅　淫羊藿　菟丝子　枸杞子　五味子　车前子　覆盆子　牛膝

加味五淋散（《医宗金鉴·妇科心法要诀》）　黑栀子　赤茯苓　当归　白芍　黄芩　甘草　生地黄　泽泻　车前子　滑石　木通

加味四物汤（《医宗金鉴》）　当归　川芎　生地黄　蒲黄　瞿麦　桃仁　牛膝　滑石　白芍　甘草梢　木香　木通

加味五苓散（《医宗金鉴》）　黑栀子　赤茯苓　当归　黄芩　白芍　甘草梢　生地黄　泽泻　车前子　木通　滑石

加味麦门冬汤（《医学衷中参西录》）　人参　麦冬　山药　半夏　大枣　甘草　丹参　桃仁

加减一阴煎（《景岳全书》）　生地黄　白芍　麦冬　熟地黄　知母　地骨皮　甘草

加减苁蓉菟丝子丸（《中医妇科治疗学》）　熟地黄　肉苁蓉　覆盆子　当归　枸杞子　桑寄生　菟丝子　焦艾叶

白虎加人参汤（《伤寒论》）　石膏　知母　粳米　甘草　人参

白术散（《全生指迷方》）　白术　茯苓　大腹皮　生姜皮　陈皮

生脉散（《内外伤辨惑论》）　人参　麦冬　五味子

生化汤（《傅青主女科》）　当归　川芎　桃仁　炮姜　炙甘草　黄酒　童便

生铁落饮（《医学心悟》）　天冬　麦冬　贝母　胆星　橘红　远志　连翘　茯苓　茯神　玄参　钩藤

丹参 辰砂 石菖蒲 生铁落

失笑散（《太平惠民和剂局方》） 蒲黄 五灵脂

归脾汤（《校注妇人良方》） 白术 茯神 黄芪 龙眼肉 酸枣仁 人参 木香 当归 远志 甘草 生姜 大枣

归肾丸（《景岳全书》） 熟地黄 山药 山茱萸 茯苓 当归 枸杞 杜仲 菟丝子

平胃散（《和剂局方》） 苍术 厚朴 陈皮 甘草

艾附暖宫丸（《沈氏尊生书》） 当归 生地黄 白芍 川芎 黄芪 肉桂 艾叶 吴茱萸 香附 续断

甘麦大枣汤（《金匮要略》） 甘草 小麦 大枣

龙胆泻肝汤（《医宗金鉴》） 龙胆草 黄芩 栀子 泽泻 木通 车前子 当归 柴胡 甘草 生地黄

仙方活命饮（《校注妇人良方》） 金银花 甘草 当归 赤芍 穿山甲 天花粉 贝母 防风 白芷 陈皮 乳香 没药 皂角刺

仙蓉合剂（经验方） 淫羊藿 肉苁蓉 制首乌 菟丝子 牛膝 丹参 芍药 莪术 川楝子 延胡索 党参 黄芪

圣愈汤（《医宗金鉴·妇科心法要诀》） 人参 黄芪 熟地黄 当归 川芎 白芍

左归丸（《景岳全书》） 熟地黄 山药 山茱萸 枸杞 川牛膝 菟丝子 鹿角胶 龟甲胶

右归丸（《景岳全书》） 熟地黄 山药 山茱萸 枸杞 鹿角胶 菟丝子 杜仲 当归 肉桂 制附子

正气天香散（《证治准绳》） 香附 陈皮 乌药 甘草 干姜 紫苏叶

玉屏风散（《医方类聚》） 黄芪 防风 白术

玉真散《外科正宗》 天南星 防风 白芷 天麻 羌活 白附子

甘露消毒丹（《温热经纬》） 飞滑石 绵茵陈 黄芩 石菖蒲 川贝母 木通 藿香 射干 连翘 薄荷 白豆蔻

半夏白术天麻汤（《医学心悟》） 半夏 白术 天麻 茯苓 橘红 甘草 生姜 大枣

六　　画

当归补血汤（《内外伤辨惑论》） 黄芪 当归

当归建中汤（《千金翼方》） 当归 桂心 芍药 甘草 生姜 大枣 饴糖

当归生姜羊肉汤（《金匮要略·妇人产后病脉症治》） 当归 生姜 羊肉

当归芍药散（《金匮要略》） 当归 芍药 川芎 茯苓 白术 泽泻

当归饮子（《外科正宗》） 当归 川芎 白芍 生地黄 防风 荆芥 黄芪 甘草 白蒺藜 何首乌

安宫牛黄丸（《温病条辨》） 牛黄 郁金 黄连 朱砂 麝香 珍珠 山栀子 雄黄 黄芩 金箔衣 梅片

安老汤《傅青主女科》 党参 黄芪 白术 熟地黄 山茱萸 当归 阿胶 制香附 木耳炭 黑荆穗 甘草

至宝丹（《和剂局方》） 朱砂 麝香 安息香 金银箔 生乌犀角（水牛角代） 牛黄 琥珀 雄黄 生玳瑁屑 龙脑

防风汤（《证治准绳》） 人参 甘草 当归 白芍 防风 独活 葛根

托里消毒散（《外科正宗》） 人参 白术 黄芪 甘草 茯苓 当归 白芍 川芎 银花 白芷 皂刺 桔梗

阳和汤（《外科证治全生集》） 熟地黄 麻黄 鹿角胶 白芥子 肉桂 生甘草 炮姜炭

血竭散（朱南孙经验方） 血竭粉 蒲黄 莪术 三棱 川楝子 青皮 柴胡 生山楂 延胡索

血府逐瘀汤（《医林改错》） 桃仁 红花 当归 生地黄 川芎 赤芍 牛膝 桔梗 柴胡 枳壳 甘

草

百灵调肝汤(《百灵妇科》)　当归　白芍　牛膝　通草　川楝子　瓜蒌　皂刺　枳实　青皮　甘草　王不留行

百合固金汤(《医方集解》)　百合　熟地黄　生地黄　麦冬　白芍　当归　贝母　生甘草　玄参　桔梗

全生白术散(《全生指迷方》)　白术　茯苓　大腹皮　生姜皮　陈皮

导赤散(《小儿药证直诀》)　生地黄　甘草梢　木通　淡竹叶

芎归泻心汤(《普济方》)　当归　川芎　延胡索　蒲黄　牡丹皮　桂心　五灵脂

夺命丹《妇人大全良方》　没药　血竭

七　画

补中益气汤(《脾胃论》)　人参　黄芪　白术　当归　橘皮　甘草　柴胡　升麻

补血定疼汤(《万病回春》)　当归　川芎　熟地黄　白芍　延胡索　桃仁　红花　香附　青皮　泽兰　牡丹皮

补气通脬饮(《沈氏女科辑要》)　黄芪　麦冬　通草

补肾固冲丸(《中医学新编》)　菟丝子　续断　巴戟天　杜仲　当归　熟地　鹿角霜　枸杞子　阿胶　党参　白术　大枣　砂仁

补肾祛瘀方(李祥云经验方)　淫羊藿　仙茅　熟地黄　山药　香附　三棱　莪术　鸡血藤　丹参

肠宁汤(《傅青主女科》)　当归　熟地黄　阿胶　人参　山药　续断　麦冬　肉桂　甘草

沉香散(《医宗必读·淋证》)　沉香　石韦　滑石　当归　王不留行　瞿麦　赤芍　白术　冬葵子　甘草

身痛逐瘀汤(《医林改错》)　秦艽　川芎　桃仁　红花　没药　灵脂　香附　牛膝　地龙　羌活　当归　甘草

佛手散(《普济本事方》)　当归　川芎

两地汤(《傅青主女科》)　生地黄　地骨皮　玄参　麦冬　阿胶　白芍

苍附导痰丸(《叶天士女科诊治秘方》)　茯苓　半夏　陈皮　甘草　苍术　香附　南星　枳壳　生姜　神曲

寿胎丸(《医学衷中参西录》)　菟丝子　桑寄生　续断　阿胶

完带汤(《傅青主女科》)　人参　白术　白芍　淮山药　苍术　陈皮　柴胡　黑荆芥　车前子　甘草

杞菊地黄丸(《医级》)　丹皮　熟地黄　山萸肉　淮山药　泽泻　茯苓　枸杞子　菊花

八　画

育阴汤(《百灵妇科》)　熟地黄　白芍　续断　桑寄生　杜仲　山萸肉　山药　海螵蛸　龟甲　牡蛎　阿胶

肾气丸(《金匮要略》)　干地黄　山药　山茱萸　茯苓　丹皮　泽泻　桂枝　附子

知柏地黄丸(《医宗金鉴》)　知母　黄柏　丹皮　熟地黄　山萸肉　淮山药　泽泻　茯苓

参附汤(《妇人大全良方》)　人参　附子　姜　枣

参苏饮(《太平惠民和剂局方》)　人参　紫苏　甘草　苏叶　葛根　枳壳　桔梗　前胡　半夏　陈皮　生姜

参苓白术散(《和剂局方》)　人参　白术　扁豆　茯苓　甘草　山药　莲肉　桔梗　薏苡仁　砂仁

固阴煎(《景岳全书》)　菟丝子　熟地黄　山茱萸　人参　山药　炙甘草　五味子　远志

固本止崩汤(《傅青主女科》)　熟地黄　人参　黄芪　白术　当归　黑姜

固经丸(《医学入门》)　龟甲　黄芩　白芍　椿根白皮　黄柏　香附

定经汤(《傅青主女科》)　柴胡　炒荆芥　当归　白芍　山药　茯苓　菟丝子　熟地黄

青竹茹汤(《证治准绳》)　青竹茹　橘皮　生姜　茯苓　半夏

苓桂术甘汤(《伤寒论》)　茯苓　白术　桂枝　甘草

易黄汤(《傅青主女科》)　山药　芡实　黄柏　车前子　白果

九　画

柏子仁丸(《妇人大全良方》)　柏子仁　川牛膝　生卷柏　泽兰　川续断　熟地黄

春泽汤(《医宗金鉴·伤寒心法要诀》)　桂枝　白术　茯苓　猪苓　泽泻　人参

独活寄生汤(《千金要方》)　独活　桑寄生　秦艽　防风　细辛　当归　川芎　干地黄　杜仲　牛膝　人参　茯苓　甘草　桂心　芍药

独参汤(《十药神书》)　人参

促排卵汤(《罗元恺论医集》)　菟丝子　巴戟天　淫羊藿　当归　党参　炙甘草　枸杞　熟地黄　附子

荆穗四物汤(《医宗金鉴》)　荆芥　当归　川芎　白芍　地黄

济生肾气丸(《济生方》)　熟地黄　山药　山萸肉　丹皮　茯苓　桂枝　泽泻　附子　牛膝　车前子

茯神散(《医宗金鉴》)　人参　黄芪　熟地黄　白芍　桂心　茯神　琥珀　龙齿　当归　牛膝

保阴煎(《景岳全书》)　生地黄　熟地黄　白芍　山药　续断　黄芩　黄柏　甘草

宫外孕Ⅰ号方 (山西医学院附属第一医院)　赤芍　丹参　桃仁

宫外孕Ⅱ号方 (山西医学院附属第一医院)　丹参　赤芍　桃仁　三棱　莪术

复方毛冬青灌肠液 (经验方)　毛冬青　败酱草　银花藤　大黄　枳壳

胎元饮(《景岳全书》)　人参　当归　杜仲　白芍　熟地黄　白术　陈皮　炙甘草

养血和血汤 (黄绳武经验方)　当归　白芍　枸杞子　川芎　香附　甘草

养精种玉汤(《傅青主女科》)　当归　白芍　熟地黄　山萸肉

养荣壮肾汤(《叶氏女科证治》)　当归　川芎　独活　肉桂　川断　杜仲　桑寄生　防风　生姜

养心汤(《胎产心法》)　人参　黄芪　当归　川芎　茯苓　远志　柏子仁　酸枣仁　五味子　肉桂　甘草

举元煎(《景岳全书》)　人参　黄芪　白术　升麻　甘草

香棱丸(《济生方》)　木香　丁香　京三棱　枳壳　青皮　川楝子　茴香　莪术

香砂六君子汤(《名医方论》)　人参　白术　茯苓　甘草　半夏　陈皮　木香　砂仁　生姜

顺经汤(《傅青主女科》)　当归　熟地黄　沙参　白芍　茯苓　黑荆芥　丹皮

将军斩关汤(《中华名中医治病囊秘·朱南孙卷》)　蒲黄炭　炒五灵脂　熟军炭　炮姜炭　茜草　益母草　仙鹤草　桑螵蛸　三七粉　草薢　薏苡仁　黄柏　赤茯苓　丹皮　泽泻　通草　滑石

十　画

通窍活血汤(《医林改错》)　赤芍　川芎　桃仁　红花　老葱　麝香　生姜　红枣

益气导溺汤(《中医妇科治疗学》)　党参　白术　扁豆　茯苓　桂枝　炙升麻　桔梗　通草　乌药

益肾调经汤(《中医妇科治疗学》)　巴戟天　熟地黄　续断　杜仲　当归　白芍　台乌药　焦艾叶　益母草

桃核承气汤(《伤寒论》)　桃仁　桂枝　大黄　芒硝　甘草

桃红消瘀汤(《中医妇科治疗学》)　丹参　土牛膝　当归尾　桃仁　红花　乳香　蕺菜

桃红四物汤(《医宗金鉴》)　桃仁　红花　当归　川芎　白芍　熟地黄

调经散(《太平惠民和剂局方》)　当归　肉桂　没药　琥珀　赤芍　白芍　细辛　麝香

调肝汤(《傅青主女科》)　当归　白芍　山茱萸　巴戟天　阿胶　山药　甘草

逍遥散(《和剂局方》)　柴胡　当归　白芍　白术　茯苓　甘草　煨姜　薄荷

桂枝茯苓丸(《金匮要略》)　桂枝　茯苓　赤芍　丹皮　桃仁

桂枝汤(《伤寒论》)　桂枝　芍药　甘草　生姜　大枣

宽带汤(《傅青主女科》)　白术　巴戟天　补骨脂　杜仲　熟地黄　人参　麦冬　五味子　肉苁蓉　白芍　当归　莲子

消风散(《外科正宗》)　荆芥　防风　当归　生地黄　苦参　炒苍术　蝉蜕　木通　胡麻仁　生知母　煅石膏　生甘草　牛蒡子

胶艾汤(《金匮要略》)　阿胶　艾叶　当归　川芎　白芍　干地黄　甘草

逐瘀止崩汤(《傅青主女科》)　生地黄　大黄　赤芍　丹皮　当归尾　枳壳　龟甲　桃仁

健脾利水汤(《胎产心法》)　人参　茯苓皮　紫苏　白术　当归　川芎　大腹皮　陈皮　炙甘草　姜皮

健固汤(《傅青主女科》)　党参　白术　茯苓　薏苡仁　巴戟天

桑菊饮(《温病条辨》)　桑叶　菊花　连翘　薄荷　桔梗　杏仁　芦根　甘草

凉膈散(《和剂局方》)　大黄　朴硝　甘草　山栀　薄荷叶　黄芩　连翘　竹叶

真武汤(《伤寒论》)　附子　生姜　茯苓　白术　白芍

泰山盘石散(《景岳全书》)　人参　黄芪　当归　续断　黄芩　川芎　白芍　熟地黄　白术　炙甘草　砂仁　糯米

十一画

黄芪当归散(《医宗金鉴》)　黄芪　当归　人参　白术　白芍　甘草　大枣　生姜　猪尿脬

黄芪桂枝五物汤(《金匮要略》)　黄芪　桂枝　白芍　生姜　大枣

黄芪建中汤(《金匮要略》)　黄芪　桂枝　白芍　生姜　大枣　炙甘草　饴糖

黄芪汤(《济阴纲目》)　黄芪　白术　防风　熟地黄　煅牡蛎　白茯苓　麦冬　甘草　大枣

清营汤(《温病条辨》)　元参　生地黄　麦冬　金银花　连翘　竹叶心　丹参　黄连　犀角（水牛角代）

清暑益气汤(《温病条辨》)　黄芪　黄柏　麦冬　青皮　白术　升麻　当归　炙甘草　神曲　人参　泽泻　五味子　陈皮　苍术　葛根　生姜　大枣

清肝引经汤(《中医妇科学》四版教材)　当归　白芍　生地黄　丹皮　栀子　黄芩　川楝子　茜草　牛膝　白茅根　甘草

清肝止淋汤(《傅青主女科》)　当归　白芍　生地黄　丹皮　黄柏　牛膝　制香附　黑豆　阿胶　红枣

清经散(《傅青主女科》)　丹皮　地骨皮　白芍　熟地黄　青蒿　黄柏　茯苓

清热调血汤(《古今医鉴》)　丹皮　黄连　生地黄　当归　白芍　川芎　红花　桃仁　延胡索　莪术　香附

清热固经汤(《简明中医妇科学》)　黄芩　焦栀子　生地黄　地骨皮　地榆　生藕节　阿胶　陈棕炭　龟甲　牡蛎　生甘草

银翘散(《温病条辨》)　金银花　连翘　竹叶　荆芥穗　牛蒡子　薄荷　桔梗　淡豆豉　生甘草　芦根

救母丹(《傅青主女科》)　人参　当归　川芎　益母草　赤石脂　芥穗（炒黑）

脱花煎(《景岳全书》)　当归　川芎　肉桂　车前子　牛膝　红花

理冲汤(《医学衷中参西录》)　生黄芪　党参　白术　山药　天花粉　知母　三棱　莪术　生鸡内金

萆薢渗湿汤(《疡科心得集》)　萆薢　薏苡仁　黄柏　赤茯苓　丹皮　泽泻　通草　滑石

蛇床子散(《中医妇科学》1979 年版)　蛇床子　花椒　明矾　百部　苦参

银甲丸(《王渭川妇科经验选》)　金银花　连翘　升麻　红藤　蒲公英　生鳖甲　紫花地丁　生蒲黄　椿根皮　大青叶　西茵陈　琥珀末　桔梗

羚角钩藤汤(《重订通俗伤寒论》)　钩藤　羚羊角　桑叶　川贝母　生地黄　菊花　白芍　茯神　鲜竹茹　甘草

十二画

散结定痛汤(《傅青主女科》)　当归　川芎　丹皮　益母草　黑芥穗　乳香　山楂　桃仁

紫雪丹(《温病条辨》)　石膏　磁石　滑石　羚羊角　沉香　玄参　木香　升麻　丁香　麝香　辰砂　炙甘草　朴硝　犀角(水牛角代)　寒水石

趁痛丸(《经效产宝·续编》)　当归　黄芪　白术　甘草　生姜　桂心　薤白　牛膝　独活

滋肾通关丸(《兰室秘藏》)　黄柏　知母　肉桂

滋水清肝饮(《医宗己任编》)　柴胡　当归　白芍　山栀子　枣皮　茯苓　淮山药　丹皮　泽泻　生地黄　大枣

滋血汤(《证治准绳·女科》)　人参　山药　黄芪　白茯苓　川芎　当归　白芍　熟地黄

滋阴固气汤(《罗元恺论医集》)　菟丝子　山萸肉　党参　黄芪　白术　炙甘草　阿胶　鹿角霜　何首乌　白芍　续断

滋肾育胎丸(《罗元恺女科述要》)　菟丝子　枸杞子　熟地黄　桑寄生　杜仲　艾叶　制首乌　砂仁　白术　巴戟天　人参　党参　阿胶　续断　鹿角霜

温经汤(《金匮要略》)　当归　吴茱萸　桂枝　白芍　川芎　生姜　丹皮　法半夏　麦冬　人参　阿胶　甘草

温经汤(《妇人大全良方》)　当归　川芎　白芍　桂心　丹皮　莪术　人参　甘草　牛膝

温胞饮(《傅青主女科》)　巴戟天　补骨脂　菟丝子　肉桂　附子　杜仲　白术　山药　芡实　人参

温经散寒汤(蔡小荪经验方)　当归　川芎　赤芍　白术　紫石英　胡芦巴　五灵脂　金铃子　延胡索　制香附　小茴香　艾叶

痛泻要方(《丹溪心法》)　白术　白芍　陈皮　防风

痛经方(许润三经验方)　当归　川芎　生蒲黄　生五灵脂　枳壳　制香附　益母草

十三画

解毒活血汤(《医林改错》)　连翘　葛根　柴胡　枳壳　当归　赤芍　生地黄　红花　桃仁　甘草

蒿芩地丹四物汤(《中医临床家徐志华》)　青蒿　黄芩　地骨皮　牡丹皮　生地黄　川芎　当归　白芍

催生饮(《济阴纲目》)　当归　川芎　大腹皮　枳壳　白芷

十四画

膈下逐瘀汤(《医林改错》)　当归　川芎　赤芍　桃仁　枳壳　延胡索　五灵脂　丹皮　乌药　香附　甘草

毓麟珠(《景岳全书》)　当归　川芎　白芍　熟地黄　党参　白术　茯苓　炙甘草　菟丝子　鹿角霜　杜仲　川椒

蔡松汀难产方(经验方)　黄芪(蜜炙)　当归　茯神　党参　龟甲(醋炙)　川芎　白芍(酒炒)　枸杞

十五画

增液汤(《温病条辨》)　玄参　麦冬　生地黄

鲤鱼汤(《千金要方》)　鲤鱼　白术　白芍　当归　茯苓　生姜　橘红

十六画

橘皮竹茹汤(《金匮要略》)　橘皮　竹茹　大枣　人参　生姜　甘草

教材与教学配套用书

新世纪全国高等中医药院校规划教材

注：凡标○号者为"普通高等教育'十五'国家级规划教材"；凡标★号者为"普通高等教育'十一五'国家级规划教材"

（一）中医学类专业

1　中国医学史（常存库主编）○★
2　医古文（段逸山主编）○★
3　中医各家学说（严世芸主编）○★
4　中医基础理论（孙广仁主编）○★
5　中医诊断学（朱文锋主编）○★
6　内经选读（王庆其主编）○★
7　伤寒学（熊曼琪主编）★
8　金匮要略（范永升主编）★
9　温病学（林培政主编）★
10　中药学（高学敏主编）★
11　方剂学（邓中甲主编）★
12　中医内科学（周仲瑛主编）○★
13　中医外科学（李曰庆主编）★
14　中医妇科学（张玉珍主编）○★
15　中医儿科学（汪受传主编）○★
16　中医骨伤科学（王和鸣主编）○★
17　中医耳鼻咽喉科学（王士贞主编）○★
18　中医眼科学（曾庆华主编）○★

19　中医急诊学（姜良铎主编）○★
20　针灸学（石学敏主编）○★
21　推拿学（严隽陶主编）○★
22　正常人体解剖学（严振国　杨茂有主编）★
23　组织学与胚胎学（蔡玉文主编）○★
24　生理学（施雪筠主编）○★
　　生理学实验指导（施雪筠主编）
25　病理学（黄玉芳主编）○★
　　病理学实验指导（黄玉芳主编）
26　药理学（吕圭源主编）
27　生物化学（王继峰主编）○★
28　免疫学基础与病原生物学（杨黎青主编）○★
　　免疫学基础与病原生物学实验指导（杨黎青主编）
29　诊断学基础（戴万亨主编）★
　　诊断学基础实习指导（戴万亨主编）
30　西医外科学（李乃卿主编）★
31　内科学（徐蓉娟主编）○

（二）针灸推拿学专业（与中医学专业相同的课程未列）

1　经络腧穴学（沈雪勇主编）○★
2　刺法灸法学（陆寿康主编）★
3　针灸治疗学（王启才主编）
4　实验针灸学（李忠仁主编）○★

5　推拿手法学（王国才主编）○★
6　针灸医籍选读（吴富东主编）★
7　推拿治疗学（王国才）

（三）中药学类专业

1　药用植物学（姚振生主编）○★
　　药用植物学实验指导（姚振生主编）
2　中医学基础（张登本主编）
3　中药药理学（侯家玉　方泰惠主编）○★
4　中药化学（匡海学主编）○★
5　中药炮制学（龚千锋主编）○★
　　中药炮制学实验（龚千锋主编）

6　中药鉴定学（康廷国主编）★
　　中药鉴定学实验指导（吴德康主编）
7　中药药剂学（张兆旺主编）○★
　　中药药剂学实验
8　中药制剂分析（梁生旺主编）○
9　中药制药工程原理与设备（刘落宪主编）★
10　高等数学（周　喆主编）

11　中医药统计学（周仁郁主编）

12　物理学（余国建主编）

13　无机化学（铁步荣　贾桂芝主编）★
　　无机化学实验（铁步荣　贾桂芝主编）

14　有机化学（洪筱坤主编）★

有机化学实验（彭松　林辉主编）

15　物理化学（刘幸平主编）

16　分析化学（黄世德　梁生旺主编）
　　分析化学实验（黄世德　梁生旺主编）

17　医用物理学（余国建主编）

（四）中西医结合专业

1　中外医学史（张大庆　和中浚主编）

2　中西医结合医学导论（陈士奎主编）★

3　中西医结合内科学（蔡光先　赵玉庸主编）★

4　中西医结合外科学（李乃卿主编）★

5　中西医结合儿科学（王雪峰主编）★

6　中西医结合耳鼻咽喉科学（田道法主编）★

7　中西医结合口腔科学（李元聪主编）

8　中西医结合眼科学（段俊国主编）★

9　中西医结合传染病学（刘金星主编）

10　中西医结合肿瘤病学（刘亚娴主编）

11　中西医结合皮肤性病学（陈德宇主编）

12　中西医结合精神病学（张宏耕主编）★

13　中西医结合妇科学（尤昭玲主编）★

14　中西医结合骨伤科学（石印玉主编）★

15　中西医结合危重病学（熊旭东主编）★

16　中西医结合肛肠病学（陆金根主编）★

（五）护理专业

1　护理学导论（韩丽沙　吴　瑛主编）★

2　护理学基础（吕淑琴　尚少梅主编）

3　中医护理学基础（刘　虹主编）★

4　健康评估（吕探云　王　琦主编）

5　护理科研（肖顺贞　申杰主编）

6　护理心理学（胡永年　刘晓虹主编）

7　护理管理学（关永杰　宫玉花主编）

8　护理教育（孙宏玉　简福爱主编）

9　护理美学（林俊华　刘　宇主编）★

10　内科护理学（徐桂华主编）上册★

11　内科护理学（姚景鹏主编）下册★

12　外科护理学（张燕生　路　潜主编）

13　妇产科护理学（郑修霞　李京枝主编）

14　儿科护理学（汪受传　洪黛玲主编）★

15　骨伤科护理学（陆静波主编）

16　五官科护理学（丁淑华　席淑新主编）

17　急救护理学（牛德群主编）

18　养生康复学（马烈光　李英华主编）★

19　社区护理学（冯正仪　王　珏主编）

20　营养与食疗学（吴翠珍主编）★

21　护理专业英语（黄嘉陵主编）

22　护理伦理学（马家忠　张晨主编）★

（六）七年制

1　中医儿科学（汪受传主编）★

2　临床中药学（张廷模主编）○★

3　中医诊断学（王忆勤主编）○★

4　内经学（王洪图主编）○★

5　中医妇科学（马宝璋主编）★

6　温病学（杨　进主编）★

7　金匮要略（张家礼主编）○★

8　中医基础理论（曹洪欣主编）○★

9　伤寒论（姜建国主编）★

10　中医养生康复学（王旭东主编）

11　中医哲学基础（张其成主编）★

12　中医古汉语基础（邵冠勇主编）★

13　针灸学（梁繁荣主编）○★

14　中医骨伤科学（施　杞主编）○★

15　中医医家学说及学术思想史（严世芸主编）○★

16　中医外科学（陈红风主编）○★

17　中医内科学（田德禄主编）○★

18　方剂学（李　冀主编）○★

新世纪全国高等中医药院校创新教材（含五、七年制）

1　中医文献学（严季澜主编）★

2　中医临床基础学（熊曼琪主编）

3　中医内科急症学（周仲瑛　金妙文主编）★

4　中医临床护理学（杨少雄主编）★

新世纪全国高等中医药院校规划教材配套教学用书

（一）习题集

中医执业医师资格考试用书